프로이트

임상 사례

일상적 진료를 위한 테크닉

프로이트

임상 사례

일상적 진료를 위한 테크닉

브루스 핑크 지음 | 김종주 옮김

圖書出版 하나醫學社

A Clinical Introduction to Freud:
techniques for everyday practice

First Edition

차 례

역자 서문

조르쟁의 『라깡』이란 책의 서문에서 라깡은 “**프로이트를 읽는 것 그 자체가 우리를 훈련시킨다**”고 말합니다. 그런데 라까니언들은 흔히 정신분석을 공부할 때 프로이트와 라깡 두 분 가운데 누굴 먼저 읽어야 하느냐는 질문을 받습니다. 그 의문 속에는 역시 프로이트를 먼저 읽어야 하는 것 아닙니까? 라는 뜻이 은근히 담겨 있어요. 하지만 그 대답은 의외로 “함께 읽으라”는 겁니다. 그렇다면 프로이트의 최초 환자였던 안나 O.와 히스테리 사례인 도라와 강박증 사례인 쥐인간을 라깡식으로 읽어가는 이 책보다 더 좋은 책이 있을까요! 라깡은 스무 번째 세미나인 『앙코르』의 첫 강의에서 그의 강의가 청중들 앞에서 그를 분석수행자의 위치에 두게 한다고 분명히 밝히고 있어요. 번역을 끝내고 여러분 앞에 역자서문을 써 보이는 이 자리도 분석수행자의 자리 같군요.

최초의 분석치료를 받은 안나 O. 사례에 대해서는 극단적인 의견들이 맞서고 있어요. 브로이어는 안나가 그를 사랑할 만큼 성장했음을 알아차린 것은 치료를 중단하고 난 뒤였다고 합니다. 브로이어의 아내는 그가 아침에도 밤에도 이 아름다운 젊은 환자에 대해 끊임없이 이야기하는 것을 들어주다가 따분해지고 마침내 우울하게 되었답니다. 하루에도 몇 시간씩 함께 지내며 안나한테 마음을 빼앗긴 그를 아내가 마침내 알아차리게 되면서 치료를 중단하게 되었다는 거예요. 우리는 이 사실을 브로이어가 프로이트한테 시인해주고 프로이트가 어니스트 존스에게 말했다는 존스의 설명을 통해 알게 된 겁니다. 안나의 치료가 종결할 만큼 충분히 호전되었다는 그의 생각을 안나와 그녀의 가족들한테 말했던 바로 그 날 저녁에 브로이어는 급작스럽게 불려가서 "히스테리 임신" 상상임신을 앓고 있는 안나를 만났는데, 그녀는 "자아, B박사의 아이가 곧 나올 거예요!"라고 자랑했답니다. 브로이어는 안나 O.의 히스테리성 임신에 대해 프로이트한테 분명하게 털어놓지 않았다고 해요.

정신분석학에 대해 일가견이 있으면서 의약산업 시장의 부조리를 파헤친 보르슈-자콥센(Borch-Jacobsen)은 모든 사례가 가짜라고 주장합니다. 좀 끔찍하죠! 안나 O.(베르타 파펜하임)는 진정으로 병들지 않았고 브로이어에 의해 조장된 순수한 시뮬레이션이었다고 주장해요. 또한 그는 무의식이나 전이 같은 것은 없다고 생각하죠. 그가 제시한 증거는 흔히 개략적인 것인데, 여기에는 믿을 수 없는 역사학자 엘리자베트 루디네스코와 제프리 마손이 그에게 보여준 사적인 편지들이 포함되어 있다는군요. 그에겐 프로이트가 이야기를 지어내는 뻔뻔스런 사람으로 보였을 거예요. 하지만 정신분석에는 일곱 세대에 걸친 자손들이 존재하고 분석치료를 경험한 환자들은 커다란 이득을 봤다고 말해줘요. 그들은 더 큰 에너지를 지니게 되고 혐오스러운 환상에 덜 시달리며 홀로 서게 되었고 그들 자신의 목소리를 갖게 되었다고 느끼는 겁니다. 그러니 프로이트와 라깡을 통해 한번 경험해봐야겠어요.

우선 **도라와 쥐인간**을 한번 생각해봅시다. 안나 O.처럼 "큰 히스테리"가 아니라 오히려 프로이트의 표현대로 "작은 히스테리"에 시달리던 도라는 무수한 문제들을 앓고 있었는데, 그 대부분이 신체적인 것이었어요. 이 점은 쥐인간과 선명히 대조되는데, 쥐인간의 문제는 모두 그의 머릿속에 있었기 때문이죠. 주로 생각과 관련되어 있다는 뜻이에요. 쥐인간은 사랑했던 사람들한테 해로움이 다가오길 바라는 소망을 억압시키고, 그 소망은 그들한테 벌어질 무서운 일들에 대한 의식적인 걱정과 두려움으로 변하게 됩니다. 다소 단정적으로 말해보면, 강박증에서는 피억압물이 마음속으로 되돌아와요. 반면에 히스테리에서는 피억압물이 몸으로 돌아옵니다.

제1장에서 보면 프로이트는 신체에서 피억압물의 회귀를 "전환"이라 불렀어요. 정신적 갈등이 만성적인 신체증상으로 바뀌는 것이 전환이죠. 그런 경우에 갈등과 연결된 생각은 보통 잊게 되는데 그 생각이 망각되지 않을 때에는 정동이 사라지는 겁니다. 바로 그 정동이 신체 속으로 들어간다는 거죠. 이렇게 해서 도라가 자신의 과거를 의식에서 거의 기억하지 못하는 이유를 부분적으로나마 설명해볼 수 있어요. 그러니 프로이트와 모든 것을 논의했는데도 그녀의 증상에 변화가 없었던 거예요. 얼마나 간결하고 명쾌한 설명입니까!

도라가 보여준 만성적인 신체증상들에는 신경성 기침과 숨쉬기 힘든 호흡곤란, 천식, 목소리가 안 나오는 무성증, 편두통, 위통에다가 다리를 질질 끄는 증상이 포함되어 있어요. 그 가운데 많은 증상들이 중년까지도 지속되었다고 하네요. 도라는 무의식적인 생각들의 정반대가 되는 특별한 의식적인 생각들을 소유하고 있었어요. 예를 들어, 그녀가 마음속에서 꺼내올 수 없는 "다중가치적인" 생각이 있는데, 어떤 의사들은 그런 생각을 "강박사고"라고 잘못 알았어요, 아버지가 K부인과 정사를 계속하기 위해 도라를 희생시키려고 했다는 거예요. 아버지가 딸을 자신의 친구인 K씨에게 넘겨서 그가 도라를 유혹했다는 거죠. 도라는 K부인에 대한 관심을 스스로 감추는 것처럼 보였을 겁니다. 달리 말하면, 히스테리의 모든 증상들이 신체에서 찾아지는 것은 아니라는 거죠. 그와 비슷하게 강박증의 모든 증상들도 오직 마음속에서 찾아지는 것은 아니고요. 과민성 대장증후군이라든가 소화불량, 역류성 식도염, 속 쓰림, 가스 배와 같은 소화 장애를 앓는 강박증 환자들이 꽤나 많은 거예요.

〈부록 5〉를 훑어보면 히스테리라는 정신분석적 진단에는 전환장애는 물론이고 신경성 식욕부진증과 대식증 같은 식이장애도 포함되고 연극성 인격장애와 의존성 인격장애, 해리성 인격장애, 경계성 인격장애까지 포함될 수 있다고 해요. 거기에 공황장애와 사회불안장애, 범불안장애, 주요우울장애까지 포함시키면 논란이 커지겠죠! 이러한 목록에서 방금 언급된 다수의 장애들에는 히스테리의 잔존물들이 엄연히 살아있어요. 이런 진단들 가운데 어떤 것도 의사들한테 치료지침을 주지 못한다는 거죠. 진단편람(DSM) 저자들은 어떤 장애를 여러 장애들로 자꾸 분할함으로써 정복할 수 있다고 믿는 것 같아요. 달리 말해서, 서로 다른 히스테리 증상들을 서로 다른 진단범주들로 나눔으로써 하위집단들은 특정한 형태의 정신치료나 약물치료에 대한 저항이 적어지리라는 허망한 기대를 걸고 있다는 거예요. 앞으로도 새로운 하위범주들이 계속 첨가되고 있을 겁니다.

이제 잠시 **DSM-5의 허점**에 대한 알아보려고 합니다. DSM-5의 저자들은 여기에 175개의 뚜렷이 다른 장애들을 포함시키고 있습니다. 장애들의 급격한 증가는 부분적으로 특별한 효과를 갖는 약물의 발견에 기반을 두는 새로운 질병의 제작 때문이죠. 예를 들어, 어떤 약물이 사회적 상황에서 불안의 감소를 보여주면 이전에 단지 수줍음이나 불안정 혹은 거북함이라 불렀던 것으로부터 하나의 질병이 생겨나와 사회불안장애가 되는 겁니다. 이런 의미로 메나드는 "치료방법의 발견이 질병을 만들어낸다"고 말해요.

과학이 아니라 정치가 DSM 저자들의 역할을 통해 장애의 구성 여부를 결정하게 된다는 거예요. 동성애의 원래 이름은 사회병질적 인격장애로서 1973년에 DSM에서 제거되었는데, 부분적으로는 동성애자 권리 단체의 로비에 의한 거라고 해요. 그 뒤로 그 편람에는 동성애적 흥분의 존재나 부재 때문에 오는 고통을 뜻하는 "자아이조성 동성애"라는 범주가 삽입되었다가 더욱 진전된 로비 덕분에 이 범주도 사라지게 되었답니다. 외상후 스트레스 장애는 재향군인 조직의 로비 덕분이라 하고 재향군인 관리국에서는 반대했으며, 여성 단체들의 반대 로비가 있어 자기패배성 인격장애는 삭제되었다고 합니다.

코스그로브 등등은 2006년에 DSM-4의 정신의학 장애들을 규정했던 저자들의 거의 절반가량이 제약회사와 한번쯤은 금전관계를 맺고 있어서 예상되는 이해의 상충을 암시해준다고 합니다. 진단이 내려지고 그에 따라 DSM에 의해 약물이 첫 번째 치료목록에 올라가게 되면 거의 모든 패널들은 대형 제약사와 모종의 관련이 맺어진다는 거예요. 2000년대에 미국정신의학회의 부회장과 회장을 맡았던 스티븐 샤프스타인은 정신과의사들이 "생물 · 심리 · 사회 모델을 생물-생물-생물 모델로 만들었다"는 것을 인정했습니다.

현대의 정신치료에서 진단은 구조적 모델의 흔적조차 지워버렸습니다. 구조적 모델에서 **정신분석적 진단**은 번거로운 DSM-5와 달리 신경증과 성도착증과 정신증으로 간략하게 구분해요. 이 세 가지 임상

구조들은 각각의 특징을 서로 다른 부정의 기제로 나타내죠. 신경증에서는 "억압"이라 부르고 성도착증에서는 "부인"(disavowal)이고, 정신증에서는 "폐제"라고 해요. 오늘날 대부분의 클리닉과 병원에서 진단은 오로지 서술적 기준에 기초되어 있어요. 예를 들어, 어떤 최소한의 기간 동안 경계성 인격장애로 알려진 "임상실체"를 구성한다고 생각되는 "기준들"의 광범위한 체크리스트에서 적어도 다섯 개가 들어맞으면 그 장애로 진단되는 거예요. 이 말은 임상가들이 증상이라고 믿는 것들을 유의미한 그룹으로 "나누기" 혹은 "모으기"에 의해 진단이 결정된다는 뜻입니다.

하지만 그 진단은 시간이 흐르면서 변할 수 있는데, 어느 시점에서는 경계성 인격장애로 진단되다가 2년 뒤에는 양극성장애로 진단되고 시간이 더욱 지나면 범불안장애로 진단될 수도 있습니다. 많은 환자들이 진료실이나 치료시설에서 6개 이상의 다양한 진단들이 포함된 정신과 파일을 갖고서 나타나기도 한다는 거죠. 그 많은 진단들은 며칠 동안 그 환자를 만나본 여러 임상가들이 제시해왔던 겁니다. 처음에 나온 1952년판의 DSM은 150페이지로 시작되어 약 106개의 정신질환이 포함되어 있다가 최신판에서는 약 1000페이지로 늘어나 약 265개의 질환을 포함하게 되어 우리를 놀라게 합니다. 일반적으로 6개미만의 서로 다른 임상구조를 포함하는 정신분석과 비교해보세요.

모호한 "임상적 실체"에 기초하는 정신의학적 명명법은 다양한 환자들의 치료방법에 대해 알고 싶은 의사들에게 흔히 의심스런 가치를 보여줄 뿐이죠. 과연 서로 다른 치료방법들을 필요로 하는 그렇게 많은 질환들이 존재해야 할까요? 실제로 분석치료를 하는 의사들은 무엇을 증상으로 간주할지 결정하지 못해 곤란을 느낄 때가 많아요. 정신분석에서 증상은 누군가가 아프다고 호소하는 것이기 때문이에요. 어떤 것을 호소하는 사람이 환자 그 자신일 때에만 그것은 증상이 되고 분석치료에 다가갈 수 있어요. 환자 자신이 그것을 문제라고 생각할 때에도 그렇습니다. 환자의 주위 사람들이 문제라고 생각할 때에는 증상이 되지 않아요. 분석치료자는 환자들이 스스로 자신들의 생활에서 문제가 된다고 아는 것을 표현하도록 도와줘야 하죠. 환자들은 심층치료가 진행되어감에 따라 그들 자신의 생활에서 더 많은 측면들에 대해 그들 스스로 의문을 제기하게 됩니다.

현대의 어떤 분석가들은 **정신분석과 정신치료 사이의 주된 차이점**이 분석시간의 빈도에 있다고 생각해요. 일주일에 4번 내지 5번은 분석이고 그 미만은 정신치료라고 주장하거든요. 또 환자가 취하는 자세로 나누기도 해요. 카우치 위에 눕게 되면 분석이고 안락의자에 앉으면 정신치료라고 생각하는 거죠. 분석가와 분석수행자가 일주일 동안 만나는 횟수와는 상관없어요. 일주일에 단 한 차례의 분석시간으로 무의식과 작업하는 것도 어렵긴 하지만 불가능한 것은 아니죠. 또한 분석수행자가 앉아 있든 누워 있든 무의식에 초점을 맞추는 작업으로 정신분석을 정의하는 일이 더욱 상식적일 겁니다.

여기서 어떤 연구자의 흥미로운 의견을 들어보죠. 증거기반 치료나 인지행동치료(CBT) 매뉴얼 같은 경험적으로 실증된 치료를 제공하고 있는 임상가들은 모든 진료를 동일한 방식으로 시행하고 있지 않아요. 또한 다수의 정신역동 요소들을 작업에 도입하고 있지만 그걸 인정하지는 않죠. 매뉴얼로 된 치료방법들을 비교하는 연구에서 치료자들은 환자들과 서로 다른 방식으로 상호작용하고 서로 다르게 개입하면서 매뉴얼에 명시되지 않은 과정들을 진행하더라고 합니다. 그런 이유로 "유명상표"가 붙은 치료에 대한 연구는 오해의 소지가 매우 크더라는 거예요. 이렇게 유명상표의 치료를 들여다보면 치료의 유효성분으로 인정하지 않던 정신역동의 요소들이 들어 있어요. 자신의 이론적 지향성과는 상관없이 치료자들은 저절로 정신역동 정신치료를 선택하게 되고 그런 정신역동적인 개입이 인지치료와 정신역동치료 모두에서 좋은 결과를 예견해주더랍니다. 임상가들이 자신의 인생에서 문제점이나 어려움에 부딪쳤을 때 인지행동치료가 아닌 정신분석을 찾아나서는 일은 "알려지길 원치 않는 비밀"(dirty little secret)이라고 해요.

히스테리는 역사상 이집트의 초기시대에 강박증보다 더 먼저 임상 실체로 구분되었을 겁니다, 기원전 1900년경 세계에서 가장 오래된 이집트 최초의 의학 기록인 "카훈 부인과학 파피루스"에 나와 있어요. 히스테리는 신체에 나타나지만 그건 사회적 신체로서 각각의 특정한 언어 · 사회 · 종교적인 모든 의미로 코드화되어 신체에 나타납니다. 히스테리의 현증들은 쉴 새 없이 변화하기 마련이에요. 그래서 많은 정신과의사들은 히스테리가 더 이상 존재하지 않는 것으로 잘못 믿게 되었어요. 더구나 19세기로부터 잘 알려진 현증들인 마비라든가 눈멂, 귀먹음, 무성증, 무감각증, 등등이 오늘날의 환자들한테서는 잘 나타나지 않거든요. 하지만 히스테리가 죽었다니! 결코 그렇지 않습니다. 쇼월터의 표현처럼, 히스테리는 "단지 새로운 시대에 대한 라벨을 갈아 붙였을 뿐"이라는 거죠. 이런 몇 가지 새로운 딱지들의 목록이 제5장의 결론 부분과 〈부록 5〉에 실려 있습니다.

히스테리는 "질병이 아니라, 오히려 대체 가능한 신체적 언어, 음성언어, 몸짓언어이고 아이콘적인 사회적 의사소통"이라고 말하는 학자도 있어요. 다시 말해서, 히스테리는 강박증과는 다른 방식으로 자신의 정신적 갈등이나 아픔을 내보이고 소통하는 것으로 구성되어 있다는 거예요. 프로이트가 강박증을 단지 "히스테리 언어의 방언"이라고 말한 걸 상기해보면 강박증은 히스테리가 제공한 갈등 해결책의 한 가지 변형이라는 겁니다.

강박증의 갈등 해결책은 사고와 정동을 분리시켜서 어떤 경험에 연결된 정동을 다른 경험이나 사고로 전치시킵니다. 반면에 히스테리에서 어떤 경험에 연결된 사고는 억압되어 있고 정동은 인식되지 않는 상태로 신체에 나타납니다. 하지만 우리는 어떤 유형의 임상적 표현들을 진단에 너무 빨리 연결시키고 있죠. 그렇지 않도록 조심해야 합니다. 히스테리 환자는 수많은 사람들이 살고 있는 이 세계에 살아 있는 존재로 스스로를 내보이고 치료에서도 많은 시간이 지나야 자신에 대해 말하게 되는데, 그에 비해 강박증 환자는 흔히 그 자신의 세계에 사는 존재로 스스로를 내보이고 오로지 그 자신에 대하여 말할 뿐이죠. 히스테리 환자는 대개 분석가의 얼굴표정과 말에 잘 맞춰보려고 애쓰는데, 강박증 환자는 흔히 분석가의 눈길을 피하려 하고 그의 이야기에 관심을 두지 않아서 듣지 않으려는 듯이 보입니다. 히스테리 환자는 분석가의 견해에 매우 개방적인데, 강박증 환자는 자신 이외에는 아무한테도 영향을 받거나 도움 받지 않으려는 것 같아요.

라깡은 히스테리와 강박증을 프로이트와는 다르게 구별합니다. 간단히 말해, 강박증은 결여를 느낀다는 거예요. 뭔가가 빠져 있다고 느끼는 거죠. 다른 사람한테서 향락의 대상을 얻어 그 결여를 메꾸려 해요. 반면에 히스테리는 애초에 어머니나 아버지였던 대타자한테서 결여를 알아보고 그 결여를 스스로 메꾸려고 하죠. 더구나 강박증은 대타자한테 인식되는 결여를 못 견뎌하고 가능한 한 빨리 그걸 메꾸려고 해요. 반면에 히스테리는 대타자한테서 결여를 찾아내고 키워내는데, 그건 마치 그것에 인생의 한 자리를 내주는 것 같아 보여요. 그것이 그의 존재이유(raison d'être)죠.

꿈에다가 "무의식으로 가는 왕도"란 부제를 붙인 제3장의 길이가 이 책에서 가장 길어요. 몇 가지 언급하려고 합니다. 작가는 자신이 쓴 소설 속에서 각각의 인물 속에 존재한다는 말처럼 프로이트도 자신의 꿈에서 그 꿈에 등장하는 인물들한테 자신이 나타나더랍니다. 구체적인 꿈 분석으로 들어가 보면, 프로이트는 환자가 꿈을 이야기하자마자 곧 바로 다시 이야기해주길 청하라고 해요. 우리한테 처음 말해준 꿈 이야기와 나중의 꿈 이야기 사이의 차이점에 초점을 맞춰보라는 거죠. 이 방법은 긴 꿈에는 적당치 못하고 분석가가 처음의 꿈 이야기에 충분히 집중하지 못했다는 괜한 인상을 주기 쉬워요. 프로이트는 분명하고 겉으로 중요해 보이는 꿈의 요소들보다 불분명하고 무관심해 보이는 요소에 집중하라고 권해요. 처음의 꿈 이야기에서 기억해내지 못한 부분을 강조하라고 암시해주기도 합니다.

도라가 첫 번째 꿈을 말해준 그 분석시간에 프로이트는 "그 다음 시간에 [첫 번째 꿈의 더 많은 해석을] 도라한테 해주기로 약속했다"는 거예요. 그러나 그 다음 분석시간에 도라는 그 꿈에 대해 할 말이 많았지만 그는 "그 꿈의 해석이 완료되었다"고 느꼈던 거죠. 그 이후 두 번의 분석시간을 두 번째 꿈에 모두 사용했어요. 세 번째 시간에 도라는 치료를 중단하게 되었죠. 몇 년이 흐른 뒤에 프로이트는 한 차례의 분석시간에 성취할 수 있는 해석의 분량이 충분하다고 생각된다면 꿈의 내용을 충분히 찾아내지 못했어도 괜찮다고 생각했답니다. 사실 어떤 꿈의 해석도 완전한 해결은 불가능하죠. 프로이트는 "오늘의 꿈을 만들어내는 모든 소망이 이해되지 않았다면 다른 꿈에 다시 나타날 것"이라고 덧붙였어요.

도라의 사랑 이야기는 읽을 때마다 흥미로워서 여기에 소개하고 싶군요. 라깡은 『앙코르』라는 세미나에서 **사랑 이야기를 하는 그 자체가 향락**이라고 했어요. 프로이트의 설명으로 "내게 내 아내는 아무것도 아니요"라는 K씨의 말은 도라의 아버지가 그녀의 치료를 위해 프로이트와 처음 만났을 때 그녀의 어머니에 대해 했던 말과 정확히 똑같은 말이라고 하네요. 라깡은 『전이』라는 세미나에서 K씨가 말해서는 안 되는 유일한 것이 있다면, "내겐 내 아내는 아무 것도 아니요."라는 말이라고 했어요. 라깡의 네 번째 세미나에서 K씨의 그 말은 도라가 복잡한 욕망 회로의 한 부분이 되는 구조를 스스로 파괴했다고 하네요. 그 회로는 그녀의 아버지가 K씨를 통해 K부인을 사랑하고, K씨는 K부인을 통해 도라를 사랑하고, 도라는 K씨를 통해 그를 대신한 K부인을 욕망하게 된다는 거예요. 라깡에 의하면 히스테리 환자는 항상 누군가를 대신하여 욕망하지만 누군가를 위한 욕망의 유일한 대상이 되지 않으려고 해요. 역시 『전이』에는 도라에 대한 라깡의 가장 뜻깊은 해설이 나오는데, 히스테리 환자는 성적으로 무능한 아버지인 대타자를 지지해주게 된다고 설명하고 있어요.

라깡의 생각으로 히스테리 환자의 욕망은 **충족되지 않는 욕망**이라서 K씨 같은 대상한테로 직행할 필요가 없어진다고 해요. 그랬다간 그 욕망이 충족되고 나서 사라져버리기 때문이죠. 프로이트는 도라가 K씨를 사랑했고 지금도 사랑하고 있다는 것을 반복해서 확인시켜주려는 실수를 저지르게 되었다는 거죠. 하지만 도라는 여자 가정교사와 그랬던 것처럼 K부인과도 은밀한 얘기를 즐겼던 것 같아요. 그들은 사랑과 섹스에 대해 말하곤 했어요. 사랑 이야기 그 자체가 향락이라고 말했어요! 도라가 K씨를 사랑하면서 욕망했다는 프로이트의 말이 옳다면 우리는 도라가 K부인을 사랑하고 즐겼다고 말할 수 있어요. 다시 말해, 도라는 한 사람과는 사랑과 욕망을, 다른 사람과는 사랑과 향락을 가질 수 있었다는 거예요.

우리는 누군가를 사랑하는 것이 "뭐라 말할 수 없는"(je ne sais quoi) 귀중한 것으로 "**남근**"이라는 것을 개념화하게 되는데, 예를 들면, 외모나 유머감각, 인격, 재산, 스타일, 정력, 적극성 혹은 열정으로서 우리 스스로 결여하고 있다고 느끼는 것에 상응하게 됩니다. 아마도 타자들에게서 우리가 진정으로 사랑하는 것은 그들이 갖고 있다고 생각되는 것이 아니라 그들이 갖고 있지 않다고 생각되는 것이니까요. K씨가 매일 가져오는 꽃다발과 다른 고가의 선물들도 도라로 하여금 그에게 성적인 욕망을 불러일으키는 일련의 소녀들 가운데 하나일 뿐으로 보이게 했을 거예요. 달리 말하면, 도라는 K씨한테 그의 욕망의 환유적인 미끄러짐을 멈추게 하는 유일한 대상인 라깡의 "타대상"이 아니라 그저 한 가지 대상일 뿐이라는 겁니다. K부인이 도라의 아버지한테 사랑을 받으면서 욕망되는 여자라면 도라에게 K부인은 양쪽의 자리들, 즉 〈시스티나 성모〉와 같은 남근의 자리와 대체 불가능한 타대상의 자리를 느긋하게 차지할 수 있는 사람으로 보였을까요?

라깡에 의하면, 도라는 남자의 성적인 유혹으로 즐거움을 느끼기보다 K부인을 통해 여성성의 비밀을 밝혀내는 일에 더 큰 흥미를 느끼고 있었어요. 그녀 자신의 여성성의 미스터리를 철저히 알아내고 싶었죠. 따라서 라깡은 도라가 K부인을 우상화하는 동기의 미스터리를 풀려고 해요. 그는 도라가 남자에게 진정으로 관심을 보이지만 남자의 욕망대상으로서의 위치를 받아들일 수 없었다고 가정하죠. 그녀의 우상이던 K부인은 남자의 욕망대상이 되어 사랑의 대상은 되지만 향락의 대상은 되지 않았어요. 따라서 K부인은 성모와 유사해져서 선험적인 대상이 되고 "숭배"의 대상이 된 것입니다.

정신의학은 정신분석의 종말을 알리는 조종을 너무 조급하게 울렸다는 것입니다. 정신의학은 1960년대 말과 1970년대 초에 늙은 분석가들을 대신하여 경험 많은 분석가들을 교수요원으로 채용하지 않았어요. 비공식적이지만 정신분석의 추방을 선언해버린 셈이죠. 또한 정신의학은 공식적으로 모든 형태의 정신치료에 대해 전쟁을 선포했는데, 모든 심리적인 문제들이 생물학에 기초를 두고 있으며 의학이 유전자와 뇌 내의 신경망, 그리고 신경전달물질의 "불균형"을 곧 밝혀내게 될 거라는 주장을 반복하고 있었어요. 그런데 이런 주장은 약 50년쯤 뒤에도 여전히 DSM-5의 저자들이 반복하고 있습니다. 현재 의사들에 의해 처방되는 대부분의 향정신성 약물들의 효과에 대해 세심한 재검토가 필요해요. 메나드는 많은 종류의 이런 약물들이 플라세보보다 더 큰 효과가 있다고 주장할 수 없더라는 겁니다. 달리 말해서, 그 약물들은 최면작용과 무척 비슷하게 암시의 힘으로 도움이 되더라는 거죠. 어떤 약물들은 흔히 두 주일 동안에만 효과를 낼 뿐 그 뒤에는 신체와 뇌가 그 약물의 완화효과를 무효화하는 새로운 평형상태를 찾아내게 되더라는 것입니다.

어떤 정신증 환자들의 경우에는 평생 동안 약물을 복용할 필요도 있습니다. 그 밖에 오랫동안 약물의 도움이 필요한 경우라면 그것은 실질적인 치료가 아니라 것을 암시해주는 겁니다. 치료라는 것은 채택된 치료 형태로부터 환자들을 마침내 자유롭게 해주는 것으로 이해되기 때문이죠. 모든 형태의 정신치료가 설정하는 명백한 목표는 환자들한테 더 이상 그 치료가 필요 없게 되거나 그 이후 오랫동안 필요 없게 되는 겁니다. 프로이트는 『정신분석 입문강의』 제28강 「분석치료」에서, 분석치료는 의사와 환자 사이의 내부 저항들을 걷어 올리는 저항의 극복을 통해 환자의 정신생활이 영구적으로 변하게 되고 높은 수준으로 발달하게 되며 병에 걸릴 새로운 위험성으로부터 보호하는 거라고 말합니다.

제5장에서는 분석치료에 대한 프로이트의 접근방법이 그 자신의 실천이론을 잘 따라주지 못했다는 점에 주목하게 되죠. 프로이트는 환자들과의 작업에서 그 자신의 인격과 편견, 선호, 그리고 문화적 관련을 지닌 한 사람으로서 작업하게 되더라는 겁니다. 환자들이 스스로 동일한 해석에 도달할 때까지 분석가는 한 발짝 뒤로 물러나 먼저 해석하지 말라고 분명히 권고합니다. 프로이트의 평범한 환자들이 기록했던 프로이트와의 분석에 대해서는 아직까지 알려진 것이 없어요. 미국의 어떤 정신과의사는 훈련 중인 분석가를 대하는 프로이트의 테크닉이 다른 환자들한테 사용하던 테크닉과는 상당히 달랐을 거라고 하네요. 프로이트는 규칙의 파괴로 생겨나는 문제들을 수련생들한테 보여주기 위해 그 자신의 규칙들 가운데 어떤 것을 가끔 어겼을 것으로 짐작되고 있습니다.

이후 **세대의 정신분석가들이 정신분석을 얼마나 향상시키고 갱신했는지** 잘 모르겠지만, 오히려 향상과 갱신을 가장하여 사실상 가장 중요한 것을 버리지나 않았을지. 1940년대와 1950년대의 자아심리학자들은 방어에 직접 초점을 맞추기 시작했어요. 이것을 “방어의 분석”이라 부르죠. 그들의 실제적인 임상진료는 방어에 사로잡혀 있어서 무의식을 잊어버린 거예요. 클라인학파와 관계주의자 그리고 상호주관주의자는 분석관계의 "현시점"에 초점을 맞추기 시작했어요. 환자들이 말했던 모든 것을 분석가와의 전이관계로 끌어들였던 거예요. 그들은 단지 환자의 삶에서 타인들과의 문제를 다른 방향으로 바꾸고 환자의 과거로부터 분석가에게로 옮겨와서 환자가 앓고 있는 신경증을 "전이 신경증"으로 변형시키려고 했어요. 군사적인 은유로 말해보면, 전이의 "전쟁터"에서 리비도와 자아 사이의 전투를 해결하도록 한다는 겁니다.

그런데 그들은 가능한 한 거울처럼 행동하라는 프로이트의 권고를 일제히 버렸고 분석 과정에서 과거에 대한 환자의 기억에 생긴 구멍이나 틈새들이 점차로 채워지리라는 그의 생각을 버렸던 거예요. 새로운 정신분석학파들에서는, "과거는 지나간 것이다. 그것은 이제 대체로 무관한 것"이라 생각해요. 그들은 사실상 과거로부터 중요해질 수 있는 모든 것이 전이관계의 현시점에서 작용된다고 믿으며, 또한 전이로 작업하는 것이 프로이트의 작업보다 더욱 효과적인 방법이라 생각하는 것 같아요. 라깡은 그들이 전이에서 진행되는 것의 "객관적인 외부 관찰자"가 될 수 있는 것처럼 생각한다고 비판합니다.

"투사적 동일시"는 전이에 관련하여 현대 분석가들이 가장 소중한 혁신으로 간주하는 것입니다. 어느 정도 단순화하면, 분석가들이 진료과정에서 생각하거나 느끼거나 혹은 경험하는 것을 환자들이 그들에게 "넣어" 준 것으로 생각한다는 거죠. 이것이 일어나는 기제에 대해서는 만족스런 설명을 들은 바가 없어요. 경험적 연구를 시행해보면 분석가들이 지원자들로부터 자신에게로 투사된다고 말했던 것과 지원자들이 느끼고 생각하고 말했던 것 사이에 일치하는 일이 거의 없다는 거예요. 그래서 투사적 동일시에 대한 분석가들의 믿음은 초감각적 지각에 대한 믿음에 가까워 보인다는 겁니다. 분석가들의 설명과 환자들의 설명이 일치될 수 있는데, 그들이 얼마간 함께 작업해 왔을 때이죠. 그걸 더 잘 설명할 수 있는 것은 "투사적 동일시"가 아니라 환자들이 보이는 굉장히 많은 단서들 덕분에 그 환자들한테 분석가들이 익숙해졌기 때문이에요. 여기에는 말과 비언어적 소리, 말의 리듬, 자세, 몸짓언어, 기타 등등이 포함되죠.

더욱 새로워진 정신분석학파에서는 전이 관계의 현시점에 초점을 두어 기억하기보다 행동화에 우선권을 주고 있어요. 프로이트의 사고방식으로는 반복보다 기억의 촉진을 훨씬 더 선호하고 있죠. 라깡은 프로이트의 관점을 되풀이하여 환자의 행동화는 분석가가 치료에서 자신의 자세나 입장을 바꿔야 하는 의미라고 봐요. 현대의 정신분석학계는 프로이트와는 달리 기억보다 반복이 환자들한테 더욱 바람직한 것처럼 진료한다는 겁니다. 이런 진료가 프로이트를 넘어선 것인지 아니면 단순히 프로이트를 망각한 것인지 알 수 없군요.

프로이트는 1912년의 논문인「정신분석에서 무의식에 관한 노트」에 잠재성과 무의식의 차이점을 자세히 논의하고 있어요. 하지만 프로이트는 훗날에 자아와 초자아의 "무의식적인 측면"에 대해 말하면서 혼란을 야기하고 있는데, 엄밀히 말해, 그런 측면들은 의식의 바깥에서 작용하기 때문에 "비의식적인"(nonconscious) 또는 전의식적인(preconscious) 것이지 억압된 것이 아니라는 뜻입니다. "의식의 분열"은 정신증에 대조되는 신경증으로 이해될 수 있고 우리 모두한테 일어나는 것입니다. 핑크는『라깡 정신분석 테크닉』제10장에서 라깡을 따라 정신증에도 무의식이 존재한다면 그건 우리가 신경증에서 익숙해진 무의식과는 전혀 다르고 또 다르게 작용한다고 주장합니다.

정신증에 대해서 잠시 언급해야 될 것 같군요. 요즘 라깡학회에서 주요한 주제가 되고 있는 "일상정신증"(ordinary psychosis) 때문에 정신병이 아닌 "정신증"이란 단어를 사용했지요. 수많은 정신분석학파들은 정신증의 분석치료를 차츰 개선시켜 왔어요. 프로이트는 『정신분석 입문강의』에서 "매우 뚜렷한 형태로서 편집증과 조발성 치매(정신분열증)는" 분석치료에 "접근하기 어렵다"고 믿었어요. 그 환자들한테는 전이가 부재하기 때문이랍니다. 관습적인 기준에 따라 판단했을 때 지적이고 인생에서 매우 성공한 사람들을 신경증 환자로 보려는 경향이 있었죠. 그런 사람의 분석에서 프로이트는 깊숙한 해석 작업을 할 수 있었다고 해요. 이런 경향은 오늘날에도 많은 임상가들한테서 볼 수 있어요. 사실 환자의 지능과 진단범주 사이에는 아무런 상관관계가 없죠. 프로이트는 흔히 지적이고 성공적인 많은 사람들이 실제로는 신경증적이 아니라 오히려 정신증적으로 구조화될 수 있다는 것을 알아차리지 못했어요. 또한 그 사람들과 함께 하는 작업에서 무의식에 도달하려는 시도가 오히려 그들을 불안정하게 만드는 결과를 초래한다는 것도 깨닫지 못했습니다.

프로이트는 정신분열증에서 작동하는 특정한 과정이 "억압의 과정과 거의 동일한" 것이라고 주장했는데, 그 점은 받아들이기가 어려워 보입니다. 프로이트는 무의식이 정신분열증에서는 "투자회수 된다"(decathect)는 가설을 세웠어요. 라깡은 초기 작업인 『정신증』이란 세 번째 세미나에서, "나의 출발점은 다음과 같습니다. 무의식은 정신증에도 존재합니다. 하지만 그것은 기능하지 않습니다." 그러나 약 20년 뒤에 그는 "폐제"라는 표현을 사용하여 정신증에서 보이는 "무의식의 거부"에 대해 말합니다. 또한 라깡은 말하는 태도에 있어서 "무의식에 그의 기입을 취소하는 것"으로 혹은 "무의식에 등록을 취소하는" 것으로 제임스 조이스에 대해 언급하고 있어요. 저자인 핑크는 이것을 프로이트나 라깡보다 더욱 단정적으로 표현합니다. 『라깡 정신분석 테크닉』에서, **정신증에는 무의식이 없고** 이것은 우리가 정신증 환자들과의 작업에서 진료 방법을 근본적으로 바꿔놓는다는 것입니다.

환자에게서 정신증을 인식하지 못한 프로이트의 실패로 잘 알려진 사례가 **늑대인간**이죠. 그는 4년간이나 프로이트와 분석치료를 경험한 뒤에 그 당시 프로이트의 가장 가까운 동료였던 브런즈윅과 가디너를 찾아가 분석 작업을 했다고 해요. 오늘날의 분석가들은 정신증 환자들에 대한 프로이트의 작업을 서로 다른 두 가지 방법으로 향상시켰어요. 라깡학파가 아닌 분석가들은 신경증과 정신증을 구별하지 않는 것처럼 보여요. 그들이 가장 좋아하는 진단인 경계성 인격장애와 자기애성 인격장애는 신경증과 정신증의 구분을 흐릿하게 만든 셈이죠. 그들은 어떤 사람이 어느 순간엔 정신증이었다가 그 다음엔 신경증으로 되돌아간다고 믿는데, 그런 믿음은 결코 구조적인 관점이 아니에요. 이런 새로운 방법은 현시점에 초점을 맞추고 지지정신치료에 가까워서 결국엔 무의식을 한쪽으로 밀쳐놓게 되죠. 신경증 환자에겐 이런 방법은 상서롭지 못하지만 정신증 환자와의 작업에는 필요한 것입니다.

한편 라깡학파 사람들은 환각과 망상 같은 명백한 징후들이 없을 때라도 정신증의 진단에 능숙합니다. 그들은 최근 몇 년 동안 "**일상 정신증**"이란 개념을 만들어냈는데, 이채롭거나 노골적인 증후들을 나타내지는 않지만, 그런데도 그 환자는 보통의 신경증적 방식으로 가동되는 무의식을 갖지 않는다는 거죠. 따라서 신경증보다는 정신증 환자들을 위한 테크닉에 대해 완전히 다른 접근방법을 만들어내서 정신증에는 매우 달라진 방법으로 작업해 오고 있어요. 그 환자들이 정신증적이라는 것을 인식하지 못할 때라도 오늘날 일반적으로 정신증 환자들과의 작업에서 프로이트 때보다 더 큰 성공을 거둔다고 말해도 좋을듯해요.

이 책을 처음부터 끝까지 함께 읽으면서 자신들의 사례를 토론해준 윤병문 원장 · 정건 원장 · 한희종 원장한테 진정으로 고마움을 전합니다. 세 분 선생님들은 제 손이 미치지 않는 곳에서 라깡식으로 진료하려고 합니다. 이 책의 진도에 따라 그분들의 진료도 발전해가는 것을 느꼈다고 합니다. 그러다보니 탈고가 자꾸 늦어졌습니다. 묵묵히 기다려주신 소정영 사장님께 감사드립니다. 정말 감사합니다.

내 치료방법의 참신성 때문에 나는 오직 가장 심한 환자들만을 볼 수밖에 없었는데, 그들은 이미 다른 의사들에게 몇 년에 걸쳐 치료를 받아왔지만 성공적이지 못했다.

– 프로이트 『표준영역본』 VII, p. 21 각주.

말은 원래부터 신비했고 오늘날에도 고대의 마술적인 힘을 듬뿍 간직하고 있다. 말로써 어떤 사람은 다른 사람을 더없이 행복하게 만들거나 절망 속으로 빠져들게 할 수 있다.

– 프로이트 『표준영역본』 XV, p. 17.

서문

의식적인 것과 무의식적인 것으로 나누는 정신 영역의 분할은 정신분석의 기본 전제이다.

– 프로이트 『표준영역본』 XIX, p.13.

무의식에 접근해서 영향을 주기 위해 고안된 일련의 모든 테크닉의 창안과 이용이 아니라면 정신분석적인 진료란 무엇인가? 프로이트는 이렇게 주장했다. "억압의 이론은 정신분석 구조가 세워지는 초석이다."[1] 또한 이 책에서 나는 프로이트의 작업을 그가 고안해낸 무수한 테크닉에 대한 설명과 예시로서 검토하게 될 텐데, 그 테크닉은 무의식에 이르게 하고, 그럼으로써 억압의 나쁜 많은 결과들을 취소시켜 버린다.

삼십 여년에 걸친 정신분석 교육과 진료와 지도감독에 바탕을 둔 내 인상은 프로이트가 무의식에 접근하기 위해 발전시킨 가장 기본적인 방법들이 이젠 더 이상 심리학과 정신분석학을 공부하는 대다수의 학생들에게 교육되지 않더라는 것이다. 그 대신에 정신분석학도들

1) [각주는 가급적 요점이라 생각되는 부분을 역자가 간추려 번역하였음.] 프로이트의 『표준영역판』 XIV, p.16.

에겐 오로지 피억압물을 꺼내오는 우회적인 방법으로 교육되고 있다. 그 방법은 후기 프로이트학파들에게 피억압물 그 자체에 대해서가 아니라 그것에 도달하지 못하게 만드는 **장애물**에 대해 거의 한 세기 동안 매혹을 느낀 것처럼 보였는데, 프로이트가 환자에게 그 증상들의 시작으로 이끌어간 사건을 기억하도록 권유하던 자신의 초기 작업에서 마주쳤던 장애물들이다.

한 가지 그런 장애물 중에는 "저항"이란 항목에 드는 모든 것들이 포함되는데, 당혹감과 도덕적 가책, 그리고 어떤 것들이 단지 말해지지 않을 뿐이지 사회적으로 "부적절하다"는 의미와 같은 가벼운 형태의 저항들이 포함되어 있다. 또한 더욱 은밀하고 집요한 형태들도 포함되는데, 저항에 대한 분석가들의 집착은 "저항의 분석"이라 알려진 정신분석 내의 전반적인 추세를 만들어내게 되었다.[2] 또 다른 장애물은 프로이트가 "방어"라고 언급한 것인데, 여기에는 자기-방어적 책략들의 기다란 목록이 포함되어 있다. 예를 들면, 부정과 전치, 정동의 분리, 타협형성, 생략, 전환, 자기에게로 향한 반감, 반동형성, 정동의 억제, 투사 및 취소와 같은 방어는 **방어의 분석**이라 알려진 작업 형태를 발전시켜 나갔다.[3] 프로이트가 "전이"라고 부르며 그 특징을 "장애물"로 간주했던[4] 제3의 현상은 마치 분석적인 모든 사물들의 열쇠가 되는 것

2) "저항의 분석"이란 표현은 리하르트 스테르바(1934, p.117)에 의해 사용된 것임. 프로이트는 『표준영역판』 II에서 저항을 극복하는 무수한 방법들을 설명하는데(특히 pp. 271, 282-283), 단순히 "환자에게 저항을 지적해주는" 시도를 비판하면서 그런 지적은 단지 "아무런 변화가 일어나지 않고 오히려 저항이 더욱 강해진다"고 함. "저항을 길러주는 억압된 충동을 발견해내는" 일을 해야 한다고 암시(『표준영역판』 XII, p. 155).

3) 안나 프로이트 1936/1966과 안나 프로이트 및 조셉 샌들러 1985를 참조.

4) 『표준영역판』 II, pp. 301-305와 『표준영역판』 VII, pp. 115-120 참조. 프로이트는 도라 사례에서 "정신분석의 가장 큰 장애물로 정해진 것처럼 보이는 전이는 가장 강력한 협력자가 되는데, 그 존재가 매 시간마다 감지되어 환자에게 설명된다면 말이다"(『표준영역판』 VII, p.117). "나는 전이를 제때에 맞춰 마스터 하는 것을 성공하지 못했다"(p. 118)라는 인정은 그 사례에서 전이가 장애물이 되는

처럼 이런 장애물로 작업하고 분석해가는 현대의 수많은 정신분석학파 구성원들에게 최근 몇 십 년 동안 시도하게끔 이끌어주었다.[5]

이러한 세 가지 시도들은 모두 치명적인 결점을 지니고 있는데, 장애물을 목표로 착각한 점이다. 장애물은 우리가 우회를 시도하는 어떤 것이지 그 자체에 초점을 맞추는 것은 아니다. 우리가 무의식에 더 좋은 영향을 줄 수 있는 것은 저항이나 방어나 전이의 모든 측면들을 이해하려는 노력 덕분이 아니다. 그 대신에 오로지 저항과 방어와 전이에 초점을 맞춤으로써 무의식을 잊어버리게 된다고 말하는 것이 더욱 진실해 보일 것이다.[6] 우리의 목표는 생각과 소망들이 억압의 작용 때문에 무의식적인 것이 되어버렸다는 사실을 알아내려는 것인데, 우리가 그 목표를 찾고 있는 동안 발생하는 장애물들에 너무나 열중하다가 찾아내려는 목표를 잊어버리게 된다. 목표의 추구에 대한 장애물을 조사하고 해석하는 일이 간혹은 필요할지 몰라도 그 일은 목표 그 자체의 추구와 동일한 것은 아니다.[7]

자끄 라깡은 프랑스의 정신분석가(1901–1981)로서 분명히 20세기의 분석가다. 그는 프로이트의 작업을 가장 진지하게 받아들이고 확장시키려 했으며 간혹은 수정하려고도 했다. 그 때문에 나는 이 책에서 빈번하게 그의 견해를 언급하게 될 것이다. 예컨대 프랑스에서 일어난

것을 어느 정도 알게 되었다는 것임. 그 다음에 그의 시인(또한 특히 그가 놓쳐버린 "동성애 경향"에 관한 120페이지의 각주에서)은 전이가 항상 장애물이 된다는 것을 암시하고 있음.

5) 『세미나 II』에서 라깡은 "전이가 기억의 장애물이 되면서 동시에 무의식의 폐쇄를 존재하도록 만들어 주는데, 그것은 마땅한 때에 그 지점을 적중시키지 못한 실패의 결과이다"(p. 145). 달리 말해서, 분석수행자가 증상의 병인론적 핵심에 접근할 수 없다는—"그 지점을 적중시킬 수 없다는—것을 알게 되는 바로 그 순간에 전이가 일어난다는 것임.

6) 러셀 자코비(1975)는 약 40년 전에 그 비슷한 것을 말했음.

7) 초점을 맞췄던 장애물은 목표로 가는 제 나름의 길이 된다고 하는데, 그 장애물에 대해 논의함으로써 환자는 그것을 지나쳐서 목표로 향해 가지만, 분석가가 장애물에 초점을 맞추는 것은 그 장애물이 방어하는 그 무엇보다 방어 그 자체에 더 큰 관심을 두게 된다는 것임.

1968년 5월의 시위에 관한 것으로서 그 시위자들은 중무장한 경찰과 직접 대결할 준비를 갖춘 듯이 보였는데, 전체적으로는 정신분석에 적용되는 것 같았다. "여러분 앞에 놓여 있는 장애물에 똑바로 달려가는 것은 황소처럼 행동하는 겁니다. 요점은 장애물이 놓여 있는 그 길보다는 다른 길을 찾아내는 일입니다. 그게 아니라면 아무튼 그 장애물에 특별한 관심을 두지 않는 것입니다."[8)]

라깡은 전이를 이렇게 보고 있다. 즉 치료 작업에서 진정으로 유용한 부분이 아니라 정신분석의 변증법적 운동에서 주로 침체와 실패의 순간에 일어나는 것으로 본다(핑크, 2007, 제7장). 전이 반응이 모든 분석에서 특정한 시점에 불가피하게 일어나는 것일지라도 가장 좋은 사례에서 분석가는 그런 반응이 흔한 것이 아니라는 방식으로 그냥 처리해가고 있다. 또한 분석가는 과거에 대한 가장 적은 양의 기억이 전이적인 "행동화"를 통해 진행되더라는 그런 분위기를 조성하려고 애쓴다. (이 시대에는 행동화acting out가 흔히 "못되게 굴기"를 의미하는 acting up과 혼동되고 있는데, 정신분석 이론에서 **행동화**는 기억할 수 없는 어떤 것이나 자신의 분석가한테 말할 수 없다고 느끼는 어떤 것을 행동으로 옮긴다는 의미임.) 반면에 그 가능성이 가장 큰 기억은 그런 우회로를 필요로 하지 않은 채 일어난다. 라깡은 이렇게 암시해준다. 즉 전이는 분석에서 그 얼굴을 보여줄 때 우리가 올바른 길로 들어섰다고 알려주는 성배가 아니다. 오히려 "전이는 무의식의 소통을 중단시키는 수단으로서 무의식을 다시금 닫아 버리는 것이 된다. 전이는 결코 무의식에게로 힘의 양도를 가리키는 것이 아니라 그와는 반대로 무

8) 라깡의 『세미나 XVI』, p. 242.

의식의 폐쇄가 된다"(『세미나 II』, p. 130).

이 책에서는 프로이트가 무의식을 향해 **곧바로** 가기 위해 발전시킨 테크닉들에 주로 초점을 맞출 것이다. 또한 오늘날 우리가 그 테크닉들을 어떻게 이용하고 발전시켜 왔는지 설명해갈 것이다. (최근이든 그렇게까지 최근은 아니더라도 프로이트의 테크닉과 편견에 대해 비판해왔던 사람들에 대한 나의 반응에 관심 있는 독자들은 〈부록 1〉을 참조하기 바람.) 나는 여기서 프로이트의 사생활을 파헤치려 하지 않는데, 다양한 이유들 가운데 특히 정신분석적 전기가 믿을 수 없을 만큼 환원주의적이라는 것을 알기 때문에 그런 것은 전혀 아니다. 오히려 정신분석 진료의 이론가로서 프로이트가 한 인간으로서의 프로이트보다 훨씬 더 흥미로워 주목하지 않을 수 없다는 것을 알고 있기 때문이다.[9] 감정들이 표현되지 못할 때 마음에 맺히기 시작한다는 것을 프로이트는 어떻게 알았을까? 사실 그 까닭은 그의 아버지 이야기 때문인데, 그의 아버지가 유대인이라는 이유로 포장도로에서 강제로 밀려났는데도 보복할 수 없었다는 말을 어느 날 그에게 해주었다는 것이다. 내 생각으로 이것은 정신분석 전기의 작가들이 일삼는 무의미한 추론의 일종이다.[10] 프로이트는 틀림없이 자신의 인생경험에서 많은 것을 얻었을 뿐만 아니라 읽었던 모든 것과 환자들한테 들었던 모든 것으로부터 얻어내게 되었다. 무엇이 특별한 통찰을 가져왔는지 정확히 알 수 있을

9) 프로이트는 프리츠 비텔스에게 보낸 편지에 사람들이 내 인격에 아무런 관심도 없어 보이는 것은 그로부터 배울 것이 없기 때문이라 했음(Wittels, 1924/1971, pp. 11-12)

10) 프로이트는 자신의 아버지 이야기를 『표준영역판』 IV, p. 197에서 하고 있는데, 그런 정신분석적 전기에 대하여 브루노 베텔하임(1990, pp. 9-10)은 프란츠 요제프 황제의 부인 엘리자베트 황후가 유럽에서 미친 첫 번째 왕족이었음을 암시해주면서 그녀가 프로이트한테 광기와 히스테리에 대해 생각하도록 해주었다고 하며 오이디푸스 갈등도 유럽의 궁중에서 많이 볼 수 있다고 함. 뿐만 아니라 베텔하임(p. 12)은 자아가 제 집의 주인이 아니라는 프로이트의 생각도 오스트리아 황제한테서 아이디어를 얻은 것 같다고 함.

까? 아마도 프로이트 자신은 많은 경우에 우리에게 말해줄 수 없을 것이다.

여기서 나는 1880년대로부터 1930년대에 이르기까지 프로이트의 지적인 발전의 특성에 대해 자세히 말하지는 않을 것이다.[11] 또한 몇 세기에 걸쳐 메스머리즘으로부터 최면과 카타르시스 그리고 자유연상에 이르기까지 역사적 변천에 대해서도 많은 이야기는 하지 않으려고 한다.[12] 위에서 언급한 것처럼 여기서의 내 초점은 주로 프로이트가 무의식에 접근하려고 발전시킨 임상적으로 유용한 테크닉에 놓여 있다. 따라서 나는 프로이트의 (쾌락원칙과 죽음욕동, 오이디푸스 콤플렉스, 음경선망, 등등과 같은) 복잡한 추상적 개념들 속으로 들어가지 않으려고 한다. 또한 사회 · 종교적인 논의 속으로도 들어가지 않을 것이다(즉 여기서는 『토템과 터부』, 『문명과 그 불만』, 『착각의 미래』 혹은 『모세와 일신교』에 대해 언급하지 않으려고 함). 또한 그가 이런저런 이론가들한테 어떤 생각을 빌려왔는지 자세히 가려내려고 시도하지 않을 것이다. 『프로이트 읽기: 프로이트 저술에 관한 시대적 연구』(2005)의 저자인 장-미셸 키노도즈와는 달리 나는 프로이트가 저술했던 모든 것을 검토하지 않을 것이고 더구나 내가 논의하는 프로이트의 어떤 텍스트에 나오는 모든 것을 설명하려고도 하지 않을 것이다. 또한 『프로이트』(2015)의 저자인 조나단 리어와도 달리 나는 자기인식의 능력을 믿는 철학자들에게 흥미를 끌 수도 있는 프로이트 작업의 어떤 측면들을 강조하지 않으려고 한다.[13] 내 관심사는 프로이트의 작업에서 임상가들

11) 제임스 스트레이치는 프로이트 전집에 나오는 편집자 서문에서 프로이트의 지적인 발전에 관한 유용한 정보를 수많이 제공해주고 있음.

12) 이 토픽에 관한 간략한 논의는 〈부록 2〉에 나와 있음.

13) 리어Lear는 암시하기를, 분석수행자는 분석을 통하여 자신의 자기-의식적인 마음의 흐름을 점차

한테 가장 직접적으로 관련되는 것으로 보이는 점들을 부각시키는 일인데, 분석수행자가 자신의 무의식에 영향을 주기 위해 알지 못하는 것을 임상가들이 끌어내주길 원하기 때문이다. (여기서 나는 환자라는 표현보다 분석수행자라는 명칭을 더 좋아하는데, 분석수행자가 분석의 더 큰 몫을 해내는 그런 분석으로 들어가는 사람이란 뜻을 갖기 때문이다.)

아마도 프로이트의 작업에 대해서는 독자들의 수효만큼 많은 다양한 독해들이 있을 수 있다. 또한 다양한 독자들이 보고 있는 여러 프로이트들 사이에는 흔히 폭넓은 다양성이 존재한다. 브루노 베텔하임(1982)한테 프로이트는 인간의 "영혼"에 대해 광범위하게 말하는 휴머니스트다. 프랭크 설로웨이한테 프로이트는 과학자이자 "마음의 생물학자"이다. 어떤 사람들한테는 프로이트가 현상학자로 보일 수 있지만, 라깡한테는 적어도 프로이트의 작업 가운데 어떤 면은 차라리 구조주의자에 더욱 가깝다. 바바라 로우한테서 프로이트는 "자신의 자료에 대한 태도가… 대체로 **기쁨을 주는** 것이라 할 수 있어서" 그의 설명은 "심오한 감정을 이용하는 최대의 자유와 그런 감정을"[14] 표현해내고 있다. 다른 사람들한테 프로이트는 여성혐오주의자에 지나지 않았다. 그리고 헤르만 헤세와 토마스 만과 앨버트 아이슈타인에게 프로이트는 그 무엇보다도 위대한 문장가이고 저술가이며 독일어의 대가였다(예를 들어, 그는 1930년에 괴테문학상을 받았음).

여기서는 내 목적을 위해 프로이트를 우선 임상가로 보게 되는

많이 알게 되어 자기-의식적인 활동을 통해 직접적으로 자신의 마음을 변화시킬 수 있다고 하는데, 이것이 바로 자아심리학자들이 진정한 변화를 가져오는 "관찰하는 자아"라는 것임(핑크의 논의는 2007, 2014a, 2014b).

14) 로우Low, 1935, p. 4.

데, 그는 거의 50년 동안에 걸쳐 환자들을 치료하면서 계속적으로 봉착하게 된 문제들과 씨름하기 위해 이론과 진료를 전반적으로 발전시켰다. 특히 제4장과 5장에서 보게 되겠지만 프로이트는 대개 대부분의 혁신자들처럼 시행착오로 배우게 되는 임상가로서 환자들한테 꽤나 큰 실수를 저지르게 되고 다른 모든 사람들처럼 그 자신의 개인적인 결함을 지니고 있었는데, 드물게는 그 자신의 강압적인 **치료이론**에 따라 살아가더라도 말이다. 그런데도 나는 그가 우리에게 전해준 엄격한 치료이론이 개인으로서 그의 약점과 실패를 넘어서고 오늘날까지도 우리에게 대단히 많은 것을 가르쳐준다고 주장하게 된다.

비록 내가 처음에는 프로이트의 작업을 내 나름대로 읽기 시작했을지라도 여기에 제시하는 프로이트의 작업에서 얻은 수확은 대략 1952년부터 1970년대 말까지 다년간에 걸친 라깡의 세미나들에 의해 진한 색깔로 물들어 있다. 그 세미나들은 프로이트의 작업에 대한 그 어떤 다른 강의나 텍스트보다도 더욱 세밀한 독해를 분명하게 제공해주고 있다. 나는 1980년대 파리에서 분석훈련 기간에 광범위하게 이것들을 공부하며 학습하고 있었다. 또한 그 가운데 몇 권을 영어로 번역했으며 그 이후로 그것들이 무궁무진하게 매혹적이라는 사실을 알게 되었다.

프로이트의 작업을 고려하지 않고 제쳐놓을 가능성이 있는 독자들은—그의 작업은 절망적으로 구식이고 모든 사람들에 의해 그의 이론들이 틀렸다고 입증되거나 혹은 그의 이론들이 "성도착증적인 섹스광"의 소산이라는 말도 들었지만—강좌를 위해 이 책의 독해가 꼭 필요한 건 아니더라도 요구되는 사람들인데, 과학 분야에서 프로이트의 이론들이 틀렸음을 드러냈던 모든 전문가들에 비해서 그 이론들을 지지하고 그에 대한 증거를 찾아냈다고 믿는 또 다른 사람들도 존재한다는 것을 알려주고 싶다(예를 들면, 애덤스, 라이트 및 로르, 1996; 바우마이스터, 브라트스라브스키, 무라벤 및 타이스, 1998; 무라벤 및 바우마이스터, 2000; 뉴먼, 더프 및 바우마이스터, 1997; 로스너, 2000; 솜즈 및 턴불, 2002; 솜즈 및 판크세프, 2012; 솜즈, 2015). 우리한테는 후자에 대한 이야기가 적은 편인데, 프로이트에 대한 맹비난은 여전히 "좋은 기사거리"가 되지만(크루즈, 1993: 웹스터, 1995), 정신분석을 확증하는 소견들은 더 이상 뉴스거리가 되지 못하는 것으로 생각되기 때문이다. 모든 과학 분야에서 연구자들은 몇 세기는 아니더라도 수십 년 동안 이론들의 타당성에 대해 흔히 동의하지 않게 되는데(갈릴레오와 다윈이 제시한 이론들, 그리고 에테르 이론과 끈 이론과 같은 이론들), 이것은 과학적 토론에서 불변의 특징이다. 나는 여러분들이 대립되는 전문가들의 견해를 잠시 밀쳐두고서 여기에 제시되는 이론과 진료에 대한 임상적 유용성과 무용성을 여러분 스스로 판단해보길 요청하고 싶다. 정신치료적인 진료를 지도하기 위해 고안된 이론은 결국 백문이 불여일견이다. 즉 그것은 여러분이 환자를 도와주는 데에 도움이 되느냐 그 여부이다. (나는 어떤 이론의 임상적 타당성이 어떻게 그 창안자의 성격에 달려 있는 것으로 보일 수 있을지 그것을 알지 못한다. 어쨌든 마치 우리 모두가 어떤 사람이 "좋은 인간"인지 아닌지 그 여부에 동의할 수 없는 것처럼 말이다. 우리가 자연에서 찾아낸 많은 일들을 설명할 수 있는 것처럼 보이는 과학에서의 새로운 이론에 대해 배우게 될 때, 혹은 우리가 시와 노래와 소설에서 감동을 받을 때 우리는 그 창작자들의 과학적인 결과물이나 문학적 혹은 음악적 창작물이 가치 있는 것인지 결정하기 전에 과연 그들이 착하고 정직하며 올바른 사람인지 성급하게 알아내려고 할까?)

정신분석적인 접근방법보다 다른 심리학적 접근방법을 더 좋아하는 그런 독자들한테 나는 여러분이 어느 날 도움 될 수 있는 몇 가지 유용한 테크닉을 찾아낼 것 같은 가능성을 받아들이라고 단지 요청할 뿐인데, 그날이란 예를 들어 클라이언트가 여러분한테 자발적으로 꿈이나 성적인 환상을 이야기할 때이다. 여러분은 몇 페이지 내에서 여러분의 치료 도구상자 속에 들어있는 몇 가지 도구들을 찾아낼 수도 있다(내가 의미하는 것은 비유적으로 특수한 개입이나 해석이 기록되어 있는 몇 장의 종이쪽지가 포함된 실제적인 물리적 도구함이라는 의미에서가 아니라 근래의 치료 세계에서 몇몇 사람들이 사용하는 듯이 보이는 것임). 그 도구의 가치는 여러분이 언젠가 치료시간에 스스로 시험해볼 수 있다. 나는 프로이트의 작업에 대해 이론적인 반대의견을 지닌 독자들이—인간한테 진정으로 무의식적인 어떤 것이 있다는 생각을 받아들이지 않든가 또는 어떤 종류의 변증법적인 사유도 철저히 싫어하게 되는데—플라톤이나 아리스토텔레스, 칸트, 마르크스, 혹은 비트겐슈타인처럼 잘 알려져 있는 사상가들한테 보일 수 있는 존경심과 동일한 존경심을 적어도 프로이트한테 부여하게 될 것을 희망하게 된다. 나는 그들이 최소한 프로이트에게 유리한 판단을 해주라고 요청하게 되는데, 24권이나 되는 그의 작품을 쓰레기 더미에 넣어 버리기 전에 그의 주장에 대해 그가 모아둔 어떤 종류의 증거가 있는지 알아보기 위해서 단지 며칠간이라도 신중하게 그의 작업을 공부해 보라는 것이다. 어떤 저자의 견해를 공개적으로 비판하고 거부하는 사람들도 그 저자의 작품에 대한 어떤 것을 실제로 알게 될 때 흔히 더욱 확신하게 된다.

프로이트의 작업에 대하여(또한 플라톤과 마르크스와 비트겐슈타인의 작업에 대해서도 마찬가지) 가장 매서우면서 무조건적인 비판자는 흔히 그 작업에 대해 거의 알지 못하는 사람들이고, 자신들의 비판에 대해 지적으로 정직하지 못한 태도를 분명하게 보여주는 사람들이다. 그들은 흔히 프로이트가 모든 꿈들이 성적인 것은 아니고 모든 꿈들이 어린 시절부터 남겨진 소망들을 반드시 포함하는 것은 아니라고 분명하게 보여주고 있다는 것을 알지도 못한다.[15] 어떤 이론을 거부하려고 시도하기 전에 그 이론에 대해 최소한 조금이라도 알고 있는 것은 언제나 좋은 일이다.

이제 환자를 보기 시작한 어떤 독자들은 임상심리학자로든 사회사업가로든 카운슬러로든 혹은 정신과의사로든 상관없이 어떤 이론에 의해서라기보다는 차라리 그들 자신의 인생경험과 직관에 의해 좌우되길 더 좋아하는 정신치료적인 진료를 수행할 수도 있는데, 그들은 그 이론 때문에 환자들의 문제에 대한 그들의 지각이 왜곡될지 모른다고 생각한다. 내가 그런 독자들한테 지적해 주고 싶은 것은 그들 자신의 "비-이론적으로 휘어진" 직관과 기존의 견해로 생각되는 것이 성장과정 중에 듣고 읽었던 모든 것들에 의해 아마도 형성되었을 것 같다는 것이다. 그 대부분이 뒤범벅된 심리학 이론들에 의해 알려진 것들인데, 그 이론들은 소설가와 시인, 영화제작자, 작곡가, 토크 쇼 진행자 혹은 그들의 부모와 친구들에 의해 지지되고 있다. 직관이라는 것은 지니고

15) 프로이트는 『표준영역판』 IV, p.198에서 꿈 분석을 더욱 깊이 수행할수록 항상 그런 것은 아니지만 더욱 흔하게 그 꿈의 잠재내용이 근원에서 역할을 해내는 소년기 경험들의 흔적을 발견하게 된다고 함. 마찬가지로 많은 꿈들이 성적인 것과 관련된다고 해석해서는 안 된다고 하면서(『표준영역판』 IV, pp. 127-130) 성인들이 꾸는 대부분의 꿈들은 성적인 자료를 다룬다고 하는데, 막상 자신의 꿈을 해석할 때에는 성적인 자료가 거의 없었음.

있는 감각이고 만들어낸 추측인데, 논리가 서지 않고 검토되지 않은 개념에 기반을 두면서 평생 동안 완전히 이해되어 본 일이 없다.[16] 또한 비록 인정받지 못할지라도 우리 문화에서 인생과 인간에 대해 흔히 듣던 구절들이 온전한 초심리학을 가져오는데, 그 가운데 어떤 것은 프로이트한테서 나오고 어떤 것은 다른 많은 출처에서 나오게 된다.

예를 들어서 흔히 반복되는 구절인, "그는 그것을 온통 내부로 억누르고 있다"는 말을 생각해보자. "억누른"(bottled up)이란 관용구 표현으로 형성된 "지혜"는 프로이트의 "에너지론"에 곧잘 비유될 수 있다. 그것은 "리비도를 둑으로 막기"라는 그의 개념으로서(『표준영역본』 XVI, p.408) 좋은 대화로나 울부짖음으로 우리는 "모두 터놓게" 되어 있다. "그녀한테 나는 괴롭힘을 당했어"와 같은 간단한 표현은 몇 가지 매우 이론적인 개념들을 내비치고 있다. (1) 전혀 견딜 수 없는 것은 아니지만 그녀와 함께 있는 것이 우리는 즐거우면서도 동시에 괴로운 그런 방식으로 다른 사람에 의해 "감염될" 수 있다. (모기에 물린 자리나 덩굴옻나무 때문에 가려운 데를 긁는 것과 매우 비슷하다. 우리는 긁고 싶은 유혹에 빠질수록 순간적으로 더 좋은 것처럼 느끼겠지만 가려움은 더욱 심해진다.) (2) 인간의 영역에서 데카르트의 유명한 **부분 밖의 부분**(partes extra partes)에 대조되는 것—동일한 장소를 동시에 차지할 수 있는 두 가지 대상들은 없다는 것(양자 물리학에 의해 질문이 제기되는 철학적 견해)—으로서 우리는 적어도 다른 사람에 관한 어떤 것을 우리 자신에게로 받아들일 수 있고 또한 받아들이는데, 그것은 우리

16) 초감각적 지각ESP을 믿는 사람들은 우리보다 직관에 대해 할 얘기가 더 많은 것 같지만, 환자를 보는 진료실보다는 다른 곳에서 초감각 능력을 사용하기 위해 더욱 유익한 방법을 찾아보려고 할 것임.

의 내부에 머물러 있게 된다. 가치중립적인 언어와 같은 그런 것은 없다는 말과 똑같이 인생과 인간관계에 관하여 완전히 비-이론적인 직관과 같은 그런 것은 존재하지 않는다.

어떤 종류의 이론적인 개념이든 그 소유를 피하려는 시도가 그의 생각을 "오염시키고" 따라서 환자에 대한 이해의 자발성은 처음부터 실패하게끔 정해져 있더군! 세상을 바라보는 방식을 필연적으로 알려주게 되어 있는 이론을 인식하고 검토하는 것은 좋아하든 말든 그 방식을 알려주는 것보다 더 나은데, 달리 말해서, 필연적으로 우연스럽고 편리한 방식으로(어떤 특수한 시기에 때맞춰 생각하거나 행동하기 쉬운 모든 것에 의존적인 방식으로) 알려주는 것보다 더 좋다는 것이다. 우리가 그 지배를 가장 크게 받는 것은 정확히 "타락한" 이론적인 영향으로부터 멀리 벗어났다고 믿을 때이다(블룸, 1973).

이론적인 언어는 소위 현실로부터(혹은 어떤 사람들의 생각처럼, 현상으로부터 또는 사물 그 자체로부터) 일상적인 언어가 우리를 데려가는 것보다 더 멀리 데려가지 못하는데, 우리가 "현실"이라 부르는 것은 그 자체에 은유가 가득 들어있다. 여기서 은유는 수 세기에 걸쳐 축적되어 왔고 따라서 이론이 실려 있는 것이다. 일상적인 언어와 명백히 이론적인 언어는 바라볼 수 있는 방식들을 제공해 주면서 그와 동시에 눈가리개도 된다. 그 언어들은 특별한 것에 우리의 눈을 감기면서 우리가 다른 것들을 보게끔 해준다. 오직 일상 언어에만 의존하는 것은 단지 분석되지 않고 논리적이지 않은 이론에 의지하는 것이라 한다. 여기서 그 이론은 대개 좋지 않은 이론으로 내몰리게 되는데, 그것에는 편견과 고정관념이 가득하다는 의미로 그렇다. 사람은 이미 항상 어떤 이론 속에서 작용하거나 여러 가지 다채로운(또한 어쩌면 어울리지 않을) 이론적 개념들에 의존하고 있다. 소위 일상 언어라는 것은 그 자체로 천재성을 지닐 뿐만 아니라 그 자체로 악마성도 지닌다.

새로운 이론에 부딪치게 되면 묻게 될 유용한 질문은 이렇다. "나의 임상 작업에 유용해질 수 있는 것은 이전에 내가 보지 못했던 어떤 것을 그 이론 덕분에 보게 될 수 있는 것일까? 이런 이론으로 사물에 대한 내 최초의 사고방식이나 혹은 내가 이미 소화했을 것 같은 다른 이론들에 있는 맹점을 알아보게 될까?" 정신분석 이론 덕분에 내 독자들이 이전에는 결코 보지도 듣지도 못했던 어떤 것을 보고 듣게 된다고 생각해주길 바랄 뿐이다.

제1장과 2장에서 나는 프로이트가 무의식의 존재를 어떻게 고안해냈는지 탐구함으로써 프로이트의 작업에 대한 가장 기본적인 토대를 논의하게 되는데, 그 존재야말로 임상가들한테 어쩌면 가장 중요한 이론적 기여가 될 것이다. 또한 나는 프로이트가 (그의 친구인 요셉 브로이어와 함께) 작업했던 첫 번째 환자에게서 가져온 사례를 포함시키고 있다. 제3장에서는 프로이트가 했던 방식으로 꿈을 어떻게 해석하게 되었는지 설명하고 여러분이 환자들의 꿈을 해석하는 방식에 대해서도 설명하고 있다. 또한 나는 사람들이 일상적으로 저지르는 실언과 실착행동 그리고 다른 "실수들"을 가지고 작업하는 방식을 간단히 살펴볼 것이다.

제4장과 5장에서는 프로이트가 말하는 가장 널리 퍼진 두 가지 진단구조에 대해 언급하게 되는데, 그것은 강박증과 히스테리다(좋건 나쁘건 또한 얼마큼 오해될 정도로 오늘날 자주 강박장애와 전환장애란 이름으로 되어가고 있음). 나는 각각의 구조에 대하여 프로이트가

전념했던 주요한 사례연구—강박증에는 쥐인간 사례이고 히스테리에는 도라 사례—를 이용하게 된다. 또한 나는 그 당시 그가 사용했던 테크닉을 부각시키는데, 훗날 그 테크닉의 장점에 대한 강조가 미흡했던 것 같다. 또한 나는 강박증과 히스테리가 오늘날의 임상가들한테 어떤 방식으로 나타나는지 알려주고 성공적인 치료를 위해 정신분석 테크닉이 어떻게 사용될 수 있는지 제시하려고 한다(나는 강박증과 히스테리가, 말하자면, 『정신질환의 진단통계 편람』[DSM]의 저자들 쪽에서 그 임상구조들을 세분화하고 숨겨버리려는 혼신의 노력에도 불구하고 아직도 건재하다고 주장한다. 이 책의 〈부록 5〉 참조). 나는 정신병에 대한 프로이트의 작업에 관해서는 이 책에서 그다지 언급하지 않으려고 하는데, 시간이 흘러감에 따라 그가 당시에 간혹 초기의 정신병을 인지하지 못했고(늑대인간 사례에서처럼; 『표준영역본』 XVII) 정신병의 원인을 적절히 이론화할 수 없었으며 정신병 환자들한테 커다란 성공을 거두기 위해 정신분석 진료에 대한 접근방식을 개선해가지 못했음을 보여준다고 믿었기 때문이다. 정신병 원인의 이론화와 정신병 환자들한테 성공을 거두기 위한 정신치료 테크닉의 변경이 내가 보기에는 훗날의 분석가들, 특히 라깡에 의해 성취되었다.

제6장에는 증상이 어떻게 형성되고 왜 형성되는지 그에 대한 프로이트의 수많은 다양한 설명들이 요약되어 있다. 내 자신의 사례들뿐 아니라 이 책의 앞쪽에서 논의된 사례들을 이용하여 증상형성에 관련된 세력들을 설명하고 있다. 제7장에서 나는 프로이트 시대 이후로 정신분석과 정신의학의 수많은 발전들을 논의하고, 또한 우리가 과연 프로이트를 완전히 넘어서거나 프로이트 이전의 입장으로 되돌아가는 과도기의 정신분석에 대해 더 나은 결과를 내놓게 되었다고 생각할 수 있

는지 의문을 제기하고 있다.

그 과정에서 나는 수많은 정신분석 개념들을 독자에게 소개하고 예를 들어보려고 하는데, 그 개념들에는 억압이라든가 격리, 취소, 전이, 역전이, 행동화, 저항, 트라우마, 잠재내용, 발현내용, 압축, 전치, 소망성취, 이드, 자아, 초자아, 강박증, 히스테리, 공포증, 거부, 부정, 환상, 불안, 정동, 양가성, 향락, 자유연상, 신체화, 실착행동, 중복결정, 반복, 그리고 다른 많은 것들도 포함되어 있다. 나는 독자가 이 책을 모두 읽었을 때에는 신경증 환자들에게 시행하는 프로이트 정신분석의 이론과 진료 두 가지 모두에 대해 상당히 훌륭한 실용적 지식을 지니게 되길 바란다.

『지그문트 프로이트의 심리학 전집 표준판』 24권에서 나온 자료를 인용하면서 내가 예를 들어 문법과 문체를 갱신하여 자주 자유롭게 번역하였다는 것을 세심한 독자는 알아차릴 것이다. 그렇게 했던 이유는 내가 독일어 번역에 있어서 제임스 스트레이치보다 더 나은 번역자라고 믿어서가 아니다. 사실 나는 독일어를 전혀 번역하지 못한다.[17] 오히려 나는 현대의 독자가 프로이트한테 가급적 가까이 다가갈 수 있도록 처음부터 줄곧 애써왔기 때문이다. 프로이트의 텍스트 하나하나는 단지 『표준영역판』을 인용하고 뒤이어 권수와 관련된 페이지를 기록하고 있다(예를 들어, 『표준영역판』 VII, p. 34). 『표준영역판』은 그 대부분이 발행순서대로 배치되어 있어서 권수가 높을수록 저술 날자가 더욱 늦어지는 것을 의미한다. 권수가 많은 『자끄 라깡의 세미나』

17) 내가 스트레이치의 번역에 대해 베텔하임의 비판과 라깡의 다양한 비판을 받아들일지라도 그렇다는 것임.

에서도 똑같다. 여기서 『세미나』로 인용되는 것은 권수 다음에 관련된 페이지를 적어두고 있다(예를 들어, 『세미나 VII』, p. 34). 아직 영역판으로 나오지 않은 『세미나』의 권수와 페이지는 파리의 쇠이유에서 출간된 불어판에 일치시켰다. 불어로도 출간되지 않은 세미나에 대해서는 내가 인용했던 강의 날짜를 기록해 둔다. 『에크리: 첫 번째 영어완역판』(1966/2006a)에 포함되어 있는 라깡의 주요 논문 모음집은 여기서 단순히 『에크리』라 부른다. 그밖에 모든 저자들에게서 가져온 인용문들은 전형적인 APA 양식을 따르고 있다. 즉 저자의 성씨와 출간년도와 인용된 페이지다.

이 책에 나오는 대부분의 자료들은 내가 듀케인대학교에서 약 20년간 가르쳤던 프로이트에 관한 학부와 대학원 강의에서 처음 생겨나온 것이었다. 그런데도 여기에 나오는 모든 것은 상당히 수정되고 갱신되었으며, 나는 이 프로젝트를 작업하면서 구두강의로는 흔히 검토하지 못했던 그런 방식으로 저술이 텍스트와 이론들에 대한 나의 이해를 신중하게 검토하게 만든다는 것을 다시금 깨달을 수 있었다. 내가 여기서 논의하고 있는 것의 대부분은 정신병 환자가 아니라 신경증 환자와 관련되어 있다는 것을 특별히 언급해야 할 것 같다(정신병 환자와의 작업은 핑크의 2007년 『라깡 정신분석 테크닉』 김종주 옮김, 하나의학사, 2010년의 제10장을 참조).

어떤 독자들은 프로이트의 생각들에 대해 상세히 논의했던 더 많은 텍스트에 대하여 관심을 둘 수도 있을 것이다. 프로이트는 자신의 논문인 「아이가 매를 맞고 있어요」(『프로이트의 "아이가 매를 맞고 있어요"』 김종주 등 번역, 하나의학사, 2014년 참조)에서 환상을 다루고 있는데, 환상의 작업에 관한 나의 두 논문들을 『이해에 대한 반대』(핑크, 2014b)에서 찾아볼 수 있다. 또한 나는 『라깡의 사랑』(핑크, 2016)에서 사랑과 욕망과 나르시시즘에 관한 프로이트의 작업을 논의하고 있다. 뿐만 아니라 『라깡 정신분석 테크닉』(핑크, 2007)에서는 꿈과 백일몽과 환상에 대한 작업 방법을 논의하고 있어서 찾아볼 만한 가치가 있을 것이다.

추천할 문헌들

제1장 증상의 원인까지 추적하기

『히스테리 연구』(『표준영역판』 II). 특히 제1부 브로이어와 프로이트가 쓴 〈예비적 전언〉, 그리고 브로이어가 기록한 제1장 제2부의 안나 O.의 사례 이야기가 내 논의와 가장 깊이 관련되어 있다.

제2장 무의식은 의식의 정반대

『부정』(『표준영역판』 XIX, pp. 235-239)

제3장 꿈은 무의식으로 가는 첩경

『꿈의 해석』(『표준영역판』 IV, V). 제1장은 중요한 역사적 자료들이 포함되어 있고, 아래를 참조하면 600 페이지에서 260 페이지를 골라 읽는 셈이다.

제2, 3, 4장	96-162 페이지
제5장	163-164 페이지
B부분	189-204 페이지와 218-219 페이지

D부분　241-267페이지(오이디푸스)

제6장

A-B부분　277-309 페이지

C부분　310-330 페이지와 337-338 페이지

D부분　339-342 페이지

H부분　460-487 페이지

I부분　88-493 페이지, 498-501 페이지 및 506-508 페이지

제7장

A-B부분　509-535 페이지

C부분　564-568 페이지

E-F부분　592-621 페이지

꿈에 관한 후기 언급

「정신분석에서 꿈-해석 방법」(『표준영역판』 XII, pp. 91-96)

「꿈-해석의 이론과 실제에 대한 언급」(『표준영역판』 XIX, pp. 109-121)

「전반적인 꿈-해석에 관한 몇 가지 부가적 주석」(『표준영역판』 XIX, pp. 127-134)

실언과 실착행동

『정신분석 입문강의』 제1-4강(『표준영역판』 XV)

『일상생활의 정신병리』(『표준영역판』 VI)

제4장 강박증과 쥐인간 사례(에른스트 랑거)

「강박신경증 사례에 대한 주석」(『표준영역판』 X, pp. 155-318).

제5장 히스테리와 도라 사례(이다 바우어)

「히스테리 사례의 분석 단편」(『표준영역판』 VII, pp. 1-122).

「정신분석으로 진료하는 의사들에 대한 권고」(『표준영역판』 XII, pp. 111-120).

「치료의 시작에 관하여」(『표준영역판』 XII, pp. 123-143).

「기억하기와 반복하기와 훈습」(『표준영역판』 XII, pp. 147-156).

「전이-사랑에 대한 관찰」(『표준영역판』 XII, pp. 159-171).

제6장 증상형성

『정신분석 입문강의』 제17, 18, 19강(pp. 294-302), 23강과 28강 『표준영역판』 XV & XVI)

제1장

증상의 기원까지 추적하기

프로이트가 우리에게 전해준 가장 간편한 테크닉은 이젠 대부분의 진료의사들한테 잘 가르치지도 않고 잘 이용되지도 않는 것이다. 그것은 바로 맨 처음 나타난 증상을 둘러싼 모든 상황들에 대해 분석수행자와 함께 자세히 알아보는 일이다. 그의 친구인 요셉 브로이어가 시행한 안나 O.와의 작업에 대하여 그 친구와 길게 이야기하며, 또한 환자들의 최면에 대해 스스로 실험해보고 특별한 증상들이 일어났던 그 순간의 모든 사항들을 설명해보라고 요구하면서 프로이트는 이미 1890년대 중반에 그들의 증상들(특이한 시각에 혓바닥으로 웃기는 딸각 소리를 만들어내는 것처럼)을 그 기원으로까지 추적함으로써 그들의 고통을 완화시키는 데에 많은 성공을 거두었다고 주장했다. 다시 말해 그가 그것들의 "촉발원인"이라 부르는 것까지 추적해가는 일이다(『표준영역판』 II, p. 3).

요셉 프로이어와의 공저인 『히스테리 연구』(『표준영역판』 II)에서 테크닉은 간편함 그 자체이다. 프로이트는 환자들이 증상형성으로 이끌어갔던 곤경 속에 자신들이 있음을 발견하는 것으로 **해석**해야 할 아무런 필요성도 느끼지 못한다. 환자들의 증상이 처음 발생했던 그 시각에 진행되고 있었던 모든 것을 그들이 **설명**하도록 하는 것으로 충분해 보인다.

한 가지 부가적인 조건이 있다. 환자들은 단순히 무표정하고 사무적인 스타일로 사실들을 말해야 하는 것은 아니고 오히려 진료실에서 제때에 그 자신들을 정신적으로 투사시켜야 하고 또한 그들이 그 앞선 시각에 있었던 것과 똑같이 흥분되고 충격을 받아 깜짝 놀라거나 속상하게 되어야 한다(『표준영역판』 II, p.6). 있는 그대로의 사실에 대한 냉담한 설명으로는 성공적인 결과로 이끌어가지 못하는데, 그 반면에 정동(즉 감정)이 실린 말은 해결책을 가져온다. 참으로 프로이트는 수많은 사례에서 증상의 첫 번째 출현을 둘러싼 상황들에 대한 감정이 실린 말 덕분에 환자의 삶에서 증상의 영구적인 소실을 가져왔다고 언급한다.

마술일까? 그럴 것 같지 않다. 여기서 프로이트와 브로이어는 이것을 "카타르시스"라 부른다. 아리스토텔레스의 『시학』에 표현되어 있는 그의 견해로 되돌아가 보면, 관람하는 대중이 공연 중에 무대 위의 등장인물들과 동일한 많은 감정들을 경험하게 된다고 알려준다. 이것은 프로이트가 말했듯이 이전에 옭죄고 억제되었던 정동의 에너지를 방출시킨다. 오늘날 우리들 대부분은 축구나 하키 경기를 관람하는 동안 우리가 느끼는 대리 공격성을 통한 카타르시스에 더욱 익숙해져 있는데, 우리들 자신이 선수들 가운데 하나가 되는 것처럼 상상하면서 또한 가슴 뛰게 만드는 모험영화를 바라보며 흥분을 경험하거나 혹은 비극적인 사랑영화나 최루성 영화를 관람하는 동안 "실컷 울면서" 우리는 방출을 경험하게 된다. 우리가 이런 방송과 영화와 이야기에 사로잡힐 수 있는 이유는 우리들 자신이 얼마큼의 동일한 공격성을 느끼고 열정과 모험을 그리워하거나 가슴이 미어질 듯이 느끼기 때문이지만, 그것을 표현할 기회를 알아차리지 못했거나 혹은 기회가 생길 때라도 그것을 표현하도록 스스로 허용치 못했기 때문이다.[1]

프로이트는 최면 중인 환자들이 증상의 최초 출현 당시에 느꼈던 감정들을 재체험하는 동안 이전에는 결코 표현하거나 발산하지 못했던 최초 출현을 둘러싼 모든 상황들에 대해서 말하게 될 때 치료효과가 뒤따른다는 것을 관찰했다. 그들의 증상은 적어도 일시적일망정 사라졌다. (간혹 환자들은 증상들의 최초 출현에 대해서 뿐만 아니라 그런 출현의 전체 시리즈까지도 말해야 했다.) 그 덕분에 프로이트는 첫 번째 가설을 세우게 되었다. 즉 누군가 어떤 상황에 강렬한 반응을 보이고 그 반응을 억눌러야 할 의무감을 느끼며(혹은 스스로에게 강요하며) 그 당시에는 아무것도 표현하지 못하고 그 이후로 그 경험을 송두리째 잊어버리도록 애써야 할 때 증상은 형성된다. 이것은 두 가지 결과로 이끌어간다.

- 강렬한 감정반응은 억눌러 버리게 되고 치료자의 도움으로 마개를 뽑을 필요가 생긴다. 또한

1) 기회를 놓치는 것과 "소홀해진 기회"에 대해서는 『표준영역판』 IV, pp. 204, 207을 참조. "카타르시스 경험"으로는 우리들 내부의 기본적인 어떤 것도 변화시키지 못해 주기적으로 반복될 수밖에 없다는 의미임. 달리 말해, 카타르시스를 통해 순간적으로 풀려나오는 공격이나 그리움의 기원은 변하지 않은 채로 남아있음(『표준영역판』 II, p. 261). 따라서 카타르시스는 증상의 감소만을 위한 치료, 즉 "대증치료"라서 새로운 증상들의 형성을 중단시킬 수 없음(p. 264).

• 그 상황에 대한 기억이 사라지는데, 말하자면, 더 이상 그 사람의 의식에 이용될 수 있는 기억 저장고의 일부가 되지 못한다.

두 번째 결과는 그 사건이 잊혀 있음을 암시해준다. 일상적인 각성상태에서 그 사람은 그것에 대해 아무 것도 기억하지 못한다. 프로이트는 그 사람이 그 사건을 기억하게끔 만들 수 있었던 것은 그에게 최면을 걸었을 때뿐이라는 사실을 알게 되었다. 그때 그 사람은 그것의 모든 세부사항을 말로 옮기고 그가 그것에 대해 갖는 모든 반응들을 말로 할 수 있게 된다.

이것 덕분에 그는 매우 간편한 모델을 제안하게 되었다.

M1 | M2–M3–M4

그림 1.1. 다른 모든 기억들로부터 한 기억의 격리

여기서 M1로 줄여 쓴 한 가지 사건의 기억은 모든 종류의 다른 사건들에 대한 우리의 기억들(여기서는 M2, M3, M4로 줄여 씀)로부터 단절되어 있다. 대부분의 경우에 한 가지 사건에 대한 우리의 기억은 우리의 삶에서 다른 사건들에 대한 기억들에 연결되어 있는데(그림에서 연결은 대시로 표현됨), 그 사건들이 동일한 장소나 동일한 시간에서 일어났기 때문이고 혹은 몇몇의 동일한 행위자들과 관련되었기 때문이다. M1은 그렇지 않다. 이 사건에 대한 우리의 기억은 우리의 다른 기억들 가운데 어떤 것과도 연결되지 않으며, 또한 동일한 시간과 동일한 장소에서 일어났든 혹은 동일한 친구들이나 이웃들이나 가족들과 함께 일어났던 일들에 관한 우리의 생각에 의해 환기되거나 상기될 수 없는 것이다. 그것은 완전히 격리되어 버렸다.

이것이 영어로는 "repression"이라 알려진 프로이트의 억압(Verdrängung)[2]에 대한 첫 번째 모델이다. M1은 의식에 접근 가능한 어떤 사람의 모든 기억들로 짜여진 직물에서 강제로 떨어져 나온다. 이 사건의 기억은 완전히 뿌리째 뽑힌 것이 아니라 어딘가 "다른 곳"으로 가버렸는데, 그것이 "무의식적인" 것이 되었다(이 용어의 맨 처음 사용은 『표준영역판』 II, p. 45). 그 뒤에 프로이트의 표현을 따르면, 그것은 "내부의 외국 영토"가 되었는데, 그 사람의 내부에 있지만 의식에는 낯설어 보이게 된다(『표준영역판』 XX, p. 57).

한 예로서 프로이트는 누군가가 우리를 공개적으로 모욕할 때 벌어질 일에 대해 논의하고 있다(『표준영역판』 II, pp. 8-9). 우리들 가운데 어떤 사람들은 즉각적으로 보복하려 하고 우리가 받은 것만큼 되돌려주려 할 것이다. 다른 사람들은 우리를 모욕했던 사람을 때리거나 뺨을 칠 것이다. 또 다른 사람들은 아무 말 없이 그 끔찍한 무례에 대해 그 뒤로 한 동안 되씹으면서 우리의 장점을 생각해내고 우리가 그런 무례를 당할만한지 어떤지 의아해 할 것이다. 그런 다음에는 분노하고 슬퍼서 눈물을 글썽이며 그 사람이 잘못했던 것이라는 결론을 내리기 쉽다. 이런 모든 경우에 그 사건으로 인하여 현재에는 얼마큼의 신체적 활동이 일어나거나 조금 뒤에는 정신적 활동이 일어나게 되어 우리를 몹시 흥분시켰던 격분과 굴욕감이 즉각 혹은 점차 감소하게 된다(이것은 "흥분"의 유출이나 "배출"을 의미함). 우리는 그 사건을 잊지 못하고, 우리가 그것에 즉각적으로 반응하는 경우에 어떤 지속된 결과들이

2) Verdrängung(억압)이란 용어는 19세기의 심리학자인 J. F. Herbart(1824)의 저서에서 찾아보게 됨.

있다손 치더라도 드물게 있을 것이다. 우리가 반추하게 되면 그 감정은 (대부분의 경우에) 머잖아 다 소모되고 그 굴욕적인 사건을 우리 인생에서 더욱 긍정적인 다른 사건들에 관련짓게 되는데, 다른 점에서는 비교적 다행한 존재한테 그 사건은 그저 작은 불행으로 두고 보게 된다. 여기서 프로이트(p. 9)는 "연상과정을 통해 동반되는 정동의 소실"에 대해 언급하고 있는데, 우리의 기억들 가운데 하나를 많은 기억들에 연결시키는 것을 말한다.

그러나 그런 공개적인 모욕으로 분명히 **굴욕감을 받는** 특정한 사람들이 있다. 그런 모욕이 다가올 때 그들은 너무 놀라서 그 순간에 도저히 반응을 보일 수 없고, 또한 너무나 충격적이고 마음이 상하여 무슨 말을 들었는지 생각하기조차 거부하게 된다. 그들은 그런 일이 결코 일어나지 않는다고 가장하는 것이 더 낫다고 믿는 것 같다.[3] 아무리 거칠고 비하하며 소리를 질러도 어째서 사람들은 단순한 모욕에 그처럼 충격을 받고 마음을 상하게 되는지 우리는 궁금해진다. 그런 모욕이 넌지시 내비쳐도 사람들은 분명히 더욱 큰 굴욕감을 받게 되는데, 그들이 진실한 것이라고 알면서 숨겨져 있길 바랐던 것을 완전히 정확하게 보여주지 않는다면 말이다. 그 모든 것에 진실이 없었다면 아마도 지속적인 영향도 거의 없었을 것이다. Il n'y a que la vérité qui blesse라는 불어를 문자 그대로 번역하면, "오직 진실만이 아프게 한다"가 될 수 있고, 비유적으로 번역하면, "진실만큼 아프게 하는 것도 없다."[4] 프로이트 자신은 적어도 두 번의 경우에 비슷한 것을 말하고 있다. "우리 모

3) "억압되어 있는 단일의 생각(예를 들어, 모욕)과 자아를 구성하는 지배적인 생각들의 집단 사이의 양립불가능성"(『표준영역판』 II, p. 116)은 근본적인 것임.

4) 이 불어문장의 또 다른 번역은 "진실만이 여러분을 화나게 만들 수 있다." 비유적으로는 "진실과 아주 비슷하게 당신을 열 받게 할 수 있는 것은 없다."

두가 아는 것처럼 오로지 비난만이 그 자체 속에 '찌르는' 뭔가가 있다. 우리를 속상하게 만드는 것은 오직 그것들이다"(『표준영역판』 V, pp. 482-3). 또한 "과녁을 놓치는 비난은 지속적으로 감정을 상하게 하지 못한다"(『표준영역판』 VII, p. 46). 그러나 과녁을 적중시키는(또는 그것의 적중에 가까워지는) 비난이나 모욕, 고발, 무례한 언동은 트라우마를 일으킬 수 있다. 달리 말해서, 한번 저질렀던 것을 잊어버리도록 애쓰게끔 이끌어갈 수 있다.

나의 분석수행자는 다년간 수많은 여러 여자들과 함께 그의 아내를 속여 왔고, 그런 일이 자주 일어나면서 간혹은 **그의 아내**가 여러 남자들과 자고 다닌다고 비난하게 되었다. 어느 날 그녀는 마침내 그가 바람을 피운다고 비난했을 때 그는 너무나 화가 나서 제 정신이 아니었다. 그는 자신의 정사를 매우 조심스럽게 감춰서 그의 외도를 아무도 의심할 수 없다고 믿어왔던 것이다. 그 뒤로 그는 그 사건의 전말을 잊으려고 애썼고 그의 아내도 잊게 하려고 애썼지만 몇 주 동안이나 제정신이 아니었고 몹시 화를 내고 있었다.

아직도 **우리는 진실을 잊으려고 애써볼지 모르지만 진실은 우리를 잊지 않는다**. 우리가 제아무리 열심히 어떤 사건을 잊어버리고 우리의 삶에서 그 밖의 모든 것들로부터 그것을 격리시키며 단절해보려고 애써도 그것은 살아남아서, 말하자면, 그 자체를 드러내는 순간까지 출구를 찾아내려고 한다.[5] 그것은 계속해서 우리를 갉아먹게 되는데, 말하자면, 곪아버리거나 자꾸 자라서 (여러분이 좋아하는 은유를 선택하

5) 라깡이 『에크리』 (pp. 24-25)에서, "잊기 위해 어떤 섬으로 들어갔던 그 남자처럼—뭘 잊지? 그는 잊었는데—그렇게 장관은 그 편지를 이용하지 않음으로써 그것을 잊어버리게 된다. 이것은 그의 행동을 지속하는 것으로 표현된다. 그러나 신경증 환자의 무의식일 뿐인 편지는 그를 잊지 못한다"라고 말함.

면) 암처럼 전이된다. 따라서 우리는 그것을 덮개 밑에 감춰두려고 엄청난 양의 에너지를 쏟아 부어야 할 필요가 있다. 간단히 말해서, 그것은 병리적인 것을 만들어내는 "병인적"(病因的)인 것이 된다. 프로이트의 표현을 따르면, "억압된 생각은 병인적으로 됨으로써 복수를 하게 된다"(『표준영역판』 II, p. 116). 다시 말해, 그것은 우리가 그것을 억압했다는 것 때문에 우리한테 복수하는 것이다.

어떤 폭군에게 가혹한 탄압을 받는 주민들처럼 억제가 크면 클수록 폭발성도 더욱 커지는데, 주민들의 반응이 마침내 일어날 때가 다가오기 쉬워진다. 적어도 부분적으로 억압에 의해 그 동기가 주어지는 나의 분노폭발은 현재의 상황에 부적당한 것처럼 보인다면 내 주위사람들한테 "비이성적인" 것으로 생각될 가능성이 가장 커지는데, 예를 들어서, 내 가족들에게 수년 동안 분노의 생각들을 억압해 오다가 어떤 사소한 사건으로 나한테서 화산폭발이 촉발되어 모든 것들이 뿜어져 나오게 된다. 내가 그 사람에 대해 복수하고 비판하고 처벌하려는 내 소망을 억제하면 할수록, 다시 말해, 내 의지를 완전히 무시하거나 단념하면서 어떤 일을 하려는 내 자신의 욕망을 포기할수록, 나는 더욱 좋지 않은 느낌을 받아 죄책감은 더욱 커지고[6] 내 안에서 분노란 감정의 증가는 더욱 커지며(『표준영역판』 II, p. 8), 또한 나의 최종적인 폭발은 더욱 과격해질 것이다. "이와 같은 경우에 정동은 그 **품질**에서 정당화되지만 그 **분량**에서는 정당해지지 못하고…. 그 과잉은 이전에 이

6) 라깡은 『세미나 VII』에서 우리 자신의 욕망을 포기할 때 죄책감이 일어난다고 암시해줌(p. 319). 라깡은 프로이트의 Versagung이란 용어를 "좌절"로 번역하는 것은 실수라고 말하는데, 그 용어가 포기, 일종의 자기-포기를 의미하고 그것은 그 자신의 소망이나 욕망을 포기하는 것이기 때문(p. 385). 후기-프로이트학파들은 프로이트가 환자의 좌절을 완화시켜주려 한다고 완전히 오해함으로써 자신들이 프로이트를 따르는 것으로 믿는다고 라깡은 주장.

미 무의식이 되었고 억제되었던 정동의 근원에서 일어난다”(『표준영역판』 V, p. 479).

공개적인 모욕은 오늘날 우리들 대부분한테 매우 드물고 사소한 사건인 것처럼 보일 수 있어서 억압을 일으킬 수 있는 종류의 감정반응을 유발시키기 어렵게 된다. 프로이트가 이 글을 썼을 때와는 시대가 분명히 달라졌다. 그 당시에 사람들은 공적인 페르소나와 평판을 더욱 엄격히 관리했던 반면에 오늘날 우리는 머지않아 아무런 소송도 제기하지 않으면서 사기꾼, 거짓말쟁이, 창녀, 기둥서방이라 부르는 사람들한테 익숙해져 버릴 것이다. 그러나 프로이트는 억압으로 이끌어가는 감정이 실린 다른 상황들에 관한 수많은 사례들을 제공해주는데, 제1장에서 더욱 자세히 검토해갈 것이다.

격리 전략의 편재성

아무도 자신의 무의식을 알려고 원하지 않으며 가장 편리한 방안은 그 존재를 송두리째 부정하는 것이다.

– 프로이트, 『표준영역판』 VIII, p.162

만일 이런 격리에 기반을 둔 억압의 모델이 우리 눈에 분명해 보인다면, 그 이유는 우리가 다른 많은 영역으로부터 그것에 익숙해져 있기 때문이다. 기본적인 군사전략은 적군을 격리시키고 모든 통신선을 절단해서 가능한 증강병력을 요청할 수 없게 만들고 후퇴하려는 모든 시도를 막아버리며 탄약과 음식과 물의 보급로를 차단하는 일에 관련된다(한 도시에서 시행될 때 포위공격이라 함). 형사사법제도는 죄수를 철창뿐만 아니라 철조망 안에 격리시켜 총을 휴대한 보초를 세워 놓는다. 의무대는 전염병에 걸린 환자를 격리시키려고 하는데, 그 병의 치료가 알려지지 않아서 가능한 한 다른 사람들과의 모든 신체접촉을 차단시키게 된다(하지만 그 자체의 의료진들을 감염 가능성으로부터 보호하는 것은 불가능함). 어떤 국가에 대한 경제제재에는 흔히 생산품이나 수출품을 보이콧하고 항구와 다른 무역 플랫폼의 봉쇄가 포함된다. 종교는 때로 사람에 대해서는 저주와 파문과 소외 같은 격리 테크닉에 의지하고 책에 대해서는 블랙리스트를 작성하거나 분서에 의지한다. 또한 민족학은 어떤 음식은 깨끗하고 다른 음식은 불결하다고 생각하게 되는 문화에서는 예식이 발달되어 있어서 그에 따라 그것들을 완전히 분리시킨다는 것을 우리에게 가르쳐준다(월경중인 여자들과 남자들의 모든 접촉이 먼 과거에는 간혹 금지되었듯이 월경 중에 그들은 불결한 것으로 생각되었다. 어떤 종교에서는 오늘날에도 그런 접촉이 금지되어 있다).[7)]

격리는 수많은 인류영역에서 하나의 전략으로 채용되고 따라서 그것이 정신영역에서도 채용되고 있음을 발견하게 될 때 우리는 놀라지 말아야 한다.

두 마음의 존재

우리는 알려지지 않은 현실에 더욱 가까워지는 어떤 것으로 우리의 개념체계를 대체시키는 위치에 놓여있다고 느낀다면 우리는 항상 그 개념체계를 버릴 준비가 되어 있어야 한다.

7) 하드 드라이브의 분할에다 격리를 비유할 수도 있음.

—프로이트, 『표준영역판』 V, p. 610

프로이트가 1895년에 만든 또 하나의 가설은 어떤 사건의 기억이 우리한테 이용될 수 **있는** 다른 기억들의 연합으로부터 단절될지라도 우리한테 이용될 수 **없는** 다른 기억들의 연합에서는 단절되지 않는다. 달리 말해서 그는 하나의 격리된 기억과 또 다른 격리된 기억 사이에 연결이 이뤄진다는 가설을 세우는데, 샤르코를 따라 그가 "제2의 의식"이라 부른 것을 형성하기 시작한다는 것이다. 말하자면 그것은 분리되고 해리된 두 번째 자기(우리는 "비-자기"non-self로 생각하는 경향이 있고 근본적으로 "내가 아닌"not me 어떤 것으로 생각하기 쉬움)의 일종이다. 더욱 더 많은 기억들이 밀쳐놓이는 것처럼,

> 관념들의 집단들은… 다른 관념들과 연합된 연결로부터 단절되지만 그들 사이에서는 연합될 수 있고, 그에 의해 제2의 의식(condition seconde)의 다소 고도로 구성된 흔적을 형성한다.(『표준영역판』 II, p. 15)[8)]

그 결과로 나온 격리된 기억들의 그물망이나 연쇄고리는 프로이트의 무의식을 위한 기반이 된다. 또한 우리가 기억하는 것은 너무 많은 단어들이나 구두표현들(다시 말해, 시니피앙들)로 기록되기 때문에, 특별한 기억이 우리한테 촉발되는 것은 어떤 사람이 특수한 단어나 관용어적 표현을 사용할 때가 되는데, 우리는 라깡이 무의식을 "의미화 연쇄"로—즉, 시니피앙들의 그물망이나 연쇄로—나타내기 시작했던 이

8) 무의식을 "의식의 제2 상태"(second state of consciousness)라는 기술은 『표준영역판』 I, p. 153.

유를 쉽게 알 수 있다.

M1—M2—M3 | M4—M5—M6

그림 1.2. 격리된 기억들의 연쇄 형성

좌측의 "고도로 구성된" 연쇄는 우리가 너무 불안해하고 역겹다고 생각되어서 잊어버렸던 생각과 기억과 소망들로 구성되어 있다. 그것들 모두는 타인들이 우리에게 말하고 행했던 마음 아픈 것들과 관련되거나 혹은 우리 스스로 받아들이길 거부했던 감정이나 욕망에 관련되어 있다. 사실상 좌측의 연쇄는 모두 본질적으로 우리 자신에 대해 "나쁜" 것들로 구성되어 있는데, 차라리 그것들에 대해 우리는 알지 못한다. 반면에 우측의 연쇄는 우리가 최소한(행복하진 않아도) 기꺼이 알고 싶은 우리와 우리의 삶에 관한 것들로 구성되어 있다. 꿈과 강렬한 백일몽과 맹렬히 침투해오는 생각들은 일반적으로 좌측의 연쇄에서 나온다. 또한 안나 O.라는 사례를 조금 더 공부할 때 알게 되는 것처럼 좌측의 연쇄는 우리가 "나쁜 나"(bad me)라고 부르는 것과 연합하게 되고 우측의 연쇄는 우리가 "좋은 나"(good me)라고 부르는 것과 연합하게 된다. 그 둘 사이의 장벽이 두꺼울수록 문제가 뒤따르게 된다.

억압된 생각과 소망의 철저한 접근불가능

무의식은 의식에서 용납할 수 없는 것이다.

—프로이트, 『표준영역판』 V, p. 615

격리된/억압된 기억들이 일상적인 각성시의 생각에 접근할 수 없는 정도를 강조하기 위해 나는 잠시 컴퓨터 영역에서 간혹 일어나는 어떤 것에 비유하려고 한다. 이런 비유가 여러 모로 부정확할지 모르지만 어떤 독자들은 프로이트가 격리나 해리로서 의미하려는 것을 파악하는 데에 도움이 될 수 있다.

컴퓨터의 램(RAM)에 현재 존재하는 것, 즉 간단히 말해서 화면에 지금 내보이고 있는 것, 그것은 인간으로서 우리가 그 순간에 **의식하고** 있는 것에 비유될 수 있다. 그것을 M4라고 부르자. 우리는 현재 M4에 대해서 생각하고 이야기하고 있다. 또한 그것은 분명히 우리에게 접근 가능하다. 우리는 현재 M5나 M6에 대해서 생각하거나 말하지 않지만, 그것들이 우리의 마음속에서 M4에 연결되어 있다면 그것들에 대한 생각이나 말을 쉽게 시작할 수도 있다. M5와 M6는 의식되기보다는 우리 자신을 능가하여 프로이트가 『꿈의 해석』에서 발전시킨 어휘를 사용하면 차라리 "전의식적"이다. 컴퓨터 세계에서 우리는 M5와 M6을 다른 파일들에 연결할 수 있는데, 그 파일들은 거기에 그저 클릭함으로써 열리고 읽을 수 있다. 그것들은 현재 컴퓨터의 램에 들어있지 않지만 그 자리에 놓으려면 단지 더블 클릭으로 충분하다.[9]

얼마 동안 컴퓨터를 소유했던 사람이라면 하드 드라이브에 저장된 파일들이 분명히 존재할지라도 그 파일들은 열어볼 수도 없고 사실상 읽을 수도 없는 것을 알고 있다(무의식의 자료들처럼 우리가 거의 지우려고 하지 않는 컴퓨터 파일들은 정확히 삭제된다). 최근 몇 년 사이에 파일들에 제어장치를 해둘 수 있게 되었는데, 그것들은 오직 만든 사람이 (그 사람이 적절한 암호를 기억한다고 가정한다면) 열어볼 수

9) 프로이트는 『히스테리 연구』(『표준영역판』 II, p. 289)에서 기억들의 집합을 파일에 비유하고, "기억들의 파일"이라고도 부름(p. 295).

있고, 또한 파일들을 암호화해서 키를 가진 사람만이 읽을 수 있다. 그러나 이전의 운영체제를 실행하는 동안에 만들어진 예전의 워드 파일들을 더 이상 열어볼 수 없는 마이크로소프트 워드처럼 문서작성 소프트웨어의 연속적인 버전에서 나온 것은 우리들 대부분한테 더욱 잠행적인 것이다. 맥(Mac) 사용자들이 흔히 받아보는 화가 치미는 메시지는 그들의 예전 파일들 가운데 하나가 "이 버전에서 열기로부터 차단되는 파일 형태를 사용하는" 것이다. 과거 몇 년간 애플컴퓨터는 다음과 같은 메시지에 대한 부주의 때문에 너무나 자주 놀랐을 것이다. "그 파일은 열릴 수 없습니다. 만들어진 애플리케이션이 이용될 수 없습니다."

무의식적인 것이 되었던 기억과 생각과 소망은 그런 파일과 비슷하다. 그것들을 만들어낸 애플리케이션이 더 이상 이용될 수 없다고 우리는 말하기도 한다. 그것보다는, 우리는 그것들을 찾아내고 열고 읽어낼 수 있는 애플리케이션이 아직도 생성되고 있다고 말할 것이다. 분석치료는 무의식의 내용("관념적 내용"; 『표준영역판』 II, p. 15)을 찾아내고 열고 읽는 일이 **가능해지는** 애플리케이션의 전체 시리즈에 의한 창안과 관련되는데, 그 내용은 억압이라 알려진 단일방향의 애플리케이션에 의한 생산물이다. 억압은 사물들이 사라지게 하도록 고안된 것이지 그것들이 다시 나타나게 함으로써 그 자체의 효과를 취소시키는 것이 아니다.[10)]

정신분석가들은 우리가 대충 "분해공학"에 비유하게 된 과정에 참여해야 한다. 그 생산물이 첫째로 현재 작용하는 것처럼 작용하게 되는 것을 어떻게 조립하였는지 알기 위해 분해시켜 보는 것이다. 분석가

10) 흔히 억압되어 있는 것은 완전히 사라지거나 철저하게 불인지 되어 의식(혹은 자아)이 그것의 존재에 대한 믿음을 거부함. 그러나 피억압물(the repressed)은 표현되기 위해 압박을 가해서 몸과 마음으로 "피억압물의 회귀"를 이끌어감.

들은 억압을 초래하는 방식을 스스로 알기 위해 그렇게 하는 것이 아니라[11] 오히려 억압이라 알려진 애플리케이션의 결과를 뒤집어보기 위해 그렇게 하는 것이다.

프로이트는 맨 처음 최면을 발견했을 때(낭시의 리에보와 베른하임의 작업 및 파리의 샤르코의 작업을 통하여) 필수적인 역방향 애플리케이션을 찾아냈다고 믿었다. 깊은 최면상태나 몽유상태에 빠진 주체는 실제로 최면술사가 회상하길 요청한 모든 것을 기억해낼 수 있는 것처럼 보였는데, 그가 최면에 걸리지 않는 동안에는 동일인에 의해 요청을 받아도 결코 기억해낼 수 없는 것처럼 보였던 것들이다.

그런데도 프로이트는 곧장 최면이 모든 자물쇠의 마스터키가 아니라는 것을 알게 되었다. 수많은 경우에 불가능하다는 것을 그가 인정한[12] 깊은 최면을 초래할 수 있었던 사례들에서도 환자는 요청된 정보를 즉각적으로 항상 되찾아내는 것은 아니었다. 그때에는 최면술사에 의해 시간과 격려가 필요했던 것이다.[13] 그 "파일"은 여전히 열릴 수 없어서 상당히 큰 저항으로 보이는 것을 우회하거나 극복하기 위해서는 더 많은 것이 요구되었다. 또한 훌륭하고 믿을 만한 최면상태가 전혀 이뤄질 수 없었던 상당수의 사례들을 고려해 볼 때 프로이트는 곧장 다른 "역방향의 애플리케이션"을 개발해냈다. 여기에는 (눈을 감고 카우치에 눕는) "집중"이라 부르는 것, 암시와 압박(그의 손으로 환자의 머리를 누름), 그런 다음에 이완과 자유연상, 이런 것들의 결합이 포함된

11) 예외가 있다면 소아인데, 소아한테는 억압이 없고 따라서 정신증이 될 위험성이 있다고 생각함.

12) 프로이트의 『표준영역판』 I(p. 100)에서 최면치료의 결과에 대한 글을 인용하는데, 성공의 상당한 부분이 "암시적인 분위기"라고 말함. 또한 베른하임의 보고만큼 몽유병 증세를 보이는 일종의 깊은 최면상태를 유도하지 못했다고 말함(p. 108).

13) 에미 폰 N. 부인 사례(『표준영역판』 II)는 몽유병적 상태에서도 그녀의 지식 전체에 접근하지 못하면서 의식을 보였다 함. 그런 상태에서 기억하지 못한 것을 그 다음날로 미루기도 했음(p. 98).

다(『표준영역판』 II, pp. 109–110, 268).[14] 프로이트가 오직 환자들한테 그들 자신에 관해서 말해 달라고 요청함으로써 특별한 기억과 소망이 나오는 빈도가 더욱 적어질수록 그는 꿈과 환상, 백일몽, 침투해오는 생각들, 실언과 온갖 종류의 실착행동으로 작업하는 경향이 더욱 뚜렷해졌다. 간단히 말해서, 그것들은 대다수 사람들의 일상생활에서 고의적으로 무시하지 않았다면 보통 간과했을 사물들인데, 자물쇠와 열쇠 속에 있는 것처럼 보였던 "파일들"에 접근해가는 간접적인 방식들이다.

이런 근사한 컴퓨터 유추를 한 걸음 더 진전시키면 무의식의 내용을 컴퓨터 바이러스에 감히 비유해 볼 수 있다. 그것은 "이물질"과 비슷하거나(『표준영역판』 II, p. 290) 살아있는 유기체의 암이 건강한 조직을 파먹어 들어가는 것으로서 여러분의 하드 드라이브에 저장된 데이터를 은밀하게 계속 작업해서 데이터를 하나하나씩, 파일을 하나하나씩 점진적으로 망쳐놓는다. 인간의 기억은 보통 다른 기억들과 거의 자동적으로 연결되어 있는데, 단지 기억해내는 사건들이 일어났던 장소와 시간 그리고 관련된 행위자들을 기반으로 삼고 있으며 대개 우리한테 잘 알려진 장소와 사람들이다. 따라서 우리가 한 가지 기억을 나머지의 기억들로부터 단절하거나 격리시키려 한다면, 즉 성공적으로 그것들을 "망각한다면" 우리는 잊어버리고 싶은 그 기억을 불러낼 수밖에 없는 다른 기억들도 잊어야 하는 것이다. 달리 말해서, 우리 머릿속에서 몰아내버리는 기억이 밀접하게 연결된 다른 기억들을 마음속으로부터 꺼내와 감염시키기 시작한다.[15]

---

14) 서로 다른 "치료양식"과 암시에 대해서는 〈부록 2〉를 참조.

15) 프로이트 자신은 고립된 기억을 바이러스에 비유하는 것이 아니라 "자극하는 결정체"에 비유해서 용액 속의 다른 분자들이 결정체를 이루게 하는 어떤 것을 가리킴(『표준영역판』 II, pp. 123, 264).

외상적인 사건이 내가 살아오는 동안 어느 친척집의 샤워실에서 일어났다고 상상해보자. 결국 그 사건을 잊어버리는데, 다시 말해, 그 사건에 대해 의식적으로 다시금 생각한 일이 없다는 것을 확인하면서, 나는 그 목욕실에서 벌어진 일 또한 아마도 그 집의 바로 그 부분에서 벌어졌던 모든 일까지도 잊어버려야 한다. 만일 바로 그날 벌어졌던 다른 일들을 기억할 수 있다면 나는 외상적인 사건에 관련된 다른 사람이나 사람들에 대한 기억들의 전체 시리즈뿐만 아니라 의식으로부터도 그 일들에 대한 내 기억들을 빼내올 필요가 있다는 것을 알게 된다. 트라우마가 크면 클수록 연상의 연쇄(혹은 의식의 흐름)에 의해 내게로 인도해줄 수 있는 생각들과 처리되어야 할 생각들의 수효도 그만큼 더욱 커진다. 이런 방식으로 기억들의 중요한 구조는 의식으로부터 빠져나옴으로 끝나게 된다(다시 말해, 그것들은 더 이상 내 "전의식"에 저장된 기억들의 그물망의 일부가 아니고, 하드 드라이브의 접근 가능한 부분도 아니다. 여기서 하드 드라이브는 말하자면 "분할되어" 있다).[16] 컴퓨터 바이러스처럼 억압된 기억은 말하자면 자신의 "데이터 뱅크"에 더욱 커다란 공백들을 흔히 만들어내며 장면 뒤에서 계속 작용하고 있다.

일상적이고 대개 일시적인 이런 사례는 우리가 누군가의 이름을 기억할 수 없을 때 또한 조금 전까지도 입 끝에서 뱅뱅 돌뿐 생각나지 않는 수많은 다른 이름들을 기억할 수 있다고 확신하는데도 갑자기 그

16) 내 환자는 약 30년 동안 잊었던 굴욕적이고 황당한 장면을 갑자기 떠올리게 되었음. 그는 10대 초반에 샤워를 하고 있는데, 어머니가 목욕탕에 들어와 샤워중인 그를 쳐다보고 있다는 걸 갑자기 알게 되었음. 그는 너무나 놀라고 당황한 나머지 어머니한테 아무 말도 할 수 없었음. 그리고는 곧장 그 전체를 망각해 버렸고 그에 관련된 다른 많은 사건들도 잊게 되었음. 다른 사례에서는 트라우마가 되는 한 가지 사건이 억압되었을 때 심리적으로 무관심하고 리비도가 부여되지 않은 다른 사건이나 장면이 아주 강렬하게 떠올랐음. 프로이트는 이처럼 강렬하게 떠오르는 우회적 기억을 "차폐기억"(screen memory)이라 부름(『표준영역판』 VI, pp. 43-52).

이름들을 기억하지 못할 때 일어난다. 이런 이름들의 접근 불가능은 오래 지속되지 않지만, 우리가 갑자기 알아낼 수 없는 한 가지 이름과 의식으로 불러내지 못하게 막아버리는 다른 것들 사이에 연결이 형성되어 있었다. 여기서 기억상실은 대개 순간적일 뿐이지만 다른 경우에는 훨씬 더 지속적일 수 있어서 그 사람은 "진정으로 그것을 상기할 수 없게" 된다(『표준영역판』 II, p. 3). 라깡의 말처럼, "우리가 항상 무의식의 기반으로 가정해야 하는 것은 바로 이런 접근 불가능성입니다"(『세미나』 VIII, p. 182).

무의식은 "잠재성"의 일종이 아니다

사고의 가장 복잡한 획득은 의식의 도움 없이도 가능하다.

—프로이트, 『표준영역판』 V, p. 593

우리가 훨씬 덜 극심한 사례들의 기능을 파악하기 시작한 것은, 실제로 모든 사람은 아니더라도, 가장 극심한 사례들의 연구에 의해 흔히 이뤄진다. 이런 일은 의학에서도 사실인데, 질병과정은 더욱 양호한 사례들보다 최악의 사례들에서 흔히 더 분명해진다. 따라서 프로이트는 매우 심한 사례들과 작업하면서 근본적인 결론을 끌어낼 수 있었다. 생각하기(즉 서로 다른 기억들이나 생각들 사이에 연상적인 연결의 설정)는 두 가지 다른 수준에서 진행된다. 인식에 접근할 수 있는 수준과 인식에 접근할 수 없는 수준이다. 후자에서 진행되는 사고의 종류는 매우 자동적이고 우리 쪽에서 의식적인 의도성을 필요로 하지 않는다. 바로 그 존재는 프로이트가 『꿈의 해석』에서 처음으로 공식화했던 것이 포함되어 있다. 우리는 우리 자신의 집에서 주인이 아니다. 다시 말해, 우리 자신의 머릿속에서 그렇다는 것이다(『표준영역판』 XVI, p. 285 및 『표준영역판』 XVII, p. 143). 우리가 우리 자신의 생각과 의도를 모두 알고 있는 것으로 우리 스스로를 생각한다면 우리는 완전히 잘못된 것이다. 이런 "의식의 분리"(제1의 의식과 "제2의 의식"으로의 분리; 『표준영역판』 I, p. 12)는 실제로 우리 모두한테서 진행되고 있다.[17]

수많은 정신과의사와 철학자들은 이런 최초의 놀라운 이론에 대해 반대해왔다. 정신과의사들은 19세기와 20세기 초에 히스테리 환자들이 속이고 있으면서 기억할 수 없다고 말하는 것은 단지 기억하고 싶지 않은 것이라고 흔히 주장했다(그들은 또한 히스테리 환자들이 실제로 다른 모든 영역에서도 속이고 있으며 특히 주시되는 질병 때문에 그들이 꾀병을 앓는 사람이라고 비난하였음). 철학자들은 그런 사람들이 "악의"에서 행동한다고 주장했는데, 다시 말해, 그들은 자신들의 과거나 현재와 마주하길 의도적으로 원하지 않기 때문에 열심히 시도하지 않으려 한다고 주장했다. 그런 비자발성이나 "악의"는 환자들이 과거에 대해서 치료자에게 말하게 될 때 흔히 끼어들게 된다. 또한 프로이트 자신은 우리한테 몇 가지 사례들을 보여주는데, 최면을 걸지 **않은** 어떤 환자한테 어떤 것(예를 들어, 증상)의 원인이 무엇일지 물어봤더니 환자는 **그 즉시** 아무 것도 생각나지 않는다고 대답했다. 그러나 프로이트가 몇 차례 환자의 머리에 압박을 가하면서 대답이 떠오를 것이라고 환자에게 확신시켜준 뒤에 그 환자는 드디어 어떤 것이 머릿속에 떠올랐

17) "의식의 분열"은 정신증에 대조되는 신경증으로 이해될 수 있고 우리 모두한테 일어나는 것으로 이론화됨. 핑크는 라깡을 따라 정신증에도 무의식이 존재한다면 그건 우리가 신경증에서 익숙해진 무의식과는 전혀 다르고 또 다르게 작용한다고 주장함(핑크, 2007 『라깡 정신분석 테크닉』 제 10장).

다고 인정했다. "저는 그걸 선생님께 처음으로 말씀 드릴 수 있어요"라고 덧붙이면서 그 환자는 처음 질문을 받았을 때 그것이 너무나 "하찮고" "어리석어서" 말할 수 없는 것으로 알았다고 설명했다. 프로이트가 훗날 우리에게 가르쳐준 것처럼, 정확히 그 환자가 어떤 것이 어리석거나 하찮다고 말하면 그때 바로 우리는 최고의 관심을 기울어야 한다!

분석가로서 우리는 분석수행자로 하여금 꿈속의 한 요소에 대한 연상을 드러내도록 자극하기 위해 우리 자신의 추측을 흔히 사용하기 마련이다(다시 말해, 꿈의 한 요소에 연결되어 마음에 떠오르는 어떤 것으로서 그 요소는 단어나 이미지 혹은 행동일 수 있음). 그 요소는 분석수행자의 마음에 이미 떠올랐지만 받아들이기 꺼려지는 것이었다.[18] 이것들은 당혹감이나 수줍음, 수치감, 혹은 악의(사르트르의 경멸적인 용어를 사용하고 싶겠지만 나는 그럴 수 없음)로 생각될 수 있지만, 그것들은 수십 년 동안 잊히고 접근할 수 없었던 어떤 것에 대한 최초의 표명에서 나온 느낌과 겉모양에 있어 분석가와 분석수행자 둘 모두에게 큰 차이가 있다.

많은 분석수행자들은 오랜 기간의 분석 작업을 거친 후에야 어떤 시점에서 어떤 것이 알려지게 되는 그런 경험을 겪게 되는데, 그들은 항상 알고 있었지만 결코 표현하거나 자백하지 않았다는 희미한 느낌을 갖게 된다. (프로이트는 환자들이 간혹 이렇게 말할 것이라고 기록한다. "사실상 저는 항상 그것을 알고 있었지만 그에 대해 결코 생각

18) 내 분석수행자는 마음에 떠오르는 것을 말해주지 않으려고 해서 내가 그 환자에게 이렇게 말했음. "당신이 생각하지 않아야 한다고 생각되는 것들을 말하지 않는 것은 반드시 그것들을 계속해서 생각하게 만드는 겁니다." 나는 "적절한" 것과 그렇지 못한 것이란 그의 생각이 "정신분석에서 그를 아무데도 데려가지 못할 것이다"라는 내 의견을 말해주었음. 이 말이 그에게 충격을 주어서 결국엔 그의 자기-감시가 줄어들게 되었음.

해본 일이 없었어요.";『표준영역판』 XII, p. 148). 이것은 현상학자들이 **잠복성**(latency)이라 부른 것에 상응할 수도 있다. 그러나 다시금 그것은 경험적으로(감히 "현상학적으로"라고 말해도 될까?) 정확히 무의식적이었던 것을 간혹 충격적이고 혼란스럽게 드러낸 것과는 매우 다르다. 또한 그것은 처음엔 흔히 분석수행자에게 혼동과 당황을 일으키고 그 다음엔 생산적인 연상 작업이라는 기다랗고 간혹 불안스런 기간을 가져오게 된다. 소위 잠재성이라는 것은 무의식과는 전혀 다르다. 무의식적이라는 것은 희미하게 알고 있는 것이 아니다. 차라리 그것은 특히 분석의 초기에 완전히 불안스러운 것이 아니라면 대개는 매우 놀라운 것이다.[19] 그것은 당연한 일로 쉽게 받아들여지지 않는 어떤 것이지만 그에 관해 피억압물을 자신의 다른 느낌들과 생각들을 연결시키기 위해 아주 많은 연상 작업을 해야 한다(다시 말해, 억압된 M1을 M4와 M5와 M6에 연결하는 것이다).[20]

프로이트의 견해는 중요한 모든 사건들이 마음속 어딘가에 등록되고 기록된다는 것이다.[21] 또한 우리의 임무는 그것들을 접근 가능하게 만드는 방법을 알아내는 것으로서, 다시 말해, 이미 자물쇠로 잠겨

19) 내 분석수행자는 이전 분석시간에 자신이 말했던 것 때문에 스스로 놀라웠다고 했음. 그녀는 자신의 지적인 성숙에 대해 확신을 가졌는데, 특히 아버지를 닮았다는 아버지의 말에 의해 확신되어 왔음. 그녀의 직업에서 올라갈 수 있는 최고의 지위로 승진되었는데도 최근에 그런 확신이 줄어들고 있었음. 이런 수수께끼 같은 것이 무의식적인 어떤 것의 출현을 암시해준다고 생각됨. 프로이트의 언급(『표준영역판』 X, p. 196)을 인용한 것은 강박증의 특징인 사고와 정동의 분리가 억압의 한 형태와 관련되어 있다는 것임.

20) 프로이트는 1912년의 논문인 「정신분석에서 무의식에 관한 노트」(『표준영역판』 XII, pp. 260–266)에서 무의식과 잠재성의 차이점에 대해 자세히 논의하고 있음. 그러나 프로이트는 훗날에 자아와 초자아의 "무의식적인 측면"에 대해 말하면서 혼란을 일으킴. 엄밀히 말해서, 그런 측면들은 의식의 바깥에서 작용하기 때문에 "비의식적인"(nonconscious) 것 또는 전의식적인(preconscious) 것이고 억압된 것이 아니라는 뜻임.

21) 특히 『표준영역판』 III, pp. 304–309와 『표준영역판』 VI, pp. 45–52 참조. 불멸성(indestructibility)에 대해서는 『표준영역판』 V, p. 553 n 참조.

있고 암호화되며 검게 지워져 있거나 와전되어 왔던 생각과 소망과 기억들에 접근할 수 있도록 만드는 테크닉을 우리는 창안해야 한다. 자유연상은 그것들에 접근하는 데에 이용되는 주요한 테크닉이고, 제3장에서 보게 될 것처럼 우리에겐 분석수행자가 자유연상을 하게 되는 방법이나 기꺼이 하는 방법을 배우도록 도와줄 만한 시간과 재주가 필요하다.

추적할 수 있는 증상: 예를 들어, 너무 열심히 시도하기

브로이어와 프로이트가 최면을 통해 그러한 기억들에 접근할 수 있고 증상들을 그 근원까지 추적할 수 **있었을** 때 어떤 종류의 증상들이 완화될 수 있었을까? 여기에 에미 폰 N.이란 부인의 사례가 있는데, 그녀는 『히스테리 연구』에서 두 번째로 길게 진술된 사례의 환자이다.

에미 부인은 다년간 "흥분되었을" 때마다 자신도 모르는 사이에 자신의 혀로 찰칵거리는 소리를 냈다. 최면 하에서 이것은 그녀가 어린 딸을 돌봐주고 있던 그 시기까지 거슬러 추적되었는데, 그 딸은 심한 질병 때문에 오랫동안 잠들지 못했다. 딸이 겨우 잠들었을 때 어머니는 "그녀를 깨우지 않으려고 조용히 지내는 일에 모든 정신력을 집중시켰다." 그런 다음 프로이트는 이렇게 덧붙인다. "정확히 [딸을 깨우지 않으려는] 그녀의 의도 때문에 그녀는 그녀의 혀로 '찰칵' 소리를 만들어냈다"(『표준영역판』 II, p. 5). 그녀가 최면에 걸려 있는 동안 프로이트한테 찰칵거리는 첫 번째 경우(나중의 경우도 함께)의 세부사항들을 모두 설명했을 때, 오늘날 우리는 "신경성 틱"이라 부를 수 있는 그녀의

가벼운 증상이 꽤나 오랫동안 사라지게 되었다.[22)]

프로이트는 그런 경우에 그녀가 만들어내는 찰칵 소리를 “히스테리성 반(反)의지의 사례”라 부르고(『표준영역판』 II, p. 5), “정반대 생각의 실행”(p. 92)이라 부르지만 그가 이런 표현으로 무엇을 의미하려는지 설명하지 않았다. 오늘날 우리는 감당하기 어렵다고 느껴지는 이 딸 때문에 그 어머니는 악화되고 몹시 짜증스러웠다는 가설을 세우고 싶어질 것이다. 또한 그 어머니는 적어도 어떤 수준에서, 바꿔 말해 최소한 그녀의 어떤 부분은 소음을 내서 딸을 다시 깨워 딸에게 벌을 주고 싶었던 것이다. 에미 폰 N.은 그렇게 하는 것이 스스로를 망치는 일이란 것을 충분히 알고 있고, 그로 인해 에미 폰 N. 자신은 딸의 침상에서 밤샘으로 기진맥진한 상태를 더욱 연장시키게 되는데, 그런데도 그녀 안에 있는 어떤 것이 어쨌든 그렇게 하길 원하고 있었다. 다시 말해, 우리는 에미 폰 N.이 갈등하고 있거나 두 마음의 상태라는 가설을 세우게 된다. 즉 그녀의 딸이 마침내 편안해져서 안심하게 되거나 혹은 딸의 침상에서 스스로를 지치게 만들고 딸을 비난하고 싶어 하는 것에 대해 화가 나고 좌절감을 느끼게 되는 것이다.

그녀 자신이 어떻게든 소음을 만들어낼 마음이 내키지 않았다면 애써서 소음을 만들어내려고 하지 않는 그녀의 의지력에 대해 어째서 전념해야 할 것인가? 딸에게 벌을 주려는 어떠한 의도도 에미 폰 N.에게 있지 않았다면 소음을 만들어내지 않으려고 그처럼 열심히 스스로를 감시하거나 그런 일에 전념해야 할 필요성도 없었을 것이다. 이것은

22) 에미 폰 N.이 그 경우에 대해 프로이트한테 말해준 이야기는 “불완전한” 것으로 밝혀졌는데(『표준영역판』 II, p. 79) 환자들의 이야기는 대부분이 그랬음. 더욱 많은 세부사항들이 필요한 경우는 증상의 강화와 관련될 때로서 특히 틱이란 증상이 지속적으로 사라지길 바랄 경우임. 해석 없이 카타르시스 방법만 사용할 때에는 갈등적인 세력들에 의해 몇 년 후에 재발하게 되었음(p. 75 n).

강렬한 의도성(혹은 "너무 열심히 시도하기")의 모든 경우에서 너무나 흔히 간과되는 중대한 측면이 된다. 한 가지 일을 하는 데에 자신의 관심을 매우 강렬하게 집중시켜야 하는 정확한 이유는 자신 속에 있는 뭔가가 그 반대를 하고 싶기 때문이다! 만일 내가 어떤 약속을 놓치지 않기 위해 각별하고 각별하게 조심해야 한다면 그 이유는 분명히 내 안의 뭔가가 그곳에 가길 원하지 않기 때문이다. 너무 열심히 시도하기는 분할된 마음의 증후가 된다.

프로이트는 훗날에 자신의 사례연구에서 거창한 사례 이야기를 읽기도 전에 에미 폰 N.에 대한 가설을 세울 수 있었던 것을 확인해주는데, 그가 우리에게 "그녀가 삼년 동안 딸을 미워했다"(『표준영역판』 II, p. 63)고 말해주기 때문이다. 그녀는 "오랫동안 너무 이상했던 이 아이에 대한 고충"의 모든 종류를 보여주었는데, 다시 말해, "그녀는 항상 소릴 질렀고 잠들지 못했으며 또한 치료될 희망이 거의 없어 보이는 왼쪽 다리의 마비가 생겼기"(p. 60) 때문이다. 에미가 그렇게 오랫동안 이 딸을 미워했던 이유들 가운데 적어도 하나는 그녀의 사랑하는 남편이 바로 그녀의 눈앞에서 갑자기 죽었기 때문인데, 그때 그녀는 이 딸을 낳고서 아직 허약한 상태로 침대에 누워 있었다. 비록 의사들조차 그녀의 남편을 살릴 수 없었지만 에미는 어쨌든 "그녀가 그 아이 때문에 침대에 누워 있지 않았다면 남편을 간호해서 건강을 회복시킬 수 있었을 것으로 믿었다"(p. 63). 따라서 딸에 대한 그녀의 분노는 거의 딸의 출생 당일로까지 거슬러 올라갔다.

나중에 그녀는 프로이트한테 이렇게 말했다. 비록 그녀가 그 아이를 좋아했던 적은 없었더라도 "그것을 내 행동에서 추측해낼 수 있는 사람은 아무도 없었는데, 필요했던 모든 일을 내가 다해냈기 때문이에요"(『표준영역판』 II, p. 64). 이것은 그녀가 느끼지 못했던 본분을 다할 의무를 스스로 지고 있었고 또한 확실히 그 아이를 더욱 원망했던 까닭은 그녀가 이 세상의 안목으로 훌륭한 어머니가 되는 것처럼 보이게끔 스스로한테 강요했다는 것을 암시해준다. 이것으로 인해 그녀는 딸을 두 배로 더 미워하게 되었다.

프로이트 덕분에 사람들이 어떤 것의 반대를 의도하기 때문에 눈에 띌 만큼 그것을 지나치게 중시하고 강조한다는 사실을 깨닫는 일이 우리 시대에 기본적인 정신분석적 사유가 되고 있다(예를 들어, 그들이 지겹다는 것을 알게 되었을 때 "오, 당신의 말은 매우 흥미로워요"라고 말하거나 혹은 당신의 마음을 상하게 하려는 짓은 꿈도 꾸지 않을 뿐만 아니라 그렇게 하려는 방안을 세웠을 때에도 "우리는 당신의 마음을 상하게 하려는 것은 꿈도 꾸지 않았을 겁니다"라고 말한다). 또한 그들이 정확히 x의 정반대를 해내고 싶기 때문에 x를 해내는 데에 그들의 관심을 집중시키게("그들의 정신력을 집중시키게")되었다는 것이 정신분석적 사유가 된다!

내 분석수행자들 가운데 한 사람은 어떤 특수한 과목에 대한 논문을 써야 할 때마다 몹시 심한 불안을 경험하게 되었다. 그것은 그가 그 과목을 우스꽝스럽다고 생각하고 교수도 바보 같다고 생각했으며 글을 쓰기 시작할 때마다 그렇게 말하고 싶은 유혹을 느꼈던 것이 밝혀졌다. 그로서는 논문에 매우 많은 집중과 노력을 필요로 했는데, 정확히 그 이유는 그가 논문에서 말하고 싶은 것을 말하지 않으려고 아주 열심히 작업하고 있었기 때문이고, 또한 그 과목과 교수에 대한 그의 진정한 감정이 얼마큼 그의 글 속에 새어 나올까봐 끊임없이 걱정하고 있었기 때문이다. 이 교수와 그 과목에 대한 비판을 하고 싶어질수록 더 크게 불안해지고 있었다.

딸이 병을 앓고서 약 15년 동안 "흥분될" 때마다 에미 폰 N.이 혀로 찰칵 소리를 계속 냈다는 사실은 다음과 같은 것을 암시해 주고 있다. 그녀가 찰칵 소리를 냈던 차후의 여러 경우에서 경험하게 된 흥분의 일부는 어떤 것에 대한 두 마음의 존재라는 사실에서 정확히 유래했던 것이다. 즉 어떤 것을 하고 싶다는 것과 그것을 하고 싶지 않다는 것이다.

얼마 전에 내가 여기서 틱을 없애기 위해 해석했던 것처럼 프로이트는 이것을 자신의 환자한테 해석해주고 싶은 욕구가 없었다는 사실이 어쨌든 드러나고 있다. 억눌린 흥분이 사라지도록 하기 위해 그 당시 그 환자가 느꼈던 감정을 "통풍시키도록" 그녀를 도와주는 것으로 충분하다고 그는 믿었다(『표준영역판』 XI, p. 8). 그가 사용한 "통풍하기"와 같은 또 다른 용어로는 말로 옮기기, 즉 구두로 발언하기(『표준영역판』 II, pp. 29, 30, 101)가 있고, 철저히 논의하기와 수다 떨기(p. 70 n), 줄곧 이야기하기(p. 35), 제반응(abreacting)과 서술하기(narrating)(pp. 32, 34)가 있다. 환자로 하여금 통풍시키도록 자극하는 것은 분명히 그녀를 도와주는 일이다. 왜냐하면 그녀의 틱이 임시로 사라졌기 때문이다. 그러나 그것은 훗날 다시 되돌아왔다. 분명히 통풍만으로는 그녀가 스스로 두 마음이란 것을 알게 되는 미래의 상황들에서 새로운 증상의 발생을 미연에 방지하는 데에는 아무런 작용도 하지 못했다(pp. 261, 264).

환자가 두 마음의 상태에 놓여있는 많은 상황들을 우리에게 보여주기 위해 모든 말치료(talk therapy)의 근원에 있다고 제대로 이야기할 수 있는 사례로 돌아가 보자. 바로 베르타 파펜하임(1859-1936)의 사례로서 역사상 '안나 O.'라는 가명으로 우리한테 전해지게 되었던 환자이다. 그녀는 1년 반 동안 요셉 브로이어한테 치료를 받았는데, 브로이어는 프로이트의 선배 의사로서 10년쯤 뒤에 그 사례를 써서 출간한 것은 프로이트의 강요에 따른 것이다. 프로이트는 치료과정에서 우연히 생각해낸 방법의 중요성을 그에게 확신시켜 주었다.

첫 번째 사례인 안나 O.

우리들 가운데 요즘의 사례연구를 읽는 일에 익숙해진 사람들한테는 안나 O.의 역사에 대한 브로이어의 설명이 혼란스럽고 놀랍기도 할 것이다. 그는 22살 환자의 이야기를 우리에게 두 번에 걸쳐 말해준다. 첫 번째는 "외부적"이고 "객관적"인 의학의 시각에서 본 것으로서 그 당시의 의사가 그녀를 봐달라는 첫 번째 왕진의 시기로부터 시작하여 질환의 전개에 대해 알아차렸던 것까지 포함되어 있다. 그 다음에는 시간순서에 따른 치료적 시각으로서 "첫 번째 원인들"로까지 추적되어 가는 것처럼 그녀의 치료가 어떻게 진행되는지 알려주고 있다. 우리에게 더욱 놀라운 것은 그 여자의 마음속에 진행되었을 것들에 대한 브로이어의 해석이 실제로 완전히 부재해 있다는 것이다.

안나 O.는 2년 동안 앓는 과정에서 광범위한 증상들에 시달리고 있었는데, 내가 그 증상들을 모두 여기에 간단히 열거하려 해도 곤란해졌을 것이다. 그 대신 프로이트의 간결한 설명을 읽어보자.

> 그녀는 경직된 마비를 앓고 있는데, 우측 팔다리에 감각의 상실이 동반되었다. 또한 때에 따라 동일한 증상이 좌측 팔다리에도

> 침범하였다. 그녀의 눈 움직임에도 장애가 왔고 시력도 상당히 제한되었다. 머리를 두는 자세에도 어려움을 보였고 심한 신경성 기침에 시달렸다. 그녀는 영양섭취에 대해 혐오감을 갖게 되어 한번은 몇 주일 간이나 몹시 고통스런 갈증에도 불구하고 물을 마실 수 없었다. 말할 힘도 빠져나가 모국어를 말하거나 이해할 수 없을 정도에 이르렀다. 마침내 그녀는 일시적인 "의식상실"의 상태에 빠졌고 혼란과 섬망 및 전인격의 변화까지 보이게 되었다(『표준영역판』 XI, p. 10).

이런 증상들의 목록에 우리는 최소한 두통을 첨부해야 하고, 방의 벽들이 그녀를 포위해온다는 괴로움을 호소했다. 두 주일 동안 전혀 말할 수 없었으며 그 뒤로도 얼마 동안에는 독일어를 알아들을 수 있는데도 영어와 이태리어와 불어를 혼란스럽게 섞어서 사용했다(『표준영역판』 II, p. 25). 그 증상목록은 현대의 기준으로는 매우 경악스러운 것이고, 그녀가 "정신병"을 앓는다는 브로이어의 언급도 그다지 놀라운 것은 아니다. 사실 그녀의 사례는 히스테리 가운데 하나로서 제안되어 있다(또한 분명히 하나임). (그의 용어에서 **정신병**은 지속적인 임상구조보다는 일시적인 상태를 나타내는 것 같다.)

그녀 스스로 자발적으로 창안했던 테크닉을 이용하여 브로이어가 도와줄 수 있었던 첫 번째 증상은 그녀가 아무리 목이 탈지라도 물을 마실 수 없는 것과 관련되는데(『표준영역판』 II, pp. 34-35), 그 테크닉은 증상이 나타났던 모든 경우에 대해 말하는 것과 관련되고, 또한 그 어떤 경우도 건너뛰지 않으면서 차근차근 실 가닥을 따라 가장 최근에 발생한 때로부터 맨 처음 발생 때까지 시간에 맞춰 되돌아오는 것과 관련되었다. 증상이 꽤나 사소한 것처럼 보이는 사건 때문에 발생한다는 것이 밝혀졌다. 그녀는 자신의 영국인 "부인 동반자"의 개가 그 부인의 침실에 있는 유리잔에서 물 마시는 모습을 봤다. 우리는 이 사건에 대해 안나 O.가 이 부인 동반자를 "좋아하지 않았다"는 것 외에는 이야기할 만큼 귀중한 것이 별로 없다. 또한 그녀는 이 경우에 "예의 바르게" 행동하고 싶었던 것처럼 그것에 대하여 그녀에게 아무 말도 하지 않았다는 것이다(p. 34). 우리에게 들리는 모든 것은 그녀가 놀라움과 역겨움의 모든 표현들을 억제하고 있었다는 것이다. 또한 그녀가 여섯 주일이나 지난 다음에 최면상태에서 이러한 감정반응을 브로이어에게 표현했는데, "장애가 사라지고 다시는 되돌아오지 않았다"(p. 35)는 것이다.[23]

말할 것도 없이 놀라움이나 역겨움의 표현을 억제하게 되는 모든 상황이 증상을 일으키는 것은 아니다. 왜냐하면 그 뒤로 우리 마음속에서 그 상황을 자주 생각하기 때문이고(예를 들어, 우리 혼자 웃기, 우리 마음속에 관련된 행위자를 비난하기, 우리 자신의 우월감이란 위안이 되는 생각을 불러일으키기), 혹은 그 상황에 대해 다른 사람에게 열심히 말해서 그 당시에 일어났을 그 어떤 "흥분"이든 빼내버리기 때문이다. 안나 O.는 그런 일을 해내지 않았던 것 같고 그 대신에 그녀의 다른 모든 기억들로부터 그 사건의 기억을 **격리시켰다**는 사실이 많은 것은 아니더라도 몇 가지 가능성들은 암시해준다. 그녀는 개에 의해 전염될 수 있는 질병에 대해 몹시 무서운 이야기를 들었을 가능성. 그녀는 이 영국인 부인 동반자를 진정으로 미워했지만 가족 중의 누군가에

23) 히스테리성 현상들은 그것들을 야기했던 사건을 최면 중에 재연시키자마자 사라졌음(『표준영역판』 II, p. 35).

의해 참아내야 하고 아마도 좋아하는 것처럼 보여줘야 한다는 말을 들었을 가능성(그 가족이 아마 어머니일 수도 있지만 아버지일 수도 있음). 그녀는 이 부인 동반자가 개와의 무분별한 접촉으로 병에 걸릴 수 있기를 남몰래 바랐을 가능성. 그녀는 이 부인을 자신의 어머니로 연상하는데, 앞으로 더 자세히 살펴보겠지만 명백한 죽음 욕동이 아니더라도 아마 어머니에 대한 몇 가지 원한을 품었을 가능성도 있고, 또한/혹은 그 뒤로 그녀가 유리잔으로 물을 마시려고 할 때마다 전염병에 대한 생각이나 이 부인과 어머니를 증오하려는 소망이 그녀한테 떠오를 가능성도 있다. 그 상황의 다른 요소들이 존재할 수도 있지만 우리한테 정보가 거의 없어 단지 추측할 수 있을 뿐이다.

이 부인의 개가 유리잔으로 물을 마시는 모습에 의해 그녀한테 어떤 끔찍한 생각들이나 소망들이 틀림없이 일어났다는 것은 분명해 보인다. 그런 생각들이나 소망들을 그녀가 최종적으로 잊어버리려고 애써봤지만 매우 비난받을 만하다고 느꼈던 것이 분명하다. 그렇게 해서 그녀는 그 뒤로 영원히 유리잔에 닿는 것을 회피할 필요가 생겼는데, 연상에 의해 "용서할 수 없는" 그런 생각들과 소망들이 떠오르게 되기 때문이다. 우리가 요즘 매일 듣고 있는 현대의 용어로 말해보면, 그녀는 어머니와 그 친구에 대해서 "자신의 분노에 접촉되지" 않았는데, 참으로 그녀는 그 무엇이든 그것에 대해 아무 것도 알고 싶지 않았던 것이다!

삶에 방해되는 그런 증상을 만들어내려고 그 당시에 그녀에게서 틀림없이 작동되고 있었던 상당한 심리적인 세력들에 대해서는 브로이어(1895년에)도 프로이트(1910년에)도 언급하지 않고 있다. 또한 그런 세력들이 결코 정확히 설명되지 않았다면 정동의 일시적인 충전은 안나 O.와 브로이어가 함께 해냈던 (그녀의 표현처럼) "굴뚝 청소" (chimney sweeping)를 통해 풀려나는 바로 그 순간에 동일한 세력들은 다른 많은 경우에 새로운 증상들을 만들 수 있고 만들어가고 있었다. 이것은 19세기 후반에 한 가정의 풍경을 그려내는 거친 추정이 아니라고 나는 생각하는데, 효도와 의무가 우세한 역할을 해냈던 그림이고 개인적인 반성과 감정이 표현되거나 격려되고 허용되는 일은 드물었다.

그런 반성과 감정이 꽉 막히거나 억눌릴 때 그들은 압제자들을 곪아 터뜨려 괴롭히는 경향을 보이는데, 후자로 하여금 "대부분 회상으로 고통을 당하게" 만든다(『표준영역판』 II, p. 7). 다시 말해, 그들이 후회하게 되는 과거로부터 고통스런 상황들에 관한 기억과 반추로 고통을 받게 되는 것이다. **스스로 억누르는 사람들은 어째서 그런 후회를 하게 되는가? 그런 고통스런 상황에서 그들이 말하거나 행동하길 원하는 것을 말하거나 행동하지 못했기 때문이다.** 우리들 가운데 많은 사람들이 한번쯤은 스스로 억눌렀지만 우리는 우리의 후회와 반추를 의식하게 되는데, 그것은 뭔가를 표현하거나 어떤 행동을 취하고 싶은 우리 자신의 욕망을 포기함으로써 나오게 된다. 우리는 흔히 우리가 말하거나 행동했던 것과 하지 않았던 것에 대해 우리 마음속에서 재연하게 되는데, 우리가 지금 더 좋다고 느끼는 것을 말하거나 행동했어야 한다고 혹은 할 수 있었다고 때늦은 깨달음 덕분에 느끼는 것을 생각하고 있다. 여기서 프로이트의 가설은 어떤 사람들한테 이런 후회와 반추가 의식 속에서 진행되는 것이 아니라 오히려 의식의 영역 밖에서 진행되고 있다는 것이다. 그것들을 "작업하기"란 다시 말해 그것들을 침식해가는 것이고 심지어 예상외로 꿈과 백일몽에 나타나며 소위 변경된 다른 상태에 나타난다. 후회와 반추를 말하는 이런 회상은 긍정적 의미는 아니더라도 특별한 사건에 관한 것이고 그 당시에 그들이 반응했든 아니든 그 방법에 관한 것이다.

"히스테리 환자들은 대개 회상으로 고통을 받게 된다"(『표준영역판』 II, p. 7)고 프로이트가 주장할 때, 그들은 과거가 얼마나 훌륭했는지 생각하면서 그 과거를 향수에 젖어 회상하고 있다는 것을 의미하지 않는다. 프로이트는 그들이 어떤 것을 말하거나 행동하려는 그들 자신의 욕망을 포기해버린 것에 대해 후회와 죄책감으로 괴로워한다는 것을 의미한다. 또한 우리가 우리 자신의 욕망을 포기할 때 죄책감을 느낀다고 라깡이 말할 때 그는 단지 프로이트가 이미 우리에게 펼쳐 보였던 것을 요약하고 있다.[24] 프로이트가 이런 맥락에서 보통 사용하는 용어가 포기(Versagung)라고 지적하고서, 그 의미는 박탈(어떤 것을 빼앗김), 부정, 거절 및 불허(어떤 것의 소유나 행동이 허용되지 않음)를 포함하는 몇 가지 것들이라 한다. 라깡은 Versagung을 포기의 의미로 해석하는데, 아마도 이것은 versagen이란 동사의 다양한 용도에 기반을 두는 것이다(이 동사는 경우에 따라 실패하거나 실수하거나 고장나거나 혹은 망치는 것을 의미한다). 독일어로도 Frustration이 되고 대개 frustration이란 영어로 번역되는 좌절은 아니다. "포기"는 어떤 것을 하고 싶었지만 흔히 다른 누군가의 소망을 마지못해 받아들이는 것처럼(마치 "이를 악물고 참아라, 여인이여!"라는 말을 했던 어떤 사람에게 항복하듯이 자기-부정에서처럼) 그것을 포기했다는 것을 의미한다. 달리 말해서, 그것은 다른 누군가의 의지가 자신의 의지보다 우위를 차지하게끔 허용하고서(혹은 다른 누군가의 의지가 자신의 의지보다 우세

24) 라깡은 말하기를, "죄책감을 일으킬 수 있는 유일한 것은 자신의 욕망을 포기하는 일이다"(『세미나 VII』, p. 319).

하다고 **상상하는** 것을 허용하고서) 그 뒤로 영원히 그것을 후회하게 되는 상황을 암시해준다. 간단히 말해서, 그런 사람들한테는, 또한 안나 O.도 그들 가운데 한 사람이었을 것 같은데, **포기는 흔히 재앙의 시작이 된다.**[25)]

…의 사랑을 위해

분석치료의 시작에 사랑이 있었습니다.

—라깡, 『세미나』 VIII, p. 4

의사는 사랑의 요소들 가운데 어떤 것을 이용하게 된다.

—프로이트, 『표준영역판』 XIV, p. 312

브로이어의 설명에 따르면 안나 O.는 아버지가 불치병을 앓는 동안 아버지를 완벽하게 간병해주려고 시도하다가 병에 걸리게 되었다는 것이다. 브로이어는 이것을 액면가 그대로 받아들였던 것 같다(이것은 아마도 그가 그 당시에 어떤 딸이든 그렇게 할 것으로 기대된다고 느꼈으며, 아버지에 대하여 지닐 수 있는 그 어떤 불평이나 아버지에 대해 느낄 수 있는 양가감정에 대해 한 마디도 언급하지 않았다). 그러나 행간을 읽어보면—또한 너무 동떨어지지 않는다고 믿으면—우리는 어째서 사실상 아버지를 간병하는 모든 일이 어머니나 다른 형제자매 혹은 친척들을 대신하여 그녀에게 맡겨졌는지 의문을 품을 수도 있

25) 라깡은 『세미나 VII』에서 "Versagung은 이미 모든 것을 포기했다는 약속을 지키지 않는 것을 의미합니다"(p. 300). 이런 약속은 자기 자신한테 해주었던 약속일지도 모름. 포기된 소망에 대해서는 『표준영역판』 IV, pp. 147–151 참조.

는데, 그 당시 가족규모가 상당히 큰 집안이었다는 사실에도 불구하고 남동생에 관해서는 단 한번 들어봤을 뿐이다. 그녀는 밤새도록 아버지를 지켜보는 힘든 야간담당을 어머니보다 더 많이 떠맡았고 그녀의 어머니는 아버지의 병환 중에도 며칠씩 집을 떠나 있기도 했으며 아버지의 간병에 대한 책임을 안나한테 더 많이 안겨주었다. 브로이어는 안나가 아버지를 "열렬히 좋아"(p. 22) 하였고 집안에서 매우 격리된 생활을 해왔다고 우리에게 말하는 것으로 한정하였다. 그러나 우리는 그녀가 어느 정도로 아버지에게 갇혀 있는지 또는 어떤 의미로는 어머니로부터 아내의 역할을 인수받은 것처럼—그의 마음속이든 그녀의 마음속이든 어머니의 마음속이든 혹은 세 사람 모두의 마음속이든—느꼈는지 의문이 들기도 했다.

그녀가 아버지한테 심한 애착을 보였다는 생각을 보강해주는 것으로는 브로이어가 자세히 다룬 모든 주요 증상들이 아버지의 존재 하에서 혹은 아버지와의 관계에서 일어났다는 사실이다(『표준영역판』 II, p. 36).

- 그녀가 있었던 방안으로 다른 사람들이 언제 들어왔는지 듣지 못함.
- 다른 사람들이 언제 서로에게 말하고 있었는지 알지 못함.
- 그녀에게 직접 말을 걸었을 때 듣지 못함.
- 또한 매우 다양한 상황들에 의해 생긴 귀먹음.

그녀는 아버지에 대해 강렬한 감정을 품고 있었는데, 그 가운데 몇몇은 틀림없이 극히 긍정적이고 다른 것들은 부정적이었을 수도 있다(비록 후자는 브로이어가 결코 언급하지 않았더라도). 후자 가운데 어떤 것들은 아마도 아버지를 그처럼 아낌없이 간병해야 한다는 그녀의 감정에서 연유되었을 것이다.

만일 그녀가 아버지에게 심각하게 부착되어 있었다면 우리는 그녀가 맨 처음으로 아버지에 대한 커다란 애정을 다른 누군가에게(그녀의 의사에게, 그 장면에서 브로이어의 출현 이전에는 그녀에게 구혼자들이 있었는지 몰라도 거의 없는 셈이고 하물며 애인들이 아닌 것으로 보임) 전치하거나 전이하게 된 것이 브로이어를 대하는 그녀의 방법이라고 매우 쉽게 결론을 내릴 수 있다. 브로이어가 증상형성에 관한 것이 아니라 오히려 **오직 그의 존재에서 일어날 수 있는 완화의 형태들**에 관하여 산재해 있지만 유사한 목록을 우리에게 제공해주기 때문이다.

- 그가 방안으로 들어오려 할 때 그녀가 항상 알아봤던 유일한 사람이었다(p. 26).
- 그녀가 영양섭취를 모두 거절했을 때에도 가끔은 브로이어가 그녀에게 먹여주도록 허용했다(p. 26).[26]
- 그는 그녀의 "완고함"을 이겨낼 수 있는 유일한 사람이었다(p. 30).
- 그녀에게 자주 처방된 수면제(클로랄)에 대한 그녀의 반응은 그가 존재할 때에는 다행감(euphoric)을 느꼈지만 그가 존재하지 않을 때에는 몹시 불쾌해 했다(p. 30).
- 그녀는 저녁에 그녀의 눈을 감겨달라고 그에게 항상 요청했을

26) 브로이어는 그녀가 꽤 오랫동안 빵도 먹지 않으려 했는데 그 이유를 말해주지 않았다고 언급함(『표준영역판』 II, pp. 27, 31).

것이고 또한 그 자신이 다음날 아침에 그녀의 눈을 뜨게 할 때까지는 눈을 뜰 수 없을 것이라고 그녀에게 말해주었을 것이다(p. 38).

브로이어는 안나가 그 밖의 다른 사람한테는 해주지 않을 일들을 그에게 해주는 정도에 대해 일체 언급하지 않았는데, 그녀는 그만큼 그를 믿었고 그 한 사람 외에는 아무도 믿지 않았다. 또한 그가 알지 못한 것처럼 보이는 일이 하나 있는데, 그녀가 저녁에 자신의 눈을 감겨주었다가 다음날 아침에 다시 뜨게 해달라고 그에게 요청하는 것은 마치 둘이서 온밤을 함께 지낸 것처럼 보이는 일이었으리라! 참으로 그는 안나가 그녀의 사랑을 아버지로부터 그에게로 전이했던 정도에 대해 또한 사실상 그를 더 좋아하게 되었던, 다시 말해, 그를 사랑하는 마음에서 나왔던 그 정도에 대해 많이 알아차렸던 것처럼 보이지 않았다.[27] 그녀 자신의 내부에서 전투중인 세력들이 치료의 종결에서도 "훈습되지"(work through) 않았지만 의사–환자 간의 관계가 지속되는 한 그러한 치료가 지속될 수 있다면 그녀의 치료는 진정으로 프로이트가 나중에 "사랑에 의한 치료"(『표준영역판』 IX, p. 90; 『표준영역판』 XIV, p. 101; 『표준영역판』 XVI, p. 441)라고 불렀던 것으로 이해될 수 있다.

브로이어는 그녀가 그를 사랑할 만큼 성장하게 된 정도를 알아

27) 에미 폰 N. 사례에서 프로이트는 환자가 "선생님이 저한테 요청했기 때문에"(『표준영역판』 II, p. 72) 특정한 것들에 대해 놀라지 않기로 약속했다고 우리에게 말함. 또한 프로이트가 그녀에게 물을 마시고 디저트를 먹어보라고 요청했을 때, "선생님이 하라고 했으니까 해볼래요"라고 대답했음(p. 81). 그녀는 프로이트와 두 주일 동안의 집중치료 이후에도 완전히 좋아지지 않아서 프로이트를 저버린 느낌이라고 브로이어에게 말했던 것을 미안해하였음(p. 65). 특히 암시와 최면을 사용할 때 자신의 의사에 대한 사랑으로부터 어떤 이득을 얻게 되는데, 이런 테크닉이 환자의 오래된 갈등 세력을 해결하지 못하고 정동이 붙어 있는 고통스런 기억들을 확인해주기 때문임. 프로이트는 에미한테 고통스런 기억들을 떠올리지 말도록 요청했기 때문에 그녀는 말더듬을 보였다고 함(p. 61).

차렸던 것은 그가 치료를 중지하고 난 뒤였다. 부분적으로는 그의 아내가 따분해 하고 매우 우울해 하였다는 것을 겨우 알게 된 후에야 그는 그렇게 되었는데, 그가 아침에도 밤에도 봐왔던 이 아름다운 젊은 환자에 대해 끊임없이 이야기하는 것을 들어주고 흔히 하루에 모두 합쳐 몇 시간씩 함께 지내며 그 자신이 안나한테 마음을 빼앗긴 것을 그의 아내가 마침내 알게 되면서 그렇게 되었던 것이다. 우리는 『히스테리 연구』에서 안 것이 아니라 브로이어가 프로이트한테 시인해준 것을 프로이트가 어니스트 존스에게 말했다는 존스의 설명(이 설명은 믿을 만하다고 생각함)에서 알게 된 것처럼, 그녀는 치료를 종결할 만큼 충분히 호전되었다고 생각한다는 것을 브로이어가 안나와 그녀의 기족들한테 말했던 바로 그 날 저녁에 브로이어는 급히 불려가서 "히스테리 임신"(혹은 상상임신)으로 알려진 것을 겪고 있는 안나를 만났는데, 그녀는 "자아, B박사의 아이가 곧 나올 거예요!"[28]라고 자랑했다.

이것은 안나가 브로이어에게 갖는 강렬한 감정에 대해서 그가 얼마나 혼란스러워 했는지 보여주는 유일한 사건은 아니었다. 치료 도중 한때(그녀의 아버지가 돌아가신 뒤로 10일 동안) 그녀는 브로이어를 암암리에 차츰 신뢰해가고 있었기 때문에 그는 그 사례의 특이함에 대해 분명히 자문해보고 싶은 동료의사를 참여시켰다. 브로이어가 "부정적 환각"(『표준영역판』 II, p. 27)이라 부르는 것 속에서 안나는 원치 않은 이런 침입자를 볼 수 없었는데, 분명히 그 사람이 거기에 있다는 것

28) 이런 이야기는 프로이트와 어니스트 존스(존스, 1953, pp. 222–226)에게서 나왔고 라깡이 반복하고 있지만 어떤 부분에 대해서는 다른 의견이 있음. 브로이어의 전기 작가인 히르쉬뮐러에 의하면 브로이어가 안나 O.의 치료를 끝내자마자 아내와 함께 두 번째 신혼여행을 갑자기 떠났고 그 결과로 브로이어의 막내딸인 도라를 임신하게 되었다고 존스는 주장하는데, 도라가 실제로 태어난 것은 1882년 3월 11일로서 안나 O.의 치료가 끝나기 석 달 전이었음. 따라서 딸의 잉태는 "두 번째 신혼여행"의 결과가 아닐 수 있음.

을 원하지 않았거나 그녀 자신이 동물원의 어떤 동물이나 되는 것처럼 그가 그녀 자신을 관찰한다는 것을 원치 않았으며, 따라서 그를 가로막아 버렸다. 이런 행동은 그 자문의사를 몹시 격분시켜서 그 의사가 스스로를 억지로라도 알게끔 하려고 그녀의 얼굴에 담배연기를 뿜어댔다. 이 일로 인해서 그녀는 방 밖으로 뛰쳐나가려 했지만 그 대신에 의식을 잃고 마루 위에 쓸어졌다.

이 사건으로 그녀의 상태가 눈에 띄게 악화되었고(『표준영역판』 II, pp. 27, 29) 브로이어는 그녀의 신뢰를 되찾는 데에 매우 어려운 시기를 겪게 되었다. 그녀는 그에게 협력하면서 그들 사이의 매우 친밀한 관계 때문에 그녀의 존재에 대한 가장 내밀한 사항까지 모두 자세히 말하게 된다는 것을 틀림없이 느끼고 있었다. 또한 그는 갑작스럽게 객관적이고 외부적인 관찰자의 역할을 수행하는 제3자를 참여시키려고 했다. 그녀로서는 이 무슨 배신일까! 라는 느낌을 받게 되었다.

환자가 치료자에게 부착됨으로써 부모 같은 인물에게서 그 환자를 떼어놓으려는 방식에만 의존하는 정신치료적인 테크닉은 분명히 위험스러운 것이다. 또한 치료자가 환자한테 오래 된 애인 노릇을 할 수

츠바이크에게 보낸 프로이트의 편지(1932년 6월 2일자)에는 브로이어가 베르타의 치료를 중단했던 그날 그녀의 부모로부터 급히 와달라는 요청을 받고 가봤더니 그녀는 심한 복통으로 온몸이 비틀리고 혼란된 상태였는데, 브로이어가 어디가 아프냐고 물었을 때 그녀의 대답은 "자아, B박사의 아이가 곧 나올 거예요!"(E.L. Freud, 1960, 편지 265, pp. 412–413). 브로이어는 베르타가 히스테리성 임신을 했다는 것을 프로이트한테 분명하게 털어놓지 않았지만, 프로이트는 이것저것 종합해서 추측해보면, 그의 추론이 나중에 브로이어의 막내딸을 통해서 확인되었다고 주장함.

미켈 보르슈–자콥센(Borch–Jacobsen 1996)은 모든 사례가 가짜라고 주장함. 파펜하임은 진정으로 병들지 않았고 브로이어에 의해 조장된 순수한 시뮬레이션이었다고 함. 또한 그는 무의식이나 전이 같은 것이 없다고 생각함. 그의 증거는 흔히 개략적인 것으로서 여기에는 믿을 수 없는 역사학자인 루디네스코(Elisabeth Roudinesco)와 마손(Jeffrey Masson) 등이 그에게 보여준 사적인 편지들이 포함되어 있음. 그는 프로이트가 이야기를 지어내는 뻔뻔스런 사람으로 보였는데, 정신분석은 일곱 세대에 걸친 자손들이 존재하고 내 환자들 대부분은 분석치료로 커다란 이득을 봤다고 내게 말해줌. 즉 그들은 더 큰 에너지를 지니게 되고 혐오스러운 환상에 덜 시달리며 홀로 서게 되고 그들 자신의 목소리를 갖는다고 느낌.

있을지라도 어릴 때 사랑의 대상과 관련된 갈등은 결국 아무것도 해결하지 못한 채 훗날 대상과의 관계에서 반복되기 쉬울 것이다(『표준영역판』 II, p. 304). 그 사람이 사회적 조건에서—예를 들어, 그녀 자신보다 나이가 조금 더 많은 의사가 그녀의 아버지를 대신하는 것—더욱 쉽게 용인될 수 있을지라도 옛날의 동일한 문제들이 새로운 사랑의 대상과 관련되어 일어나게 된다. (우리가 앞으로 보게 되듯이 정신분석 치료에서 전이에 의한 역할이란 프로이트의 후기 개념형성에 따르면 부모들과의 관계에서 겪는 환자들의 갈등은 사실상 분석가한테로 전치되지만 그것들은 단지 반복되는 것이 아니라 해석되고 훈습되어 간다.)

아버지로부터 의사에게로 그런 사랑의 전이는 아마도 안나 O.와 함께 했던 브로이어의 작업 가운데 가장 어려운 문제가 되었을 수도 있지만, 많은 요인들은 안나가 우리 생각처럼 반드시 그녀의 아버지에게 매우 강하게 매달려 있었고 그녀가 아내의 역할을 억지로 떠맡은 것처럼 느꼈다고 암시해주는데, 오히려 그녀는 그녀 자신의 삶을 추구하고 있었던 것이다.

예를 들어, 신경성 기침(tussis nervosa)의 원인으로 알려진 것을 생각해보자. 그것은 다른 증상들도 대부분이 그랬듯이 아버지를 돌봐드리고 있던 어느 날 밤에 처음으로 일어났는데(『표준영역판』 II, pp. 36-37), 그때 사람들이 춤을 출 것 같은 그런 음악소리가 이웃집에서 들려왔던 것이다. 브로이어는 우리에게 “그녀가 춤을 몹시 좋아했다”고 말해주며, 음악을 들으면 집에서 병든 아버지를 돌보기보다는 다른 젊은이들과 춤을 추는 “그곳에 가고 싶은 갑작스런 소망을 느꼈다”고도 알려준다. 하지만 그러한 소망은 그녀의 강렬한 의무감과의 사이에서 갈등을 일으켰고(브로이어는 그녀의 “자책”이라고 말함; p. 40), 그녀는 아버지가 임종의 자리에 누워 계시는데 개인적인 쾌락이란 이기적인 생각들을 품고 있는 자신이 부도덕하다고 분명히 생각했을 것이다.

그녀가 자신 속에 있는 어떤 것(누군가가 그녀에게 말한 어떤 것이 화나게 만든다고 생각했던 답변이든 혹은 그녀가 표현하고 싶었던 소망이든)을 억제시킬 때마다 그것은 "성문의 경련"을 일으킬 것이고 브로이어는 다음과 같은 가설을 세우게 된다. "그녀가 춤추러 가고 싶은 욕망을 표현하길 원하는 그런 소망을 ['양심의 가책'(『표준영역판』 II, p. 43)이 억누르게 될 때 그녀의 목구멍에서] 느꼈던 운동충동은 [성문의] 경련을 신경성 기침으로 변형시켰다"(p. 44). 만일 여기에 아무런 빈틈도 없다면 우리는 성문의 경련이 어째서 딸꾹질과 더욱 비슷한 것이나 숨 막히는 느낌 혹은 구토까지도 일으키지 않았을까?라는 의문을 품기 마련일 것이다. 이런 경우에 일어나는 특별한 증상인 기침이 **그녀의 내부에서 갈등을 일으키고 있던 음악 소리를 덮어 가리기** 위해 꽤나 분명하게 고안되었다는 것이 내 마음에 떠오른 생각이다. 이것은 그 뒤로 그녀가 "분명히 리드미컬한 음악을"(p. 40) 들을 때마다 기침이 일어난다는 사실로 입증되고 있다. 또한 그것은 자식으로서의 의무와 개인적인 쾌락 사이의 동일한 갈등을 생각나게 해주었다.

결과로 초래된 증상인 신경성 기침이 어떤 종류의 문제를 해결하려고 시도하는 방식에 주목해보자. 만일 그녀가 음악 청취를 스스로 허용하게 된다면 아버지의 곁을 떠나서 춤을 추러 가고 싶을 것이다. 아버지의 건강상태를 고려해보면 그녀는 이런 욕망에 대해 비난받을 만하다고 생각되었고 그런 욕망 때문에 스스로를 몹시 엄하게 책망하게 될 것이다. 우선 음악을 듣지 않는 편이 더 좋았겠지! 첫 번째 곡조가 강제로 지각하게끔 밀려들어오자마자 그녀는 자신도 모르게 기침으로 그 곡조를 가려버렸다. 따라서 그것은 마치 그녀가 그 곡조를 전혀 듣지 못했던 것 같았다(우리는 "소리가 들리지 않으면 마음도 멀어지는" 것 같다고 말할 수 있다).

기침
↓
욕망 ⇒ Σ ⇐ 소망의 소유에 대한 자책
↑
음악을 덮어 가림(그것이 그 목표임)

소망의 소유에 대한 그녀의 자책에다 그녀의 소망을 더하면 소망의 억제로 이끌어가고 타협형성인 증상(신경성 기침)을 만들게 되었다. 그 기침은—그러나 그 증상이 신체에 영향을 미치든 혹은 오직 마음에만 영향을 주든, 그 어떤 증상의 경우에도 마찬가지인 것처럼 잘 알고 있는 오직 한 가지에 대해—그런 소망의 억제로 이끌어가는 소망과 가책의 공존에 대해 "말했거나" 혹은 의미하게 되었다.

이웃의 젊은이들과 춤추러 나가고 싶은 소망과 자식으로서의 의무 사이에서 꽤나 분명한 갈등이 안나의 마음속에 존재하는데, 그로 인해서 안나가 아버지한테 완전히 매달려 있었다는 생각에 대해 우리는 의문을 품게 된다. 또한 우리는 이런 갈등이 그녀에게서 일어나 그 세계에서 "행동할 수 없게" 되고 "의지의 억제(inhibition of the will)"(프로이트는 이것을 "무의지증"abulia이라 부름)[29]를 초래하게 되었다는 것을 알 수 있는데, 그에 대한 일종의 해결책은 오직 신체증상의 산출에 의

29) 『표준영역판』 IV, p. 337에서 프로이트는 "의지의 갈등"에 대해 언급함.

해 이뤄진다는 것을 알게 된다. 프로이트는 이것을 "전환"이라 부른다. 즉 정신적인 갈등을 만성적인 신체증상으로 전환시키는 것이다(『표준영역판』 II, pp. 86, 147, 203-208; 『표준영역판』 III, p. 49)[30]

촉발원인

브로이어는 "[안나의] 히스테리 증상들 하나하나가 어떤 정동의 기간 동안에 일어났다"(『표준영역판』 II, p. 39)는 것을 보여주는데, **정동**과 **흥분**은 내부적 갈등에 대한 그의 설명에서 암호문자가 된다. 또한 그는 그녀의 수많은 증상들이 정확히 그녀가 뭔가를 억제시키려고 애쓸 때 나타났다는 것을 보여준다(p. 40). 여기서 증상의 **원인**은 사건 그 자체(예를 들어, 병상에서 아버지를 돌보는 동안 댄스음악이 들리는 일)가 아니라 자기-억제를 위한 시도처럼 보였는데, 그 시도는 그 일에 대한 모든 기억이 그녀의 나머지 기억들로부터 분리될 정도로 갈등을 일으키는 세력들 가운데 하나를 억제시키려는 것이다. 브로이어와 프로이트는 (흔히 몇 초밖에 걸리지 않는) 그런 시도들의 결과로 생긴 증상들의 완강함에 자연스럽게 이끌렸다. 그들은 "히스테리 증상의 다년간에 걸친 지속시간과 그것을 유발시키는 단일의 사건발생 사이에 보이는 불균형"에 대해 언급했다(p. 4).

대개 사건들은 그 자체로 또한 제 스스로 외상적인 것이 되지 않는다. 그 사건들이 외상적인 것으로 되거나 안 되는 것은 그 사건들에

30) 프로이트는 우리가 강박증에서 보는 것과 이것을 대조시키는데, 강박증의 증상은 신체 쪽으로 넘어가는 대신에 주로 마음속에 있음(『표준영역판』 III, p. 52). 프로이트의 전환이란 개념은 소위 전환장애로 DSM-5에 살아 있음.

대한 우리의 반응 방식에 달려 있다. 경험이 많고 전쟁에 무감각해진 군인들은 극심한 전투상황에 대하여 신병들과는 매우 다르게 반응한다. 한편 신병들은 소대 내에서 벌어진 첫 번째 유혈 사태 때문에 외상을 받을 수 있고 밤낮으로 그들의 마음속에서 공포를 반복적으로 재생시키는데, 경험이 더 많은 군인들은 단지 그 일에 대해 서로 이야기를 나누며 넘겨버린다. 동일한 사람일지라도 유사한 상황에 대해 서로 다른 시간과 달라진 상황에 따라 매우 다르게 반응할 수 있다. 꽤나 심각한 자동차 충돌사고는 항상 꽤나 심각한 자동차 충돌사고가 될 것이다. 그러나 상대방이나 소위 도로 위의 얇은 빙판 혹은 보험회사에서 (토네이도처럼) "불가항력"으로 알고 있는 것과는 반대되는 것처럼 만일 잘못한 책임이 우리에게 있다면 우리는 그 사고로 인한 외상을 더 크게 받기 쉬워진다. 만일 우리 자신에게 책임이 있고 우리 자신보다는 다른 사람들에게 해를 입히는 결과가 된다면 우리는 그 사고를 완전히 잊어버리거나 혹은 우리가 달리 행동했을 수도 있다는 것을 생각해내느라고 우리 마음속에서 그 충돌사고를 계속 반복해서 재연시킬 가능성이 더욱 커진다.[31)]

많은 요인들이 증상을 유발시키는 외상의 구성에 들어가게 되고, 어떤 사람한테 외상이 되는 것이라고 해서 반드시 다른 사람에게도 외상이 되는 것은 아니다. 따라서 어떤 증상의 "촉발원인"(『표준영역판』 II, p. 3)은 사건 그 자체가 아니라 그 사건을 분리시켜서 망각하려는 시도이다. 따라서 그 사건을 분리시켜 망각하려는 시도가 일어났던 바로 그 순간으로 환자를 되돌려 놓는 정신적 회상이 중요한데, 그 정

31) 자동차 충돌사고 같은 외상을 입히는 사건은 십대나 성인보다 정신 구조가 발달 중인 서너 살의 아동들한테 훨씬 더 크거나 아주 색다른 심리적 충격을 안겨줄 수도 있음.

확한 시각에 맞춰 주체에게 작용하는 모든 세력들을 구체화하기 위해 그렇다.

브로이어와 프로이트는 여기서 상당히 표준화된 인과론적 과학 용어로 말하여 이렇게 결론을 내린다. 만일 원인이 존재하지 않았다면(즉 망각이나 분리에 대한 시도가 일어나지 않았다면) 그러한 결과, 즉 증상형성도 없었을 것이다. 또한 그 역도 마찬가지다. 그런 결과가 없는 경우에는 (예를 들어, 그런 증상들을 갖지 않은 사람들에게서는) 그러한 원인도 없었던 것이다.

또한 그들은 이런 가설을 세운다. 심리적 영역에도 우리가 물리학에서 익숙해져 있는 관성(inertia)의 원칙과 동일한 종류가 있다는 것이다. 우리가 진공 속에서 어떤 것에 힘을 가하여 그것을 움직이게 한다면 그 운동은 변함없이 지속될 텐데, 다시 말해, 대항하는 어떤 힘이 그것을 중지시킬 때까지 동일한 방향과 동일한 속도로 움직일 것이다. 완벽한 진공이 될 수 없는 실제적인 세계에서 대부분의 물체들을 중지시키는 것은 (공기나 물 혹은 더욱 단단한 물체로부터 오는) 마찰이거나 중력과 같은 대항력이다. 프로이트와 브로이어가 만일 대부분의 경우에 말치료(talking therapy)의 형태가 되는 어떤 대항력에 의해 그것이 중지되지 않으면 "외상적인 원인" 즉 어떤 사람한테 외상적인 결과를 가져오는 원인이 영원히 그런 결과를 계속 가져오게 된다고(달리 말해서, 동일한 증상을 계속 만들어낸다고) 말하게 되는 이유를 여기서 이해할 수 있다. 그들은 그것에 대해 『표준영역판』 II에서 이렇게 표현하고 있다.

우리는 "원인이 중단될 때 결과도 중단된다"(cessante causa

cessat effectus)는 격언을 뒤집을 수 있어서 결정과정이 수년간 이런저런 방식으로 계속 작동되는 이런 관찰로부터 결론을 내릴 수 있는데, 간접적으로 개재하는 일련의 인과관계를 통해서가 아니라 직접적으로 방출하는 원인으로서 작용하고, 그것은 각성 시의 의식에서 기억되는 심리적으로 고통스러운 사건이 그 사건 이후로도 오랫동안 울고 있게 만드는 것과 똑같다(p. 7).

따라서 증상들이 "스스로 풀리거나" 시간의 흐름에 따라 "차츰 사라지는" 것은 아니다. 증상들은 어떤 형태의 치료에 의해 해소되지 않으면 끝없이 지속된다. 비외상적인 기억들이 따라가게 되는 보통의 "닳아 없어지는 과정"이 이런 경우에는 일어나지 않는다(p. 8; 『표준영역판』 V, p. 578). "피억압물은 시간의 흐름에도 바뀌지 않는다"(『표준영역판』 XXII, p. 74).

우리는 일상생활의 도처에서 보게 되는 몇 종류의 증상들에 의해 이것이 옳다는 것을 증명하게 된다. 비행기의 두려움이나 엘리베이터의 두려움을 가진 사람들의 숫자는 매우 많아지고, 또한 우리가 그런 두려움을 지닌 어른들을 만날 때 그들이 치료를 받지 않으면 나머지 생애 동안 그런 두려움이 지속된다는 것을 알게 된다. 그런 어른들은 가능하다면 비행기나 엘리베이터를 피하는 것과 같은 방법으로 생활해가는 경향을 보이기 때문에 외부의 우연한 관찰자의 눈에는 이런 두려움들이 무섭게 보이지 않을 수도 있다(또한 회피는 신경증의 뚜렷한 특징의 하나임). 그러나 그들의 두려움은 줄여드는 기색을 보이지 않아서 여든 살에서도 스물 살 때와 똑같이 무능하게 만들 정도로 남아있게 된다(이런 어른들은 간혹 몇 가지 고급스런 독한 술을 지니거나 비행기에

오르기 전에 항불안제 약물을 복용하거나 혹은 단순히 비행기를 아예 회피하게 된다).

이것은 현대의 심리학적 "지식"에 모순되는데, 환자들의 현재 증상들이 대개 현재의 문제들 때문이라고 하며 그 문제들을 해결하기 위해 과거를 살펴볼 필요가 없다고 주장하는데, 단기간의 "문제-지향" 치료인 (인지행동치료처럼) "해결책-중심" 치료로 충분하다는 것이다. 또한 수많은 "민중의 지혜"에 역행하면서 프로이트는 인간의 정신 속에 자가-회복의 성향이 드물다고 암시해주는 것 같다(심하게 손상된 신체적 외상은 적어도 수년이 지난 후에야 어느 정도 극복될 수 있는 그런 인체와는 다름). 이것은 시간이 지나도 그러한 두려움이 "없어질" 것 같지 않다고 생각하게 해준다.

"심층심리학"은 무의식을 만들지 않는다

특히 환자의 생활이 치료하는 동안 매우 크게 편안해졌다는 것을 생각해보면 전생애에 비해서 사오 년이 뭐가 길단 말인가?

—프로이트, 『표준영역판』 V, p. 437

말하자면 원치 않는 기억들이 밀려들어가는 어떤 심층을 가정할 필요는 없다. 분리되거나 절단된 것이 깊고 어두운 어떤 장소로 가라앉거나 밀려 내려가는 것으로 생각할 필요는 없다. 지각들과 기억들의 다양한 집합들 사이에 있는 장벽이라 상상하는 것으로 충분하다. 왼쪽에 있는 것들은, 예를 들어, 버릇없거나 고약한 안나와 관련되고—결국 그녀는 스스로 자신의 "나쁜 자기"(『표준영역판』 II, p. 46)로서 멍해져 있거나 백일몽을 꾸는 상태로 묘사했음—오른쪽에 있는 것들은 그녀의 좋은 자기(p. 24)와 관련되었다.[32)]

M1—M2—M3 | M4—M5—M6

분열된 의식에 대하여 말하는 것은 독자한테 시대에 뒤떨어진 것처럼 보일 것이다.[33)] 그 분열의 한쪽은 "나쁜 자기"에 관련되고 다른 쪽은 "좋은 자기"에 연결된다. 흔히 스스로에 대하여 이처럼 매우 동일한 말투로 표현하는 아이들의 말—예를 들어, 좋은 짐과 나쁜 짐—을 들어보는 것으로 충분하고, 또한 우리가 다중인격(혹은 소위 주체성 해리장애)의 초기 형태를 보게 되는 더욱 극단적인 사례들에서 그들의 나쁜 자기에게 약간 다른 이름들인 좋은 짐(Jim)과 나쁜 팀(Tim)을 붙여주는 아이들의 말을 들어봐도 충분해진다.

좋은 자기와 나쁜 자기는 서로 간에 정반대가 된다는 것을 유념해보자. 안나 O.는 헌신적으로 아버지를 돌봐드리는 자신을 좋은 여자로 생각했고 또한 인생을 걸고서 다른 일을 하고 싶기 때문에 돌봐드리지 못했을 때 자신을 나쁜 여자로 생각했다는 것에 주목해보자. 라깡은 의식적인 것과 무의식적인 것이 뫼비우스 띠 위에 위치해 있는 것처럼 그것들에 대해 말하고 있는데(『세미나 XIV』와 『세미나 XV』), 한 가지는 다른 것의 뒷면에 있어서 그것들이 얼마나 밀접하게 서로 연결되어 있는지 보여준다. 좋은 것으로 생각되는 것은 정확히 나쁘지 않은 것이

32) 프로이트는 간혹 표면과 심층이란 위상학적 용어를 사용하는데, 특히 마음의 고고학적 은유를 사용함. 그러나 "심층심리학"은 칼 융을 연상시켜 주기 때문에 조심할 것임.

33) 프로이트는 불어 용어인 "이중 의식"(double conscience)을 자주 사용함(예를 들어, 『표준영역판』 XI, p. 19).

고, 그 역도 똑같다.

부모와 돌봐주는 사람과 교육자들은 모두 분명히 이런 선/악의 분리에 원인을 제공하는데, 어떤 사람은 분명히 아마 그 아이의 나쁜 면을 다른 사람들보다 훨씬 더 강하게 거부하거나 비난하게 될 것이다. 어쨌든 부모한테 분노를 표현하여 벌을 받을 뿐만 아니라 부모한테 화내는 것도 확실히 금지되는 집안들이 존재한다(그것은 비이성적이거나 부도덕하고 불공정하며 정당치 못하고 불법적이거나 사악하거나 혹은 악마에 홀렸다고도 함). 따라서 그들 스스로 "의무의 범위"를 넘어서서 부모를 기쁘게 해드리기 위해 필사적으로 노력하는 아이들도 있고 부모를 화나게 하는 생각이나 느낌을 스스로한테 억압하는 아이들도 당연히 있다.

어떤 종류의 분열도 형성되지 않았다면, 의식(혹은 전의식의 형태로서 잠재의식)으로부터 분열되지 않았거나 분리된 것이 없다면 우리의 형편이 조금 더 나아질 것이라고 말하는 것은 아니다. 왜냐하면 그것은 이론적으로 정신병을 가져오기 때문이고 정신병에 대해서는 우리가 이 책에서 깊이 다루지 않을 것이다. 정신병적이지 않은 우리들 각자한테 존재하는 분열은 최초의 증상이나 몇 가지 증상들을 일으킨다고 그럴듯하게 주장할 수 있다(제6장 참조). 그런데도 이런 증상들은 흔히 우리를 미치게 만들거나 비참하게 만들지 않으면서 살아갈 수 있는 것들이다(말하자면, 그것들이 아마도 우리를 미치게 하거나 비참하게 만들기 시작하는 그런 시간에 이르러서, 바로 그 시점에서 우리는 가장 좋은 경우에 유자격의 분석가를 찾아내게 됨). 그러나 그 분열이 매우 포괄적이고 경직되어서 무수히 많은 증상들이 형성되는 그런 사람들이 있으며 그들은 그 증상들에 의해 신속히 무능해진다.

안나 O.처럼 궁지 속에서 스스로를 찾아가는 사람들의 경우가 바로 그런 것으로서 내부의 강력한 정신적인 세력들이 서로 다른 방향으로 동시에 밀어가고 있다.

세력 1 ⇒ 증상 ⇐ 세력 2

"나쁜 자기" ⇒ 증상 ⇐ "좋은 자기"

프로이트가 훨씬 뒤에 제시한(『표준영역판』 XVI, p. 360) 용어로 우리는 왼쪽에 "거시기"(it)라는 비인격적인 힘을 가지고 있다(프로이트 작업의 영역판에는 "이드"라고 되어 있고 거기에는 우리가 통제할 수 없다고 느끼는 욕동들이 포함되어 있는데, 예를 들어, "무엇이 갑자기 내게 다가오는지 알지 못해요" 혹은 "내 스스로 어떻게 할지 모르겠어요"라고 말할 때와 같음). 또한 우리는 오른 쪽에 "나"라는 힘을 갖고 있다(프로이트 작업의 영역판에는 "자아"라고 되어 있고 거기에는 나의 일부로서 마음에 들거나 적어도 기꺼이 받아들이는 내 자신의 그런 측면들이 포함되는데, 그 측면들은 좋은 사람을 구성하는 것에 관하여 사회 · 문화 · 종교적인 폭넓은 개념들과 흔히 일치하는 것임). 프로이트의 다른 용어로는 여기서 그 갈등을 좌측의 리비도와 우측의 금지의 세력(혹은 초자아) 사이의 것으로 특징지을 수 있다.

프로이트의 공식적 번역자인 제임스 스트레이치가 흔히 라틴 어원의 단어들을 선택함으로써 매우 단순하고 직관적으로 이해할 수 있는 프로이트의 언어를 영어의 더욱 과학적인 소리로 만들려고 시도했던 것처럼 보인다. 예를 들어서, 프로이트의 독일어 용어인 Ich—영어로는 "자아"(ego)로 번역되어 왔음—는 단순히 "나"(I 혹은 me)를 의미할 뿐이다. 예를 들어 여러분이 누군가의 초인종을 누르고 남자나 여자가 "누구세요?"라고 묻게 되는 그런 시점에서 단순히 "나입니다"라고 대답할 때 여러분은 그 단어를 사용하게 된다. 프로이트의 독일어 용어인 Es—영어로 "이드"로 번역되어 왔음—는 단지 "비가 온다"(It is raining) 혹은 "눈이 내린다"(It is snowing) 또는 "그것이 벌어졌다"(It happened) 라는 표현에서처럼 "그것"(it)을 의미한다. 또한 프로이트의 독일어 용어인 Über-Ich—영어로 "초자아"(superego)란 용어로 번역되어 왔음—는 문자 그대로 "저편의 나"(over me)를 의미하는데, 나를 지키고 서서 감독하는(stand over) 어떤 사람을 의미하고 상관이나 부모 혹은 두목처럼 훈육하고 명령하는 사람을 의미한다.[34)]

우리의 갈등 모델로 되돌아와서 우리는 세력 1과 세력 2가 서로 상쇄되는 그런 상황을 상상할 수 있는데, 그 주체한테는 에너지가 거의 남아있지 않거나 전혀 없어서 어떤 것도 도저히 할 수 없고, 그녀의 모든 에너지가 이런 엄청난 갈등에 단단히 묶여 있다. 또한 그러한 것이 간혹 우울증을 호소하는 사람들의 곤경이 되기도 한다.[35)] 어떤 사람은 에너지의 완전한 결핍을 증상으로 생각할 수도 있지만, 그것은 틱이나 신경성 기침, 사시, 혹은 팔다리의 마비 같은 형태로 충분히 구성된 증상이 아니다. 왜냐하면 이런 증상들은 새로운 어떤 것을 만들어내는 타협형성이기 때문인데, 그것은 자신을 찾아내는 곤경으로부터 그 주체를 용케 빼내가는 것이다.

---

34) 초자아에 대한 간결한 설명은 『표준영역판』 XXII, pp. 57–68) 참조. 프로이트는 이드 · 자아 · 초자아라는 이론적 실체들 간의 구분이 잠정적이고 유동적이며 사람들에 따라 큰 차이가 있다고 말함.

35) 프로이트는 훗날에 신경증 환자가 자신의 리비도를 억압해 두고 공격을 막아내기 위해서는 상당한 에너지를 사용해야 하고(『표준영역판』 XVI, p. 454), 그에 따라 정신적 에너지의 대단한 궁핍을 가져와 삶의 중요한 일들에서 마비를 초래한다고 썼음(p. 358).

예를 들어서, 안나 O.가 아버지를 완벽하게 돌보려는 노력 때문에 약 4개월 동안이나 침대 신세를 져야 할 정도로 기진맥진하게 되었음을 상기해보라. 그녀 속에 있는 주된 갈등이 자식으로서의 도리와 제 나름의 인생을 살고 싶은 욕망 사이의 하나로 이해될 수 있다면 그녀는 병에 걸림으로써 자식의 도리에서 손을 떼는 길을 찾아냈을 것이다. 그녀가 앓고 있는 "허약상태와 빈혈과 음식혐오가 너무 심해서 엄청나게 놀랍게도 그녀는 더 이상 환자의 간병을 계속하기 어려웠다"(『표준영역판』 II, p. 23). 우리는 이런 결과를 그녀의 질환에서 얻는 "이차적 이득"이었던 것으로 이해할 수 있는데, 프로이트는 훗날 그런 것들을 만들어내게 되었거나(또한 이 개념은 오늘날에도 광범위하게 사용되고 있음) 혹은 아마 무의식적일지라도 "일차적 목표"가 되었을 것이다. 왜냐하면 우리가 안나의 신경성 기침에서 봤듯이 수많은 사례에서 증상에 의해 실제로 성취된 것(음악소리가 들리지 않게 하기)은 바로 그 증상의 목표가 되기 때문이다. 안나의 장애는 아마도 아버지의 생애에서 마지막 4개월 동안 간병의 가장 큰 몫을 어머니가 떠맡게 해주었을 것이다.

그렇다. 안나는 병상에서 물러가 봤자 제 나름의 생활을 많이 제공받지는 못했다. 한 가지 예외가 있다면 간접적이지만 요제프 브로이어라는 젊고 멋진 의사가 그녀를 치료하기 위해 들어왔는데 그녀가 매우 분명하게 그에 대한 사랑에 빠져버렸다는 것이다. 그러나 그것은 틀림없이 적어도 그 문제의 일부를 풀어가는 데에 도움이 되었다. (우리는 문제에 대한 해결책으로 증상들이 형성되는 방식에 관하여 제4장에서 논의하게 될 것이다.)

하고 싶지 않은 것을 여러분 자신한테 강요하기

프로이트가 환자들과의 작업에서 배웠던 많은 것으로 되돌아가기 전에 안나 O.의 질환이 시작된 지점에 대해 간략히 논의해보면 그것은 21살 때 나타났던 첫 번째 가시적인 증상으로 밝혀진다.[36] 그녀의 치료가 전개되는 길을 알게 되면 가장 최근에 나타난 증상들의 발현으로부터 맨 처음의 증상들로 가는 맥락을 따라감으로써 **그녀가 치료의 마지막 날에야 그녀의 질환을 처음으로 촉발시킨 사건을 상기하게 되었을 뿐이라는 것**은 확실히 의미심장해 보인다(『표준영역판』 II, p. 40).[37] 그녀가 마지막 날에 기억했던 것은 다음과 같다. 그녀는 아버지의 주치의가 도착하길 불안하게 기다리면서 아버지의 병상 곁에 앉아 있었다. 그녀의 어머니는 집밖으로 나가 있었고 아버지는 고열에 시달리는 아주 나쁜 상태였다. 그녀의 오른 팔이 의자 뒤로 축 늘어뜨려져 있었던 것은 그녀가 잠들어 있었기 때문이다. 그녀는 뱀 한 마리가 아버지를 물려고 아버지 쪽으로 기어가고 있는 꿈을 꾸었든가 혹은 환상이나 강렬한 백일몽에 빠져 있었다(p. 38). 그녀는 뱀을 막아내려 애썼지만 팔이 움직이질 못했다. 자신의 손을 바라봤을 때 손가락들이 뱀처럼 보였고 손톱자리에 죽음을 상징하는 사람의 "해골"(즉 두개골)이 있었다. 마침내 뱀들은 사라지고 그녀는 기도하려고 했지만 아무 말도 떠오르지 않았다. 마침내 그녀에게 떠오른 유일한 말은 영어로 된 어떤 동요였는데, 그녀는 결국 "자신이 그 언어로 생각하고 기도할 수 있다는 것을 알

36) 독자들은 안나 O.가 어떻게 되었는지 알고 싶을 것임. 그녀는 사회사업가, 작가, 여성주의자, 번역가로서 활동함.

37) 브로이어는 안나 O.가 1년 전 비엔나에서 시골로 이사했던 그날로 치료의 마지막 날짜를 정해두었다고 말함(『표준영역판』 II, p. 40).

게 되었다"(p. 39).

안나는 분명히 이런 꿈이나 강렬한 백일몽 때문에 깜짝 놀랐지만 그때에는 아무런 증상도 만들어지지 않았다. 그러나 그 다음 날 그녀는 뱀이 떠오르게 해주는 나뭇가지를 보았는데, 그때 그녀의 팔이 갑자기 뻣뻣해졌다. 다시 말해 뻣뻣하게 뻗쳐 있었다(『표준영역판』 II, p. 39). 그 뒤로 그녀한테 뱀을 떠올려주는 것이라면 무엇이든 그녀의 팔을 뻣뻣하게 만들었다.

우리가 요즘 해석하고 있는 것과 달리 또한 프로이트가 단지 몇 년 뒤에 해석했던 것과도 달리 브로이어는 그 꿈에 대해 아무런 해석도 해주지 않았다. 그는 그저 집 뒤의 들판에 뱀들이 있다고 언급했을 뿐인데 그녀는 그 한 마디에도 틀림없이 놀랐을 것이다. 그녀는 이 말을 완전히 그의 입장에서 본 추정으로 여기면서 스스로 그와 같은 것을 입 밖에 꺼낸 일이 없었다.

오늘 날 우리는 꿈에 대한 프로이트의 풍부한 작업을 연구한 다음에 그 꿈에 대해 무엇을 말할 수 있을까? 우리가 항상 던지게 될 첫 번째 질문은 이렇다. **첫째로 어째서 그런 꿈을 꾸게 되는가?** 달리 말해, 어째서 그녀의 아버지가 뱀에 물릴 것처럼 상상하고 그녀는 아버지를 도와줄 수 없는 것으로 상상하게 되는가? (뱀에서 즉각적으로 남근적 상징을 보려고 했던 사람들은 프로이트에 대한 매우 상투적인 각색의 영향을 받았을 것이고 그런 종류는 『꿈의 해석』의 대량판매용 문고판의 뒤쪽 커버에서 찾아볼 수 있다. 우리는 거기서 가능한 한 분석수행자의 연상을 이용해서 문맥에 따라 해석하기보다는 보편적 상징들을 이용하여 꿈을 해석하는 프로이트 이전의 방식으로 되돌아가도록 권유받게 된다.) 우리는 그녀의 아버지가 몹시 아파서 이미 치명적인 위험상태에 놓여 있다는 것과 그녀도 아마 아버지를 도울 힘이 없다고 느낀다는 것을 알고 있다. 그런데 왜 그런 꿈을 꾸었을까? 프로이트는 꿈이 단지 현실의 재생(reproduction)이나 재연(replaying) 혹은 재현(re-presentation)이 아니라 오히려 우리가 적어도 우리의 어떤 부분이 일어났길 바라는 어떤 것에 대해 꿈꾸고 백일몽을 하고 환상을 품는다고 우리에게 가르쳐주고 있다.

만일 이미 심한 병에 걸린 그녀의 아버지가 독사에게 물렸다면 굉장히 빨리 죽게 되리라는 추측에는 고도의 지능이 요구되지 않는다. 그의 죽음이 가져올 결과들 중의 하나는 안나가 더 이상 밤새도록 아버지를 지켜봐야 할 필요가 없어지리라는 것이다. 그녀의 압도적인 기분은 큰 슬픔이겠지만, 몇 개월간 불치병을 앓는 동안 사랑하는 사람을 돌봤던 누군가가 여러분에게 말하게 되는 것처럼 안도감이 뒤따르게 될 것이다(『표준영역판』 V, p. 430 참조). 그녀의 아버지는 마침내 고통으로부터 벗어나게 되고 안나는 자신의 삶으로 돌아갈 수 있다.

꿈을 이런 관점에서 생각해보면 우리는 이런 가설을 세우게 된다. 즉 그녀가 자신의 손과 손가락들을 바라보다가 손톱 대신 두개골을 보게 되었을 때, 그녀는 자신의 손으로 아버지를 그런 치명적인 위험에 빠지게 했다고 느끼면서 아버지가 돌아가시길 소망했기 때문에 스스로를 살인자라고 비난하게 되었을 것이다. 안나가 우리들 대부분처럼 두 손을 지니고 있다는 것에 주목해보자. 만일 한 손이 마비되었다면(실제로는 분명히 잠들어 버렸지만) 그녀는 다른 손으로 아버지를 보호해드릴 수 있었다. 그런데도 그녀는 꿈속에서 그렇게 하지 않았고, 그것은 그녀가 이런 위협으로부터 아버지를 보호하고 싶지 않았음을 암시해준다. 따라서 부분적으로 마비된 팔은 꿈속에서 아버지를 구하러 가지 않은 것과 아마도 그녀 자신이 물린 것에 대한 핑계나 변명으로 이용되었을 것이다. 다시 말해, 그녀는 아버지를 위해 자발적으로 자신을 희생시키지 않았는데, 그 때문에 그는 조금 밖에 더 살지 못했다. 그녀가 일찍이 거울 속에서 자신의 이미지 자리에 "해골을 지닌 아버지"을 보는 것으로 상상했음을 상기해보자. 그녀는 아마도 아버지와 그의 질환이 곧바로 그녀의 죽음이 될 수 있다는 것을 알고 있었을 것이다(『표준영역판』 II, p. 37).

우리는 뱀이 사라졌을 때 그녀가 기도하려고 애썼지만 한 마디 말도 떠오르지 않았다는 이야기를 듣고 있다. 우리는 그녀가 무엇을 위해 기도하려 했는지 그 내용을 듣지 못했다. 그것은 뱀이 되돌아와서 아버지를 물었다는 것이었을까? 아니면 그녀의 아버지를 살려주었던 하나님께 감사한다는 것이었을까? 그 내용이 후자라고 가정하면 우리는 그녀가 꽤나 긴 시간 동안 감사의 말씀을 찾아낼 수 없다는 것에 주목해봐야 하는데, 그것은 마치 아버지를 살려준 하나님한테 감사하길 원하지 않은 것 같았기 때문이다. 결국 마음에 떠오른 유일한 말이 영어로 된 어떤 동요였다. 또한 우리는 그 내용을 알지 못하지만 그런 동요가 기도나 하나님께 감사드리는 것과는 흔히 거리가 멀다는 것이다. 예를 들어, "잭이 넘어져서 그의 왕관을 부수었네. 그 뒤에서 질이 쿵쾅거리며 내려왔네!"를 생각해보자.[38] 그녀가 드디어 영어로 생각하고 기도할 수 있었던 것은 그런 동요가 떠오른 다음이었다(우리는 그녀가 무엇을 위해 기도했는지 알지 못함). 그것은 훗날 그녀가 병을 앓는 동안 꽤나 긴 시간에 걸쳐 오로지 영어로 말했던 이유와 어떤 관련을 가질

38) 〈Goosey Goosey Gander〉의 가사도 고려해 보라고 함.

수 있다.

안나는 스스로 아버지를 돌보는 진정한 인간 난파선으로 변했다. 아버지의 불치병이 차라리 일찌감치 끝나기를 그녀가 바랐다고 해서 우리들 가운데 그녀를 비난할 사람은 거의 없다고 생각한다. 그러나 그녀는 이 일을 원했던 그녀 자신을 비난하고서 우리가 대단히 많은 사례들에서 보게 되는 행동을 취했던 것이다. 그녀는 아버지에게 배려하고 싶은 마음이 적으면 적을수록—젊은 남자들과 춤추는 것을 생각하다가 뭔가를 요청하는 아버지의 말을 듣지 못하면서 "꿈의 나라"에서 백일몽을 꾸는 스스로를 발견할수록—적어도 그녀의 일부가 하고 싶었던 것의 정반대를 하는 것에 모든 의지를 다하여 경청하고 집중하도록 더욱 더 스스로한테 강요해보려고 했다(재미를 찾으려는 자신의 소망을 천박한 것으로 생각했기 때문이다). 나는 자신의 파트너와 더 이상 함께 머물고 싶지 않은 분석수행자를 많이 봐왔는데, 그 사람은 스스로 그녀에게 좋은 사람이 되려 하고 그녀가 원하는 것을 해주려고 노력했다. 그가 그녀와 함께 있고 싶지 않으면 그럴수록 더욱 더 열심히 노력했으며 그 노력은 더욱 성공적이지 못했고, 그녀와 함께 있고 싶지 않은 그의 일부가 언제나 드러나 보이게 된다.

이것이 정확히 안나한테 벌어진 일이었다. 그녀는 아버지의 요구사항들을 들어주려고 더 열심히 노력할수록 더욱 심한 귀머거리가 되었다! 그녀는 아버지의 병상 곁을 더욱 세심하게 지키려고 노력할수록 더욱 더 방심하게 되고 아버지가 그녀한테 실제로 뭔가를 필요로 하고 원하는 것을 알아차리기가 더욱 어려워지고 있었다. 그녀의 보살핌이 결코 충분해질 수 없었다고 그녀가 느꼈던 이유는 정확히 그녀가 아버지를 돌보느라고 병들었기 때문이다.

그 많은 그녀의 증상들의 촉발원인을 구성했던 것은 그녀의 "천박한" 욕망들을 완전히 잊으려는 반복된 시도였다.

의식의 바뀐 상태

안나 O.의 강렬한 백일몽에 관해서 말하자면, 격리에 기초한 억압이 일어나는 두 번째 방식에 대해 브로이어와 프로이트가 언급한 것을 주목해보자. 1960년대와 1970년대에 "의식의 바뀐 상태"(『표준영역판』 II, p. 214)라고 불렀을 것 같은 상태에 어떤 사람이 놓여 있다고 해보자. 그들은 그처럼 바뀐 상태를 "유최면상태"(hypnoid state)라고 부르는데, 그 상태는 최면에 걸려 있는 어떤 사람의 상태(그들은 불어 용어인 absences를 사용함)를 닮았기 때문이고 비록 그들이 최면술사의 도움이나 개입 없이 자발적으로 "빠져" 있더라도 그렇다는 것이다.

오늘날 우리들 가운데 대다수가 그런 상태에 매우 익숙해진 것은 아니지만, 정신신체적인 수축과 마비, 말 못함, 귀먹음, 눈멂, 등등을 포함한 히스테리의 수많은 초기 발현들이 다른 발현들로 바뀌고, 또한 우리들 중에 어떤 사람들이 그런 상태에 가장 가까이 접해본 것은 강렬한 백일몽의 순간들이다. 오늘날 대다수의 임상가들이 간과한 것처럼 보이지만 프로이트와 브로이어가 1895년에 이미 언급했던(『표준영역판』 II, p. 13) 그런 백일몽은 가끔 우리의 마음을 온통 사로잡을 수 있어서 우리는 일시적으로 우리 주변에서 일어나고 있는 모든 것을 잊어버리게 되고, 한 방 그득히 조롱하는 급우들 앞에서 화가 났거나 비꼬는 말투로 우리에게 설명을 요구하는 선생님 덕분에 백일몽으로부터 벌떡 깨어날 수 있었을 뿐이다. 그 상태를 기술해보면, 우리는 완곡

어구에 의지하는데, "정신이 없다"거나 "멍해 있다" "멍해지다" "꿈나라에 있다" "정신이 팔렸다" 혹은 "몽롱 상태"에 있고(『표준영역판』 II, p. 4), "정신이 딴 데 팔려 있거나" 혹은 불어로 말하면 "멍한 상태에 있다"(dans la lune)고 한다. 현대의 심리학자들이나 정신과의사들은 그것을 흔히 **해리**라고 부른다.

어떤 사람들한테는 그런 순간에 일어나는 환상들이 너무나 생생해 보여서 그것들이 실제로 일어났던 것인지 아닌지 더 이상 정할 수 없게 된다. 이것은 친숙한 맥락에서 일어나고 특별히 생생한 꿈을 꾸고 난 다음 우리들 거의 모두에게 익숙해져 있는 일이다. 우리가 실제로 자느라고 어떤 중요한 약속을 깨닫지 못한 것은 아닌지 혹은 우리가 실제로 곁에 둘 수 없는 어떤 사람과 함께 잠을 잤는지 생각해낼 수가 없다. 우리가 간혹 눈을 뜨고 난 다음 아직도 침대 속에 있다는 사실을 알고서 또 그것이 단지 꿈이었다는 것을 깨닫고는 얼마나 안심하게 되었을까!

그러한 의식의 바뀐 상태는 흔히 아주 멀리 떨어져 있게 되고 우리 의식의 더욱 일상적인 상태로부터 차단된다. 따라서 대다수의 우리는 꿈이나 백일몽을 꾸고 있는 동안 진행되는 것을 기억하기가 굉장히 어렵다는 것을 알게 된다. 또한 그런 상태에서 벌어지는 환상적인 사건들에 대한 우리의 기억들은 각성상태의 생활에서 일어나는 것에 대한 우리의 기억들로부터 격리되고 "해리되어"(『표준영역판』 II, p. 12) 있다. 꿈꾸는 생활과 각성된 생활은 더욱 벌어진 분할에 의해 분리되어 있다. 그런 꿈의 상태에서 우리가 상상했던 것을 무시하거나 적극적으로 눈감아 주는 것(『표준영역판』 II, p. 68)을 우리 스스로 중단하기 위해서는 흔히 수많은 실행을 거치게 되어 있다. 그러한 실행은 곧장 알

아볼 수 있는 프로이트의 맥락에서 작업하려고 끊임없이 노력하는 정신분석가들에 의해 권장되고 있다.[39)]

어떤 남자 환자는 결혼식 날에 해리를 경험했다고 내게 말해주었는데, 그는 실제로 결혼식에 대해 아무 것도 기억하지 못하고 결혼서약 때 "네"(I do)라고 말했던 기억도 없었다. 그는 아마도 그날에 있었을 만한 것들을 쉽게 추론할 수 있었지만 오랫동안 그에 대해서 아무 것도 기억할 수 없었다. (《내 사랑 지니》의 재미있는 에피소드에서 지니는 완벽한 결혼은 이래야 된다는 그녀 자신의 환상에 몰두하게 되는데, 미래의 남편과 함께 통로를 걸어오려고 시도할 때마다 그녀가 정말로 사라지는 그런 환상이다.)

그런데도 자신의 꿈들을 기억하는 일에 능숙해지는 분석수행자들조차 흔히 모든 종류의 침투적인 생각들(프로이트는 이것들을 "부지불식간의 생각들"이라 불렀음; 『표준영역판』 V, p. 523)을 기억해낼 수 없는데, 허공을 멍하니 응시하거나 하릴없이 지하철에 앉아 있거나 단지 길거리를 걷고 있는 때일지라도 그의 마음을 번개처럼 스치는 것들이다. 그런 침투적인 생각들을 지닌 사람들이 흔히 그 생각들에 대해 숙고하게 되는데, 그때 그들은 실제로 그 생각들이 용서할 수 없을 만큼 추잡하고 잔혹하며 폭력적인 것이라고 기억해낸다. 예를 들어, 자매의 임종에서 엘리자베트 폰 R.의 마음을 스쳐갔던 생각을 고려해보라. 그것은 순간적으로 밀려나온 생각이었다. "이제 그 사람[언니의 남편으로서 매력적이라고 그녀는 알고 있었음]은 다시금 자유로워지고 나는

39) 프로이가 "부지不知나 혹은 의도적 간과"(『표준영역판』 II, p. 68)와 "알고 싶지 않음"(p. 270)이라고 불렀던 것을 라깡은 몰인식(méconnaissance)이라 부르는데, 그 뜻은 적극적이거나 고의적인 오인식(misrecognition)의 일종임. 프로이트의 언급으로는 "히스테리 환자는 알고 싶지 않은 것을 알지 못한다."(『표준영역판』 III, p. 296).

그의 아내가 될 수 있어"(『표준영역판』 II, p. 156). 그런 생각들이 떠올랐다는 사실은 이미 그 생각들을 다른 생각과 기억과의 관계 속으로 끌어 들이는 방향으로 가는 첫걸음이고, 그 생각들을 격리와 해리로부터 끌어내서 우리 인생의 나머지에 연결시키는 것이다(그림 1.3 참조). 말하자면 우리가 그것들을 우리 자신의 일부로 즉각적으로 기꺼이 받아들이게 된다는 말은 아니다! 그러나 그 생각들이 거기에 있고 우리가 그런 생각들을 지닌 사람들이라는 것(다시 말해, 그 생각들이 어떤 외부의 생소한 근원에 의해 우리에게 주입되지 않은 것)을 받아들이는 일은 중요한 첫걸음이다.

M1 -- | -- M2 - M3 - M4

그림 1.3 다른 기억들에서 격리된 한 기억을 끌어내오기

참으로 우리가 대충 "부정"(denial)이라 부를 수 있는 것은 적어도 두 가지 별개의 형태를 취하게 된다.

1. 먼저 우리는 그런 사건(예를 들어, 폭력적인 환상)이 한 번이라도 일어났다는 것을 부정한다.
2. 일단 우리는 그런 일이 일어났다는 것을 인정하도록 강요받는 느낌이 들게 되면 그것이 우리와 뭔가 관련되어 있다는 것을 부정하게 되고 또한 그런 비난받을만한 일들에 대한 소망은 우리의 마음과는 아주 먼 일이라고 큰소리로 선언하게 된다. 다시 말해서, 어떤 일의 존재가 더 이상 논란거리도 되지 못할 때 우리 자신들과 연결 지을 수 있는 일에 이의가 제기된다.

최근 몇 년 동안 나는 심리학 수업에서 그러한 침투적인 생각들과 환상들이 확실히 뇌에 있는 뉴런의 "무작위적 발화"(random firing)의 결과라는 학생들의 주장을 들어왔다. 그들은 흔히 실언과 펜의 실수와 키보드 실수의 동일함을 주장하는데, 간단히 말해서, 프로이트가 "실착행동"(bungled action)이나 "착오행위"(parapraxis)[40]라고 불렀던 모든 것이 동일하다고 주장한다. 그들은 그런 생각들과 환상들이 그들과 어떤 관계가 있고 실제로 그렇게 말할 수도 있다는 것을 받아들이는 것보다 "무작위적인" 것들이 마음 속에서 진행되어가는 것으로 믿는 것이 훨씬 더 좋다고 느끼는 것처럼 보인다! 치료자를 만나러 갈려고 작정한 많은 사람들은 부정이란 동일한 위치에서 시작하고 있으며 또한 그들은 커다란 어려움 때문에 그리고 그 반대에 대한 압도적인 증거에 직면하여 두 가지 하위-위치들(존재 및 연결)을 단념할 뿐이다.

우리들의 다수가 익숙해져 있는 또 다른 "의식의 바뀐 상태"(약물에 의한 것이 아님)는 어떤 종류의 사건이 발생하는 순간에 일어나는데, 부주의로 인해 우리가 피투성이의 깊은 상처를 우리 자신에게 안겨주기도 하고 자전거나 자동차의 충돌사고를 당하기도 하며 비행기 사고나 기차 사고를 당할 만큼 불행해지게 된다. 그런 상황에서 우리는 시간이 늦춰지는 경험을 하게 되는데 사건들은 기이한 종류의 슬로 모션으로 전개되고, 또한 우리는 진행되고 있는 것을 실제로 기록하는 것처럼 보이지 않는다. 우리는 멍해진 것 같아 보이고, 또한 어떤 일이 발생했는지 또한 그 순서는 어떤지 사후에 정확히 기억하려면 우리한테

40) 프로이트는 히스테리를 연구할 당시에 히스테리 환자들이 생각들 사이에 "우연한 연결"을 만든다는 임상가들에 대해 언급함(『표준영역판』 II, p. 294). 스트레이치는 리비도 부착(cathexis)처럼 일상적인 독일어인 실착행위(Fehlleistung)를 착오행위(parapraxis)라는 라틴어로 번역해서 의학적으로나 과학적으로 더 잘 들리게 했다고 첨가되어 있음.

는 흔히 엄청난 노력이 필요해진다. 우리가 흔히 그 당시에 무엇을 느꼈는지 전적으로 알 수 없는 것처럼 보인다. 마치 우리가 그것에 몰두하여 있듯이, 말하자면, 그것에 너무 가까이에 있어서 어떤 종류의 라벨도 붙일 수 없을 것 같아 보인다.[41)]

공개적인 모욕으로 어떤 사람에게 상처를 만들어주는 것(이 장의 앞부분에서 보았듯이)과 자동차 사고로 다른 사람들에게 상처를 주는 것(관련된 사람들이 신체적으로 매우 가벼운 상처를 입었을 뿐이거나 입지 않았을 때일지라도)은 그들이 그 경험에 대한 기억을 분리시킨다는 사실이다. 그 이유는 그들이 그 기억을 적극적으로 잊어버리기 때문이거나 혹은 그 경험이 일어날 때 그들이 어떤 면으로 보면 "제정신이 아니기" 때문이다.

지연된 작용

기억을 잊어버리는 것은 증상형성으로 이끌어가고, 프로이트는 사람들이 어떻게 그리고 어째서 기억들을 잊어버리는지 알아내려고 시도했다. 안나 O.의 신경성 기침은 자식으로서의 도리와 개인적인 쾌락 사이에서 그녀가 느꼈던 갈등까지 거슬러 올라갔는데, 아버지의 병상 곁에 앉아 있는 동안 이웃집에서 들려오는 음악소리가 유발시킨 춤추러 가고 싶은 소망의 표출을 억제시켰다. 그녀한테 증상을 일으킨 단 하나의 "촉발 원인"이 여기에 위치하고 이것이 과학적 설명의 고전적인 형태가 되었다.

41) 프로이트는 1895년에 변경된 의식상태가 저절로 일어났던 안나 O.와 같은 환자들을 만나본 일이 없었다고 말했음(『표준영역판』 III, p. 285-286).

그러나 이것은 아마도 프로이트한테 가장 잘 알려져 있는 인과론적 설명의 모델이 되지 못하는데, 수많은 증상들의 발생이나 근원에 대한 설명의 가장 좋은 모델이 아니기 때문이다. 그의 출간되지 못한 『과학적 심리학의 초고』(1895)란 논문에서 프로이트는 여덟 살 된 소녀에 대해 논의하고 있다. 그는 그녀를 엠마란 가명으로 부르는데, 그녀가 사탕을 사러 어느 가게에 들어갔을 때 거기에 있던 가게주인이 그녀의 옷 위로 그녀의 성기를 움켜잡으려고 했다(『표준영역판』 I, pp. 353-354). 이런 사건이 있고나서 그 어떤 증상도 형성되지 않았지만(그녀가 두 번째로 그 가게에 들어가는 일을 반복했을 때 붙잡히는 행동이 반복되었을 뿐임), 12살쯤 사춘기에 도달한 직후에 엠마는 무얼 사려고 다른 가게에 들어가서 두 명의 점원을 봤는데(한 사람에게 그녀는 매력을 느꼈음), 그들은 그녀의 옷차림을 보고 웃음을 터뜨렸던 것 같았다. 그녀는 대단히 놀라서 뛰쳐나왔고 그 뒤로는 혼자 가게에 들어가지 못하는 강박증에 시달렸다.

그 점원들의 웃음은 첫 번째 사건에서 가게주인이 움켜잡으면서 활짝 웃었던 웃음을 엠마에게 무의식적으로 상기시켜 주었는데, 그처럼 두 사건들 사이를 연결해주고 그녀가 **최근에 획득한 성에 관한 지식**에 비추어 첫 번째 사건을 다시 읽도록 해주었다. (또한 프로이트는 12살 때 점원들 중 한 사람에게 그녀가 느낀 매력에서 성적인 "해방" 즉 어떤 리비도나 갈망이 동반되었을 수 있다는 가설을 세우는데, 그것이 불안으로 변하게 된다.) 달리 말해서, 앞뒤에 벌어진 두 가지 사건들의 유사한 특징들(가게와 웃음과 옷차림)은 앞선 사건의 사후적 이해를 통해 그녀가 8살 때는 아마도 알지 못했을 어떤 것, 즉 성적인 의미가 스며들었던 것이다. 그 사이에 그녀는 성에 관한 지식을 획득했고 사춘기에 동반되는 호르몬 변화를 겪고 있었다. 따라서 앞선 사건이 증상을 일으켰던 것은 오로지 훗날의 사건과 결합하여 이뤄졌을 뿐이다.

따라서 훗날의 사건들(E2라고 부름)은 앞선 사건들(E1로 부름)을 시초에는 그것들이 아닌 어떤 것으로 변화시켰다. 그림 1.4에서 우리는 단순한 시각표를 갖게 된다.

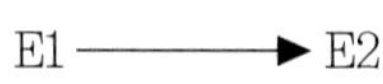

그림 1.4

그림 1.5에서 훗날의 사건은 앞선 사건에 새로운 의미인 성적인 의미를 부여하는데, 이런 19세기 후반의 빅토리아 시대 맥락에서 그것은 외상적인 의미가 되었다.

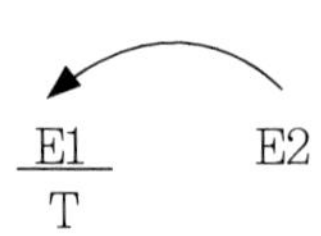

그림 1.5

E1은 혼자서 엠마의 증상을 일으키는 촉발원인으로 작용했던 것은 아니고 다만 E2와 결합되었을 때 촉발원인으로 작용하게 되었다. 프로이트가 이런 생각을 하게 되었던 이유는 촉발시킨 단 하나의 사건을 항상 분리해낼 수 있는 것은 아니었고 간혹은 연결된 둘 또는 그 이상의 사건들이 분리될 수 있었기 때문이다.

그는 이것을 사후작용(Nachträglichkeit)이라 불렀는데, 우리는 이것을 "지연된 작용"(deferred action)이나 "사후작용"(retroaction) 혹은

"사후의 작용"(ex post facto action)으로 번역하게 된다. 그런 경우에 분명히 E1은 한참 뒤까지, 다시 말해, E2가 벌어졌을 때까지 아무런 영향도 주지 못한다. 만일 E2가 일어나지 않았다면 아무런 증상도 만들어지지 않았을 것이다. 그러나 엠마가 몇 년 이내에 사춘기에 도달하게 된다면 E1은 벌어지길 기다리는 문제로 생각될 수도 있으며, 그녀에게 E1을 상기시켜줬던 어떤 상황이 머잖아 반드시 일어나게 되어 있었다.

라깡(『에크리』 pp. 681-684)은 사건 1과 사건 2를 시니피앙 1과 시니피앙 2로 대체해서 이 모델을 일반화하고 있는데, 우리가 흔히 사건들을 주로 단어들이나 시니피앙들로 기억하고 외상적인 의미인 T는 시니피에를 대신하는 s로 기억되기 때문이다.[42]

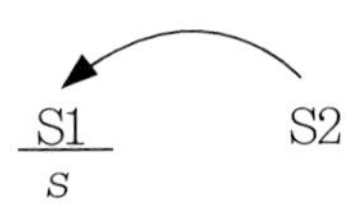

정신분석에서도 인간의 말과 글을 통해서 의미작용이 만들어지는 방식에 상응하는 것처럼 이런 사후작용적인 원인은 오로지 언어와 의미작용이 지배적인 영역에서만 찾아질지도 모른다.[43]

프로이트와 브로이어는 외상적인 사건들의 합산에 대해서도 말하는데(『표준영역판』II, p. 6), 많은 사건들이 어떤 결과를 만들어내기

42) 사건들은 신체적으로나 감각적으로 기억될 수 있음.

43) 프로이트의 초창기 환자였던 세실리에 부인의 안면 신경통과 외상적인 장면에 대한 대답과 연결해서 고려해보면, 그녀는 남편에 대하여 커다란 정신적 과민 상태에 있었던 자신을 되돌아보고 쓰라린 모욕감을 안겨준 남편의 말을 떠올렸음. 그때 갑자기 그녀는 뺨에 손을 대면서 커다란 고통의 외침과 함께 이렇게 말했음. "얼굴에 맞은 따귀 같았어요." 그 말과 함께 그녀의 통증과 발작은 모두 끝났음. 라깡의 사례에서 어떤 소년의 아버지가 도둑으로 고발되어 코란이 지배하는 국법에 따라 명문화된 처벌로서 손을 잘리게 되고 이것이 훗날 아버지에 대한 동일시로 그 아들의 손이 잘린 것 같은 손의 통증인 서경(writer's cramp)을 앓게 됨(『세미나 II』, pp. 129-130).

위해 합산이나 첨가에 의해서 작용하게 된다. 이런 원인 작용의 후자 형태는 다른 영역에서도 찾아볼 수 있다. 예를 들어, 스모그는 대기 중에서 함께 더해지는 몇 가지 요소들의 산물이다. 그러나 엠마의 경우에는 단순한 합산보다 다른 어떤 것이 작용하고 있었다. 그 인과관계가 사후적인 까닭은 두 가지 사건들 사이에 정신적 연결(예를 들어, 가게, 웃음 또한/또는 옷차림)이 있었다면 두 번째 사건이 첫 번째 사건의 4년 뒤에 일어날 수 있었기 때문이다. 두 가지 사건들과 그것들 사이의 연결이 밝혀졌다면 엠마의 증상도 아마 사라졌을 것이다.

사물들의 추적으로 오늘날 무엇을 완화시킬 수 있을까

연결(혹은 연결고리)은 무의식적인 것이다.

—프로이트, 『표준영역판』 XVI, p. 278

오늘날에도 증상의 근원까지 거슬러 올라감으로써 우리는 증상들을 완화시켜 볼 수 있을까? 어떤 사례에서는 그렇다. 특히 그 증상들이 내가 미세증상들이라고 부르는 것이 될 때에 그렇다. 그것은 죄책감이나 불안의 순간들, 혹은 오로지 최근에 누군가의 삶에서 나타났던 신체적인 고통 같은 것이다. 또한 간혹은 분석수행자들이 오랫동안 그 증상들을 앓아왔을 때에도 그렇다.

나는 어떤 분석수행자가 오랫동안 앓아왔던 신체적인 냉감각의 제거에 도움이 될 수 있었다. 그녀는 남가주의 태양에 노출되고 뜨거운 물에 목욕하며 김이 푹푹 나는 뜨거운 음식과 음료를 계속 마시는 일에 잘 견디고 있었다. 그녀를 도와준 방법은 그녀가 어렸을 때 부모의 침실에서 계속 싸우는 것 같은 소리를 우연히 듣고서 얼음처럼 차가운 복도의 타일 바닥 위에 서서 그녀의 "어머니 위에서 발기된 아버지의 음경"을 봤던 그날로까지 거슬러 올라가 보는 일이다. 세부사항들 모두가 한꺼번에 떠오르지는 않았다. 최면을 걸지 않고 말치료를 시행하면서 냉감각의 원인에 대해 그녀에게 직접적으로 질문해서 그 장면에 대한 기억이 나오는 것은 아니었고 오히려 우회적인 방식으로 질문해서 나왔던 것이다. 그런데도 현대의 히스테리 환자가 호소하는 이런 증상과 다른 정신신체 증상들은 그 근원으로까지 추적함으로써 해결되었는데,[44] 이것은 항상 증상 그 자체가 발생한 처음으로까지 거슬러 올라가는 것을 의미하는 것은 아니다. 부모의 침실을 살짝 들여다보면서 느낀 이 소녀의 추위는 정신신체적인 것이 아니었다. 오히려 그것은 차가운 타일바닥의 냉기에서 왔던 실제적인 결과였다(핑크, 1997, 제8장 참조). 정신신체적인 냉기는 약 30년쯤 뒤에 시작되었다.[45]

또 다른 사례에서 약 일주일 동안 지속되었던 불안은 내 분석수행자가 결코 그렇게 멀지 않은 근원으로까지 거슬러 올라갔을 때 극복되었다. 그가 몹시 미워했던 과장이 그의 과에서 젊은 의사들한테 근무시간표를 보여주면 분명히 그들이 더욱 행복해지라는 것을 그들한테 확신시켜 달라고 그에게 요청했다. 그는 몇 년간 그의 과에서 지도자 역할로부터 제외되어 있었는데 마침내 무슨 일인가를 해달라는 요청을

44) 그녀가 핑크에게 그 장면에 대해 말한 다음 차가운 감각이 사라졌고 그 장면에 대한 다른 자세한 사항을 덧붙이면서 흉통과 가슴답답이란 다른 증상이 사라졌음. 이런 신체 감각은 과거에 일어난 일의 회상이라기보다는 오히려 현재에 살아 있는 어떤 것의 반복으로 보임.

45) 그 시점에서 그것은 분석 그 자체의 산물인데, 그 여자와 내 자신 사이에서 "대화에의 참여"(『표준영역판』 II, p. 296)였고 이전에는 결코 기억하지 못했던 그녀의 개인사 가운데 본질적인 요소의 드러남이었음.

받고서 행복해졌지만 그 자신도 믿지 않는 그 일을 사람들한테 확신시켜달라는 요청에 다시금 불행해졌다. 그가 젊은 의사들에게 말하는 것을 미루면 미룰수록 그의 불안은 더욱 더 악화되고 있었다. 그는 그 일을 하고 싶지 않았지만 그가 지도자 역할을 할 수 있는 기회가 사라져 가고 지금 협력하지 않으면 다시는 그런 요청도 받지 못하리라는 것을 걱정하고 있었다. 그는 이런 형태의 지도자 역할에 연루되고 싶지 않다는 것을 알게 되었고 또한 그의 과장한테 제의를 받는 바로 그 순간부터 그것을 매우 강하게 느꼈지만 곧장 잊어버렸다는 것(달리 말해서, 그는 그것을 격리시켰음)을 인정하면서 그는 그의 과장이 요청했던 일을 하지 않기로 결정했는데 그러자 이 특별한 난제에 연결된 불안이 진정되었다.

나는 많은 증상들이 그 근원에 대해 논의함으로써 분명히 소멸되는 것은 아닐지라도 **있긴 하지면 아주 드문 증상들이 그 근원에 대한 철저한 논의 없이 제거되기도 한다는 것**을 주장하게 된다. 이제 증상의 근원에 도달하지 못하게 만드는 주요한 장애물은 환자가 치료자들에게 들려준 첫 번째 대략적인 이야기에 그들이 흔히 만족하는 일인데, 그 뒤의 이야기들이 실제로는 언제나 첫 번째 이야기보다 훨씬 더 복잡하고 상세하다는 것을 그들은 잊어버리고 있다. 프로이트는 환자로 하여금 이야기를 완성하도록 "다시 한번 강요해야" 했다는 것을 흔히 보여주곤 한다(『표준영역판』II, p. 98). 다시 말해서, 그는 "[그가 최면을 걸었던] 환자들이 병원성의(pathogenic) 의미를 지닌 모든 것을 알고 있다는 가정과 그들에게 억지로 그것을 소통하도록 강요하는 문제일 뿐이라는 가정 하에"(p. 110) 시작했다는 것을 보여준다. 환자들이 말하기 힘들거나 도덕적으로 비난받을 만한 화제라고 느끼는 것을 철저히 조사하는 것에 대한 그들 자신의 저항을 극복하도록 (프로이트의 표현처럼 "억지로 강요할" 필요가 있는 것보다 더욱 더) 크게 **격려할** 필요가 있다는 것을 망각하고서 오늘날 임상가들은 거의 하지 않는 것이다. 또한 더욱 중요한 것은 그가 환자의 상태에서 "**아무런 호전도 가져오지 못하는 이야기라면 어떤 이야기라도 불완전한 것으로 간주하는 일**에 스스로 익숙해져 있었다"(p. 79)는 것이다. 내 보기에는 이 얼마나 터무니없는 경험 법칙인가!

다른 임상가들의 슈퍼바이저인 내 경험으로 나는 환자들의 꿈이나 백일몽 혹은 환상을 가지고서 그 어떤 성과도 거둘 수 없다고 불평해대는 사람들은 바로 치료자들이라는 사실을 알게 되는데, 그들은 환자들이 이야기하는 최초의 설명보다 더 나은 정신적 생산물이 없다고 생각한다. 그들은 그 설명의 다양한 측면들을 일부러 비밀로 삼는 반면에 다른 사람들은 아마도 말하는 동안 검색하는 일이 덜 고의적인 것 같다. 환자들은 흔히 어떤 세부사항이 말할 만한 가치에 있어 "너무 엉뚱하거나" "너무나 시시하고" 혹은 "분명히 과도하게 프로이트적"이라고 말한다. 그런 정신적 생산물에 대한 다른 세부사항들이나 연상들은 환자들의 설명에서 흔히 빠져 있는데, 그들이 그것들을 인정하기가 꺼려지기 때문이다. 그때의 반응으로, 우리가 그들이 빠뜨렸던 것을 가까스로 짐작하게 되면 그들은 이렇게 반응한다. "그거 사실이에요. 저도 그렇게 생각했어요. 하지만 그것이 아니길 바랐어요." (즉, 가장 적절한 연상이나 기억이 아니길 바랐어요.)

나의 분석수행자가 나에게 꿈을 하나 이야기했는데, 꿈속에서 그는 나를 보러 오는 길에 무릎까지 빠지는 진흙탕을 힘겹게 걸어야 했다. 나는 "진흙탕이라니요?"라고 물었지만 그의 입장에선 침묵만 지키는 질문이 되고 말았다. “아무 것도 떠오르지 않아요?”라고 다시 물었다. 그는 “네”라고 답했다. 나는 그것에 대해 그가 **뭔가**를 말하게끔 권유해 보려고 “그것이 갈색이었나?”라고 물었다. 사실은 무엇이라도 상관없었다. 그 시점에서 그는 웃음을 터뜨렸고 “똥”이 마음에 떠올랐다는 것을 인정했다. 그때 함께 떠오른 생각은 그가 나와의 분석시간에 맞춰오려고 무릎 높이의 똥 속을 힘겹게 걸어왔어야 하는 것처럼 느껴졌다고 한다. 이것은 그에게 적절치 못하다는 느낌을 주었고 따라서 내가 그를 재촉할 때까지 이야기하길 꺼려하고 있었다.

우리가 과거와 현재의 꿈들로부터(혹은 이전의 것도) 중요한 이야기들을 우리에게 말해달라고 분석수행자를 권유하지 않으면 그것들의 진상을 규명할 수 있는 길이 없는데, 내가 간혹 “4성부 하모니”라고 언급하는 것에서 가능한 가장 충실한 세부사항을 의미하고 그들의 모든 목소리들(달리 말해서, 그 당시 갈등을 일으키는 모든 생각들과 감정들)을 포함하고 있다. 이것은 우리의 테크닉이 매우 유용하다는 것을 확신할 필요가 있고(프로이트의 표현대로, 환자의 과거에서 사건들의 재구성이란 힘든 작업은 “내가 내 테크닉에 대해 완벽한 확신을 가질 것을 요구했다”; p. 114n) 또한 내 느낌은 그 자신의 분석에서 과거의 사건들과 꿈들을 충분히 탐구할 만한 가치를 경험했던 것에서 그러한 확신을 얻을 뿐이라는 것이다. 오늘날 우리는 악순환과 싸우고 있는데, 그 악순환은 수련생들이 교육분석에서 4성부 하모니 속에 있는 그런 기억들을 탐구하도록 권유되는 일이 점점 더 드물어지고 따라서 훗날 그들은 분석수행자들과의 작업에서 그렇게 할 만한 가치에 대해 확신을 거의 갖지 못하고 있다.[46)]

46) 핑크는 몇몇 젊은 분석가들이 교육분석에서 얻은 것이 별로 없었다는 말을 들었는데, 그 결과 그들

분석수행자가 괴롭힘을 당해왔던 오래 지속된 증상의 근원을 우리가 가까스로 구분하게 되는 때일지라도 그 증상이 완전히 사라지는 일은 매우 드물다. 어째서 그럴까? 시간 경과에 따라 그것이 다양한 의미들을 얻게 되고 분석수행자의 삶에서 다른 수많은 사건들로부터 지지를 받아왔기 때문이다. 이전의 사건들과 이후의 사건들에 연결되는 처음의 사건은 그 관련성이 추적되고 철저히 탐구되어야 한다. 이것은 언제나 혹은 아마 흔하게도 의도적으로 수행될 수 있는 것은 아니다. 왜냐하면 분석수행자가 대개는 오로지 머나먼 간격으로 증상과 연결된 몇 가지 사건들을 기억하기 때문이다. 예를 들어, 한 사례에서 꿈에 연결되어 있고 또 다른 사례에서는 의식 속으로 떠도는 한 이름과 연결되어 있다. 그런 사례들에서 증상이 무너지는 것은 적절한 모든 연결들이 탐구되었던 꼭 한번뿐이다.

프로이트(『표준영역판』 II)는 루시 R.양의 사례를 논의하고 있는데, 환자가 증상에 대해서 또한 그 증상이 일어났던 경우들에 대해 그에게 말해줌으로써 어느 정도 호전이 일어났을지라도,

> 전체 상황에 대한 열쇠는 오로지 분석에 의해 도달하게 되는 마지막 증상에만 놓여 있었다.
>
> 이 사례에서 치료과정은 분리되어 왔던 정신적 집단[M1—M2—M3]이 한번 더 자아-의식[M4—M5—M6]과 결합되기를 강요하는 것으로 이뤄져 있었다. 이상하리만큼 성공은 행해진 작업량에 따라가지(pari passu) 못했다. 오로지 마지막 작업이 끝났을 때에만 회복은 갑자기 일어나게 되었다.(p. 124)

은 타인들을 도울 수 있는 능력에 대한 자신감을 거의 갖지 못하게 되었음.

우리는 M2와 M3이 충분히 탐구되었을지라도 M1을 찾아낼 때까지는 증상들(우울, 피로 및 푸딩이 타는 냄새와 여송연 연기 냄새를 맡았던 그녀의 느낌)이 갑자기 증발해버리는 것은 아니었다. 다른 많은 분석가들과 마찬가지로 나는 몇 년간 집중적인 작업에도 불구하고 호전이 거의 일어나지 않았던 것 같은 사례들을 보았다. 또한 매우 짧은 시간 내에 갑자기 많은 것들이 변해버린 사례도 있었다. 그런 것은 흔히 치료 작업의 특성인데, 최면을 적용하든—프로이트가 루시 R.과 작업했던 것처럼—아니든 상관없다.

이론적으로 구분되었던 한 기억이 주체에게 접근할 수 있는 기억들과의 관계 속으로 끌려 들어가자마자 그 기억은 증상의 생성을 중단하게 된다. 임상에서 그 기억이 구분된 다른 기억들과 형성해왔던 수많은 연결들도 증상형성을 중단시키기 위해서는 반드시 밝혀져야 한다.

이것은 구분된 모든 기억들이 무의식으로부터 분리되지 않을 수 있다고 말하거나, 혹은 이를테면, 무의식으로부터 완전히 빠져나올 수 있다고 말하는 것은 아니다. 왜냐하면 어떤 사람한테서 이전에 존재했던 의식과 무의식 사이의 바로 그 장벽이 사라질 수 있다는 가설을 세워야 하기 때문이다. 그러나 분석가들의 오랜 경험 덕분에, 즉 대다수의 우리가 우리 자신의 분석에 다년간을 소모해왔던 덕분에 무의식 그 자체는 분리된 모든 기억들을 완전히 비워버릴 수가 없다는 것, 다시 말해, 접근 가능한 우리의 기억 속으로 완전히 다시 흡수되지 못한다는 것이 분명해진다. 가장 잘 분석되었고 경험 많은 분석가들조차 우리의 일상생활에서—또한 우리의 진료실에서도—일을 진행하게끔 이끌어줄 수 있는 것을 우리가 알지 못하는 그 동기들이 언제나 존재하는데, 그 이유들은 우리에겐 불분명하다. 달리 말해서, 두 영역들 간의 장벽은 엄청난 탐구 이후에도 계속 존재하고 있다는 것이다.

그러나 앞으로도 유망한 것은 구분되어 왔던 최근의 기억들에 접근하는 일이 오랜 분석 과정을 거쳐 왔던 우리들 몇몇에겐 분석 이전의 상태에서보다 일반적으로 더욱 용이해진다는 것이다. 또한 개인분석을 오랫동안 쉬고 난 다음 카우치로 되돌아가지 않고서 우리가 보지 못했던 것을 보게 되는 데에 슈퍼바이저나 다른 동료들과의 작업으로도 흔히 충분하다는 것이다. 광범위한 분석 작업을 시행해왔던 우리들 몇몇은 흔히 꿈에서 깨어나서 그 꿈이 무엇에 관한 것인지 꽤나 빨리 밝혀낼 수 있다. 그러나 이것은 우리가 아무리 경험 많은 분석가라 하더라도 우리들 마음속에 진행되고 있는 모든 것을 안다고 생각하게끔 우리 자신을 속일 수 있는 그 정도가 과소평가된다는 것을 의미하는 것은 아니다!

제2장

무의식은 의식의 정반대이다

무의식은 그 자체를 어떻게 말과 증상으로 드러내 보이는가?

정반대의 생각들은 언제나 서로들 간에 밀접하게 연결되어 있고 또한 한 가지 생각은 지나치게 또 강렬하게 의식적인데 그 반대는 억압되고 무의식적인 그런 방식으로 흔히 짝을 이룬다.

—프로이트, 『표준영역판』 VII, p. 55

피억압물에 대한 접근은 단번에 획득되는 일이 드물다. 대개는 그 길을 따라 중간단계들이 필요한데, M1과 M2—M3—M4와의 사이에 있는 장벽이 부드러워지고 조금씩 스며들 수 있어야 하는 것 같다. 이 일이 임상의한테 더 어렵고 더욱 천천히 작업하게 만들지라도 분석수행자한테는 그 결과를 손으로 더 잘 만져볼 수 있게 해준다. 무의식의 내용과 갑자기 만나게 되면 분석수행자는 깜짝 놀라든가 노골적인 거부가 아니더라도 당혹감을 일으킬 것 같기 때문이다.

최면이 없었다면 우리는 어떻게 피억압물로 가는 길을 점차로 닦아나가게 되었을까? 여러 가지 다양한 방식들이 있는데, 여기에는 꿈과 백일몽, 환상, 실언, 실착행동, 등등에 대한 심층적인 논의가 포함된다. 우리는 프로이트의 작업에 대한 연구 과정에 이 모든 것들을 다루겠지만, 피억압물에 접근하는 더욱 간단한 방법들로부터 시작하려 하는데, 그 첫 번째가 부정(negation)을 통한 방법이다. 프로이트는 1924년에 「부정」이란 제목의 다섯 페이지 논문을 썼을 뿐인데, 꿈과 실착행동에 관한 대부분의 작업이 이뤄지고 나서 오랜 시간이 지난 다음에 썼던 논문이지만 그가 발전시켰던 가장 기본적인 테크닉들 가운데 하나의 윤곽을 그린 것이다. 그 논문에서 그의 논의가 초보적이라는 말은 아니다. 참으로 그것은 너무나 복잡해서 그에 대한 수많은 해석들이 제시되어 왔다(예를 들면, 라깡에 의하여 또한 철학자인 장 이폴리트에 의해). 그러나 우리는 우리의 관심을 진료의 용도에 국한시켜 그 논문이 소개하고 있던 이론적인 복잡성으로 들어가지는 않을 것이다.

부정적인 단언에서 "아니오"의 제거

억압된 이미지나 아이디어의 내용은 그것이 부정되는 조건에서 의식으로 들어가는 길을 만들어낼 수 있다. 부정은 억압되어 있는 것을 인지하는 방법이다.

—프로이트, 『표준영역판』 XIX, p. 235

우리가 정신분석 치료를 비교적 새롭게 시작한 분석수행자에게 그녀의 어머니에 대해 말해달라고 요청하자 그녀가 "글쎄요. 끔찍한 엄마였다고 말할 수는 없네요"라는 대답을 한다고 상상해보자.

우리는 "말할 수는 없다고요? 게다가 '끔찍하다'는 것이 어머니에 대해 마음속에 떠올랐던 첫 번째 단어네요"라고 말해 줄 수 있을 것이다.

그러자 분석수행자는 다음과 같은 말로 뭔가를 쏘아붙이는 것 같다. "그래요. 하지만 어머니에겐 역시 좋은 면도 있었어요. 그러니까 진정으로 그렇게 말할 수는 없는 거죠."

"그런데 당신은 아마도 어떤 점에서는 '끔찍한 엄마였나?'라고 느낄 거예요." 우리는 그녀의 목소리 어조가 그 생각에 대해 완전한 거부를 암시하지 않는다고 가정하면서 그녀의 어머니에 대한 첫 번째 반응의 앞부분(즉 "글쎄요. '**끔찍한 엄마였다**'고 말할 수는 없네요.")을 정확히 인용함으로써 계속하게 될 것이다.

이런 식으로—또한 정확한 대화들은 물론 내가 여기서 제공했던 특별한 대화들과는 전혀 다른 것일 수 있는데—우리는 그녀의 어머니에 대해 말해 달라는 우리의 요청에 따른 대답으로서 그녀의 마음속에 떠올랐던 형용사("끔찍한")를 강조하게 된다. 이때 그녀가 그것을 수식했던 방법에는 커다란 신빙성을 부여하지 않았다. 달리 말해서, 우리는 그녀가 그렇다고 하든 혹은 아니라고 하든, 더하기를 하든 빼기를 하든, 그 앞에 양화사(quantifier)를 둘 수 있었다는 사실을 액면가 그대로 취하지 않는데, 다시 말해, 그녀의 어머니가 끔찍하지 않았거나 항상 끔찍했거나 결코 끔찍하지 않았거나 간혹 끔찍했거나 지독하게 끔찍했거나 매우 끔찍했거나 혹은 오직 약간 끔찍했을 뿐이라고 그녀가 말했는지 그 여부가 아니라는 것이다. 이 문맥에서 프로이트의 중요한 기여는 우리가 분석수행자들에게 자유연상을 권유할 때—다시 말해, 우리가 던지는 질문에 답하여 마음속에 갑자기 떠오르는 첫 번째 것을 말하게 될 때—그저 순식간의 고려일망정 생각해보면 그들이 아마도 부정하길 원하게 되리라는 것이 흔히 그들한테 일어난다고 말한 것이다. 갑자기 그들의 마음에 떠오르는 것은 (더 길거나 더 짧은 일련의 고리로서) 무의식과 연결된다는 가설을 세우게 되고, 또한 그것이 부정된다면 그들에 의해 말로서 그것이 제기될 수 있을 뿐이다. 즉 "나는 '끔찍한 엄마였다'고 **말할 수는 없네요**." 그것이 부정된다면, 그것은 그들에 의해 언급될 **수 있는데**, 그들이 그러한 부정들에서 수상한 것을 알아차리지 못하기 때문이다. 달리 말해서, 그들은 특히 이와 같은 부정적인 주장을 함으로써 어떤 것을 드러내고 있다는 것도 믿지 않는다.

업무의 일상적인 과정에서 정신분석가 이외에는 사람들이 그런 부정적인 주장 속에서 의심스러운 것을 거의 보지 못하는 것 같다. 적어도 개인적인 관심이 높아질 때까지는 보지 못한다. 예를 들어, 고위층의 정치가가 "중동지역에서의 전쟁이 잘못되고 있다는 것을 말할 수는 없어요" 혹은 "경제가 형편없이 돌아가고 있다고 말하려는 게 아니죠"라고 말할 때, 청중 가운데 몇 사람은 대개 그 정치가가 왜 그렇게 말했을까 하고 의심을 품기 시작한다. 즉 일들이 그처럼 순조롭게 진행되어 간다면 그 정치가는 어째서 그처럼 부정적인 것 대신에 "경제가 매우 잘 돌아가고 있다고 말하게 되어 행복합니다"와 같은 긍정적인 것을 말하지 않았을까 하는 것이다. 어떤 CEO가 "지난 4분기 우리의 실적은 비참하지 않았습니다"라고 말할 때 어떤 투자자들은 아마도 그 회사가 잘 되어가고 있었다면 기업의 우두머리가 어째서 "비참한"과 같은 단어를 언급하게 되었는지 의아하기 시작하게 된다. 그와 비슷하게 여러분의 배우자에게 오늘 일이 어떻게 되어 가느냐고 묻자 그녀는 "나는 하루 종일 내 책상 앞에서 떠나지 않았어요"라고 답한다고 하자. 그러면 여러분은 그녀가 하루 종일 책상 앞에서 일하는 것 이외의 다른 일을 하고 있을 거라고 여러분이 의심한다는 것을 결코 암시하지 않았다면 그녀가 왜 그렇게 말했을까 하고 의아해 할 수도 있다. 참으로 그녀가 그날 하루 일에 대해 말할 수 있었던 모든 것들 중에서 여러분이 그녀를 비난하지 않았는데도 그녀는 **그것**을 여러분에게 말할 필요를 느꼈던 이유에 대해 여러분은 의아하기 시작할지도 모른다. 말하자면, 직장에서 농땡이 부린다거나 여러분의 등 뒤에서 어떤 사람과 정사를 갖는다든가! 커다란 위험이 도사리고 있을 때 사람들은 본능적으로 정신분석가들처럼 의심스러워하는 것 같아 보인다.

프로이트의 천재성은 우리의 분석수행자가 자신의 어머니에 대해 말할 수 있는 모든 것들 가운데 "끔찍한"이란 특별한 형용사를 선택한 이유가 뭔지 궁금해 하는 것이었다. 어머니는 온화하거나 냉정하고, 사랑해주든가 앙심을 품기도 하고, 재미있거나 시무룩할 수도 있다. 어머니는 공평하거나 불공평하고, 자녀들을 편애하든가 무시할 수도 있다. 또한 어머니는 여러 시간에 따라 무수히 다양한 특성을 보이기도 한다. 그러니까 어째서 이 특별한 단어를 선택하게 되었을까? 왜 이런 특별한 선택이 이뤄졌을까? **프로이트의 접근방법은 분석수행자가 가장 중요한 것이라고 말하는 모든 것을 고려하는 일이다.** 그것은 분석수행자가 말하는 것을 대개 스스로 중요시하는 방법과는 매우 다르다. 그녀가 어떤 사람을 묘사하면서 사용했던 특별한 용어에 대해 질문을 받을 때 그녀는 즉각적으로 그 용어를 바꾸고 부드럽게 만들거나 철회까지 하기 때문이다. **프로이트는 철회에 신빙성을 부여하지 말라고 가르친다**(우리는 역시 이것을 초서의 유명한 「철회」에 적용해 보게 된다!).[1] 분석수행자가 어떤 것을 말할 때 그것을 서둘러서 한정하거나 누그러뜨

1) 초서의 철회(retraction)는 『캔터베리 이야기』의 마지막 부분인데, 거기서 초서는 그의 앞선 작품들에나오는 이런 저런 부분의 저속함과 무가치함에 대해 용서를 빌며 그의 죄에 대한 사면을 구하고 있음.

릴 때일지라도 그것이 유효해지도록 허락되어야 한다.

부정하기는 앞으로 더 나아가려는 시도이고, 어떤 것이 입 밖에 나올지라도 그것을 철회하려는 시도이다.[2] 여기서 벌어지는 일을 표현해내는 프로이트의 방식은 어머니에 관한 특별한 생각이 분석수행자한테는 삭제되어 말하기 쉬워질 뿐이다. 말하자면 그것 위에 커다란 X자를 써서 그것을 지우는 방식이다. 그녀의 어머니가 끔찍했다는 생각은 분석수행자의 의식으로부터 변장된 다음 마음에 떠오를 뿐이다. 다시 말해, 그것이 그녀의 진정한 감정을 드러내는 것으로 그녀한테 인식되지 않는 한에서만 그렇다는 것이다.(우리가 잠시 보게 될 것처럼 생각들은 부정뿐만 아니라 다른 방식으로도 변장된다.) 그녀는 "끔찍한 엄마였다고 말할 수 없네요"와 같은 부정적인 단언으로서 자신의 느낌에 대해 말하려는 것을 이야기하고 있지 않다. 오히려 그녀는 진정한 주장을 하고 있는데, 달리 말해서, 그녀가 진실을 이해하는 대로 그 진실을 진술하고 있는 것이다.

분석수행자가 진실을 개념화하는 것처럼 그 개념에 도달해 보려고 시도하면서, 그녀는 "**내가** 어머니는 끔찍했다고 생각한다는 것을 알고 있지만, 어머니는 항상 자신이 위대한 어머니라고 주장했고, 또 누나와 형도 역시 어머니가 위대했다고 생각해요"와 같은 것을 흔히 말하게 되더라고 했다. 여기서 그 환자가 어머니에 대한 자신의 느낌을 무시하는 이유는 그 느낌이 "객관적으로 진실한지" 확신이 서지 않고, 그녀의 생각으로는 그것은 "단지 주관적인" 것이고, 어머니에 대한 그녀

2) 프로이트의 표현은, 마치 그 환자가 그의 꿈속의 여인이 누구냐는 질문에 대한 답변으로 "이 사람에 대해 생각하면서 내 어머니가 마음속에 떠올랐던 것이 사실이지만 그 연상을 인정하려는 마음이 들지 않아요"라고 말했던 것 같다고 함(『표준영역판』 XIX, p. 279).

자신의 오해이거나 그릇된 설명이라고 생각한다. 프로이트는 이런 관심사에 대해 "판단"이라는 것의 기능들 가운데 하나로서 말하고 있다.[3) 우리 자신의 마음속에 찾아낸 어떤 생각(idea; 프로이트는 이것을 표상 Vorstellung이라 부르고 스트레이치는 presentation 또는 representation으로 번역함)이 우리 자신들의 밖에 있는 어떤 것, "실재적인" 어떤 것에 일치하는지(『표준영역판』 XIX, pp. 236-237) 그 여부를 알아내도록 우리는 시도해본다.

여기서 분석수행자는 어머니가 끔찍했는지 그 여부에 대한 질문이 일각수의 존재 여부에 대한 질문처럼 단순하다고 믿는 것 같다. 우리는 우리 마음속에 일각수에 대한 생각과 그림을 갖고 있지만 경험과 조사연구로는 아무도 실제로 살아 숨 쉬는 일각수를 본 일이 없었음을 보여준다. (이것이 아무도 그것과 조우하지 못할 것이라는 절대적인 증거를 구성하지는 못한다.) 이런 이유로 일각수는 존재하지 않는다느니 일각수는 "그저 우리 머릿속에" 있다는 것이 꽤나 뻔할 정도로 명백해 보인다.[4)]

그러나 어떤 것이 심리학적 영역에서 실재적인가를 결정하는 일은 훨씬 더 어려운 문제를 제기한다. 만일 나의 형제자매들 가운데 두 사람이 어머니가 훌륭한 부모였다고 생각한다면 어머니에 대한 내 자신의 느낌보다 더욱 진실하고 더욱 실재적인 것일까? 그들이 잘못 알고 있는 것은 아닐까? 아마도 그들은 어머니가 좋은 사람이라고 주장했을 때 자신에 대한 어머니의 이야기를 그저 받아들였던 것일까? 혹은 아마도 그녀는 나보다 그들을 더 좋아하면서 실제로 나한테보다도

3) 판단에 관해서 그는 철학자인 프란츠 브렌타노의 저술에 의지하고 있음.
4) 유전적 이상으로 외뿔 사슴이 2008년에 이탈리아에서 태어나긴 했음.

그들한테 더 나은 어머니였을 것이다. (혹은 어머니를 화나게 했던 것은 어머니가 나한테 인색하게 대해주는 것—예를 들어, 내가 바라보고 행동하는 방식에 관한 것—이 나에게 있었을까?) 분석수행자들은 특히 우리 작업의 초기에 그들의 부모들과 형제자매들, 배우자와 친구들의 "정확한 초상화"라고 믿었던 것을 보여주는 일에 관심을 갖는데, 그들 가운데 하나는 그 사람에 대한 그들 자신의 주관적인 경험에 의해 영향을 받지 않거나 혹은 적어도 "과도한 영향"은 받지 않고 있다.

그런데도 분석가로서 우리의 관심사는 환자의 어머니가 좋은 부모였다고 얼마나 많은 사람들이 생각하는지 저울질하는 것이 아니고 나쁜 부모가 추정상 객관적인 평가를 얼마나 많이 내놓는지 따져보는 일도 아니다. 우리의 관심사는 가능한 모든 방법으로 분석수행자의 어머니에 대한 경험을 탐구해가는 것이다! 그렇게 하기 위해서 우리는 흔히 분석수행자가 현실을 측정하고 프로이트의 명칭인 그녀 자신의 "정신적 현실"[5]에 초점을 맞추도록 권유하게 되는 객관적 기준척도를 찾지 않게끔 열심히 작업해야 한다. (이것은 정신분석과 인지행동요법이 각자의 길을 가게 되는 지점이다. 즉 인지행동요법 치료자들은 현실을 직접적이고 객관적으로 알 수 있다고 주장하며 그들의 환자들도 똑같이 알도록 가르칠 수 있다고 주장한다.) 따라서 우리의 분석수행자들은 침묵에 빠지게 되고 우리는 그녀의 마음속에 뭐가 진행되고 있는지 묻게 된다. 그녀의 대답은 이렇다. "내 어머니에 대해 우리가 말했던 것을 생각해보고 있었어요. 더욱 반성해보니까 어쨌든 어머니가 그렇게 나쁘지 않았다고 생각돼요." 이것은 또 다른 부정이다. 우리는 어머니에 대

5) 예를 들어, 『표준영역판』 V, p. 613, 『표준영역판』 XVI, p. 368 참조.

해 그녀가 생각하는 것들 하나하나가 그 나름대로 중요하다고 주장하며 또한 그것은 반드시 그녀가 어머니에 대해 생각하는 유일한 것은 아닐지라도 그것이 즉각 묵살되면 안 된다고 주장할 필요가 있다.

그러한 부정적인 방식으로 명시되는 생각들은("나는 x라고 생각하지 않아요." 혹은 "나는 그녀가 *x*는 아니라고 생각해요.") 반드시 우리를 직접 무의식으로 데려가는 것은 아니지만, 그런 생각들은 흔히 우리를 올바른 방향으로 이끌어 주는 데에 엄청나게 유용하다. 또한 분석수행자가 그 자신의 부정들(denials and negations)을 듣는 일과 그들이 감추는 것을 의심해보는 일에 더 많이 맞춰갈수록 무의식과 의식 사이의 장벽이 더욱 더 투과될 수 있는 것 같다.[6)]

변장시킨 무의식적 생각들

나는 그것이 좋게 느껴졌다고 말하고 싶지 않구요…

—어떤 분석수행자

여러분한테 떠올랐던 한 가지 생각을 지워진 채로 내놓게 되는 것은—즉, 그것을 부정하는 한—그 생각을 변장시키는 수많은 방법들 가운데 오직 한 가지일 뿐이다. 이제 그렇게 하는 두 번째 방법으로 가보자.

여러분과 얼마 동안 함께 작업해왔던 한 분석수행자가 어떤 여

6) 나파 밸리의 반항적인 포도주 양조자인 라즈 파르(Raj Parr)는 근처 이웃의 포도주 제조자들과는 매우 다른 방법을 채택하면서, "와인 세계를 차지하는 것은 싸움이 아닙니다"라고 말했다는데, 그 말이 무엇을 뜻하는지 어느 누가 짐작했을까? 사람들은 "그가 바보라고 나는 생각하지 않는 것은 아니에요"처럼 흔히 이중부정이나 삼중부정까지도 사용하는데, 그들은 의식적으로 말하려 했던 것의 정반대의 말로 끝내기 때문에 분석가들은 그들의 문법을 주의 깊게 들여다봐야 함.

성이 나오는 꿈을 꾸었다고 상상해보자. 여러분이 꿈 이야기 속에서 정체불명의 이 여자에 대해 그에게 묻게 된다. 그는 (즉각적으로 혹은 잠시 멈췄다가) 이렇게 대답한다. "선생님은 그 사람이 내 사촌이라고 생각하는 게 틀림없군요."[7] 만일 분석에서 모든 것이 그때까지 사촌을 중심으로 돌아가고 있었다면 그는 특히나 대답하지 않게 된다. 그러나 만일 그 사촌이 그의 인생에서 몇몇의 중요한 행위자들 가운데 하나일 뿐이었고, 분석에서 논의된 다양한 사람들 가운데 하나라면 그 사촌이 마음에 떠올랐다는 사실은 밑줄이 쳐져야 된다.

그가 그 생각을 여러분의 생각으로—즉, 그의 생각이 아니라 여러분의 마음속에 떠올랐던 것으로—생각한다는 사실은 "예"이거나 "아니오", 플러스이거나 마이너스, 다시 말해 우리가 앞에서 봤던 양화사와 비슷한 것으로서 그 생각 자체에 유용한 것이라면 조금도 첨가되지 않을 것이다. 그것이 우리에게 말해주는 것은 그가 그 생각을 여러분의 것으로 보기 때문에 그의 사촌이 오직 마음속에(즉, 의식에) 떠오를 수 있을 뿐이라는 것이다. 아니면 그의 사촌이 마음속에 떠올랐고 그 생각이 즉각적으로 불안하게 만들었기 때문에 그는 그 생각이 그의 마음에 떠오른 것을 수상쩍고 엉큼한 여러분의 마음 탓이라 믿는 결과로 봤던 것이다. 전자의 경우에 프로이트의 가설은 그의 사촌에 대한 생각이 일상적으로 "검열되어" 왔을 것이라고 할 것이다. 여기서 검열된다는 것은 무의식과 의식 사이의 장벽에 의해 마음속에 떠오르는 것을 막아버리는 것이지만, 그 생각을 여러분의 것으로 보기 때문에 마음속에 떠오를 수 있었다는 것이다. 후자의 경우에 검열은 그 사실 후에(즉, 그의

7) 프로이트에 따르면 부정(negation)은 "억압의 들어올리기Aufhebung"(『표준영역판』 XIX, p. 236)로서 영어로는 "a lifting of the repression"으로 번역됨.

사촌이 마음속에 떠오른 후에) 작동되는데, 여러분한테로 투사되었던 무의식적인 생각보다 전의식적인 생각일 가능성이 더 컸던 것으로 되어 가고 있다.[8)]

두 가지 경우 모두에서 분석수행자한테—더욱 기술적인 프로이트의 용어로는 그의 자아나 초자아에 의해—못마땅하게 여겨지던 생각들이 마음속에 떠오를 수 있고(전자의 경우) 그것들이 거부되는 조건에서 말해지게 된다(후자의 경우). "그런 일은 나에겐 결코 일어나지 않았을 건데, 그건 다만 선생님이 생각하게 될 그런 것일 뿐이죠"라고 분석수행자는 주장하는 것 같아 보인다. (프로이트는 그의 환자들이 간혹 다음과 비슷한 것들을 말하게 된다고 한다. "어떤 일이 지금 내게 일어났지만 선생님은 그것을 분명히 내 머리 속에 넣어두는군요." 혹은 "내가 답해줄 것으로 선생님이 기대한다는 것을 나는 알고 있어요. 물론 선생님은 내가 이런 저런 것을 생각했다고 믿는 거죠"; 『표준영역판』 II, p. 280).

투사는 무의식적 생각을 변장시키는 데에 엄청나게 중요한 방법이고, 우리는 사람들이 주위사람들에게 해대는 다양한 비난 속에서 그것을 보게 된다. 자신을 속인다고 그의 아내를 매우 공격적으로 비난하는 남편은 (제1장에서 우리가 봤던 것처럼) 대개 그의 아내를 가장 지속적으로 속여 왔던 사람이거나 혹은 적어도 그렇게 했다고 환상하는 사람이다. 그는 그녀를 비난함으로써 그 자신의 자기비난을 회피하거나

8) 대부분의 환자들이 억압을 따르고 있어서 특정한 사물들을 기억할 수 없거나 거기에 연결된 정동을 기억할 수 없음. 따라서 분석에서 특정한 사물이나 감정을 드러내 보이기 위해 불가피하게 투사를 사용함. 분석가는 환자들이 투영해 볼 수 있는 거울 같지 않아야 하기 때문에 프로이트는 "분석가가 자신의 환자들한테 불투명해져야 한다"(『표준영역판』 XII, p. 118)고 말함. 환자들이 분석가에 대해 아는 것이 적을수록 더 많이 투사할 수 있다는 것임.

완화될 것을 희망하고 있다. 자신의 아내를 "난잡한 여인"처럼 생각하고 취급함으로써 그는 관심을 그 자신의 추잡한 행동으로부터 멀리 전환시키고 자신이 도덕적으로 그녀보다 우위에 있다고 스스로 확신하려 하는데, 마음속으로는 그가 그녀보다 엄청나게 열등하다고 믿는 것이다. 자신의 고용주가 견딜 수 없을 만큼 권위주의적이라고 매우 맹렬하게 비난하는 종업원은 흔히 그 스스로가 훨씬 더 권위주의적이지만 그것을 거부하고 있다.

부정의 경우에서와 마찬가지로 **투사의 경우에도 우리 분석가들은 생각의 내용 그 자체보다 그 생각을 일으킨 사람에 대하여 훨씬 적은 관심을 보여주게 된다.** 분석수행자의 사촌이 마음에(어쨌든 누군가의 마음에) 떠오르게 되었는데, 그렇게 해서 우리는 그것에 대해 말하도록 그에게 권유하고 있다. 분석수행자가 누구에게 말하든 상관없이 속임수가 마음에 떠오르는 것은 속임수를 행하고 있는 것인데, 그래서 우리는 속임수를 논의하도록 그를 권유하게 된다.

수상한 주장들

내가 방금 그것을 이야기했다는 것이 믿어지지 않아요.

—어떤 분석수행자

사람들은 자주 자신들이 그렇게 하고 있다는 생각도 없이 그 자신의 의도를 신호로 내보이는 그 정도에 대해서 전혀 모르고 있다. 어떤 사람이 여러분에게 "저는 무례하려는 의도가 없는데, 하지만…" 이라고 말할 때 여러분은 그 남자나 그 여자가 무례하려고 한다는 것을 매우 확신할 수 있게 된다. 누군가가 "비판하려는 의도가 없지만…"이라고 말할 때 여러분은 그 남자나 그 여자가 여러분에게 다소 혹독한 비판을 착수하려 한다는 것을 꽤나 크게 확신할 수 있다.[9)]

길거리에서 만난 어떤 유명한 남자는 자신의 의도에 대해 부인한다는 것이 그가 말하려고 하는 것에서 무례나 비판의 출현을 제거하는 것으로 충분하다고 믿는 것처럼 보인다. 반면에 그것은 단순히 그가 표현하고 싶은 것이 무례하고 비판적으로 지각될 것 같다는 것을 그 자신이 잘 알고 있다고 알려줄 뿐이다. 그는 그런 지각을 그의 부정으로 약화시키거나 제거하고—말하자면, 그것을 도중에서 가로채고—싶어 할 것이다. 그런데도 그 자신은 시작하기도 전에 그것을 표면화해서 중요한 어떤 것을 말하려고 한다는 사실을 우리에게 알려준다. 그가 어떤 것을 경시하려고 더욱 크게 노력할수록 그는 더욱 더 우리의 관심을 그것에 끌어들이고 우리의 귀를 쫑긋 세우게 한다.

그러한 **부인**들이 언제나 엄밀히 부정적 방식으로 구성되는 것은 아니라는 점을 주목해야 한다. 내 분석수행자들 가운데 한 여자가 "재미없는 꿈"[10)]이나 "유치한 작은 꿈"을 꾸었다고 간혹 말해주곤 했는데, 그녀의 의식적인 의도는 꿈의 중요성을 경시하려는 것이다. 그러나 꿈의 중요성을 최소화하려는 그런 시도들은 설사 불필요하다 하더라도 극히 드문 일이다. 그것들은 대개 다음과 같은 사실을 신호로 알려준다. 즉 분석수행자는 꿈에 괴롭히는 것과 당황케 하는 것이 있고 우리의 관심을 그것으로부터 전환시키고 싶어 하거나 우리가 그것에 대

9) 미국의 남부에서는 뒤에 "안됐지만"(Bless his heart)이란 말을 덧붙이면 거슬리는 말도 쉽게 용인된다고 함.

10) 악의 없는(innocuous)에서 "in"은 일종의 부정사로서 유독함(nocuousness or noxiousness)을 부정하게 됨.

해 깊이 생각하지 말아야 한다고 넌지시 말해주는 것을 알아차렸다고 한다. 분석수행자들이 잠시 동안 침묵에 빠질 때와 그들의 마음에 무슨 생각이 일어나고 있는지 우리가 물어볼 때 이런 사례들이 더욱 흔해지긴 하지만 그들은 "아무 것도 없어요"라고 대답한다. 만일 우리가 아무것도 없다는 말을 반복해서 물어보는 억양으로 질문하기를 집요하게 계속한다면 그들은 흔히 "네, 아무 것도 없어요. 그저 어리석은 것일 뿐"이라거나 혹은 "그냥 어떤 평범한 생각"이라고 답변한다. (프로이트는 그의 환자들이 흔히 "지금 어떤 생각이 떠올랐어요. 하지만 그 주제와는 아무런 관련이 없네요"라고 말하리라는 것을 넌지시 알려준다. 『표준영역판』 II, p. 279). 만일 마땅히 그래야하는 것처럼 우리가 그런 "어리석은" 생각이나 "하잘 것 없는" 생각에 대해 분명히 설명하도록 그들에게 권유한다면, 그것이 사실은 전체 분석시간 과정에서 그들이 말하는 가장 중요한 것들 가운데 하나라는 것을 우리는 흔히 알게 된다. 이것은 라깡으로 하여금 우리가 그러한 "분석을 시행하는 어리석음들"과 관련된다고 말하게 했던 그것이다(『세미나 XX』, pp. 11-13). 그들의 마음속에 불쑥 나타나는 첫 번째 것—즉, 자유연상—은 흔히 무관해 보이거나 난데없거나 혹은 앞뒤가 안 맞는 것처럼 보이며, 비록 많은 분석수행자들의 첫 번째 성향이 마치 그들한테 그 일이 전혀 일어나지 않았던 것처럼 그것을 완전히 무시할지라도 그것은 정확히 분석이 진전되어 가기 위해 반드시 말해져야 하는 것이다.[11]

11) 나의 분석수행자는 그의 어머니가 일주일 동안 그의 집에 찾아와 계셨는데, "데이트가 있다"고 말했지만 실은 여자 친구가 없었음. 그렇게 말하고는 잠시 침묵에 빠져서 "지금 마음속에서 무슨 생각을 하고 있나요?"라고 묻자, "왜 그런지 모르겠지만 '어머니로 하여금 질투를 느끼게 한다'는 말이 거의 입 밖에 나올 뻔했어요." 그가 망설였던 까닭은 그 순간에 이전까지도 어머니가 그렇게 느끼도록 하고 싶은 생각이 없었고 따라서 그 말은 아무런 의미도 없었기 때문임. 이럴 때 분석수행자

또 다른 내 분석수행자는 흔히 치료의 한 시점에서 "늦어서 미안합니다"라는 진술로 분석시간을 시작했다. 일상생활에서 그러한 진술을 입 밖에 내는 것은 그의 지각이 일상적이라기보다는 예외적일 때 자신의 지각에 대해 **사과하는** 것이 된다. 그것은 어떤 일을 하기 위해 계획된 말이다(달리 말해서, 그것은 "발화행위"이다).[12] 이 경우에 그것은 흔치 않은 지각에 대해 **사과하는** 것이고 앞으로는 더욱 제시간에 맞추는 모습으로 되돌아가겠다는 **의도를 표현하는** 것이다. 그러나 내 분석수행자에 의한 이 진술의 반복은 의도된 마무리가 전혀 없는 사과를 암시해주는데, 왜냐하면 그 다음 분석시간에도 역시 지각했기 때문이다.

"늦어서 미안합니다"라는 동일한 상투적인 사과가 뒤따르는 그런 수많은 지각 이후에 나는 "미안해요?"라고 물었다. 분석수행자는 그런 일상적 발화행위에 대한 이런 색다른 반응에 무척 놀랐고, 따라서 나는 계속해서 이렇게 물었다. "지각한 것 때문에 미안하다고 확신해요? 만일 그것에 미안하다면 그처럼 자주 지각하지 않겠다는 것을 확실히 보장하려고 애쓰지 않을까요?" 그 덕분에 분석수행자가 나로 하여금 그의 부재중에 그에 대해 생각하게끔 만든다고 믿는 것을 회피하고 내가 기다리게끔 하려는 것을 회피하는 것처럼 보였던 것에 대해 길

는 그런 말도 안 되는 것들의 특징을 어리석고 엉뚱하며 난데없는 것이라고 하지만 분석가는 분석중에 그런 일을 세심히 살펴봐야 한다는 것임.

대부분의 신경증 환자들은 터무니없거나 중요하지도 않고 완전히 어리석다고 생각되는 수많은 것들이 마음속에 떠오를 때 걸러내 버리고 자기-감시 능력을 발휘하게 됨. 이런 것을 악의라든가 저항으로 볼 필요가 없음. 상류사회의 사회적 관습으로는 자기-감시 능력을 익혀야 하고, 분석수행자들도 마음에 떠오르는 수많은 것들을 말하지 않는 것이 몸에 밴 습관처럼 되어 있는데, 분석가는 그런 습관을 깨주려고 함. 특히 자유연상에서 마음에 떠오르는 모든 것을 말해달라고 한두 번 말해주는 것으로는 충분치 못함. 분석수행자가 가능한 한 자유롭게 연상하도록 도와주는 것이 분석가의 일이어서 잠시 침묵하는 동안 무슨 생각이 그의 마음속에 흘러갔는지 묻게 됨. 라깡은 환자의 자유연상을 제대로 도와주지 못하는 것은 치료과정에 대한 분석가의 저항이라고 생각함.

12) J.L. Austin(1962)과 J. Searle(1969)참조.

고도 유익한 논의로 이끌어 갔는데, 내가 기다리는 동안 그는 그로 하여금 분석시간에 늦도록 만든 것으로 알았던 어떤 것을 읽거나 시청하는 일종의 비밀스런 쾌락을 몰래 즐겼던 것이다.[13)]

자신의 실제적인 의도들을 감추려고 계획된 듯이 보이는 부인은 따라서 긍정적으로("나는 … 미안해요") 또는 부정적으로("… 잔혹해지려고 의도하진 않아요") 나타날 수 있지만, 정신분석을 공부한 세심한 대화자는 그것을 액면가 그대로 받아들이지 않을 것이다. 모든 분석수행자들은 각자 사물들을 표현하는 그 나름대로의 방식을 갖고 있는데, 그것들을 경시하거나 관심을 다른 데로 옮겨놓거나 혹은 그것들을 감추려 하기 때문이다. 또한 분석가는 위장하려고 고안된 것을 없애고 밝히기 위해 각자의 수사학적 유형에 친숙해져야 한다.

어떤 분석수행자들은 되풀이해서 주장하는 것을 반복해가는 습관을 지니고 있는데, 예를 들어, 한 분석수행자는 나와의 처음 몇 번의 분석시간에 "내 집안에 있는 모든 것은 컸어요"라는 주장을 연달아 세 번씩이나 반복했다. 이래서 우리는 그들이 누구한테 확신을 시키려 하는지 의심되기 시작하는데, 그들 자신인가 아니면 우리들인가? 그들이 진술하고 있는 것을 확신하게 된다면 어째서 그들은 그렇게 자주 반복할 필요를 느낄까? 우리들을 확신시켜서 스스로 확신하려는 것일까? 긍정적인 주장의 끈질긴 반복은 부정의 낌새를 보이기 시작하고, 어떤 분석수행자들이 부정을 내보이는 습관적인 방식처럼 보인다(다시 말해, 그들은 실제로 모든 것이 매우 컸다고 믿지 않지만 그랬기를 소망한다).

13) 분석수행자가 분석시간에 늦는 그밖의 이유는 수없이 많음.

모든 두려움(혹은 걱정이나 관심)이 소망을 덮어 가린다

어떤 분석수행자들은 그들이 사실상 해치고 싶은 어떤 사람에 대해 걱정하고 있다는 것을 자주 알려주고 있다. 나는 분석수행자들이 그들의 아버지(또는 그들과 가까운 다른 사람)의 상태에 대해서 "걱정하든가" 혹은 "두려워" 했다고 말하는 것을 몇 번이나 들었는지 그 횟수를 세어보기가 곤란해질 지경이다. 예를 들어, 그들의 아버지가 아무런 심장질환도 없고 그 가족한테도 심장병의 내력이 없었을 때 그 아버지가 심장발작을 일으킬까봐 걱정하든가 두려워하는 것이다. 그러한 경우에, 즉 그들의 아버지가 좋지 않은 건강상태와 커다란 스트레스에 놓여 있는 것이 분명한 그런 경우가 **아닐** 때, 그들의 아버지한테 나쁜 일이 벌어지든가 혹은 그 아버지가 단순히 사라질 것 같다는 분석수행자들의 소망은 다소간 자동적으로 걱정이나 관심, 불안 혹은 두려움으로 변장된다. 이런 분석수행자들이 그들의 아버지가 죽길 바라는 것을 의식하게 되는 경우는 아니지만, 그런 소망을 공개적으로 표현하는 것을 받아들일 수 없다는 느낌 때문에 그런 소망이 달리 표현되는 길을 의도적으로 택하게 한다. 오히려 그들은 다만 걱정이나 스트레스, 관심 혹은 두려움을 의식하게 되는데, 달리 말해서, 그들 주위의 모든 사람들과 비슷하게 그들도 그렇게 될 것처럼 보이듯이 그들 자신의 정동 경험에 의해 똑같이 속아 넘어간다.

이것을 가능한 한 평범하게 표현해보면, 그런 분석수행자들은 그들의 아버지가 죽기를(혹은 적어도 크게 손상되기를) 바라는 무의식적인 소망을 갖게 된다. 따라서 그들은 아버지에 대해서 전혀 생각하지 않든가, 또는 그들이 생각한다면 오로지 왜곡되고 변장된 형태로 생각할 뿐이다(『표준영역판』 IV, pp. 259-261, 266-267). 억압되어 왔던 것은 분명히 한 인간으로서 그 아버지 자신이나 "아버지"라는 단어가 아니라 오히려 아버지에 대하여 그들이 갖고 있는 특별한 소망이거나 생각이다. 그림 2-1(또한 다른 곳)에서 나는 소망이 가로줄이나 장벽 밑에 놓임으로써 억압된다는 사실을 표현하고 또한 의식적인 것을 가로줄이나 장벽의 위에 놓아둠으로써 매우 다른 것이 의식으로 되어간다는 사실을 표현하고 있다.

$$\frac{\text{나는 아버지가 죽을 수도 있어서 걱정된다}}{\text{나는 아버지가 죽기를 소망한다}}$$

그림 2-1

그렇지 않으면 이것은 우리가 제1장에서 억압(혹은 격리)이라 표현했던 그 방식으로 표상될 수 있다.

나는 아버지가 죽기를 | 나는 아버지가 죽을까봐
소망한다 걱정된다.

여기서 우리는 내 아버지와 관련된 어떤 생각이나 정동이 마음에(즉, 인식이나 의식에) 떠오를 뿐이라는 것을 보게 되는데, 생각과 정동은 둘 모두 변화를 수행했기 때문이다. "소망"은 "걱정"으로 대체되었고, 또한 내가 아버지한테 느끼는 분노는 나로 하여금 그가 죽기를 소망하게 만드는데, 그 분노가 불안이나 관심으로 변형되었다. 내 정동의 강도는 동일한데, 달리 말해서, 느낌의 분량은 장벽의 양쪽에서 동일하다는 것이다. 그러나 나한테서 공포와 불안은 내 아버지에 대해 갖는 험악한 죽음 소망보다 그 못마땅한 느낌이 훨씬 적은 것처럼 보인다.

소망을 걱정이나 관심, 불안 혹은 공포로 옮겨가는 그러한 변형은 매우 흔한 일이라서 **그것은 정신분석에서 실제로 분석수행자가 적어도 어떤 소망을 잠재적인 외피로 덮어 가려 표현해내는 모든 공포나 걱정, 관심 혹은 불안을 고려하게 되는 유용한 경험법칙이 된다.**[14] 우리는 증상형성을 고려할 때 이것에 관한 프로이트의 진전된 논의 쪽으로 향하게 된다. 왜냐하면 프로이트가 중대한 가설을 진술하고 있기 때문인데, **인간의 도덕적 양심에 따라 부적절하거나 비양심적인 것으로 여겨지는 모든 감정이 불안으로 변형될 수 있다**는 것이다. 진실로 불안은 감정의 보편적인 흐름이고(『표준영역판』 XVI, pp. 403-404), 자기 비판적인 기능들(자아 혹은 초자아)에 의해 억제될 때 모든 감정들이 불안으로 변할 수 있다는 것이다. 따라서 불안은 액면가 그대로 받아들여서는 안 된다. 오히려 언제나 자가 검열되고 있는 다른 어떤 감정의 잠재적인 표시자로 여겨야 한다(『표준영역판』 IV, pp. 266-267, 및 『표준영역판』 X, p. 162).

프로이트는 쥐인간의 사례에서 사물들이 보이는 것의 정반대가 된다는 대체로 보편적 규칙을 진술하는 데까지 진전되어 있다. "무의식은 의식의 정반대이다(The unconscious is the precise contrary [i.e,, the exact opposite] of the conscious)"(『표준영역판』 X, p. 180). 이 규칙

14) 이 말은 그러한 말을 포함한 명확한 어구가 반드시 어떤 소망을 덮어 가린다는 것을 의미하지 않음. 예를 들어, 여러분이 가고 싶지 않은 파티에 초청을 받았을 때 그 반응으로, "바로 그때 시골에 가 있을까봐 두렵네요." 이 어구는 실제로 두려움을 표시하지 않음. 걱정과 소망 간의 관계는 『표준영역판』 IV, pp. 266-267.

은 세상을 보는 우리의 습관적인 방식에 위배되고, 또한 많은 임상가들이 처음에는 그것을 파악하는 데에 힘든 시간을 보낸다(이념의 정치적인 이용에 익숙해진 사람들은 이런 일에 대해 힘든 시간이 적어지는데, 정부조치들에 주어진 공식적인 이유들이 매우 자주 비공식적인 진정한 이유들의 정반대가 된다는 것을 잘 알고 있기 때문이다). 우리는 사람들이 그들의 동기와 의도에 대해 우리에게 말해주는 것을 액면가 그대로 받아들이는 데에 매우 익숙해져 있어서 정신분석의 일부로 들어와 있는 "의심의 논리"(핑크, 2007, pp. 14-17)를 소화하기가 힘들어 보이는데, 사람들이 우리에게 말해주는 모든 것은 명백한 거짓말이 아니라면 부분적인 진실에 불과할 가능성을 고려해 두어야 한다.

"무의식은 의식의 정반대이다"라는 말은 실제로 우리 자신이 개인분석에 들어올 때 우리 스스로에 대해 믿고 있는 모든 것을 결국엔 완전히 뒤집어 생각해야 한다는 의미이다. 그것은 또한 분석가로서 우리가 그들 자신과 그들의 인생에 대해 처음으로 우리에게 들려준 분석수행자의 말에 속아 넘어가지 않아야 한다는 것도 의미한다. 오히려 우리는 그 진실이 (사실상 매우 드문 경우이지만 특이한 것이라고 말할 수 있다면) 흔히 그들이 처음에 주장한 것의 정반대에 가깝게 될 가능성을 항상 받아들여야 한다. 대부분의 사람들이 그 자신들에 대해서 매우 잘 알고 있다고 믿길 좋아하는 사람들은 이 말을 무턱대고 받아들이기가 대단히 어렵다는 것을 알게 된다. 그러나 철저한 분석을 스스로 끝냈던 사람들은 한 재치 있는 분석수행자의 표현처럼 그가 "터무니없는 거짓말"을 하고 있다는 것을 깨닫게 될 때 그 자신의 개인분석에서 중요한 전환점에 도달하게 된다는 것을 알게 될 것이다.

조금 대충 말해보면, 우리는 분석수행자와 분석가 둘 모두가 아무것도 당연시하지 않는 것을 잘해내는 거라고 말할 수 있고, 또한 분석수행자가 공동작업의 시초에 말하는 모든 것이 사실상 다른 어떤 것의 덮개가 될 수 있는 가능성을 신중히 고려하는 것도 그 둘은 잘해내고 있는 것이다.

위장된 공격성

억압된 모든 소망이 반드시 두려움이나 걱정, 관심 혹은 불안의 형태로 그 자체를 드러내는 것은 아니다. 억압된 어떤 소망들은 우리 안에 있는 어떤 것에 의해 그것들이 관련되는 토픽이나 사람에 대해 전혀 언급되지 않은 채로 더 잘 남겨져서 매우 비난받을 만하다고 생각되는데, 우리의 진정한 감정이나 소망의 어떤 것이 터져 나올 수 있다는 두려움 때문에 언급되지 않는 것이다. 이것들은 흔히 증상을 일으키게 된다(틱이나 공포증, 구토, 비행공포, 문이 잠겨 있는지 혹은 가스가 꺼져 있는지 반복된 체크, 또는 그런 종류들). 그런데도 억압된 많은 소망들이 변장이라는 것을 일단 파악하게 되면 그 소망들은 그런 전형적인 변장(두려움, 걱정, 관심 혹은 불안) 덕분에 찾아질 수 있다.

분석수행자들이 어떤 사람에 대한 강렬한 분노를 위장시키는 매우 흔한 또 다른 방법은 그 사람을 **보호할** 필요성을 표현하는 일이다. 만일 우리가 그러한 표현들을 액면가 그대로 받아들이면 그들이 보호하길 소망하는 그 사람이 사실상 그 스스로를 매우 잘 돌볼 수 있고 그 어떤 분명한 위험도 없다는 것을 우리는 흔히 알아차리지 못하게 된다. 그러면 그 사람의 보호에 관한 그들의 관심은 무엇으로 이뤄져 있을까? 우리가 평소에 찾아내는 것은 그들 자신이 그 사람을 해치게 되길 소망하고 있어서 그 사람한테 위협이 된다는 느낌이다. 따라서 그들은 그 사람을 그들 자신으로부터 보호할 필요성을 느끼는 거다! 그들 자신은 그 사람을 해치려고 매우 열심히 소망해서 그들은 그나 그녀를 그들 자신으로부터 보호하기 위해 불안해지게 된다. 수많은 분석수행자들이 자신의 어머니를 "나의 불쌍한 어머니" 혹은 "그 가련한 여자"라고 부른다. 또한 자신의 애인을 "그 불쌍한 사내" 혹은 "그 가련한 여자"라고 부르는데, 그때 그들을 불쌍히 여기는 유일한 이유는 분석수행자 그 자신에 의해 그들이 미움을 받고 또한/또는 (적어도 생각 속에서) 박해를 받기 때문이다.

가설의 자기 발견적 가치

프로이트는 "부정"에 관한 논문(『표준영역판』 XIX)에서 분석수행자들이 무의식적인 생각들과 감춰진 의도들 가운데 어떤 것들을 부지중에 드러내게 되는 방법을 우리에게 제공해준다. 그때 우리는 그들이 우리에게 말해준 모든 것을 정반대로 보려고 열심히 작업할 필요가 없고 그들에게 기발한 해석으로 보일 수 있는 것을 만들려고 노력할 필요도 없다. 무의식과 의식 사이의 장벽을 직접 부드럽게 하든가 구멍을 내려고 시도하기보다는 차라리 이런 방법은 그 장벽을 우회하는 작전을 수행한다(엔드 런은 미식축구에서 수비라인을 뚫을 길을 찾든가 그냥 밀고 들어가려고 시도하기보다 상대방의 수비라인을 우회하여 먼 가장자리를 돌아가는 것임).

매우 편리한 방법 하나가 있는데, 우리는 간혹 그 방법으로 억압된 무의식적 자료에 대하여 우리가 원하는 정보 한 토막을 얻을 수 있다. "무엇을 당신은 그 상황에서 상상도 못할 것 같은 가장 큰 일로 생각할까요? 그 당시에 그런 생각을 한번도 해본 적이 없다고 생각되는 그것은 무엇입니까?"라고 우리는 물어본다. 만일 그 환자가 덫에 걸려서 그가 생각하는 것이 가장 믿을 수 없는 것이라고 말한다면 그는 거의 언제나 올바른 자백을 하고 있다. (p. 235)

여기서 프로이트는 그 "상황"을 추상적인 것으로 남겨두는데, 따라서 내 사례 하나를 참작하게 된다. 어떤 분석수행자가 꿈속에서 편지를 읽고 있는 그런 꿈을 여러분한테 말한다고 상상해보자. 그녀가 잠에서 깨어났을 때 그 편지가 누구한테서 온 거였는지 혹은 무엇에 관한 거였는지 더 이상 기억해낼 수가 없었다. 그녀가 꿈을 꾸는 동안에는 이런 것들이 매우 분명해 보였는데 말이다. 그녀가 최근에 어떤 편지를 받았는지 혹은 과거에 받았던 편지 가운데 어떤 중요한 것이 생각날 수 있는지, 편지들에 대해서 어떤 거라도 떠오르는 것이 있으면 말해보라는 요청에도 아무런 연상을 끌어내지 못하고 있다. 우리가 여기서 그렇게 부를 수 있듯이 프로이트의 방법이나 책략은 다음과 같은 질문들 가운데 하나와 관련되어 있다.

- "그것이 누구한테서 왔는지 당신이 기억해낼 수 없기 때문에 그것이 확실히 누구한테서는 올 수 없었던 거라고 당신은 생각합니까?"
- "그 편지가 무엇에 관한 것이었는지 당신이 기억할 수 없으니

까 그것이 무엇에 관련될 수 없었던 것이라고 생각합니까?"

- "당신한테 편지를 쓸 마지막 사람이 누구일까요?" 혹은
- "어떤 편지에서 당신이 소식을 듣길 기대하게 될 마지막 일은 무엇일까요?"

여기서 프로이트의 생각은 우리가 그 환자한테 마음에서 가장 멀어진 것이나 가장 억지스런 것은 무엇이냐고 물을 때 사실상 그녀의 마음에 가장 가까이 있고 가장 있음직한 것이 무엇인지 우리에게 말하도록 그녀를 풀어준다는 것이다. 이런 방식으로 말함으로써 그녀의 마음에 마지막으로 떠오르는 것이 무엇이냐고 물어볼 때 그녀는 마음속에 제일 먼저 떠오르는 것을 우리에게 말해주기 쉽다. 반면에 편지에 관하여 그녀에게 무엇이 일어나는지 그와 같은 우리의 최초 질문에 답하여 그녀는 편지를 쓸 만한 여자친구들이나 남자친구들의 목록을 의식적으로 훑어보게 될 것이다. 이런 가상적인 질문은 갑작스럽게 그녀로 하여금 부모나 조부모의 죽음이라든가 유산상속에 관하여, 혹은 대가족한테 생긴 치명적인 질환에 관한 편지를 받는다고 생각하게 만든다. 잠에서 깨어났을 때 그녀에겐 이런 일들이 하나도 일어나지 않았고, 분석시간에 우리의 설득에도 그녀는 꿈에 대한 연상을 시도하지 않았다. 그러나 편지를 쓰게 될 가능성이 가장 적은 사람과 토픽 가운데 그 가망성이 가장 적은 것을 생각해보겠느냐는 제의에 동의한 것은 그녀가 자유롭게 우리를 가장 효과적인 방향으로 데려갈 것이다.

어째서 그런 수법이 작용할까? 그것은 아무런 "이해관계"도 없이, 다시 말해, 분명히 성패가 달려 있는 것은 아무것도 없는데 그녀에게 어떤 것을 말하도록 권유하기 때문이다. 그런 테크닉은 검열을 우회

하는 엔드 런을 하기 위해 고안되어 있는데, 단지 그녀의 마음에서 아주 멀리 있는 것을 말하고 있을 때 그녀의 말이 어떻게 도덕적으로 비난 받을 만하다고 생각될 수 있을까?

내 마음에서 아주 멀리 있는 것이 실제로는 가장 가까운 것이라는 사실과 내 마음속에서 마지막 것이 실제로는 첫 번째 것이라는 사실은 앞에서 언급된 "무의식이 의식의 정반대이다"(『표준영역판』 X, p. 180)라는 프로이트의 주장과 일치하고 있다. 또한 훗날 프로이트의 표현처럼, 무의식은 "외국어"와 비슷해서(『표준영역판』 XIX, p. 112) 의식(또는 자아)은 이해할 수 없다고 하는데, 그 내용들이 인식 속에 스스로를 드러낼 정도까지 왜곡되고 변장되며 전도된다면 이해할 수 없다는 것이다. 나의 (의식적인) 두려움은 (무의식적인) 소망들을 표상하는데, 내가 가장 그럴듯하지 않다고 생각하는 것은 가장 그럴듯한 것이고, 내가 보호하려고 가장 염려하는 것으로 생각되는 사람은 내가 해치려고 가장 애쓰는 사람이며, 등등이다. 그들의 개인분석을 통하여 분석가들은 이런 "외국어"를 어떻게 읽는지 천천히 배워가고, 의식적인 위장을 무의식적인 생각이나 그것이 생겨나는 소망으로 "번역하는" 방법도 배우게 된다. 검열에 의해 초래되었던 왜곡된 "번역"을 원상태로 돌려놓기 위해 일종의 "번역할 수 없는" 활동을 하게 된다.[15] 또한 분석가들은 어떤 의미에서 함께 작업하는 각각의 새로운 분석수행자들을 역시 그렇게 하도록 가르치고 있다.

15) 번역에 관련하여 억압에 대한 데리다의 설명은 웨버(Weber) 1982년(pp. 46–48) 참조. 같은 책에는 프로이트 이론의 수많은 다른 측면들에 대한 데리다의 독해를 볼 수 있음.

기법상의 이탈

우리 분석가들이 앞부분에서 언급한 그런 종류의 가설을 제시할 때, 그 목표는 "마음에서 아주 멀어진" 생각에 대한 책임으로부터 분석수행자를 풀어주는 것인데, 우리는 분명히 그녀한테서 일어나는 "빗나간 딴 생각"이나 "터무니없는 생각"에 대한 책임을 갑자기 그녀에게 떠맡도록 해서는 안 된다. 우리는 그녀가 책임을 질려고 하지 않고 "아하!"라고 외치지도 않으며 억지스런 생각의 진리값을 보게 하려고 즉각적으로 노력하지 않으리라는 것을 의미했던 그 생각에 달려들지 말아야 한다.

이것은 얼마동안 우리와 함께 분석을 경험하지 않은 사람들에겐 특히 진실한데, 그 대신에 우리는 "터무니없는 생각"을 조심스럽게 꺼내오면서 다음과 같은 질문을 던져야 할 것이다.

- "조부모에 대해선 어떤가요?"(그 분들 가운데 한 분의 죽음이 그녀의 꿈속에서 편지로 알려졌을 수도 있음), 또는 "그 조부모에 대해 말해줘요."
- "유산상속에 대해선 어떤가요?"(그녀의 꿈속에서 편지로 알려졌을 수 있는 뉴스.) "당신이 전해 들었거나 기대하기도 했든 혹은 바랄 수 있었던 유산상속이라도 있나요?"
- "췌장암에 대해서 어떤가요?"(그녀의 꿈속에서 편지로 알려졌을 수 있는 치명적인 질환.) "당신이 그것에 대해 들었던 어떤 것이 있거나 그것을 앓았던 사람으로 알고 있는 누군가가 있나요?" (나의 분석수행자는 이런 관련성으로 애플 컴퓨터의 스

티브 잡스에 대해 언급했는데, 그 덕분에 유명한 사람들의 질병에 대해 기나긴 논의를 이어갔고 그도 역시 유명한 사람이 되고 싶어했다.)

이런 종류의 질문으로서 마음에 떠올랐던 억지스런 생각이 분석수행자에게 즉각적으로 연결된다고 자동적으로 암시되지 못한다. 오히려 그것을 발판으로 이용해서 분석수행자에 대해, 즉 그녀의 상황과 가족, 질병에 관련된 그녀의 경험, 등등에 대해 더 많은 것을 알려고 한다. 다른 실마리를 따라감으로써 우리는 그녀의 마음에서 아주 멀어진 것과 그녀 자신의 생활 사이에서 기다란 일련의 연상들에 연결된 고리로서 그 관련성을 함께 찾아보기도 한다. 우리가 그 분석수행자와 함께 반복해서 그렇게 할 수 있게 될 때 그녀는 자신한테 떠오르는 가장 이상하고 겉으론 거의 불가능한 생각들이 실제로 그녀에게 연결되어 있다는 것을 스스로 깨닫기 시작할 것 같다. 또한 이것은 일반적으로 무의식과 의식 사이의 장벽을 풀어주게 되고 우리가 함께 하고 있는 작업 과정에서 분석가로서의 우리 임무를 용이하게 만들어 준다.

사고와 정동 사이의 단절

강박신경증의 많은 다양한 형태에서 망각은 그 대부분이 사고-연쇄의 분해와 올바른 결론 도출의 실패 및 기억들의 격리에 국한되어 있다.

—프로이트, 『표준영역판』 XII, p. 149

내 졸업식을 바라보는 내 부모한테 만족을 주지 않을 작정이었다.

나는 내 부모들을 괴롭히기 위해 내 발등을 찍어야 했다.

—어느 분석수행자

그 분석수행자가 꿈속에서 받은 편지에 친척의 죽음을 알려왔는데, 그 친척에게 화가 난 이유를 우리가 알게 되었던 순간에 그녀는 그 특별한 친척에게 최대한의 분노를 즉각적으로 느끼고 또한 "예, 맞아요. 나는 실제로 그를 죽이고 싶었던 거예요!" 혹은 "나는 그가 스티브 잡스처럼 쇠약해지길 바랐다구요!"라고 외칠 가능성이 크다는 것은 아니다. 프로이트는 분석수행자들이 꿈속에서 죽을 고생을 하는 것처럼 보였던 사람들에게 실제로 화가 날 만한 이유가 있다는 것을 지적으로 받아들이는 것이 그 사람들에게 실제로 화가 나는 것, 즉 그들에게 실제로 분노를 경험했던 것보다 훨씬 더 쉬웠음을 자주 알게 되었다. 진실로 프로이트는 매우 특수한 어떤 연결고리를 맺어두고 있더라도 그의 분석수행자들이 문제의 그 친척을 제외하고는 프로이트 자신을 포함하여 모든 사람들한테 외견상으로 화가 나리라는 것을 자주 알고 있었다.

분석가로서 우리들 자신이 분석수행자가 친척에게 격노하게 된 이유들이 있다는 것을 깨닫거나 기억해내는 지점까지 그녀를 데려오게 되면 흔히 격노는 첫 번째로 우리들에게 향하는데 그 이유는 우리가 그렇게 해왔기 때문이겠지만, 더욱 가능성이 큰 이유는 분노의 전치를 통해 친척으로부터 우리에게로 왔기 때문이다. 결국엔 만일 친척의 죽음에 대한 분석수행자의 소망이 무의식적이라면 아마도 그녀는 그 친척에 대한 분노를 표현해내는 길에 상당한 장해물들이 있다고 느꼈을 것이다. 그 이유로는 (1) 그녀가 그렇게 했더라면 상실할 것—존경이나 사랑 혹은 유산—이 상당량 있다고 느꼈기 때문이다. (2) 그 친척이 그녀를 협박하기 때문이고 또한 그녀는 그 친척의 온화한 모습 혹은 부정이나 항변 또는 폭발하기 쉬운 성질과 마주쳤을 때 완전히 확신하지 못한 것을 화내며 주장하겠다면 마음을 굳게 먹어야 하기 때문일 것이다. 분석가한테 화를 내는 것은 얼마나 쉬운 일인가? 그런데 분석가는 버럭 화를 내지도 않고 그 어떤 폭발이라도 처벌할 것 같아 보이지 않는 사람이다. 분석시간이 끝나고 집으로 돌아가는 고속도로에서 경솔한 운전사들에게 욕설을 분출하기가 얼마나 쉬운가? 또는 슈퍼마켓의 계산원에게는? 또는 그녀의 사장에게, 남편에게, 이웃사람들에게, 혹은 자녀들에게는? 운전사와 계산원, 친척 그리고 이웃들은 일반적으로 그녀의 분노를 빗나가게 하거나 가라앉히는 일을 거의 할 수가 없다. 왜냐하면 그들은 무엇이 그것을 부채질하는지 그에 대해 아무런 단서도 갖고 있지 못하기 때문이다. 그러나 분석가는 분노가 너무 커서 치료의 지속을 위협하게 되는 그 격노를 미리 막아볼 수 있는데, 그런 치료는 많은 경우에 조용조용하고 세심한 질문과 답변으로서 무자비한 해석과 방어적인 거부에는 대조된다(예를 들어, "나는 당신의 친척처럼 당신한테 무섭게 해보였던 일이 전혀 없어요." 이것은 한 번이라도 있었다면 아무 소용없는 거부임).

일상적인 생활경험의 과정 중에 사고와 정동이 처음부터 손을 맞잡아 간다고—예를 들어, 나의 삼촌(밥 Bob이라 부르자)에 대해 야박하거나 부정적인 내 생각들이 그에 대한 혐오감을 동반한다고) 가정하는 것으로 충분히 안전해 보일지라도 프로이트는 그러한 생각과 느낌이 흔히 서로 분리된다는 것을 알게 되었다. 사고와 정동이 연결되어 있는 최초의 상황을 다음과 같이 표현해보자.

사고 ↔ 정동

프로이트는 억압이 자주 사고와 정동 간의 연결을 깨버림으로써 작용하거나 효력을 나타낸다는 가설을 세웠다. 사고와 정동이 억압 때문에 단절되는 그런 상황을 다음과 같이 묘사해보자.

사고 ‖ 정동

이런 식으로 이해되는 억압은 매우 다양한 결과들을 이끌어낸다.

1. 내 삼촌에 대한 나의 혐오감은 남아 있더라도 내 삼촌에 대한 나의 부정적인 사고는 망각될 수 있다. 나는 그를 혐오하고 있지만 그를 경멸하게 만든 사건들은 잊었는데 왜 그러는지 정말로 알지 못한다(아마도 그는 내가 깨뜨리지 않았던 것을 내가 깼다고 나를 심하게 처벌했을 것이다).

첫 번째 경우에 사고들은 억압을 당하는데 그에 상응하는 정동은 의식 속에서 지속되고 있다. 우리는 이것을 다음과 같이 아주 간단하게 나타낼 수 있다. 여기서 가로줄(혹은 분수 같은 선) 밑에 있는 것이 무의식적인 것이고 가로줄 위에 있는 것이 의식적인 것이다.

$$\frac{\text{정동}}{\text{사고}}$$

이 경우에 나의 정동은 나에게 이해될 수 없는 것이란 인상을 주고, 또한 그것을 내 자신이나 다른 사람들한테 설명하기 위해 가벼운 사건이나 관련 없는 사건에 매달릴 것이다. 참으로 나는 그의 종교적인 믿음이나 정치적인 확신, 직업 혹은 생활방식을 혐오스러운 것으로 알게 되고 그런 것들을 옹호하거나 실천하는 모든 사람들에게 격렬한 비판을 시작할 수 있다. 나는 그런 믿음과 실천을 비판하는 온갖 이유들을 생각해내고, 아마도 내 삼촌에 대한 모든 반대-이념을 만들어내기는 하겠지만 행동에 대한 원래의 내 추진력은 나한테도 애매한 상태로 남아 있다(다시 말해, 내 삼촌과 관련된 어릴 때의 사건들에 대한 내 느낌은 신념체계나 생활방식으로 바뀌었든가 옮겨가게 되었음). 여기서 우리는 그 상황을 다음과 같이 묘사할 수도 있다. 과거에 하나 또는 그 이상의 사건들 때문에 내 삼촌에 대한 부정적인 내 생각을 나타내는 사고1과 내가 처음에 삼촌의 표현으로 들었지만 의식적으로는 더 이상 삼촌에게로 연상되지 않을 수 있는 어떤 종교적인 믿음이나 정치적인 확신, 직업 혹은 생활방식에 대한 부정적인 내 생각을 나타내는 사고2가 있다.

$$\frac{\text{사고}_2}{\text{사고}_1} \leftrightarrow \text{정동}$$

동일한 논리를 따르는 또 다른 가능한 시나리오는 내가 밥 삼촌을 경멸하기보다는 오히려 내 형제인 밥(밥 삼촌의 이름을 따서 명명된 사람이었다고 가정해보자)을 경멸하기 시작하는 것이다. 삼촌과의 사이에서 일어났던 일을 망각하게 만들었던 내 마음속의 갈등은 내 형제와의 관계에는 존재하지 않고, 내가 전에 하나의 밥에 대해 느꼈던 정동은 다른 밥에게 부착되었다. 우리는 프로이트를 따라 이것에 "언어 교량"이나 "스위치 단어"(『표준영역판』 V, p. 341 n. 1)[16] 혹은 단순히 "허위 접속"(『표준영역판』 II, p. 67 n)—또한 자신의 삼촌으로부터 자신의 분석가한테로 가는 감정의 전이는 허위 접속의 또 다른 종류가 될 것임—이라 부르게 될 것이다. 또한 우리는 그것이 다른 밥을 대신하는 하나의 밥의 대체라고 말할 수 있다(다른 시니피앙인 S_1을 대신하는 하나의 시니피앙인 S_2).

$$\frac{\text{밥}_2 \leftrightarrow \text{정동}}{\text{밥}_1}$$

$$\frac{S_2 \leftrightarrow \text{정동}}{S_1}$$

정동의 질과 양은 둘 모두(이 경우에는 극도의 혐오) 동일하게 남아있다는 것에 주목해보자. 변했던 것은 단지 내 혐오의 대상일 뿐이다.

이제 **망각이 억압의 필수적인 요소가 아니라는 것을 상기해보자. 억압은 어떤 사건이나 사고들이 무의식으로 되지 않고서 사고와 정동 간의 연결을 깨뜨림으로써 효과를 낼 수 있다.** 따라서 다음은 억압의 또 다른 가능한 결과가 된다.

16) 소위 스위치 단어나 언어 교량 혹은 연상 교량에 대해서는 『표준영역판』 IV, pp. 49, 109, 274 ; 『표준영역판』 VII, pp. 65 n, 82, 90 ; 『표준영역판』 X, p. 213 참조.

2. 나는 일어났던 사건들이 밥 삼촌을 흉악한 사람으로 생각하도록 만들었다는 것을 기억하고 있지만, 내 삼촌을 혐오하지 않는다. 그 대신에 나는 그의 부인을 혐오하는데, 그 이유를 말할 수가 없어서 내 혐오감에는 어울리지 않아 보이는 이유들을 제시할 뿐이다.

여기서 가로줄(혹은 분수 같은 선) 밑에서는 아무것도 강요되지 않지만 내가 밥 삼촌한테 느꼈던 혐오감이 떠돌며 옮겨 다니거나 다른 사람한테로 전이되었는데, 이번에는 같은 이름을 가진 사람이 아니라 그들이 자주 함께 있어서 그 사람을 연상하게 되는 또 다른 사람이었다. 달리 말해서, 어떤 면(예를 들어, 이름과 남녀의 성)이 비슷한 다른 사람으로의 대체가 여기에 존재하기보다 우리는 이 사람에서 저 사람으로 미끄러짐 혹은 "환유적인" 이동이라 부를 수 있는 것을 보게 되는데, 첫 번째 사람이 수많은 내 생각들과 기억들로 밀접하게 연결되어 있는 다른 사람이 된다. 우리는 다음과 같은 두 가지 방식 중에서 한 가지로 이것을 나타낼 수 있다.

$$사람_1 \rightarrow 사람_2 \leftrightarrow 정동$$

또는

$$사람_2 \leftrightarrow 정동 \parallel 사람_1$$

이것들을 조금 더 도식적으로 다음과 같이 써볼 수 있다.

$$S_1 \rightarrow S_2 \leftrightarrow 정동$$

또는

$$S_2 \leftrightarrow \text{정동} \parallel S_1$$

만일 우리가 **어떤 것**을 가로줄 밑에서 강요되었던 것으로 묘사하길 원했다면 우리는 사고(혹은 사람이나 시니피앙)와 정동 그 자체 사이에 있는 원래의 연결을 망각되었던 것으로 위치시킬 수 있었다.

$$S_2 \leftrightarrow \underset{\leftrightarrow}{\underline{\text{정동} \parallel S_1}}$$

우리는 모두 억눌려 있는 분노가 어떤 종류의 출구를 찾아내려는 성향에 익숙해져 있다고 생각하는데, 그것이 분노의 본래출처와 아무리 멀리 떨어져 있더라도 상관없는 일이다. 직장에서 사장한테 질책을 받았던 아버지는 집에서 아들이 어떤 사소한 부주의를 저지르자 심하게 꾸짖을 만한 이유를 찾아낸다거나 이웃사람과 싸움을 건다거나 혹은 강아지를 발로 차게 된다. 프로이트가 『꿈의 해석』에서 우리에게 상기시켜주는 것처럼(『표준영역판』 V, pp. 552-553) 정동은 "배출"의 수단을 항상 세심히 살펴보는데, 그 자체를 표현하거나 드러내는 방법이다. 하나의 길이 막혀 있을 때 곧장 다른 길을 찾아내게 된다.

억압이 일어나는 더욱 진전된 길은 다음과 같이 열릴 수도 있다.

> 3. 나는 밥 삼촌을 혐오하게 만들었던 그 사건들을 기억하지 못하지만, 삼촌의 주변을 항상 불안스러워 하거나, 혹은 방안에나 혼자서 삼촌과 비슷한 나이의 남자와 함께 있는 것을 두려

워하게 된다.

이 경우에 생각들은 망각되어 버렸고 그 생각들이 기억되지 않을 거라고 확인하기 위해 원래부터 그 생각들과 연결되었던 정동(혐오)은 확실함이나 명백함이 덜하거나 알기 쉽지 않은 어떤 것, 즉 불안으로 탈바꿈 된다.

$$\frac{\text{정동}_1}{\text{사고}} \rightarrow \text{정동}_2$$

다시금 우리는 사고와 정동 간의 연결이 가로줄 아래에서 역시 강요된 것으로 묘사할 수 있다.

$$\frac{\text{정동}_1}{\text{사고}} \rightarrow \frac{\text{정동}_2}{\leftrightarrow}$$

한 정동을 다른 정동으로 변화시키는 그런 변형(일방향의 화살표로 가리킴)이 일어나는 시기는 정확히 그 사고가 완전히 억압되지 않는 때이고, 또한 우선 내가 삼촌을 혐오하게 만든 일이 벌어졌던 것을 내가 상기하게 되는 위험인 것처럼 보이는 때라고 우리가 가설을 세울 수 있다. 드문 경우에서 정동의 변형은 더욱 진행되어 그를 몹시 싫어하는 대신에 내가 이상하리만치 그를 아주 좋아하기 시작하는 것이다. 이것은 분명히 그 사람이나 나도 또한 실제로는 그 밖의 어떤 사람도 간파할 수 없는 가장 완벽한 위장이다.

억압은 다른 결과로 이끌어갈 수 있다.

4. 나는 아무 것도 기억하지 못하고 전반적으로 분노를 느끼지 못하며 아무도 미워하지 못하지만 눈이나 입 주변에 안면 틱이 생겨나고 혹은 내 머리나 팔을 기묘한 방식으로 움직이는데, 그것도 내게 밥 삼촌을 떠올려주는 남자가 주위에 있을 때마다 그렇다. 또는 내게 그를 떠올려주는 사람이 누구였든 그런 사람이 내 주변에 있을 때마다 나는 위가 아프고 구토를 느끼게 된다.

그처럼 몸의 수많은 이상한 움직임들이 다른 사람들에게 구두로든 신체적으로든 폭발적으로 증가하려는 참에 어떤 사람한테서 처음으로 기대할 수 있던 것과 적어도 얼마간은 연결되어 있다는 것에 주목해 보자. 고함지르거나 깨물고 싶은 내 욕망 때문에 생긴 긴장과 관련되어 있는 나의 턱 근육에서 씰룩거리는 신경성 경련이 생겨날 수 있는데, 그런 욕망은 그와 동시에 억제되기도 하고, 혹은 격분을 표현하려고 애쓰며 그런 말이 나올 수 있기 전에 억눌러버리면서 말을 더듬거리기 시작할 수도 있다. 나의 내부에서 교전중인 두 파벌—공격하려는 욕망과 그에 대한 나의 자책—이 합쳐져서 "타협형성"(『표준영역판』 V, pp. 517, 596-597, 676 및 『표준영역판』 XV, p. 66)을 만들어내는데, 그것은 설사 있다손 치더라도 아주 드물게 내 분노의 지시자로 해석될 수 있다.

또 한편으로 나는 한쪽이나 양쪽의 눈썹을 움직이기 시작할 수도 있는데, 그것은 외부의 관찰자한테 깜박거림의 일종으로 보이게 되겠지만 내가 공격하고 싶어 할 어떤 사람에 대해서 혹은 그와 동시에 내 자신이 공격하길 거부하는 어떤 것에 대하여 내 시선을 좁혀서 초점을 맞추려는 첫 번째 움직임을 나타낼 수도 있다. 우리가 마주치는 어떤 안면 틱은 가까이서 들여다보면 동물의 왕국에서 가끔 보듯이 으르렁거림의 첫 번째 움직임과 비슷하다. 동시에 이런 움직임들은 적대세력—어떤 종류의 검열, 즉 주체의 공격을 금지시키는 어떤 종류의 기관—에 대응하게 되기 때문에 그것들은 그처럼 오래된 모습을 보이게 된다(약간 소란스런 장난을 치는 동안 강아지가 여러분을 무는 대신에 재채기하는 모습을 보았다면 여러분은 내 말의 의미를 알 것이다). 머리의 특정한 움직임들은 전체로서 갑작스런 최초의 공격 자세와 관련될 수 있다. 다른 움직임들은 구부린 자세나 방어 자세를 더 많이 암시해준다. 또한 하다 만 머리 흔들기와 같은 다른 움직임들은 마치 "아니오!"라고 말하는 것 같다. 손이나 팔의 엉뚱하거나 돌발적인 수많은 움직임들은 비슷비슷하게 누군가를 치고 싶거나 예상된 타격으로부터 스스로를 보호하려는 소망을 보여준다. 이런 움직임들의 갑작스럽고 반복적인 성질은 틱을 가진 사람의 내부에 전투중인 파벌들의 존재를 매우 강력하게 보여주는 것이다.

이런 상황은 앞에서 보여준 시각적 도식을 이용해서 묘사하기가 더욱 어려워 보인다. 두 가지 서로 다른 정동들이 여기서 우위를 점하기 위해 서로 싸우는 것 같다. 하나는 밥 삼촌을 공격하려는 소망이고 또 하나는 그렇게 하지 않으려는 의지다. 그 의지는 다양한 다수의 가능한 방법들로 그 동기를 부여하게 된다. 즉 나는 내 자신의 격분으로부터 삼촌을 보호하길 소망할 수도 있는데, 아마 적어도 부분적인 이유로는 어떤 면에서 그를 좋아하기 때문이고, 내 인생에서 얼마큼 삼촌의 중요성에 대해 인정하는 것을 보여주고 싶지 않기 때문이다(삼촌에 대한 강렬한 감정이 완전히 부정적인 것이라 해도 내가 그처럼 강렬히 느낀다는 것을 삼촌이 알고 있다면 그걸 좋아할 거라는 느낌이다). 또한 나는 내 부모들이 삼촌에 대한 내 공격을 간파하거나 그 이야기를 듣는다면 부모의 사랑을 잃을까봐 걱정된다. 나는 누군가를 때리는 일은 부도덕한 것이라 믿고 특히 타격과 분노의 표시는 부도덕해질 것이라 믿고 있다. 기타 등등도 마찬가지일 것이다. 서로 대립되는 나의 정동들 가운데 어느 것도 여기서 더욱 우세해지는 것 같지 않은데, 타인들한테 쉽게 분통을 터뜨려서 오로지 그들 자신의 분노를 꽤나 빠르게 비워버리고 폭발 직후에는 타인들 주위에서 더욱 편안해지는 그런 사람들의 경우와는 다르다. 우리는 후자를 예측할 수 없는 일촉즉발의 사람들이라고 생각하지만 그들은 그렇고 그런 증상형성을 잘 일으키지 않는다. 우리는 스스로 먼저 터뜨리지 않으려는 사람들한테서 그런 증상형성을 보게 된다.

자기 자신과 전투중인 사람들은 결국 그들 자신의 성향과 싸우는 일에 거대한 분량의 에너지를 소모하게 되고 외부의 관찰자들에겐 아주 죽은 듯이 보이는데, 그들은 마치 감정이 전혀 없는 것처럼 보인다(현대의 임상가들은 흔히 "정동둔마"로 그 특징을 삼으면서 그들의 내부에서 전투중인 상당한 정동의 세력들을 간과하고 있다). 그러나 그들 자신 속에 축적시킨 긴장은 매우 자기-파괴적이어서 고혈압과 근골격계통의 문제들, 그리고 아마 가장 흔한 것으로 이갈이를 가져온다. (참으로 이런 식으로 자신들과 싸우고 있는 사람들을 만나보는 첫 번째 전문의는 흔히 치과의사가 된다.) 결국 자기-파괴는 일종의 타협과 동등한 것으로서 서로 대립하는 세력들 간의 타협인데, (1) 다른 사람을 파괴하려는 소망과 (2) 그런 폭력적인 활동을 방해하는 힘이다. 타인들을 파괴하는 것 대신에 나는 내 자신을 파괴시킨다. 그들도 알아내지 못하고 나도 알지 못하는 그런 방식으로 나는 그렇게 하고 있다. 따라서 틱과 주간의 이갈이는 진정한 타협형성이다(야간의 이갈이는 분노의 직접적인 표현일 가능성이 더 크다). 오심과 구토 역시 진정으로 동일한데, 그것들은 표면상으로 내 자신 외에는 아무도 해치지 않는다.

여기서 밥 삼촌을 미워하는 나의 이유들이 무의식이 될 수도 아닐 수도 있는 것처럼 나타나지만, 문제가 되는 것은 두 정동들 간의 갈등이다. 한 가지는 프로이트가 훗날 이드와 연결시키는 정동(예를 들어, 공격하길 바라는 것)이고 다른 하나는 초자아와 연결되는 정동(이러한 어떤 공격도 금지시키는 것)이다. 그것은 이해할 수 없는 종류의 증상(여기서는 그리스어 시그마 Σ로 약칭)인데, 이런 반대 세력들에 의해 만들어지고 밥 삼촌을 미워하는 나의 이유들이 잊혀져 있어서 그런 이유들과 그 증상 사이, 즉 사고와 Σ 사이에는 뚜렷한 연결이 없다는 것이다.

$$\text{정동}_1 \ \frac{\rightarrow \Sigma \leftarrow}{\text{사고}} \ \text{정동}_2$$

사고와 정동이 갈라지는 다른 가능한 방법들도 분명히 존재하는데, 각자는 제 갈 길로 가고 있다. 즉 사고는 분리되거나 혹은 의식 속에서 지속되며, 정동은 다른 누군가한테로 전이되거나 또는 불안이나 두려움이나 오심 혹은 신경성 틱으로 변형되고 있다. 그럼 이제 정동의 몇 가지 일반적인 고려사항에 의지해보자.

정동은 떠돌 수 있어도 억압되지는 않는다

억압은 다른 기제를 이용할 [수 있다]. 외상은 잊히는 대신에 그 정동의 부하를 빼앗기는데, 그처럼 의식 상태로 남아있는 것은 단지 그 관념적인 내용일 뿐이라서 전혀 특색이 없고 중요치 않은 것으로 판단된다.

—프로이트, 『표준영역판』 X, p. 196

오늘 날 거의 모든 임상가들은 무의식적인 정동과 같은 그런 것이 없다는 프로이트의 말을 기억하지 않는 것 같다. 사고는 억압을 받을 수 있지만 감정은 그렇지 않다. 감정은 전치와 억제와 다른 종류의 변형들을 겪어내지만 결코 무의식으로 되지 않는다.[17] 그의 말처럼, "엄밀히 말해서… 무의식적인 정동은 없다"(『표준영역판』 XIV, p. 178). 또한 다시 말해, "우리는 무의식적인 관념의 존재와 동일한 의미로 무의식적인 정동의 존재를 주장할 수는 없다"(『표준영역판』 XVI, p. 409). 달리 말해서, 프로이트의 저술에서 억압된 느낌이나 무의식적인 감정에 대한 언급과 간혹 만날 수 있을지라도 프로이트는 이것들이 결국 오해될 수 있는 것을 적당히 얼버무리거나 근사치에 가깝게 말하는 방식들이 된다고 분명하게 밝혀준다. 우리가 사물들을 분명하게 표현할 수 있다면, "무의식적인 정동이란 것은 없다."[18]

---

17) 프로이트는 간혹 무의식적인 죄책감에 대해 말하고 있는데, 안나 O. 사례에서 적어도 두 번의 전치를 만나 본 일이 있음. 즉 그의 아버지에 대한 애정을 브로이어에게로 옮겨가는 전치(혹은 전이)와 그녀의 여성 동반자나 (그 부인의 컵에서 물을 마셨던) 개로부터 물에게로 옮겨간 혐오와 역겨움의 전치. 사고와 정동 간의 분리에 대해서는 프로이트의 1894년 논문인 「방어의 신경정신증」(『표준영역판』 III, pp. 45–58).

18) 퀴노도즈(Quinodoz, 2005)는 프로이트가 "무의식적인 감정"이란 생각을 받아들였다고 주장함. 「무의식」(『표준영역판』 XIV, pp. 177–178)이란 논문에서 프로이트는 "무의식적 정동"과 "무의식적 감정"이란 용어가 억압의 결과에서 본능적인 충동의 양적인 요인에 의해 수행되는 변천과정에 대한 참조를

사고들은 당연히 억압되고 있는데, 프로이트는 정동에 관해서는 우리에게 무엇을 가르쳐줄까? 그는 이렇게 말한다. "[억압을 겪는 어떤 관념에 붙어 있는 한 가지] 정동의 즉각적인 변천은 불안으로 변형되고 있다"(『표준영역판』 XVI, p. 409). 달리 말해서 우리가 불안과 만나게 되면 흔히 어떤 생각(소망스런 생각)이 억압되어 왔다는 것을 찾아내게 되고 또한 그 생각에 관련된 정동은 원래의 방향과는 상관없이 말하자면 표류되어 왔다는 것을 찾아보게 된다. 즉 그것은 분석수행자의 마음속에서 어떤 사건이나 상황이나 혹은 생각과도 더 이상 연결되지 않은 것처럼 보이고 불안으로 변형되는데, 그 불안은 "정동적 충동에 부착된 관념적인 내용이 억압을 받게 되면 그 어떤 정동적 충동이라도 변하게 되거나 변할 수 있는 보편적인 현행화폐"(pp. 403-404)가 된다.

또한 『꿈의 해석』에서 프로이트는 다음과 같이 말할 때 "부적절한 정동"이란 개념을 터무니없이 광범위하게 사용하는 것에 대해 유용한 교정을 제공해준다.

> [신경증 환자의] 정동은 적어도 그 본바탕에 있어서 항상 적절한 것인데, 비록 전치 때문에 그 강도가 증강된다는 것을 허용할지라도…. 정신분석은 정동이 정당화… 되는 것을 인정함으로써 또한 그것에 속하지만 억압되어 왔고 대체물에 의해 교환되어 왔던 관념을 찾아냄으로써 환자들을 올바른 방향에 놓아둘 수 있다.(『표준영역판』 V, p. 461)

갖는다고 하지만, 결국엔 "무의식적인 생각들이 존재한다고 해도 무의식적인 정동이란 그런 것은 없다"고 말함. 핑크는 그밖에도 「피학증의 경제적 문제」와 『자아와 이드』, 『정신분석의 입문신강』에서 무의식적인 죄책감이라든가 감각과 느낌, 억압을 따르는 생각들에 대해, 또한 불안으로 변하는 정동에 대해 논의하는 부분을 인용함.

거의 이십년 동안 프로이트의 저술에 대해 말해왔던[19] 그런 진술들에 의하면 그의 관점으로 정동이 떠돌아다니다가 다른 대상들에 붙게 되거나(그것들에 "허위 접속" 되는 것) 혹은 불안으로 변하거나 그 반대로도 변해갈 수 있다는 것은 분명해진다. 그러나 무의식이 된다는 의미에서 정동 그 자체는 억압되지 않는다. 그것은 그 사람의 인생에서 항상 어딘가에 내보일 수 있는데, 우리는 어떻게 보일지 안다고 가정하게 된다. 처음엔 정동이 부착되었던 사고들에 대해서는 똑같이 말할 수가 없다.

강박사고들이 과거로부터 중요한 많은 기억들을 상기시켜주고 여러분한테 굉장히 자세하게 그 기억들에 대해 들려줄 수 있지만 그 기억들에 부착된 감정이라곤 조금도 없다는 것에 흔히 주목되어 왔다. 그와는 반대로 과거로부터 중요한 수많은 기억들을 망각해버린 히스테리 환자들에 관해서도 주목해 왔는데, 처음에는 그 기억들에 틀림없이 부착되었던 감정들이 그들의 생활이나 신체 속에 여전히 나타나고 있다. 처음에 그 감정을 불러일으켰던 사고들과 기억들로부터 감정들이 분리되어 있는 한 그 감정들은 이해할 수 없는 방식으로 "미친 듯이" 나타나곤 한다. 전자에서 우리는 감정이 어디로 사라졌는지 의아해 하는데, 아마도 전치된 애증의 대상들이나 증상들로 옮겨 갔을 것이다. 후자에서는 기억들이 억압되었고 정동들이 자유롭게 떠돌고 있었다는 것을 알게 된다.

그에 따라 임상가로서 우리 목표의 일부는 사고와 정동을 함께

19) 그는 범죄자가 되게 하는 죄가 있다는 쥐인간의 느낌에 대해 매우 비슷한 것을 말하고 있음. 그런 정동은 당연한 것이지만 그런 표면상의 이유(임종을 맞이하는 아버지의 침상을 지키면서 한 시간 동안이나 잠들었고 바로 그 시간에 아버지께서 돌아가심)는 진정한 이유가 아니고 전치되어 있었다는 것임(『표준영역판』 X, pp. 174-176).

되돌아오게 하는 방법을 찾는 일이다. 그렇게 해서 증상들이 해소되는 일이 벌어지게 되는 것이다. 실제로 모든 정신분석 테크닉이 바로 그런 일을 하도록 고안되어 있다고 아무런 과장 없이 말할 수 있다. 분석수행자로 하여금 자신들의 인생에서 고통스러운 사건들에 대해 아주 자세히 말하도록 하는 일이 가장 안전하고 확실한 내 방책인데, 그것은 처음에 정동을 일으켰던 사건들과 또한 그 정동을 따라오는 사고들에 고통스럽고 비참한 정동들을 연결시키는 일이다. 또한 분석수행자들이 과거의 사건들과 현재의 사건들, 침투적인 생각들, 당황스런 반응들, 꿈, 실언과 환상 그 모두에 대해서 자유연상을 하도록 도와주는 일은 우리의 티켓이 되는데, 그들의 구조 속으로 들어갔던 정동들에 그들의 인생에서 "설명할 수 없는" 경험들을 연결시켜주는 티켓이 된다.

제3장

꿈

무의식으로 가는 지름길

우리가 꿈을 꾸기엔 지나치게 터무니없다거나 복잡하거나
비정상적인 것이라고 상상할 수 있는 것은 아무 것도 없다.

—키케로, 『예언에 관하여』 II, 1xxi, p. 146

프로이트의 대표작인 『꿈의 해석』(『표준영역판』 IV, V)의 제1판이 출간된 이후로 한 세기에 걸쳐 꿈은 계속적으로 정신분석 작업에서 굉장히 중대한 것이 되고 있다. 오늘날 정신분석으로 치료하는 거의 대부분의 임상가들은 우리가 꿈을 해석할 때 프로이트가 추천했던 방법의 **절반**도 하지 않는다는 사실, 즉 그들 가운데 대부분은 분명히 그 책의 몇몇 장도 거의 읽지 않았다는 사실에도 불구하고 분석을 경험했던 사람들은 자신들의 분석에서 가장 중요한 것이 그들의 꿈이었고 그 꿈에 대해 그들의 분석가와 함께 논의했던 것이라고 흔히 말한다.

파리의 라깡 정신분석연구소는 2000년대에 훈련 중인 분석가들에 대한 장기간의 연구결과를 출간했는데, 그들은 학구적 프로그램과 개인/교육분석을 마친 사람들이고[1] 특정한 라깡연구소에서 채택하고

1) 라깡 연구소에서는 개인분석과 훈련분석을 구분하지 않음. 분석수행자들에게 꿈의 지속적인 중요성에

있는 "통과"라는 연구소의 절차(그들이 학파 회원이나 특수지위 회원이 되는 자격을 취득하는 절차)를 수행하도록 요청되었다. 사실상 이 모든 지원자들은 자신의 분석의 진행과 수료에서 자신에게 꿈의 중요성과 꿈에 관한 작업의 중요성을 강조했다. 그 당시의 많은 분석가들한테 이것은 매우 놀라운 발견이었고, 아마도 라깡학파한테는 꿈을 해석하는 고정된 방법이 없다는 점에서 더욱 놀랐을 것이다(그들이 프로이트의 작업에 매우 정통해져 있기 쉬울지라도 그렇다). 따라서 꿈에 관한 한 실제로 다른 모든 정신분석학파들에서 차이가 있듯이 다양한 라깡학파의 임상가들 가운데서도 많은 변화가 있을 것이다.

꿈이 정신분석 작업에 엄청나게 중요하다는 것을 환자들 자신들이 알아차린 것이라고 간주해보자. 또한 우리가 프로이트의 꿈 해석에 관한 특별한 이론과 실행으로 들어가기 전이라 할지라도 이것은 그렇다고 한다.

우리가 꿈에서 배우는 것은 거의 모든 것이다

꿈은 (억제되거나 억압된) 소망의 (위장된) 충족이다.

—프로이트, 『표준영역판』 IV, p. 160(원본에 모두 강조되어 있음)

분석에서 훨씬 더 많은 피억압물이 다른 방법보다는 꿈에 연결되어 드러난다.

—프로이트, 『표준영역판』 XIX, p.117

관해서는 「B의 통과」(2005), Leray(2008) 및 Canedo(2006)를 참조. 프로이트는 이렇게 썼음. "꿈의 해석은 분석치료에서 커다란 역할을 해내고, 또한 어떤 사례들에서는 오랫동안 우리 작업의 가장 중요한 도구가 된다."(『표준영역판』 XVI, p. 456)

프로이트가 『꿈의 해석』에서 맨 처음 우리에게 말해준 것들 가운데 하나는 오늘날에도 꿈의 가장 중요한 측면이라는 것을 알려주고 있다. “꿈은 각성상태에서는 접근할 수 없는 그 나름의 기억들을 지니는” 것처럼 보인다(『표준영역판』 IV, p. 12). 달리 말해서 “우리의 각성상태 기억의 범위를 넘어서는”(p. 11) 무수한 것들이 꿈에 나타났다가 다시 나타나곤 했다. 우리 시대에도 꿈과의 작업은 대체로 최면의 자리를 차지하게 되었는데, 전에는 최면상태의 환자들만이 접근할 수 있었던 동일한 많은 자료들을 꿈이 우리에게 제공해주기 때문이다.

따라서 다양한 많은 학파들의 정신분석가들은 적어도 한 가지 것에 대해서는 동의할 수 있다. 우리는 분석수행자들의 배경과 소아기 경험에 관하여 엄청나게 많은 것들을 알게 되는데, 그 방법은 그들에게 꿈을 이야기하고 그 꿈에 대해 연상하도록 하는 것이다. 꿈에 연결되어 떠오르는 기억들은 많은 것들을 밝혀주는데, 그렇지 않았으면 분석수행자들의 각성시의 사고와 감정과 증상들에 대해 우리에게 설명할 수 없었을 것이다.

그렇다고 해서 초기의 사건들과 경험들이 그 당시에 일어났던 것처럼 정확하게 꿈속에서 재생된다는 것을 의미하는 것은 아니다. 참으로 그것들이 매우 충실하게 재-묘사되는 것은 드문 일이라서 흔히 꿈에 나타나는 어린 시절의 사건에서 드러난 작은 요소에 대해 넌지시 말해줄 뿐이다. 프로이트의 표현에 의하면, “꿈은 회상들이 생략이나 변경 없이 [꿈의] 발현내용의 전체를 구성하는 그런 방식으로 회상들을 재생시켜 주는 일은 매우 드물다”(『표준영역판』 IV, p. 198). 흔히 과거에서 나온 장면들은 꿈의 시나리오에서 단지 환기될 뿐이거나 상당히 변형된다. 그는 계속해서 이렇게 말한다. “대체로 어린 시절의 장면은

인유에 의해 꿈의 발현내용으로 재현될 뿐이다"(p. 199).[2)]

그런데도 다년간 아마 생각하지도 안 했을 과거로부터 어떤 것을 생각나게 해주는 일은 꿈에 대해 생각하고 그 꿈에 대해 분석가와 이야기하면서 이뤄진다. 즉 그런 일이 처음으로 일어났기 때문에 그것에 대해 생각해보게 되었다면 그렇다는 것이다. 또한 자신의 인생 이야기를 말해주도록 처음으로 권유 받았을 때 분명히 그는 언급하지 않았을 것이다. 우리가 부끄러움을 느끼는 어떤 일을 했을 경우에 이것은 확실한 사실이다. 그러나 다른 많은 일들의 경우에도 역시 사실이다. 참으로 분석을 시작해서 처음 며칠 동안이나 몇 주 동안에 우리들 자신에 관하여 우리의 분석가들에게 말하는 것은 우리한테 결코 일어나지 않았을 매우 많은 일들이 꿈에 의해 넌지시 알려지게 되고 그런 꿈에 대해 논의하면서 분석가들과의 대화 속으로 끌려들어가게 된다. 분석가들에게 우리의 양육에 대한 최초의 설명이 빼빼 마른 해골 같아서 살을 붙일 필요가 있었다고 과감히 말할 수 있었던 꿈이었는데, 그때 그것은 사실상 확실히 일어났던 것을 우리가 망각하게끔(혹은 적어도 감추게끔) 고안된 거짓말은 대체로 아니었다. 우리는 과거로부터 부적당하고 불쾌한 경험들을 "미봉책으로 가리려는" 경향과 우리 스스로 자신의 역사를 더욱 호의적인 시선으로 다시 쓰게 되는 경향을 갖기 때문이다. 우리가 다른 사람들한테 말하는—또한 아마도 우리 스스로 믿는—방식에 익숙해진 우리 자신에 관한 이야기는 분석에서 결코 적절하지 못하고, 또한 적어도 현재 우리의 곤경을 이해하기 힘들어 보이는 이유의 일부가 된다. 이런 이야기는 공식적인 역사가 되는데, 그로부터 수

2) 이 관점에 대해서는 제3장의 마지막 부분을 참조.

많은 중대한 사실들이 지워져 버린다.

따라서 꿈에 대한 이야기는 이런 공식적인 역사를 채워 넣고 교정하며 때때로 전복시키기도 하는 데에 도움이 된다. 이것은 우리의 증상들을 더욱 완전한 문맥 속에 놔두는 일이 굉장히 중요하다는 것이다. 달리 말해서, 우리 경험의 전체라는 맥락에 위치시키는 일로서 그저 그것의 작은 부분만은 아니다. "전체적인 그림"이 획득할 수 없는 이상적인 것이라면, 그저 시간의 경과에 따라 점근적으로 그것에 접근해가는 것이라면 공식적인 역사의 진지한 확장과 검토 없이는 우리 증상들의 근원과 발전을 파악할 길은 없다. 또한 제1장에서 봤듯이 증상들을 그 근원까지 추적해가는 것은 증상의 완화로 향해가는 중요한 첫걸음이 된다.

프로이트의 꿈 연구의 배경

꿈의 해석은 무의식적인 정신활동의 지식으로 가는 지름길이다.

—프로이트, 『표준영역판』 V, p. 608(원본에서 강조됨)

프로이트의 초창기 환자들은 최면 하에서든 이완된 상태에서든 간혹은 그들이 꾸었던 꿈에 관하여 그에게 말해주었을 것이다. 따라서 프로이트는 그들이 호소했던 증상들과 꿈 사이의 관계를 파악하려고 시도했던 것이다. 그는 그 시대에 이용할 수 있었던 꿈에 관한 문헌들을 매우 철저하게 연구하였다. 성서시대와 고대 그리스 · 로마시대에 예언의 목적으로 꿈을 이용한 것으로부터 19세기 꿈에 관한 의학적 담론에 이르기까지 전범위에 걸쳐 연구되었다. 의학적 담론에서는 꿈이 단지 낮 동안의 바쁜 활동 중에는 알아차리지 못했지만 수면 중에는 그와 다르게 비어 있는 마음으로 알아차리게 되었던 생리학적 자극들에 의해 생겨났다는 것이다. 오늘날에도 우리가 주위에서 듣고 있는 꿈꾸기에 관한 동일한 모든 이론들이 사실상 프로이트의 시대에서도 통용되고 있었다. 거기에는 꿈이 난센스에 불과하다느니 밤에 비활성화된 마음의 "고등기능"이란 말이 포함되어 있고, 또한 꿈이 깨어 있는 시간 동안 마음속에 축적되는 모든 "허섭스레기"의 배출에 도움이 된다고 하는데, 특히 낮 동안에 많은 관심을 두지 않았거나 둘 수 없었던 세부사항들이다. 그리고 꿈은 낮 동안에 쌓아올린 긴장이나 정신적 압력을 배출시켜준다는 것이다(『표준영역판』 IV, p. 80). 꿈은 다만 우리가 잠자는 시간에 외부나 내부에서 다가오는 작은 소음이나 다른 감각들에 의해 생겨나기도 한다(예를 들어, 지나가는 차량의 소리, 차임벨의 울림, 소화불량, 너무 덥거나 너무 추운 상태, 혹은 소변 마려움). 여기엔 꿈이 미래를 예언해준다는 말도 포함되어 있다. 프로이트는 19세기 초에 제안된 이론들이 그 자신의 슬픈 시대(19세기의 후반기)에 제공된 것보다 상상적이고 창조적인 꿈의 능력에 훨씬 더 큰 찬사를 보여주었음을 주목하고 있다. 그 시대는 일종의 환원주의적 과학담론이 특징을 이루는데, 그 담론으로는 꿈이 어리석고 쓸모없으며 지적으로 파탄된 것이란 오명을 씌웠다.

그는 꿈에 관한 현존의 문헌을 검토하다가 그들 자신의 꿈들—뿐만 아니라 가족들과 친구들과 동료들(그 당시에 매우 흔한 일로서 그들의 꿈을 그들에게 개인적으로나 편지로 언급하는 사람들)의 꿈들—을 신중히 기록하고 연구했던 철학자들과 심리학자들이 일반적으로 꿈을 자신들의 실제 생활에 직접적으로든 간접적으로든 연결된 것으로 생각한다는 것을 알게 되었다. 어떤 사람들은 꿈이 낮 동안에 그들의 마음을 사로잡았던 동일한 자료를 계속해서 작업한다고 주장했고, 다른 사람들은 꿈이 주간의 문제들로부터 섬세한 단절을 제공한다고 주장했으며, 또한 어떤 사람들은 꿈이 깨어 있는 동안 거의 관심을 두지 않았던 평범한 세부사항에 초점을 맞춘다고 주장했는데, 다른 사람들은 꿈이 자신들의 삶에서 중요한 문제와 갈등을 창조적으로 보여주고 재현하더라고 주장했다. 비록 각각의 저자들은 그 자신(또한 친구들과 동료들의 작은 모임)의 꿈에서 찾아낸 것이 모든 사람들한테도 들어맞는다고 주장하려는 경향을 보이지만 그 대신에 독자는 우리 모두가 반드시 동일한 종류의 꿈을 꾸는 것은 아니라는 인상이나 혹은 적어도 각각의 저자마다 그 자신의 꿈들을 구성하는 다양한 부분집합에 집중한다는 인상을 갖고 떠나갈 수도 있다. 아마도 우리들 가운데 어떤 사람들은 다른 사람들보다 더욱 상상적인 꿈을 꾸는데, 우리는 일상생활에서 반드시 창조적인 것은 아니더라도[3] 어떤 사람들은 우리가 낮 동안에 부딪친 문제들을 자는 동안에 다른 사람들보다 더 잘 풀어내기도 한다. 또한 우리들 가운데 어떤 사람들은 끊임없이 지루한 꿈들을 꾸기도 한다.

현재의 맥락에서 더욱 중요한 것은 이런 철학자들이나 심리학자들이 꿈속에서 저지른 부도덕한 행위와 간혹은 범죄행위까지도 그들한테 완전히 생소한 것이 아니라고 흔히 믿는다는 사실이다. 그때 그들은

3) 작곡가였던 타르티니(Tartini 1692–1770)는 자신의 영혼을 악마에게 파는 꿈을 의도적으로 꾸었음. 그 악마는 바이올린을 들고서 아름다운 소나타를 연주하는데, 타르티니는 꿈을 깨자마자 재빨리 유명한 〈악마의 트릴로〉라는 바이올린소나타 G단조를 써냄(『표준영역판』 V, p. 613 n). 프로이트는 괴테와 헬름홀츠의 창조적인 작업도 "무의식적인 생각"(unconscious thinking)에서 나왔다고 말해서 많은 철학자들과 상반되고 있음.

그런 행위들에 대한 생각이 적어도 한번쯤은 그들의 마음속을 번개처럼 스쳐지나 갔다고 느낀다. 그런 의미에서 그들은 꿈속에서 벌어진 일에 대한 어떤 개인적인 책임을 기꺼이—프로이트 시대의 "의학자들"과는 달리—받아들이는데, 그것이 그들 자신의 도덕적 특성을 특별히 잘 반영해주지 않았더라도 그렇다.

힐데브란트(Hildebrandt)의 꿈 연구에 대한 기여를 프로이트는 "그 형식에 있어 가장 완벽하고 그 착상이 가장 풍부하다"(『표준영역판』 IV, p. 67)고 했는데, 그가 말하기를, "꿈에서 어떤 행동이든 그 행동의 원래의 동기—소망이나 욕망 혹은 충동—가 어떻게라도 각성시의 마음을 스쳐지나간 것이라고 생각하기는 불가능하다"(프로이트의 인용은 p. 67)는 것이다. 또한 힐데브란트는 "우리가 각성상태에서는 대개 접근하지 못하는 우리 본성의 심연과 깊숙한 구석들을 꿈이 흘깃 보여주게 된다"(프로이트의 인용은 p. 69)고 믿었다. 프로이트가 언급했던 또 다른 저자인 라데스톡(Radestock)은 "우리가 [차라리] 우리 자신에게 인정하지 못하게 될 것을 꿈이 우리에게 드러내 보여줄 뿐이다"(프로이트의 인용은 p. 70)라고 주장했다. 에르트만(Erdmann)은 "꿈이 어떤 사람에 대해서 내가 생각해야 하는 것을 내게 보여준 일이 전혀 없는데, 나는 간혹 내가 하고 있는 것, 사실은 그 사람에 대해 생각하고 내가 실제로 그에게 어떻게 느끼는지 그에 대해 생각하는 것을 꿈에서 배우고는 깜짝 놀라곤 했다"(프로이트의 인용은 p. 71)는 의견을 보였다. 그리고 철학자인 피히테(Fichte)는 "우리가 우리의 전반적인 성향에 대해 각성시 생활에서 자기-관찰로 배울 수 있는 것보다 우리 꿈의 본성이 그 성향에 대해 훨씬 더 진실한 반성을 가져다준다"(프로이트의 인용은 p. 71)고 언급했다.

프랑스의 작가인 모리(Maury)는 한 걸음 더 나아가서, 우리가 꿈을 꾸고 있을 때에는 이렇다고 말했다.

> 그것이 간혹 우리에게 경고를 보낼지라도 그것은 우리를 저지시키려는 자각도 없이 말을 하고 우리가 행동하게끔 만드는 우리의 강한 경향이다. 내 자신은 확실한 결함들과 음란한 충동을 갖고 있는데, 각성 상태에서는 그것들에 대항하려고 노력하며 일반적으로 빠져들지 않으려고 버둥거린다. 그러나 내 꿈속에서는 항상 그것들에 굴복하거나 더욱 멋들어지게 해낸다. 꿈속에서 나는 아무런 두려움이나 가책도 없이 그 충동에 따라 행동하고…. 꿈속에서 내 앞에 전개되는 장면들은 내가 느끼는 강한 압박감에 의해 분명히 내게 암시되고 잠자는 동안에 부재하는 내 의지가 억압하려 하지 않는 그 압박감에 의해 내게 암시된다.(프로이트의 인용은 p. 73)

따라서 힐데브란트와 모리는 둘 모두 프로이트보다 먼저 꿈이 우리의 몇몇 충동들을 자유롭게 지배한다고 주장했다. 우리는 일상생활에서 그 충동들을 충분히 알고 있거나 알지 못할 수도 있지만 대체로 그것들을 억제시킨다. 그 동안에 우리의 도덕적 양심은 완전히 무시되는 것처럼 보인다. 대개 억제되어 있는 강한 충동은 꿈에서 상연되는데, 우리의 도덕관념은 적어도 부분적으로 잠들어 있다(『표준영역판』 IV, pp. 72-73).

이렇게 해서 꿈이 우리 생활의 휴식과 밀접하게 관련되어 있고 각성시 생활에서 우리가 알지 못할 수도 있는 우리 자신들에 대한 것들을 아마 우리에게 보여주기도 한다는 생각은 거의 프로이트의 창안이라고 할 수가 없다(링케우스Lynkeus의 말처럼, "그가 깨어 있든 꿈을 꾸든 그는 항상 동일인이다." 프로이트가 p. 309, 주 2번에서 인용). 우리 시대에 과학자들은 다시금 꿈에 대한 순수한 생리학적 설명을 찾아내기 위해 열심히 작업하고 있지만(예를 들어, Jouvet, 1993/1999 및 Hobson, 2015), 프로이트의 모든 작업이 틀렸음을 입증하든가 혹은 그것을 지켜내기가 거의 불가능하다는 것을 엄격한 생물학적 입장 위에 두려는 일은 외견상 불안해 보인다. "꿈에 관한 '연구'로 기술되는 일에 관련되는 사람들"(『표준영역판』 IV, p. 93)은 본질적으로 **프로이트 이전의 입장**으로 회귀하게 되었고, "[수많은] 과학자들의 특성인 새로운 것의 학습에 대한 반감의" 또 하나의 "좋은 모범"(p. 93)을 우리에게 제공한다고 말한다면 내가 너무 멀리 나간 것은 아니라고 생각한다. 신체적인 영역과 정신적인 영역 사이—즉, 몸과 마음 사이—에 "인과론적 연결"이 존재한다는 생각을 그들이 기꺼이 지지하는 동안 그 연결은 그들한테 오직 한 방향으로만 가고 있는 것처럼 보인다. 달리 말해서 그들은 의학의 현재 상태로는 "정신활동의 제일 큰 몫의 생리학적 원인을 찾아낼 수 없을지라도 심도 깊은 연구로 어느 날 더욱 앞선 길을 따라가서 [모든] 정신적 사건들의 유기체적 기반을 발견하게 될 것"(pp. 41-42)으로 확신한다고 믿는다. 『DSM-5』의 저자들도 역시 **언젠가는** "특수한 장애들이나 장애 스펙트럼을 충분히 입증하기 위해 이론의 여지가 없는 병인학적이거나 병리생리학적인 기제들이 확인될 [것이다]"(『미국정신의학회』, p. 20).

프로이트도 간혹은 과학의 궁극적인 전능함에 대한 이같은 자만심 강한 믿음에 대하여 입에 발린 말을 했지만 그렇더라도 다음과 같이 반박했다. "당분간 우리가 정신적인 것의 너머까지[생리적인 것에서 그 기초까지] 볼 수 없다는 사실은 정신적 영역의 존재를 부정할만한 이유가 되지 못한다"(『표준영역판』 IV, p. 42). 그런데도 대다수의 현대 연구들은 정신적인 영역을 생물학적 영역의 부수현상 쯤으로 계속해서 보려고 한다. 또한 단순한 부수현상은 신체에 변화를 초래할 능력이 없고 더구나 그 나름대로 해석할 가치가 있는 유의미한 정신적 현상들을 야기하지 못한다(아마도 마음 챙김에 대한 연구는 한 가지 예외가 될 것이다). 프로이트는 1900년에 이미 마음의 산물을 그 자체로 또 제스스로 유의미한 것으로 보는 중요성에 대해 강조했다. 달리 말해서 그는 **사고들이나 소망들 같은 정신적 현상들이 증상의 원인이 될 수 있다**는 생각을 품어보라고 우리에게 요청했다는 것이다. 이때 그 증상이 오직 정신적 영역에만 영향을 주었거나 신체적 영역에만 영향을 주었거나 혹은 몸과 마음 둘 모두한테 영향을 주기도 했다. 오늘날 (특히 의학과 정신의학에서) 가장 "과학적인" 연구자들이 직장이나 집안에서 일어나는 정신적/심리적 스트레스가 어떤 사람한테 생리적인 문제들을 갖게 할 수 있다는 것을 인정할지라도 그 연구자들은 환상과 백일몽과 꿈이 단순히 부수현상이라 믿는 것처럼 보이고 사람을 미혹시키는 것들에 대한 이야기가 그 누구에게도 치유적인 결과를 가져올 수 없다고 계속해서 믿는 것 같다. 그들이 인정하는 것처럼 보이는 유일한 치유적인 결과는 수술과 약물 기타 등등과 같은 직접적인 생물학적 개입으로부터 오는 것이다. 환상과 꿈에 대한 논의에서 생겨날 수 있는 변형적인 생각과 느낌—인간의 의미형성과 말의 영향에 관련된 것—은 단순히 그들의 레이더 위에 있지 않다.

꿈이란 무엇인가?

주린 자가 꿈에 먹었을지라도 깨면 그 속은 여전히 비고 목마른 자가 꿈에 마셨을지라도 깨면 곤비하여 그 속에 갈증이 있는 것 같이

—이사야 29: 8

해석을 위한 기초로서 작용하는 것은 바로 꿈의 서술—구어적 자료—이다.

—라깡, 1976, p. 13.

꿈은 매우 분명히 감각적인 경험이다. 그것은 주로 우리들 대부분한테 시각적인 것이지만 청각과 촉각, 미각 및 후각을 포함할 수도 있다. 또한 그것은 흔히 감정적인 경험이 되기도 한다. 그런데 우리가 꿈의 수집을 시도하자마자 말하는 방식에 의해 감각적이고 정동적인 경험을 말로 번역하기 시작한다. 이런 의미에서 우리 스스로 꿈에 관한 이야기를 말하기 시작하는데, 그 이야기는 꿈속에서 벌어진 일에 관한 것이다. 우리들 가운데 몇몇은 최초의 경험을 구성한 이미지와 느낌을 기억하기보다 그 이야기를 우리 자신에게 말해준 일이 있는 것처럼 훨씬 더 잘 기억하게 되는데, 아침에는 그 이야기 이외에 다른 것은 거의 기억하지 못할 수도 있다. 한밤중에 꿈을 기록해두는 사람들은 최초의 꿈 경험에 대해서는 그 무엇이든 아무것도 기억하지 못하는 그런 경험에 익숙해져 있을 것이다. 야간에 갈겨쓴 그들 자신의 글씨는 그들이 꿈을 꾸었다는 것과 그 동안에 일어났던 일을 상기시켜줄 뿐이다. 야간에 깨어나면 구두로 자신의 꿈을 (전화나 다른 기록 장치에) 기록하는 분석수행자들은 흔히 아무런 기억도 간직하지 못했던 것을 말하는 자신의 목소리를 들으면서 얼마나 큰 충격을 받았는지 내게 들려준다.

우리가 꿈 하나를 기억할 수 있을 때 그 꿈에 대한 우리 자신의 언어 묘사가 부적절하다고 느끼는데, 그 당시에 그처럼 생생했고 부분적으로는 나한테서 머물렀던 감각이나 이미지 혹은 감정을 전해줄 적절한 단어들을 찾지 못했다고 믿는다. 그러나 이것은 우리가 다른 사람들과 함께 우리 꿈에 대해 이야기하고 있다면 그 사람이 접근하게 되는 유일한 것은 꿈에 대한 우리의 말이라는 사실을 바꾸지는 못한다. 우리의 대화자는 꿈을 우리가 경험했던 것과 똑같이 경험할 수는 없고, 동일한 이미지를 본다거나 정확히 동일한 감각을 느낄 수도 없으며(만일 우리가 능숙한 영화제작자가 아니고 적어도 그 꿈의 시각과 청각을 재생하게 되는 것도 아니며, 우리가 아직도 영화를 통해 취각과 촉각의 대부분을 재생할 수 없으니까), 하물며 우리가 느꼈던 감정과 정확히 동일한 감정을 느끼지는 못한다. 우리의 대화자는 우리의 말을 제 마음대로 이용할 뿐이다.

달리 말해서, 우리가 분석에서 꿈으로 작업하고 꿈의 해석을 시도하는 한 그 꿈은 일련의 단어들이다. 요컨대 꿈은 하나의 텍스트이다. 분석가는 분석수행자가 제공해준 텍스트와 함께 작업하고, 그 텍스트(프로이트는 "꿈의 텍스트" 혹은 꿈 텍스트라고 부름. 『표준영역판』 XXII, pp. 9, 13)는 분석수행자가 그 꿈에 대해 연상하기 시작하면서 흔히 첨가된 것이다. 그것은 개정될 수도 있으며—또한 프로이트는 오직 "수정판"만이 아니라 원판과 수정판을 모두 신중하게 받아들이라고 우리에게 주의를 주고 있음—그 꿈에 대해 공평하지 못하다고 느끼는 분석수행자에 의해 그것은 부적절한 것으로 비판될 수도 있다. 다시 말해, 그 꿈의 어떤 부분들은 모두 놓쳐버린 것 같고 다른 부분들은 분석수행자가 그것에 대해 찾아냈던 단어들로 완전히 번역되지 않는 것 같다. 또한 어떤 장면 다음에 다른 장면이 나왔는지 혹은 옷감의 색깔이 초록색이었는지 파란색이었는지 의심이 드는 등등이다.

있음직한 불완전성에도 불구하고 이 텍스트는 분석가와 분석수행자가 공동으로 작업하는 주요한 자료이다. 꿈 그 자체는 분석수행자의 마음속에서 사라지거나 혹은 선명하지는 않더라도 부분적으로 존재하게 되지만, 어쨌든 그것은 분석가한테 직접 "전이될" 수는 없다(마치 어떤 종류의 마음에서 마음으로 가는 "비디오 스트리밍"이나 《스타트렉》의 유명인사 스팍 씨에게 가는 "벌컨 정신융합"Vulcan mind meld처럼). 또한 그것이 직접적으로 "전이될" 수 있더라도 분석가는 분석수행자가 그것을 경험했던 것처럼 정확히 분석수행자에게서 "흘러나오는" 비디오를 반드시 경험하는 것은 아니다. 결국 우리는 각자 동일한 영화나 비디오에 의해 서로 다른 영향을 받게 된다니! 만일 분석수행자가 화가이고 꿈의 부분들을 표현하는 것 같은 그림을 그린다면 분석가는 화가에게 그 그림들에 대해 말해주도록 요청해야 하는데, 왜냐하면 그림이 천 마디 말의 가치를 지녔을지라도 그것이 자명해지긴 어렵기 때문이다. 모든 사람은 그림에서 서로 다른 것들을 보게 되고 그것들은 투사의 생산적인 토양이 된다(그런 이유로 투사검사에서 그림의 유용성을 알 수 있음). 그러나 분석가한테 첫째로 흥미로운 것은 그림에 대한 분석수행자의 해석이지 분석가 자신의 인격과 인생경험에 기초하는 투사가 아니다. 따라서 **분석치료가 관여하는 한, 꿈은 그 꿈에 대해 분석수행자가 만들어낸 구두 텍스트나 말이 된다**(그것은 거의 정확하게 기록될 수 있다).[4]

4) 프로이트는 "우리는 꿈이라고 불러왔던 것을 '꿈의 텍스트'나 '발현몽'이라 부르게 될 것"이라고 썼는

이 텍스트는 당연히 죽은 텍스트가 아니다. 그것은 죽은 언어와 관련되는 것이 아니라 적어도 두 사람이 말하는 살아있는 언어와 관련되어 있다. 그 두 사람이 분석수행자와 분석가이다. 또한 그것은 이 텍스트를 큰소리로 말함으로써 영향을 받는 살아 숨 쉬는 인간에 의해 말해지고 있는데, 그 사람은 분석시간에 그것을 말하면서 흥분하기도 슬프기도 따분해하기도 하고 화가 나서 분노하기도 한다. 또한 그는 그것을 말하거나 그것에 대해 연상하는 동안 잠시 멈출 수도 있고 실언을 할 수도 있다. 따라서 분석가에게 이 텍스트를 **언술하는** 행위는 말 그 자체에 또 한 꺼풀을 겹치게 한다. 감정은 꿈의 어떤 부분을 말하는 것에 부착되는 것 같고 꿈의 다른 부분이 관련될 때 말더듬과 중얼거림이 나타날 수 있다. 이것을 액면가 그대로 받아들일 필요는 없지만 그것은 분석가한테 유용한 정보가 된다.

앞에서 우리가 결론으로 내릴 수 있었던 것은 꿈이 분석에서 한 역할을 해내면서 이미 일종의 번역이 된다는 것이다. 그것은 우선 시각적이고 정동적인 경험을 말로 옮기는 번역이다. 또한 이 구어들은 우리가 우선 정신분석에서 작업하는 것이다.

그렇다면 우리의 목표가 분석수행자의 말을 최초의 꿈 경험으로 되돌려 놓는 작업이라고 생각할 수도 있는데, 우리는 이것을 다음과 같은 그림으로 그려볼 수 있다(여기서 화살표는 번역과정을 보여준다).

꿈을 말하기: 시각적/정동적 경험 ⟶ 텍스트/말
꿈을 분석하기: 텍스트/말 ⟶ 시각적/정동적 경험

데(『표준영역판』 XXII, p.9), 라깡은 이 텍스트를 정교화(élaboration)라고 부름(『에크리』, pp. 315, 393).

우리가 번역을 "원상태로 돌려" 놓거나 번역과정을 뒤집어 놓을 수 있다면 이것은 아마 꿈꾼 사람이 꾸었던 것과 똑같은 꿈을 다른 사람들도 경험하게 해줄 것이다. 다시 말해, 동일한 꿈을 경험하게 해준다는 것이다. 그런데 영화를 봤을 때 우리 모두가 한 영화를 동일한 방식으로 경험하는 것은 아니다. 우리가 동일한 영화관에서 나란히 앉아 그 영화를 볼 때도 그렇게 되는 까닭은 우리들 각자가 그 영화에 나오는 다양한 인물들과 곤경들에 대하여 우리 자신의 배경과 동일시, 꿈, 환상, 등등에 따라 서로 다르게 우리 자신들을 위치시키기 때문이다. 또한 **비록 우리가 다른 사람의 꿈을 그(녀)가 경험했던 것처럼 경험할 수 있을지라도 우리는 그것을 해석할 수 있는 데에는 근접하지 못할 것이다.** 참으로 우리는 꿈꾼 사람이 그 꿈의 의미에 대해 혼동하는 것만큼 그와 똑같이 혼동하게 될 것이다! 우리가 그 꿈을 해석할 수 있는 열쇠를 찾아내는 것은 우리 자신을 꿈꾼 사람과 정확히 동일한 위치에 놔둬서도 아니고 그(녀)가 꿈에서 느꼈던 것을 느껴서도 아니다.

여기서 프로이트의 기본적인 논제는 꿈을 해석하기 위해 우리가 필요로 하는 것은 꿈꾼 사람이 가졌던 최초의 시각적/정동적 경험의 가급적 정확한 그림이나 복제품도 아니라는 것이다. 오히려 우리에겐 시각적/정동적 경험으로서 **꿈의 구성으로 들어가는 최초의 무의식적 사고와 소망**에 도달할 필요가 있다. 달리 말해서, 기억된 대로의 꿈보다 우리에게 더욱 중요한 것은 우선 그 꿈을 존재하게 했던 어떤 것이다. 프로이트의 가설은 다음과 같은 방식으로 그려볼 수 있다(여기서도 화살표는 번역과정을 가리킴).

최초의 사고들/소망들 → 시각적/정동적 경험

시각적/정동적 경험은 대개 혼란스럽고 애매한데, 그때 그것은 일상적인 기준으로 완전히 무의미한 것은 아니다. 그러나 프로이트의 견해로는 그만큼 혼란스럽거나 애매하지 않은 시각적/정동적 경험을 불러일으켰던 사고들과 소망들이 있다는 것이다. 그는 시각적/정동적 경험을 꿈의 **발현내용**이라 부르는데, 그것은 우리가 각성시에 기억할 수도 있는 것이다(또한 우리는 뒤이어 써진 텍스트나 말로의 번역을 발현내용에 포함시킬 수도 있다). 그리고 그는 꿈의 구성으로 이끌어갔던 최초의 사고들과 소망들을 **잠재내용**이라 부른다.[5)]

이런 잠재내용의 본질로 돌아가기 전에 프로이가 이중적인 변형과정의 존재를 가설로 내세운 것에 주목해보자. (1) 사고들은 이미지로 변형된다(우리는 "추상적 사고를 그림으로 전환시키는" 것을 입증하게 됨. 『표준영역판』 V, p. 341). (2) 잠재내용은 발현내용으로 변하게 된다. 그 두 가지는 동시에 일어나고 분명히 겹치는 과정이다. 그러나 그것들이 적어도 이론적으로는 구별될 수 있다고 생각되는데, 전자는 시각예술과 조형미술에서 벌어지는 것에 매우 밀접하게 상응하고[6)] 후자는 문학의 어떤 형태와 관련되는 것에 상응한다(아마 그 무엇보다도 프로이트가 자주 『꿈의 해석』에서 언급하는 우언문학 allegorical literature). 그가 이런 이중적인 변형을 지칭하는 용어는 번

---

5) 프로이트의 이론적 가정에 대해 논의하면서 이론적 가설에 입각한 진료가 치료효과를 낸다면 가설을 세울만한 가치가 있다고 함. 현상학자들은 꿈을 "현상 그 자체"라고 주장하면서 꿈(혹은 환상이나 증상)이 당장 눈에 보이지 않는 어떤 원인을 가진다는 것을 받아들이지 않으려 한다고 프로이트는 말함.

6) 내 경험으로 꿈을 논의하는 분석수행자들이 가장 흔히 저지르는 실언은 꿈이란 말 대신에 영화로 대체하는 것임(예를 들어, "저는 영화 속에서 아무개를 봤어요"). 영화와 비디오는 꿈에 대한 연상에서 점차 더욱 중요해지고 있음. 영화는 우리 문화에서 접근성이 더욱 커져서 매일 밤 잠들기 전에 보기 때문임. 내 경험으로 또 하나 자주 보는 실언은 아내를 대신하여 어머니로 대체하고 남편을 아버지로 대체하며 그녀를 그 남자로 대체하는 것임.

역(Übertragung)으로서 독일어는 "번역"과 "전이" 둘 모두를 의미한다. 또한 그 용어는 분석수행자가 예를 들어 자신의 부모나 배우자에 대하여 갖는 의심이나 의혹을 분석가한테 전이하거나 혹은 전치하는 정신분석적 의미에서 프로이트가 전이를 대신해서 사용하는 동일한 용어이다(정신분석적 의미로 **전이**는 수많은 의미들을 갖는데, 더욱 많은 의미에 대해서는 제5장에서 논의할 것임). 『꿈의 해석』의 제6장에서 가장 중요한 부분의 시작에서부터 프로이트는 다음과 같이 쓰고 있다.

> [잠재적인] 꿈-사고들과 [발현된] 꿈-내용은 동일한 주제에 대한 두 가지 견해 같은 것을 다른 두 언어로 우리에게 제시해준다. 또는 더욱 엄격히 말해서, 꿈-내용은 꿈-사고를 다른 표현방식으로 옮겨 적는 필사[혹은 번역: Übertragung]와 비슷한 것처럼 보이는데, 원본과 번역본을 비교함으로써 그 글자와 구문법칙을 찾아내는 것이 우리의 일이다.(『표준영역판』 IV, p. 277)

따라서 꿈꾼 사람한테서 어떤 것은 신통찮은 번역가이거나 필사생이고, 분석수행자와 분석가는 꿈 사고가 번역되었던 "외국어"(시각적인 발현내용)를 해독하기 위해 공동으로 작업해야 한다. 그들 둘은 번역이 이뤄졌던 "바탕 언어"를 알고 있을지라도(즉 잠재적인 꿈 사고들과 소망들이 표현되는 언어에 대해 익숙해져 있을지라도) 그들은 그것이 번역되었던 "목표언어"를 알고 있지 못한다.

꿈은 미세증상이다

하늘에서 떨어지는 만나처럼 꿈의 해석이 저절로 굴러 들어오길 기대해선 안 된다.

—프로이트, 『표준영역판』 V, p. 522

프로이트의 입장에서 (꿈의 잠재내용에서 발현내용으로 가는) 변형과정이 존재한다는 가설은 그가 히스테리 증상들을 해결하려는 시도에서 알게 되었던 것의 연장에 불과하다. 예를 들어 6주 동안이나 물도 못 마시던 안나 O.의 증상(제1장에서 논의됨)을 고려해보라. 비록 안나가 자주 엄청나게 목이 마르고 탈수되어 있었더라도 입술에 물잔을 들어 올리려고 시도할 때마다 역겨워져서 물컵을 밀어버렸을 것이다. 이것은 그녀뿐만 아니라 어느 누구에게도 이해가 되지 못했다. 더구나 여름의 강렬한 더위와 더 많은 물에 대한 그녀의 욕구를 생각해볼 때 그렇고, 대개 물컵과 해롭지 않으면서 유순한 물 그 자체의 성질은 말할 것도 없다(『표준영역판』 II, pp. 34-35). 브로이어와 안나 O.가 증상의 첫 번째 발생까지 추적해서 찾아냈던 것은 물컵이 전에는 전혀 그런 일이 없었던 그녀한테 어떤 의미를 갖게 되었다는 것이다(또한 그 일에 있어서는 아마도 역사의 흐름 속에서 극히 드문 사람들한테 의미를 갖게 되었을 것임). 그녀의 여성 동반자의 개가 그 여인의 방에 있는 컵에서 물을 먹었고, 그 컵과 물 자체는 안나의 마음속에서 개와 여인 사이의 신체적 친밀감에 연결되었으며 그밖에 개들이 옮기는 질병이라든가 여성 동행과 어머니에 대한 나쁜 소망들 혹은 그와 비슷한 어떤 것에도 연결되어 있었다. 안나는 물 한 모금을 마시려고 하면 그녀의 여성 동행과 어머니에 대한 나쁜 소망들이 떠올랐는데, 그런 소망에 대해 그녀는 부끄럽게 생각하고 있었다.

이런 것과 다음의 결론 사이에는 단지 짧은 한 걸음의 차이가 있을 뿐이다. 개가 컵으로 물 마시는 것을 보고난 뒤로 물을 마시고 싶은 안나 O.의 모든 충동은 다음의 생각과 동일하게 되었다. “나는 나의 여성 동행(혹은 어머니)을 해치고 싶어.” 또한 물컵을 밀쳐내는 것은 이런 생각과 동등하게 되었다. “나의 여성 동행(혹은 어머니)을 해치고 싶은 것은 비양심적인 거야.” 달리 말해서, 증상적인 행위(이 경우에는 물을 마실 수 없는 증상적인 불가능)는 소망의 **다른 영역이나 매체 혹은 다른 “표현방식”으로의 번역**이다(『표준영역판』 IV, p. 277). 그와 동시에 그런 소망을 가졌다는 자기-비판 때문에 그 소망의 차단이나 억제의 번역도 된다.[7] 우리는 특정한 안면 틱이 (누군가를 때려주고 싶은 소망이 동반되는) 분노의 신체적 영역으로 옮겨가는 이전이나 번역과 동시에 그런 분노의 자기억제라고 논의하게 될 때 동일한 것을 많이 봤던 것이다.

따라서 프로이트가 꿈의 해석을 더욱 진전시킬 수 있었던 것은 다음과 같은 가설을 구성하고 검증했던 사실 덕분인데, 사람들이 **꿈을 증상들과 비슷한 것으로, 증상들처럼 구조화된 것으로, 또한 소형 증상들 그 자체로 간주할** 수 있다는 가설이다. 개별적인 증상들은 각각 비밀스런 의미를 갖게 되었는데—증상을 앓고 있는 환자의 주변사람들에게도 환자 그 자신에게도 알려지지 않은 의미—그와 똑같이 각각의 꿈들도 역시 꿈꾼 사람과 그 주변사람들 모두 쉽게 짐작할 수 없는 비밀

7) 여기서 억제되는(suppressed) 것은 물을 마시고 싶은 충동(urge)이고, 억압되는(repressed) 것은 마시고 싶은 충동과 그녀의 여인 동반자에게 해로움이 닥치길 바라는 소망 사이의 연결임.

스런 의미를 갖게 되는 것으로 판명되었다. 개별적인 증상 뒤에는 눈에 띄는 것보다 더 많은 것들이 있다고 프로이트는 언제나 알고 있었는데, 그와 똑같이 그는 특수한 꿈 뒤에는 눈에 띄고 귀에 들리는 것보다 더 많은 것들이 존재한다고 가정했다. 즉 각성되어 있는 의식한테 알아볼 수 없게 하려고 꿈 작업에 의해 읽기 어려운 매체로 변형되었던 잠재적인 사고들과 소망들이 존재했다.

정신분석에서 증상으로 간주되는 것은 환자가 괴롭다고 호소하며 이해할 수 없다고 고백하는 어떤 것—그것을 당장 못쓰게 만들어놓지 않으면 그의 삶에 방해되고 있다는 것을 슬퍼하는 것—이라고 지적할만한 가치가 있는 것으로 나는 생각한다. 분석가들은 무엇인가 주인 같은 자세를 취하지 않고 환자들이 벌이는 이런저런 행동—음주, 약물 복용, 폭식, 구토 혹은 등등의 그런 종류—이 개개인의 행동을 판단하게 되는 어떤 "정상 행동의 객관적 기준"에 근거하는 증상을 구성한다고 환자들에게 말하지 않는다. 정신과의사들과 심리학자들은 흔히 그런 자세를 취하지만, 정신분석가들은 그렇지 않다(혹은 적어도 그래서는 안 되는데, 어떤 분석가들은 잘못되어 가기도 하지만 정신분석 이론에서 그런 자세에 대한 근거는 없다). 분석에서 **증상은 분석수행자가 자신의 삶에서 문제가 된다고 생각하는 것이지**, 분석가가 분석수행자의 생활에서 증상이 된다고 생각하는 것은 아니다.[8]

이것은 사소한 시각차이가 아니다. 왜냐하면 변화에 열려 있기 쉬운 환자들 생활의 유일한 국면은 환자들 자신이 문제로 삼고 더불어

8) 어떤 인본주의 심리학자와 심지어 인지행동치료자도 간혹 "클라이언트"를 전문가라고 말하는데, 그들이 클라이언트보다 현실을 더 잘 인식하는 현실의 통달자(master of reality)라는 역할을 해낼 때 그러함. 이때 많은 분석가들과 치료자들은 자신의 강론을 임상으로 옮길 수 없게 됨.

살기 어려우며 도저히 이해할 수 없는 것으로 확인한 것들이다. 정신분석 치료에 접근해볼 수 있는 것은 그것들을 증상으로 구성하는 환자들한테 다름 아닌 그들의 이해 불가능성이다.

그와 비슷하게 꿈에 전혀 유의하지 않는 사람들한테 꿈은 그저 꿈일 뿐이다. 그런 사람들에겐 그들의 꿈에 대하여 증상적인 것은 아무것도 없다. 그러나 꿈을 이야기하는 분석수행자들은 (또한 우리는 그들이 간혹 꿈을 기억해서 말하도록 반복적으로 권유해야 함) 그 꿈의 특징을 "이상야릇한" "당혹스런" 또는 "헤아릴 수 없는" 것과 같은 형용사로 표현해서 그들한테 꿈이 증상들이 된다고 우리에게 말해주고 있다. 그 증상들은 소형증상이나 미세증상이지만 그 꿈이 우리의 분석수행자들을 괴롭히고 당혹스럽게 만들수록 우리는 그 꿈을 만발한 (단명할지라도) 증상으로 취급하는 것이 더욱 정당해진다. 겉보기에 이해할 수 없다는 것은 꿈 뒤에 의미의 층위가 있다는 가정에 정당성을 부여해준다. 예를 들어서, 일상생활 가운데 우리에게 냉담해 보이던 어떤 사람에 대하여 꿈속에서 우리가 느끼는 불가해한 매력이나 혐오감은 우리가 그 사람에 대한 우리의 진정한 감정을 완전히 잘못 알고 있든가 혹은 그(녀)가 꿈의 문맥에서 다른 누군가를 대신해서 있든가 그 어느 쪽을 떠맡도록 요구하고 있다.

거미 공포증에 시달리는 사람들은 흔히 거미가 뭐가 그리 겁먹게 하는지 말할 수 없고 또한 일단 공포증이 분석되었으면 우리가 거미 뒤에서 뭔가 다른 것—참으로 대개는 누군가 다른 사람(부모나 가까운 친척)—을 찾아내게 되는 것과 똑같이 내 꿈속에서 주역이 되는 밥이란 사람, 내 직장에서 막연히 아는 사람인 밥도 역시 누군가 다른 사람을 대신할 수 있다. 예를 들면 제2장에서 언급한 밥 삼촌을 경멸했던 일이다. 어떤 사람들이 거미 주위에서 느끼는 긴장과 불안은 거미 그 자체와는 거의 상관없고 부모나 가까운 친척도 모르는 사이에 그들의 정신 속에서 거미가 대신하게 된 그 사람들과 대단히 큰 관련이 있게 된다. 그 덕분에 프로이트는 다음과 같이 주장하게 되었다. "꿈에서 느끼는 정동은 발현내용에서가 아니라 잠재내용에서 생겨난 것이다"(『표준영역판』 IV, p. 248). 이렇게 된 이유는 우리가 꿈에서 느낀 혐오감과 발현내용에서 우리한테 혐오하게 만든 사람과의 사이에 연결을 찾아내려고 시도할 때 그 어디에서도 찾아내지 못하기 때문이다. 여기서 그 사람은 흔히 우리가 깨어있는 상태에서 무관심해지거나 혹은 마음이 끌리게 되는 사람이다.

잠재내용의 특성

모든 사람한테는 끔찍하고 소름끼치는 것과 무법 상태를 좋아하는 욕구가 있는데, 완전히 온건해 보이는 우리들 가운데에도 있다.
이것은 확실히 수면 중에 깨끗해진다.

—플라톤, 『국가』, 572a

꿈의 잠재내용은 일반적으로 꿈꾼 사람의 어떤 부분이 꿈속에 직접 표현되기에는 너무 짜릿하고 위험하거나 부도덕한 것으로 알려질 사고들과 소망들을 포함하고 있다. 이렇기 때문에 그것들이 변장된 방식을 통해 간접적으로 나타나게 된다. 그것은 그저 충족을 구하는 우리의 "현실적인" 소망이나 혹은 쉽게 실현가능한 소망들이 아니다. 우리의 비밀스럽고 "비현실적인" 소망들조차도 매일의 각성상태에서는 그것들의 상연이 드물게 허용되는 그런 방식으로 꿈속에서 상연되는 것을 목표로 삼는다. 그런데 만일 꿈꾸는 과정에서 진행되고 있는 것을 잘 "알고 있는" 우리의 부분(또한 이것은 우리가 깨어났을 때 의식적으로 그 꿈을 기억할 수 있는 부분인 것처럼 보일 것임)에게 꿈속에서 실현되는 비밀스런 소망이 투명하게 확실해진다면, 우리는 단지 깨어나도록 그렇게 당황스럽고 깜짝 놀라게 될 것이다.

프로이트는 비밀스런 소망들이 꿈속에서 충족되거나 실현된다고 가정한다. 그러나 그것들은 단지 변장된 방식으로만 그렇게 된다. 어째서일까? 우리가 계속 잠들기 위해 그렇다. 우리가 꿈속에서 충족되는 소망들의 불미스러운 특성에 대해 희미하게라도 깨닫게 된다면 우리는 사실상 모든 꿈의 중간에서 충격이나 공포 때문에 깨어나게 될 것이고[9] 또한 이것은 상호 관련된 두 가지 자명적인 결과들을 보게 될 것이다.

1. 그것은 재빨리 우리의 건강을 해치게 될 것이다. (그 대부분이 현대 심리학 문헌에서 렘REM수면이라 부르는 것에 상응하는) 꿈꾸기와 관련된 수면 사이클을 빼앗긴 사람들이 화를 잘 내고 점차로 편집증적이며 결국엔 환각을 보이기 시작하는 쪽으로 빠르게 변해간다.[10] 프로이트의 표현처럼, "어떤 의미에서 모든 꿈들은 편의성의 꿈들이다. 즉 그것들은 깨어나는 대

---

9) 라깡이 암시하기를, 우리는 흔히 잠자는 중간에 깨어나는데, 그땐 (욕망과 대조되는) 요구를 충족한다고 하는데, 요구의 충족은 욕망을 분쇄해서 우리가 더 이상 욕망하는 주체로 존속할 수 없게 만들기 때문임. 라깡은 여덟 번째 세미나인 『전이』에서, "나는 내 꿈에서 요구의 충족이 나타날 때 깨어나게 됩니다"라고 말함.

10) 녹초가 되는 미국횡단 자전거경주에 참가하는 선수들은 수면을 취하지 못해서 대개 환각으로 끝내게 됨. 프로이트는 수면에 대한 소망은 꿈꾸기에 대한 의식적인 자아의 부담을 나타낸다고 말함.

신에 잠을 연장시키는 목적을 해낸다. **꿈은 잠의 수호자이지 훼방꾼이 아니다**"(『표준영역판』 IV, p. 233). 또한 꿈들은 진정한 본성의 변장에 의지하는데, 우리에게 충격을 주어 때 이른 각성의 반복에 이르지 않도록 하기 위함이다. 거기서 변장들은 우리의 수면을 계속 하게끔 해준다. 그 변장들이 간혹 그런 것처럼 불충분할 때—즉 지나치게 뻔히 들여다보일 때—우리는 깨어나게 된다.

2. 그것은 꿈꾸는 과정에서 소망의 성취를 방해하게 될 텐데, 만일 우리가 꿈의 "논리적인" 종말에 이르기까지 꿈꾸기를 지속할 수 있다면 충족과 원기 회복이 기대하는 것보다 훨씬 적은 상태로 남겨질 것이다. 대부분의 내 독자들은 아마도 "좋은 꿈"이라고 느꼈던 것의 중간에서 어떤 것이나 어떤 사람에 의해 꿈을 깨버렸다가 그 꿈을 끝낼 수 있기 위해 곧바로 다시 잠들려고 애썼던 경험을 했을 것이다. 우리 꿈이 끝나기 전에 우리가 깨어나게 되면 우리는 꿈들이 제공하려고 예정된 충족을 즐기지 못하게 되네!

꿈의 잠재내용에는 불미스러운 자료가 포함되어 있다는 프로이트의 주장을 액면가 그대로 받아들일 필요는 없다. 사실상 자신의 어떤 꿈이든 그 꿈의 모든 요소들에 대한 자유연상으로(혹은 그의 환자들의 꿈에 나오는 모든 요소들에 대한 자유연상으로) 충분한데, 그 목적은 자신에 대한 각성시의 사고에서 빼낸 자료가 프로이트의 명칭인 꿈의 "배경 사고"—달리 말해서 그 꿈에 대한 배경을 구성하는 생각—에 나타난다고 확신하는 것이다. 그런 사고와 소망이 억압된다는 것을 확신할 필요는 없는데, 그 자체로는 역시 우리에 대해서 다른 사람들이 알게 되길 우리는 실제로 원하지 않을 그런 종류의 사물들이 꿈의 배경사고에 자주 포함된다는 것을 깨닫게 된다. 그것들은 대부분의 동료들한테 꺼내 보이기가 "부적절하다고" 생각하게 될 것이고, 우리 자신들이 그것들에 대해 알고 싶지 않을 수도 있는 것이다.

프로이트는 모든 꿈들의 구성으로 들어가는 끔찍한 잠재사고와 소망이 있기 마련이라는 것을 가정하지 않았다고 주장할까 하는데, 왜냐하면 그는 이전에 모든 인간들이 끔찍한 사고와 소망들로 가득 찼다는 결론을 내렸기 때문이다. 오히려 그것은 환자들의 꿈뿐만 아니라 그 자신의 꿈으로 광범위하게 작업한 덕분이었다. 그 작업은 꿈에 대한 연상을 끌어내는 일에 기반하고 또한 그는 발현내용과 잠재내용 사이에 상당한 틈새가 벌어져 있다고 믿게 되었기 때문이다. 누군든 오늘날 동일한 실험을 수행해볼 수 있고 프로이트와 동일한 결론에 도달하게 되는지 판단해볼 수 있다. 그것을 믿음의 문제로 받아들일 필요는 없다. 참으로 꿈에게 하루의 시간을 내주는 대부분의 의사들, 다시 말해, 꿈을 말하게 해서 기다랗게 연상하도록 그들의 환자들한테 요청하는 많은 의사들은 상당히 빠르게 프로이트와 똑같은 결론에 도달하게 될지 의심스럽다. 또한 자신들의 분석에서 꿈을 기억하고 말하며 광범위하게 연상하는 방식을 배우는 대부분의 분석수행자들은 그들 자신의 동기와 환상과 충동에 대해 실제로 그 어떤 것보다 꿈으로부터 훨씬 더 많은 것을 배우게 된다고 곧바로 깨닫는다.

프로이트의 가설은 잠재내용이 복잡한 번역과정을 통하여 발현내용을 만들어낸다는 것인데, 우리가 이제까지 건드려 봤던 한 가지 분명한 측면은 사고와 소망들이 이미지로 번역된다는 것이다(우리는 잠시 후에 다른 측면을 검토하게 될 것임). 아이디어에서 이미지로 옮기는 이런 번역은 그림수수께끼에서도 보게 되는데, 적어도 로마시대로부터 즐겨왔던 게임으로 로마인들은 식사하면서도 그림수수께끼 풀이를 즐겼다. 프로이트(『표준영역판』 IV, p. 277)는 우리는 꿈을 그림수수께끼처럼 생각한다고 말한다. 다음과 같이 그림수수께끼를 마주할 때와 똑같다.

◇ ○

우리는 이미지로부터 한 구절이나 한 문장으로 되돌아가는 작업을 해야 하는데(여기서는 보통의 해결책이 "다이아몬드 링"이다), 우리가 꿈을 마주할 때 발현내용(이미지들)으로부터 잠재내용(사고와 소망)으로 되돌아가는 작업을 해야 한다. 꿈에 나타날 수 있는 간단한 그림수수께끼는 B10(예를 들어, 문 위나 인가번호판 위에 나타나는 것)으로서 큰소리로 말할 때 "비-텐"(bee-ten)—즉 "두들겨 맞은"(beaten)—으로 발음될 수 있고 꿈꾼 사람이 한때 증언했거나 경험했던 폭력적인 장면을 떠올려 준다. 또 다른 예로 어떤 것의 밑에 돌출된 몇 피트쯤의 이미지다. 몇 피트쯤 되느냐고 물었을 때 6(six)이라고 대답하는 꿈꾼 사람은 "무덤 속에 묻힌"(six feet under)이란 구절이 의미하는 죽음의 관념 때문에 충격을 받을 수도 있다.

꿈에 의해 수행된 작업(**꿈작업**이라 알려짐)은 잠재적인 사고와 소망을 시각적 경험으로 돌려놓는 반면에, 분석에서 수행되는 작업은 시각적 경험(을 묘사하기 위해 고안된 텍스트)으로부터 잠재적인 사고와 소망으로 번역하게 된다. 그에 따라 정신분석은 꿈작업과 정반대되는 작업을 수행하는데, 꿈작업이 해놨던 것을 원상태로 되돌리는 "취소"(undoing)라고 한다. 꿈작업이 해놓은 것을 정신분석은 취소시킨다. 꿈작업이 베일로 감춘 것을 정신분석은 그 베일을 벗겨낸다(그림 3-1).

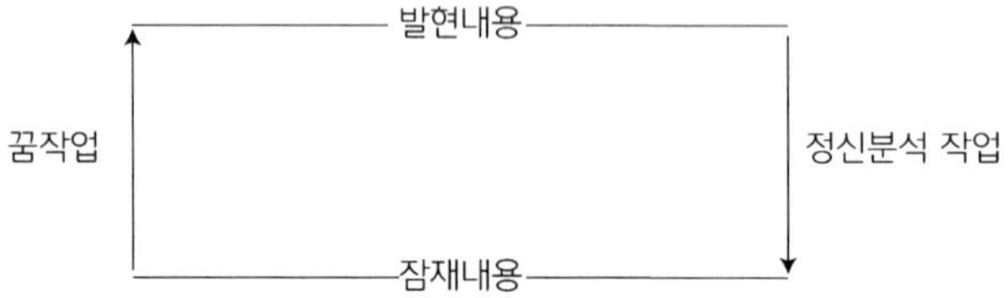

그림 3-1 정신분석의 "분해공학"

우리는 여기서 다시 한번 분해공학의 한 형태를 갖게 되고[11] 잠재내용으로부터 꿈의 발현내용을 만들어내는 번역과정에 대한 프로이트의 모든 연구는 첫째로 이런 마음의 산물을 어떻게 만들어냈는지 알아보기 위해 그것이 분해되는 방법을 알아내는 것으로 이해될 수 있다. 그러나 그의 목표는 그 스스로 새로운 꿈을 만들어낼 수 있게 되는 것이 아니라 단지 최종의 산물과 만났을 때 최초의 구성요소들을 분간해내는 방법을 알아내는 것이다.

11) 이것은 다음과 같이 보여줄 수 있음.
꿈작업: 잠재내용 → 발현내용
정신분석 작업: 발현내용 → 잠재내용

꿈에 대한 접근방법

우리가 관심의 대상으로 삼아야 하는 것은 전체로서의 꿈이 아니라 그 내용의 분리된 부분들이다.

—프로이트, 『표준영역판』 IV, p. 103

프로이트는 꿈의 텍스트에 어떻게 접근하는가? 달리 말해서, 그는 꿈의 어떤 부분을 강조하는지 또한 무엇이 꿈의 "일부"를 구성하는지 어떻게 결정하게 될까? 그는 꿈에 접근하는 다양한 수많은 방법들을 제공해주는데, 그 꿈의 배경과 잠재내용을 끌어내기 위해 그렇게 하며 그 가운데 하나는 단순히 꿈꾸기 전날에 무슨 일이 일어났는지 꿈꾼 사람한테 물어보는 것이다. 또 다른 방법은 꿈속에서 "말해진 구절로부터 시작하는데"(『표준영역판』 IV, p. 182) 그 구절이 실제로 최근의 경험이거나 혹은 꿈꾼 사람의 과거에서 훨씬 이전에 다른 어떤 맥락으로부터 나왔는지 알기 위함이다. 그는 이렇게 주장하기 때문이다. "꿈에서 언어로 두드러지게 눈에 띄는 것이라면 무엇이든 실제로 꿈꾼 사람이 말했든가 혹은 들었던 어떤 것으로까지 추적될 수 있다"(『표준영역판』 V, p. 420, 그가 추천하거나 그 스스로 이용하는 다른 방법들은 앞으로 더욱 논의될 것임). 말해진 그런 자료는 흔히 꿈꾼 사람이 언젠가 들었던 것의 직접적인 인용구이고, 그 자료는 꿈의 짜임새에서 완전히 낯선 문맥 속으로 밀어 넣는 것이며, "또한 간혹은 문제의 발언이 이뤄졌던 그 경우에 대한 암시에 지나지 않는다"(『표준영역판』 IV, p. 304).

그러나 프로이트(『표준영역판』 IV)가 자신의 짧은 "식물학 단행본의 꿈"을 다루는 방식을 검토해봄으로써 말해진 구절이 없는 꿈을 생각해 보자.

> 나는 어떤 식물에 관한 단행본을 썼다. 그 책이 내 앞에 놓여 있었고 바로 지금 색칠한 접힌 그림판(그림의 광택 복사본)을 뒤져보고 있었다. 나는 그 책의 모든 복사본 하나하나에 몰두하고 있는데, 그것은 마치 식물 표본집에서 꺼내온 것처럼 그 식물의 말린 표본이었다(p. 169).

우선 프로이트는 그 꿈에 대하여 **그의 마음속에 떠올랐던 첫 번째 사물들**이었던 것처럼 보이는 것을 우리에게 말해준다(간혹은 해석에 대한 탁월한 접근방법임). 그는 전날 아침에 서점의 유리창으로 특별한 종류의 꽃인 시클라멘에 관한 책을 보고 있었다는 것. 그는 아내에게 매우 빈번하게 시클라멘을 가져다주지 않았다고 느꼈던 것. 또한 그가 몇 년 전에 치료했던 여자가 이틀 전에 그의 아내를 우연히 만났는데, 그녀의 남편이 그녀의 생일에 꽃 선물을 깜박 잊고서 가져오지 않았을 때 서글펐고 그것은 남편한테 그녀가 이전만큼 더 이상 중요하지 않은 신호라고 느꼈다는 것이다.

이것은 아주 좋은 출발점으로서 특히 프로이트의 다음과 같은 언급과 함께 받아들였을 경우이다. 즉 그는 최근에 "망각" 행위에 포함될 수 있는 무의식적인 의도를 내보이기 위해 친구들의 서클에 이러한 일화를 말해주었다(일반적인 통념으로 망각은 그 성격상 고의가 아니라 하더라도).[12] 우리는 다소 안전하게 다음과 같은 결론을 내릴 수 있

12) 프로이트는 "누군가가 익히 알고 있는 이름을 잊어버린다면… 그 이름을 지닌 사람에 대해 좋지 않은 뭔가가 있고 그 사람을 생각하고 싶지 않은 뭔가가 있다고 가정하는 것은 그럴듯해 보인다"고 언급함.

을 것이다. 비록 프로이트는 여기서 이것에 대해 철저히 연구하지 않았지만 말이다(그는 『꿈의 해석』의 몇 군데에서 그 자신과 그의 가족들에 대해 너무 많은 것을 드러내지 않으려고 모든 연상들을 그 책 속에 포함시키지 않았다고 우리에게 말해준다).[13] 우리의 결론은 꿈이 그로 하여금 그의 아내에게 가져다줄 꽃 선물을 더욱 자주 망각했던 **그의** 특별한 이유들을 떠올려 주었다는 것이다.

프로이트가 그 다음으로 계속 해나가는 것은 기본적으로 **꿈의 텍스트를 작은 부분들로 쪼개**는 일이다. 거기에는 "식물에 관한 단행본"이라든가 "그 식물의 말린 표본" "식물 표본집" "내 앞에 놓여 있었음" "색칠한 접힌 그림판" 기타 등등이 포함되어 있다(『표준영역판』 IV, pp. 169-173, 282-284). 그런 다음에 그는 이 조각들 각각에 대하여 할 수 있는 한 충분히 연상하고 있다(비록 그는 한 지점에서, "우리가 관련되지 않는 이유들 때문에 나는 이 꿈의 연상을 더 이상 추구하지 않을 것이다"라고 말하고 있는데, 아마도 그 자신에 대해 그때까지 이미 해왔던 것보다 더욱 난처해지는 것들을 드러내지 않으려고 했던 것 같다: p. 173). 그는 연상할 만큼 중요한 부분이라는 것을 어떻게 정할까? 그는 몇 가지 표시들을 제공하지만 내 생각으로 그것들은 큰 효력이 없어 보인다.[14] 정육점 주인은 일반적으로 분할하고 있는 동물의 몸통에

13) 프로이트는 "이르마의 주사"라는 꿈의 어느 측면에 대해 "솔직히 이 지점에서 더 깊이 파고들어갈 욕망이 없었다"는 것을 인정하게 됨. 라깡은 이 꿈에서 프로이트가 그의 동료들에 대한 야망과 경쟁심과 관련된 의식적(전의식적) 욕망을 꽤 많이 이야기하지만 무의식적 욕망에 대해서는 거의 없다고 지적해냄. 또한 라깡은 프로이트가 이르마의 목구멍을 들여다볼 때 바라본 것의 끔찍한 특성을 강조하면서 여성의 성과 관련된 "실재계"라고 부름.

14) 프로이트는 환자가 꿈을 이야기하자마자 곧 바로 다시 이야기해주길 청하라고 하면서 우리한테 첫 번째 꿈 이야기와 두 번째 꿈 이야기의 차이점에 초점을 맞추라고 권유함. 그러나 꿈이 길어질 때에는 적당치 못한 방법이고 분석가가 첫 번째 이야기에 충분한 관심을 주지 못한 인상을 주기 쉬움. 또한 프로이트는 분명하고 겉으로 중요해 보이는 꿈 요소보다 불분명하고 무관심해 보이는 요소에 집중하라고 권고함(『표준영역판』 VII, p. 654). 셋째로 프로이트는 첫 번째 꿈 이야기에서 기억해내지 못한 부분을 강조하라고 암시해줌(p. 100, n. 2).

서 원래의 관절을 기본으로 삼아 칼 놓을 장소를 결정하는데(채식주의 독자들한테 사과드림), 분석가는 꿈 텍스트의 분할 방법을 어떻게 알게 될까? 연상해야 할 꿈의 중요한 부분은 무엇으로 구성될까?

내 경험으로 정신분석 작업에서 신참인 임상가들은 여기서 분명한 지침의 결여 때문에 괴로워했다. 이것을 다루는 한 가지 방법은 단순히 꿈에 나오는 단어 하나하나 모두에 대해서 물어보는 것이다. 그러나 어떤 사람한테 **바로 지금**이라는 어구라든가 단지 그(the)라는 단어에 관련해서 무엇이 마음에 떠오르는지 물어본 결과를 상상해보라! 누구든 주요한 명사—예를 들어, 단행본, 식물, 책, 그림판, 표본, 식물 표본집—의 위치를 꿈에서 알아낼 수 있고, 또한 접힌, 색칠한, 말린 같은 잠재적으로 중요한 몇 가지 형용사의 위치도 알아내게 된다. 그러나 동사(쓰다 및 몰두하다)와 자리배치의 지표(내 앞에)가 유용한 연상으로 이끌어가지 않을 거라고 누가 말할 수 있을까? 사실은 **꿈의 중요한 부분을 구성하는 것에 관하여 엄격한 규칙은 없다**는 것이다. 또한 꿈꾼 사람은 꿈에서 실제로 어떤 것이든 그에 대하여 연상할 수 있는데, 여기에는 그(녀)가 여러분에게 꿈을 이야기하는 말의 스타일이 포함되어 있다. 나에게 이렇게 말했던 꿈꾼 사람들이 많다. "지금 제가 선생님한테 그걸 묘사하고 있었던 것처럼 그렇게 했던 방식 때문에 놀랐어요. 왜냐하면 그건 제가 …할 때를 떠올려주었거든요." 혹은 "그건 최근에 제가 여차여차하게 묘사했던 이러저러한 방식을 떠오르게 해주었어요."

꿈을 부분들로 나누는(그런 다음에는 이 부분들의 각각에 대해 연상하라고 꿈꾼 사람한테 요구하는) 데에 적용되는 어떤 종류의 경험 법칙이 있는데, 그것은 다음과 같다. **우리가 분리시킨 부분들은 잠재적으로 한 가지 이상의 의미를 갖고 있는 단어들이어야** 하고, 꿈에 나타나는 문맥의 범위 밖에서 꺼내올 때 꿈꾼 사람이 다른 문맥들에 대해 생각하게끔 만들 수도 있다. 프로이트가 우리의 동년배이고 영어 원어민이며 또한 꿈을 영어로 꾸었다고 가정했을 때 우리가 **식물**이란 단어를 분리시켜서 프로이트한테 그 단어를 반복해준다면 그는 특정한 종류의 식물들이라든가 가지(eggplant), 나무 심는 행위, 여러 종류의 임플란트, 공장, 혹은 경찰기관에 의해 설치된 조직 내의 ("a plant"라고도 알려진) 첩자까지도 생각할 수 있을 것이다. 영어로 **plant**라는 단어는 대단히 많은 다양한 의미들을 갖게 되어 우리의 가설은 이렇다. 즉 **플란트라는 단어의 한 가지 가능한 시각적 표상이 꿈에 나타날지라도 그 단어의 또 다른 가능한 의미가 꿈 사고에서는 더욱 중요해질 수도 있다.**

이것은 프로이트가 『꿈의 해석』 제6장에서 "표상가능성의 고려"라고 부른 제목 밑에 들어간다. 아마도 신비스럽게 들리겠지만 그것은 다음과 같이 단순하다. 나의 꿈 사고가 직장에서 내 주위사람들한테 내가 "첩자"(plant)라는 믿음을 주리라는 소망에 관련된다고 말해보자. 내가 어떤 경쟁회사나 혹은 다른 어떤 국가의 첩보기관에 의해 그 조직 속에 배치되어 왔다는 의미에서 그렇다(아마도 이것으로 나는 내가 요즘 느끼는 것보다 더욱 중요한 사람으로 생각될 것이다). 이런 특별한 의미에서 "첩자"라는 개념이 어떻게 그림으로 표현될 수 있을까? 만일 그 개념이 꿈속에 나타나려고 한다면 전치된 어떤 방식으로 혹은 언어유희를 통해서 표현되어야 한다는 것을 의미하는데, 거기에는 오로지 커다란 어려움이 따를 것으로 생각된다. 전치된 방식에는, 예를 들어, 만일 어떤 특별한 배우가 조직 내의 첩자 역할을 해내는 영화를 봤던 일이 있다면 그 배우가 내 꿈에 나타날 수도 있는 것이다. 또한 언어유희로는 공장이나 정원수 혹은 어떤 종류의 임플란트에 대한 묘사를 통해서 이뤄진다. "정의"(혹은 어떤 사람이 자기가 받을만한 것을 획득함)와 같은 많은 추상적 개념들이 꿈속에 직접 묘사되긴 어려운 일이고, 고전적인 저울의 이미지—천칭 모양의 "정의의 저울"—와 같은 그런 것으로 암시되거나 또는 레스토랑에서 오로지 디저트만 포함된 메뉴의 모습으로 암시될 수도 있는데, 꿈꾼 사람은 "오직 디저트"(just desserts)만 포함된 것으로 묘사하게 된다(get one's just deserts는 마땅한 벌을 받는다는 의미임-역자). 어떤 종류의 자루에서 풀려난 고양이의 꿈 이미지는 꿈꾼 사람에 의해 "무심코 비밀을 누설하는"(letting the cat out of the bag) 어떤 사람으로 묘사될 수 있다.

당연히 다면적 가치를 갖거나 다가적인 것—즉 하나 이상의 의미를 갖는 것—이고 유용하게 강조될 수 있는 것은 개별적인 명사들만은 아니다. 만일 흥청망청 쇼핑을 해대는 맥락에서 "나는 그것을 사지 않았다"는 표현이 꿈에 나타난다면 "당신은 그것을 사지 않았다"는 말은 그 뒤로도 꿈꾼 사람한테 반복해줄 수 있는데, 그 생각은 꿈에 의해 환기된 최근의 어떤 경험이나 과거의 경험에서 꿈꾼 사람이 "사지" 않았던—"믿지 않았다"는 의미로—어떤 것일 수 있다고 한다. 영어에서(아마도 대부분의 다른 언어들에서도) 많은 관용어적 표현들은 적어도 문자 그대로의 의미로 또한 비유적인 의미로 하나 이상의 의미를 허용한다(예를 들어, "그것을 그에게 주라" "그거 취소해" "이러면 어쩔 건데" "그녀를 데려와" 등등). 그리고 대개는 모호하지 않은 표현들까지도 흔히 문맥상으로 매우 모호하게 될 수 있다. 예를 들어서, "나는 그것을 닫았다"는 단순한 진술은 꿈꾼 사람이 묘사하고 있었던 거래라든가 혹은 그가 방금 언급했던 문을 똑같이 가리킬 수 있다. 흔히 꿈꾼 여자가 방금 말했던 것의 애매성을 깨닫도록 하기 위해 "당신이 그걸 닫았다구요?"라고 묻는 것으로 충분하다.

꿈들을 연상하기 좋게 부분들로 나누는 방법에 대한 경험법칙을 라깡학파 용어로 표현하면, 우리는 꿈 텍스트를 **시니피앙들**로 나누려 한다고 말할 수 있고, 시니피앙들은 반드시 개별적인 단어들이 되는 것은 아니고 하나 또는 그 이상의 의미들(즉, **시니피에들**)을 갖는 단어들의 집단이 되는 일도 흔하다. "다이아몬드 링"은 그것이 포함하고 있는 단어들 각각이 그 자체로서 시니피앙이 될 수 있을지라도 단 하나의 시니피앙일 뿐이다. 그와 비슷하게 "둘러말하다"(to beat around the bush)도 단 하나의 시니피앙이다. 즉 그것은 고정되어 변치 않는 표현인데, 어떻든 변화될 수 없어서(영국 사람들은 "변죽을 울리다"to beat **about** the bush라고 말할 가능성이 더 크겠지만) 특수한 의미를 갖게 된다.[15] 그것들이 포함하는 단어들의 수효에도 불구하고 "패배를 인정하다"(Throw in the towel)라든가 "누군가는 어떤 사람한테 꼼짝도 못한다"(Have someone wrapped around one's little finger), "남의 떡이 더 커 보인다"(The grass is always greener on the other side of the fence), "세상사가 다 그런 거야"(That's the way the cookie crumbles), "로마에 있을 땐…" 그리고 "어때 요건 몰랐지?"(How do you like them apples?)와 같은 표현들은 그 의미가 흔히 거기에 포함되어 있는 단어들에 기초하여 투명하게 명백해지지 않는다면 단 하나의 시니피앙들을 구성하게 된다. 즉 그 의미는 더 큰 문맥에서 그것들의 용법으로부터 나오고, 그것들은 어린이들과 비원어민들이 머지않아 흔히 파악하게 되는 그런 종류의 표현들이다.

15) 분석수행자는 정신분석적 맥락에서 치다(beat)와 숲(bush)이란 단어가 존재하기 때문에 그런 표현의 선택에 대해 스스로 놀라워함.

따라서 분석가의 목표는 꿈에서 애매한 시니피앙과 다가적인 시니피앙들을 분리시키는 것이고, 그것들이 다른 시니피에들을 떠오르게 할지 알아보기 위해 꿈꾼 사람한테 문맥 밖에서 그것들을 반복하게 되는데, 예를 들어 꿈이 이미 말해진 다음에 꿈꾼 사람은 꿈에 대한 자유연상을 시도하기 시작한다. 분석수행자가 말하고 있는 것을 "이해하려는" 노력—즉, 임상가들이 분석수행자의 의도된 의미라고 믿는 것—에 철저히 집중하는 임상가들은 그런 프로젝트로부터 한 걸음 물러서는 일과 분석수행자가 말하는 것에서 가능한 애매성과 이중적인 의미에 대해 경청하는 일에서 어려움을 겪을 수 있다. 사람들이 말하는 것을 서로 다른 두 가지 수준에서—의도된 의미라고 믿는 것의 수준과 아무리 혼란스럽고 애매할지라도 사람들이 실제로 말하는 것의 수준에서—듣는 것은 어떤 임상가들한테는 쉽게 다가갈 수 있는 기술이 된다. 그러나 다른 사람들은 그 기술을 획득하려면 열심히 작업해야 하는 것이다. 그들은 라디오나 텔레비전에서 말하는 것을 건성으로 듣게 됨으로써 이러한 이중적인(혹은 "다중작업"의) 능력을 획득하는 쪽으로 작업해갈 수 있다. 그때 그들은 표현의 형태보다 그 "내용"에 초점을 덜 두게 되고 또한 특히 (고의적이든 아니든) 잠시의 멈춤, 실언, 이중적 의미의 어구(double entendres)에 귀를 기울이게 된다. 그들은 수업이나 세미나에서도 그들을 지루하게 만드는 내용에 대해 동일하게 할 수 있는데, 그렇지 않으면 잠들어 버릴 수 있는 대화에서 흔히 그들이 더욱 흥미를 끌게 되는 형태에 그런 관심을 두게 된다.

라디오든 텔레비전이든 인터넷방송이든 뉴스 아나운서의 말을 청취하고 또한 그 내용이 아니라 실언과 잠시의 멈춤, 말더듬 및 이중적 의미의 어구에 대한 청취를 시행하면서 그 내용이 그들의 관심을 독차지하지 않도록 그들이 특별히 흥미를 느끼지 않는 프로그램을 먼저 청취하는 것이 최선이라는 점을 주목해보라. 또한 텔레비전이나 인터넷 프로그램의 경우에 그들이 스크린을 바라보지 않는 것이 처음에는 최선이 되겠는데, 말하는 사람을 보는 것이 그들의 청취를 방해할 것 같기 때문이다(많은 분석가들은 환자들과 마주 앉기보다 카우치 위에서 환자들의 말을 더 잘 듣는다고 언급했는데, 그 이유는 그들이 신체적으로 더욱 가까워지지 때문이 아니라 분석가들이 환자들의 눈빛과 얼굴표정 등등에 의해 산만해지지 않기 때문이다). 그들한테 많은 흥미를 불러일으키지 않는 일들에 대한 말에서 실언과 불분명한 발음을 꼼꼼히 들을 수 있게 되면 그들은 더욱 그들의 마음에 드는 프로그램으로 눈을 돌릴 수 있는데, 그 의미를 누누이 말하거나 그것으로 특별히 뭔가를 하려고 시도하지 않은 채로 아직 그 의미를 받아들이는(예를 들어, 그들이 이전에 들었던 것들과 그것을 비교하거나 함축된 뜻을 헤아리는) 동안 가능한 한 뉴스캐스터들이 많이 내놓는 음성들에 초점을 맞춘다.

일단 이 기술이 획득되고 또한 임상가들이 의도된 의미로 보이는 것(시니피에)과 실제적이고 서로 달라진 형태의 표현(시니피앙) 두 가지 모두를 쉽사리 듣게 된다면, 사물들은 결코 동일한 것이 되지 않을 것이다. 즉 그들은 친구들과 가족과 파트너와의 대화에서든 정치 연설과 강연과 다큐멘터리에의 경청이든 생활의 모든 측면에서 두 가지 다른 수준들을 필연적으로 듣게 될 것이다. 이런 능력이 한번 켜지면 쉽게 꺼지지 않는다! 그것은 꿈의 해석(그들이 분석수행자한테 공명하는 방법을 알기 위해 특정한 시니피앙을 문맥에서 꺼내오는 것)에서 또한 더욱 일반적으로 정신분석에서 유효하게 사용될 수 있다.

나는 일찍이 프로이트가 꿈에 대해 가능한 몇 가지 다양한 접근 방법들을 제시한다고 언급했는데, 여기에는 꿈꾸기 전날이나 며칠 전에 일어났던 일을 꿈꾼 사람한테 물어보는 것이 포함되고 또한 단어들이나 구절들이 어떤 문맥에서 유래되었는지 알고 싶은 시도로서 꿈속의 어떤 사람이 언술했던 특별한 단어와 구절들에 대해 물어보게 된다. 그가 제공했던 꿈에 접근하는 세 번째 방법(『표준영역판』 V)은 꿈 텍스트에서 주저함과 망설임에 관련된다.

> 꿈을 분석하는 데에 있어 나는 확실성의 모든 평가척도를 버려야 한다고 주장하며 이런저런 종류의 어떤 것이 꿈속에서 벌어질 수 있다는 아주 희미한 가능성도 완전한 확실성으로 취급된다고 주장하는데…. 의심은 분석에 방해되는 결과를 가져와서 정신적 저항의 자손이면서 도구가 되는 것을 보여준다. 정신분석이 그것을 의심하는 것은 당연한 일이다. 그 규칙들 가운데 하나는 **분석 작업의 진행을 방해하는 것이라면 무엇이든 저항이 된다**는 것이다.(pp. 516-517)

여기서 프로이트가 언급하고 있는 의심의 종류는 분석수행자가 분석가의 요청을 받고서 단순히 꺼버릴 수 있는 어떤 의식적인 저항의 산물이 아니다. 이런 저항은 저절로 생겨나는데, 말하자면, 무의식과 의식 사이의 장벽 때문에 생겨나고, 분석수행자는 진정으로 불확실한 느낌을 받게 된다. 우리는 그것을 어떻게 다룰 것인가?

예를 들어, 만일 어떤 색깔—꿈속에서 그것이 페인트나 눈동자, 카펫천, 혹은 그밖의 어떤 것이든—이 초록색이었는지 파란색이었는지 꿈꾼 사람도 정할 수가 없다면 **우리는 우유부단함 그 자체를 특별히 유의미한 것으로 받아들이게** 된다. 그것은 마치 꿈의 그 부분 뒤에 있는 꿈 사고들에 불쾌한 기억들 또한/또는 불쾌한 의미들이 실려 있는 것처럼 보이는데, 그 꿈의 기억에서도 지금은 깨어 있는 꿈꾼 사람을 따돌리기 위해 어떤 속임수가 관여되어야 했다. 우리는 그 색깔이 초록색 아니면 파란색이라는 그 여부에 대한 분석수행자의 의심 때문에 산만해지지 않으려고 하며 또한 그 두 단어들의 연상에 대한 요청에 따라 두 가지 대안들 모두를 극도로 신중하게 받아들이게 된다(『표준영역판』 IV, pp. 317-318).

나의 분석수행자는 과거로부터 매우 강력한 장면(그 일이 약 25년 전에 일어났기 때문이 아니라 그가 아주 오랫동안 생각해본 적이 없다고 고백했던 장면)을 기억해냈다. 그런데 그 기억은 단지 꿈속에 나타난 대상의 색깔에 대한 연상의 덕분으로 떠오른 것인데, 그가 가게에서 노트를 선택하는 꿈이었다. 그는 처음에 그 노트를 "초록색 혹은 파란색"으로 묘사했다. 비록 분석수행자는 처음의 묘사("파란색")를 나중의 묘사("초록색")로 고쳤던 것이라고 느껴졌지만 나는 그에게 두 가지 모두에 대해서 연상해 보도록 권유했다. 그는 결국 꿈속에서 대상의 색깔이 어렸을 때 주방에 있던 "아주 연한 청색" 카펫의 색깔과 동일한 것이란 결론을 내렸다. 그 지점에서 어느 날 그가 그 카펫 위에 누워서 이웃방에서 들려오는 소리를 들었다는 사실을 갑자기 기억해냈다. 그는 일어나서 주방과 거실 사이에 있는 미늘창살 문을 통해 들여다보았다. 그는 마루 위에서 섹스를 하는 그의 어머니와 형을 얼핏 보았는데, 그들의 몸이 시각적으로는 미늘창살에 의해 이상한 수평 조각들로 절단되어 보였다는 것이다.

이런 장면을 기억해냈던 것은 꿈에 대한 우리의 연상 작업 덕분인데, 성적인 행위를 하고 있는 부분적인 신체들에 대하여 그 당시에 그가 갖고 있었던 불안스런 이미지들은 점점 줄어들었다. 이런 꿈 요소("초록색 혹은 파란색")에 의해 넌지시 알려진 장면은 그 꿈의 발현내용에서는 도무지 짐작되지 못했다(처음에는 프로이트의 식물학 단행본 꿈처럼 지루해 보였을 것이다). 그런데도 어린 시절의 이런 장면은 꿈의 구성을 이루는 잠재사고들 가운데 하나가 되었던 것처럼 보인다.[16] 내가 미끼를 물고서 이른바 그 불확실성 때문에 색깔에 대한 질문을 스스로 그만두었다면 이 기억은 훨씬 더 오랜 시간이 걸려야 밝혀질 수 있었고 그에 따라오던 고통스런 이미지들도 꽤나 오랫동안 지속되었을 것이다.

다른 분석수행자도 꿈을 하나 꾸었는데, 꿈속에서 그녀가 "서류통"(논문이나 문서를 저장해두는 플라스틱 통이나 상자의 일종) 혹은 "낚시도구 상자"(낚시 장비를 위한)로 묘사된 것을 들고 있었다. 그 기술어(descriptor)들은 둘 모두 유용한 방향으로 데려다주었다. 즉 "서류통"은 그녀의 연구 프로젝트와 관련된 학술 논문들을 보관하는 서류꽂이를 떠올리게 해주었는데 차츰 그 프로젝트가 몹시 싫어지고 있었다. "낚시도구 상자"는 어릴 때 아버지와 오빠와 함께 갔던 낚시여행에서 갈등의 역동을 떠올려 주었는데, 그녀는 자신의 낚시도구 상자에는 미끼라든가 낚싯봉, 등등을 정리해서 잘 간수하지 못하는 무능력을 생각나게 해주었고, 또한 최근에는 사실상 그녀의 생활 전반에 걸쳐 정돈하는 데에서 겪는 어려움을 생각나게 해주었다.[17] 따라서 그녀가 꿈속에

16) 이 사례에 대한 상세한 논의는 핑크의 2014b의 제11장 참조.

17) 섹슈얼리티가 무의식의 형성물에 흔히 어떤 역할을 해내는 그 정도를 강조하면서 남성 성기의 특징

서 붙들고 있었던 것에 대한 두 가지 묘사들은 모두 다 중요한 것으로 밝혀졌다.

그에 따라 우리는 꿈에 대해서 수많은 다양한 방법으로 접근할 수 있고 우리의 일상적인 진료에서 그 모두는 아니지만 몇 가지 방식을 이용하고 싶어할 것이다.

1) 우리는 꿈꾼 사람한테 꿈에 대하여 첫 번째로 떠오르는 것이 무엇인지 물어봄으로써 시작할 수 있다.
2) 우리는 분석수행자가 우리에게 말해준 단어들과 구절들에 초점을 맞출 수 있는데, 그것들은 두 가지 이상의 의미를 갖고 있다(달리 말해서, 그것들은 애매하거나 다가적임).
3) 우리는 관용어적 표현들이 꿈꾼 사람의 최근 생활에서 어떤 것을 환기시켜 주는지 알기 위해 꿈의 문맥에서 그런 표현들을("나는 그것을 안 샀어요"처럼) 취할 수 있다.
4) 우리는 그 꿈을 꾸었던 그날이나 그 전날에 꿈꾼 사람의 생활에서 무엇이 일어났는지 물어볼 수 있다.
5) 우리는 주저함과 의심에 초점을 맞출 수 있는데, 다시 말해, 분석수행자가 꿈속에서 확신하지 못한다고 고백하는 것(그 색깔이 초록색인지 파란색인지?) 혹은 철회하려고 시도한 것("아니오. 그건 초록색이 아니고 파란색이었어요")에 초점을 둔다.
6) 우리는 꿈에 대한 첫 번째 이야기에서 빠져 있다가 훗날 그 꿈

에 대해 사용되던 연장(tackle)이란 단어를 그녀가 들었다고 말했음.

을 논의하면서 분석수행자의 마음에 떠오르게 된 것에 초점을 맞춘다.

7) 꿈속의 장면들이 벌어졌던 장소에 대해서 물을 수 있는데, 그 장소들이 꿈꾼 사람한테 낯익은 곳인지 또한 그렇다면 그런 사건현장에서 벌어졌던 것을 기억할 수 있는지 물어보게 된다.

꿈에 대해 연상시키는 방법

우리는 없어도 좋은 착각으로서 꿈의 요소들 간의 분명한 일관성을 무시해야 하고 그 자체를 위해 그 요소들 각각의 기원까지 밝혀내야 한다.

—프로이트, 『표준영역판』 V, p. 449

이상하게 보이겠지만 "연상"을 구성하는 것은 분석수행자들한테 항상 맑고 투명한 것은 아니고 진료를 이제 막 시작한 분석가들한테도 마찬가지다. 뿐만 아니라 분석가들이 분석수행자들한테 자유연상을 어떻게 시키는지 그 방법은 항상 뻔할 정도로 분명해 보이는 것은 아니다.

예를 들어서, 비교적 경험이 적은 분석수행자에게 **파란색**이란 단어에 대해 연상하도록 우리는 어떻게 권유할 것인가? 우리는 단지 "파란색?"이라 묻거나 "파란색에 대해선 어때요?"라든가 "파란색에 대해 무엇이 떠오릅니까?"라고도 물어볼 수 있다. 또한 어깨를 으쓱해 하는 모습을 보이거나 "하늘은 파란색이죠"라는 평범한 말을 들으면 우리는 그것이 파란색의 특별한 색조인 것처럼 보였는지 물을 수 있는데, 만일 그렇다면 꿈꾼 사람은 그것을 묘사할 수 있을 것이다. 그가 묘사하는 단어들은 유용한 방향에서 시작될 수도 있다. 그러나 그가 그에 대한 세부사항을 하나도 전해줄 수 없다면 우리는 그가 어디에서 그 파란색의 특별한 색조를 봤던 기억이 나는지 물어볼 수 있다.

꿈꾼 사람으로 하여금 그 파란색에 대해 연상하도록 권유하려는 시도들이 아무런 성과도 못보게 된다면 똑같이 중요한 다른 탐구방안들도 있는데, **파란색**이란 단어가 멜랑콜리나 침울, 경미한 우울증을 의미할 수 있기 때문이다. 달리 말해서, 그것은 몇 가지 다른 시니피에들을 갖는 시니피앙이고, 또한 시각 이미지에서 아이디어로 혹은 한 아이디어(대개 약간 간단한 것)에서 다른 아이디어로 옮겨가게 하는 프로이트의 "스위치-단어" 혹은 "구어 교량"으로서 작용할 수도 있다(『표준영역판』 V, p. 341 n. 1; 『표준영역판』 VII, pp. 65 n, 82, 90; 『표준영역판』 X, p. 213). **파란색**은 팀을 가리킬 수 있다(예를 들어, 적팀에 대조되는 청팀). 그것은 "온통 시퍼렇게 멍이 들도록"(black and blue), "난데없이"(out of the blue), "저기 푸른 하늘"(the wild blue yonder) 및 "군청색의 바다"(the deep blue sea)와 같은 표현들의 일부가 된다. 그것은 "파란 것들"에 대해 생각나게 해주는데, 음악적 전통이나 기분 혹은 특정한 전쟁 기간 동안의 부대(또는 무디 블루스나 블루스 브라더스 같은 악단까지도)에 관하여 생각하게 된다. 또는 초롱꽃(bluebell 꽃의 일종), 블루보닛(버터 대용품, 텍사스주의 주화) 산후우울증(baby blue 아이 갖는 화제를 내비치는 것), 하늘색(sky blue), "리틀 보이 블루"(동요), 하복부의 아픔(blue balls 흥분상태에서 사정을 못한 남성의 고통), 혹은 "내가 망쳤어"(I blew it)에서처럼 동음이의어로 blew와 같은 목록이 계속해서 떠오를 수 있다. 분석수행자에 따르면 그 가운데 어떤 것이라도 극히 유용한 연상으로 입증될 수 있는데, 예를 들어, 분석수행자로 하여금 전날이나 이전의 몇 주일간 혹은 이전의 몇 년 동안 벌어졌던 일이지만 그의 인생에서 이전에는 언급되지 않았던 사건들이나 오래 전에 잊어버린 성적인 경험들을 상기시켜 준다.

시니피앙들에 대해 연상하는 특별한 방식이 누군가의 분석에 유용할지 분석가가 미리 알 수 있는 길은 없다. 그러나 우리는 연상의 특별한 방식이 특수한 분석수행자의 작업에서 시간이 지나감에 따라 유용한 것으로 되어 가는지 판단해볼 수 있다. 한 분석수행자는 어떤 특별한 시니피앙이 포함되어 있는 편지들에 대해 깊이 생각할 수도 있다(예를 들어, 파란색blue은 영어로 그에게 윤활유lube와 윤활유 작업lube job을 떠올려 주거나 혹은 불어로 파란색bleu과 솜씨 좋은 요리사cordon bleu가 떠오르게 해주고, bleu는 프랑스에서 미디엄과 완전히 익힌 것에 대조되는 날고기를 묘사할 때 사용되는 용어로서 날것이란 개념에 연결될 수 있으며, 또한 코르동 블루Cordon bleu는 유명한 요리학교나 또는 성령수도회의 파란 리본을 가리키지만 cordon은 아마도 탯줄을 암시하는 것 같다). 또한 이것은 다음과 같은 유용한 작업으로 이끌어갈 수 있다. 볼프강 모차르트(Wolfgang Mozart)는 누나한테 보내는 편지에 자신의 이름의 철자를 다양하게 바꿔서 서명했는데, 가장 흔한 이름이 그나그플로브 트라촘(Gnagflow Trazom)이다. (우리들 자신은 꿈속에서 누군가의 얼굴에서 두드러진 미소smile와 꿈꾼 사람의 이름이 우연히 마일즈miles라는 사실 사이에 글자의 연결을 지적하고 싶을 텐데, 스마일은 마일즈의 철자 바꾸기임: "음절의 분석과 종합"에 관한 프로이트의 논평, 『표준영역판』 IV, p. 297 n). 그러나 또 다른 분석수행자는 한 단어에 나오는 철자들을 가지고 놀 수 있고 그 꿈이나 그의 생활경험에 밀접한 관련이 있어 보이는 것을 우연히 생각해낼 수도 있다. 구식의 시인(혹은 런던 토박이의 압운 속어의 애호가)은 **파란색**과 연결하여 구렁텅이(slough), 맥주(brew), 독감(flu), 스튜(stew), 씹기(chew), 자르다(hew), 혹은 화장실(loo)을 유용하게 생각해낼 수도 있는데, 그것은 바로 그의 마음이 일반적으로 작용해가는 방식이지만 다른 사람들 대부분에게겐 운에 맞는 그런 연상으로는 아무런 도움도 되지 않기 때문이다. 어떤 분석수행자는 생산적으로 해군에서 파란 옷을 입었던 스트레스의 시절을 생각나게 해줄 것이다. 또 다른 환자는 최근 몇 주일 동안 작업할 때 파란 옷을 입었던 많은 경우들에 대해 이야기할 수 있는데, 그 꿈 자체와는 연결되어 보이지 않는 것들이다.

몇몇의 분석수행자들은 자유연상에 대한 권유를 일종의 무한한 "의식의 흐름" 속에서 꿈으로부터 더욱 더 멀리 떠나가도 좋은 허락으로 받아들인 것처럼 보인다. 따라서 분석가는 연상의 목표가 꿈의 배경을 밝혀내는 길이란 사실을 잊어버려서는 안 되고, 더욱 생산적인 어떤 것이 꿈속의 다른 시니피앙들에 대한 연상을 불러 일으키는 듯이 보이면 분석수행자로 하여금 꿈의 다른 부분을 불러내서 표면상 무익해 보이는 일련의 생각들을 멈추도록 해야 한다.

분석수행자로서는 처음엔 불분명한 것으로 묘사되었던 꿈속의 특별한 사람에 대한 즉각적인 연상과 대면하게 되면 분석가는 사실상 꿈속의 그 인물이 집합적인 모습인지 "합성의 모습"인지(『표준영역판』 IV, p. 293) 분간하기 위해 흔히 더욱 깊이 살피게 될 것이다. 여기서 그 모습에는 수많은 다양한 사람들의 특성들이 포함되는데, 분석가는 단지 다음과 같이 물어봄으로써 탐색해 볼 수 있다. 분석수행자가 꿈속의 그 사람을 어떻게 묘사하게 될지, 또한 그가 마음속에 떠올랐던 그 사람과 어떤 특징을 실생활에서 공유하게 되는지, 그리고 있다면 어떤 특징이 공유되지 않게 되는지 물어보는 것이다. 우리의 꿈에 나타나는 인물들은 흔히 합성되어 있다. 분석수행자가 꿈속의 그 사람이 어머니처럼 보였지만 그 여자의 눈은 어머니의 파란 눈 대신에 검은 색이었다고 말하며 또한 그녀가 검은 눈을 지닌 사람으로 누구를 아느냐고 물어 볼 때 흔히 다른 사람을 생각하게 된다.[18] 이것이 바로 전형적인 **압축**의 산물이고 최고의 사례는 프로이트 자신이 꾼 이르마의 주사 꿈에서 볼 수 있다(『표준영역판』 IV, pp. 106-118, 292-293). 이르마는 여섯 명의 여자들을 그녀 자신 속에 압축시키는데, 여기에는 프로이트의 딸과 부인이 포함되어 있었네! 많은 사람들의 꿈속에서 그들이 성장했던 집은 중요한 역할을 해내고 꿈속의 어떤 장면들은 흔히 그 집의 부분들에서 벌어지는데, 그와 동시에 방들은 현실에서 보였던 것과 다소 다르게 보여서 다른 집이나 장소들을 암시해주기도 한다. 그런 경우에는 꿈꾼 사람의 생활에서 둘 또는 그 이상의 장소들이나 사람들이 하나로 합성된다. 여기서 그 각각은 밝혀져야 하고, 그것들은 첫째로 그것들이 압축되도록 허용했던 한 가지 특징을 공유하는 것으로 당연히 드러나게 된다. (프로이트는 한 꿈에서 압축되는 두 가지 것들이 항상 어떤 특징을 공유하게 된다는 가설을 세운다.)

우리는 꿈속의 인물 또는 장소에 대한 첫 번째 연상이나 두 번째 연상에 만족하게 될지 어떻게 아는가? 우리가 완전히 확신할 수는 없고, 프로이트의 말대로 "꿈이 완전히 해석되었다고 확인하는"(『표준영역판』 IV, p. 279) 것은 우리에겐 결코 가능하지 않고 하루나 일주일 혹은 몇 년 뒤에 분석수행자에게 일어날 더 많은 연상들이 항상 가능하다는 것을 상기해보자.[19] 우리의 경험 법칙은 분석수행자가 그 꿈의 다른

18) 퍼렇게 멍든 눈이란 의미에서 그녀는 당연히 검은 눈을 생각할 수도 있고 누군가가 그녀의 어머니를 주먹으로 쳤다면 그녀는 행복했을 거라는 의견을 계속해서 밝히고 있음.

19) 더욱 진전되고 더욱 깊어진 해석을 찾아내는 일이 항상 가능해지는 이유는 꿈이 "중복결정" 되어 있

부분으로 옮겨가도록 반드시 권유하는 것은 아닐 텐데, 우리가 그의 인생과 역사에 관하여 여태까지 들어왔던 것에 어떤 의미가 만들어질듯이 보이는 것을 찾아낼 때까지 그럴 것이다("그것은 꿈꾼 사람의 생각들의 연쇄에 앞뒤가 맞아떨어지고 그 해석이 주체 자신에 의해 인정된다." 『표준영역판』 V, p. 360 n) 또는 우리가 이제까지 그녀의 인생과 역사에서 만들어왔던 **그 의미를 전복시키는** 것처럼 보이고 그것들에 새로운 관점을 불러오는 것이 발견될 때까지 그럴 것이다.

분석수행자가 꿈속의 어떤 사람을 직장에 있는 테스라는 이름의 여성이라고 즉각 인식하게 되는데, 그녀에 대해 아는 것이 거의 없어서 그녀가 말하지 않은 그녀의 모습이나 목소리, 위치 혹은 그 밖의 어떤 것도 알지 못할 때, 다음과 같이 물어볼만한 가치가 있어 보인다. "테스라는 이름을 가진 누구라도 아는 사람이 있나요?" 여기에 이런 대답이 나올 수 있다. "그래요, 물론 있죠. 테스 이모." 테스 이모는 직장의 테스보다 그녀의 인생에서 훨씬 더 중요했던 사람이기 쉽다. 여기서 꿈속의 검열은 용이한 계책을 사용해 왔는데, 꿈의 실제적인 내용을 위장하기 위해 이 테스를 저 테스로 대체시킨 것이다. 이것은 한 테스가 다른 테스를 대신하여 나타나는 것으로서 프로이트가 **전치**라고 부른 것의 완벽한 실례이다. **압축**(이르마가 많은 다양한 여자들을 대신하는 프로이트의 이르마 주사 꿈에서처럼)과 **전치**는 꿈작업/검열에 의해 채용된 위장의 두 가지 주요 형태들인데, 무의식적인 꿈 사고들(즉 소망들)이 의식에 솔직히 드러나지 않게끔 하려는 것을 보장하기 위한 것이다.[20]

기 때문인데(『표준영역판』 V, p. 523), 달리 말해서, 꿈의 구성은 일반적으로 몇 가지 서로 다른 소망들의 집합과 관련되어 있음.

20) 우화적 글쓰기와 시작품은 흔히 동일한 형태의 변장술을 사용하는데, 라깡에 따르면, 문학과 수사학에서는 은유와 환유라고 부름.

꿈속의 소망들은 왜 자주 반직관적일까?

소망되는 어떤 것에 대한 생각은 꿈속에서 "대상화"된다. 그것은 표상되거나 혹은 우리에게 보여주는 것처럼 한 장면으로 경험된다.

—프로이트, 『표준영역판』 V, p. 534

꿈은 증상들처럼 타협형성이다. 꿈은 다음과 같은 둘 사이에서 말하기 방식으로 생각해낸 타협이다. 즉 (1) 무의식적인 소망들과 (2) 우리가 꿈꾸는 과정에서 거치는 반절쯤 깨어난 의식의 일종인데, 우리의 어떤 부분이 꿈꾸는 동안에 벌어지고 있는 일을 알게 되고 잠에서 깨어난 다음 벌어졌던 일을 흔히 기억할 수도 있다. 그 소망들이 아무런 형태의 위장도 없이 나타나거나 충족된다면 의식은 우리의 많은 무의식적 소망들에 의해 충격을 받게 된다. 타협의 두 번째 당사자—꿈 시나리오에서 벌어지는 일에 관여하고 어떤 시비의 의미가 스며들어 있는 것에 관여하는 우리의 일부—는 무의식적 소망들을 위장시킨다고 해서 프로이트가 "검열"이라 부른 것에 대한 근거가 된다. 검열은 무의식적 소망들(도덕관념이나 양심이 듬뿍 스며들어 있지 않은 것들)이 반쯤 깨어있는 두 번째 당사자의 의식에게 인식되지 않았던 그런 방식으로 작용한다. 따라서 검열은 꿈 구성에 대하여 중재자나 중개자 혹은 제3자가 된다.

따라서 인간의 마음에 대한 프로이트의 모델은 단일체가 아니라 오히려 의식과 전의식과 무의식을 포함하는 다층구조로 되어 있다(혹은 의식과 검열과 무의식을 포함하는데, 꿈에 관한 그의 작업에서 그는 전의식을 검열관과 동일시하는 경향을 보인다). 프로이트는 정신의 구조를 그려 보이기 위해 꿈꾼 사람에게서 진행되는 것과 그 당시의 출판 세계와 우편체계에서 진행되었던 것 사이에 유추를 만들어 놓고 있다. 우편검열은 편지 작성자가 말하고 싶었던 것을 쓰게 되지만 그 편지가 수취인에게 전달되기 전에 공식적인 **검열관**이 그가 썼던 것을 조사해서 그것이 선동적이라 생각되거나 권력을 쥔 현재의 정권에서 받아들일 수 없는 것으로 생각되는 부분을 검게 지워버리게 된다(『표준영역판』 IV, p. 142 n. 3). 그의 작업이 전면적으로 검열되는 것을 피하기 위해 편지 작성자나 기자는 흔히 말로서 자신의 아이디어를 위장시키도록 강요될 것이다.

> 직접적인 언급을 대신한 인유에서 혹은 분명히 무해한 어떤 위장 밑에 [숨겨진] 반대할 만한 그의 선언에서. 예를 들어, 그가 진정으로 마음에 두고 있는 사람들이 그 자신의 나라에선 공무원이 될 때 그는 중세 중국의 두 관리들 간의 논쟁으로 묘사할 수도 있다.(p. 142)

따라서 저자들은 그들의 메시지를 어떻게 읽는지 알았던 사람들에게 그 메시지를 전달하기 위해 부득이 인유와 풍자와 전치를 사용하게 되었다. 이것은 조나단 스위프트의 시대에서 그런 것처럼 프로이트의 시대에서도 사실이었고(1726년의 『걸리버 여행기』 참조), 심지어 21세기의 어떤 나라(중국과 같은)에서도 그렇다.

이러한 사태는 다음과 같이 표상될 수 있는데, 거기서 우리는 저자와 그의 대중 사이에 위치한 검열관을 보게 된다.

대중
———
검열관
———
저자

무의식이 꿈의 "저자"라고 한다면 전의식은 걸러내는 검열관의 역할을 해내는데, 거기서 꿈꾼 사람의 관심에 이르도록 허용되기 전에 저자의 원래 메시지는 왜곡된다.

대중	의식
검열관	전의식
저자	무의식

프로이트가 단지 자신의 마음의 모델을 그려내기 위해 이런 풍자를 채용했을까? 혹은 그가 적어도 부분적으로는 그의 시대에 행해졌던 이 같은 검열 때문에 사실상 다양한 정신적 기관들(agencies)의 이론에 이르게 되었을까?(독일어 Instanzen은 정신적 "instances"로 번역될 수 있음. 프로이트도 아마 더욱 적절하게 그것들을 "체계들"systems이라 부름: 『표준영역판』 V, pp. 537, 568; 제7장의 전체).

우리는 어니스트 러더퍼드와 닐스 보어와 같은 물리학자들에 관하여 비슷한 질문을 던질 수도 있다. 그들은 어떻게 원자가 독립적으로 전자들에 둘러싸인 핵을 갖는다는 개념에 이르게 되었을까? 혹은 그것은 어떻게 태양계의 구조라는 비유로 되었을까?(다시 말해, 태양이 그 주위를 돌고 있는 행성들에 대한 비유가 되듯이 핵은 원자 속의 전자들에 대한 비유가 된다.)

$$\frac{\text{핵}}{\text{전자}} \qquad \frac{\text{태양}}{\text{행성}}$$

어떤 사례가 되든 간에 비유적인 생각은 많은 영역들에서 공통적이다. 러더퍼드-보어 모델이 수많은 방법으로 대체되어 왔을지라도 그것은 분명히 그 당시의 물리학에서 전진적 사고에 도움이 되었다. 프로이트의 경우에 공공 검열의 우편형태와 다른 형태들은 정신의 구조에 대한 그의 생각을 형성하는 데에 결정적이었거나 단지 유용한 비유를 제공해주었을 뿐인데, 그가 마음의 모델을 독자들한테 제시할 때 모델의 묘사에 그 비유를 사용했을 것이다.

우리가 제1장에서 논의했던 모델로 되돌아가 보면 두 벌의 기억들(M1-M2-M3와 M4-M5-M6) 사이의 세로줄로서 무의식적인 소망들(왼편)과 의식적인 꿈 경험(오른편) 사이의 검열을 가리킬 수 있고 그것은 압축과 전치의 형태로 꿈의 왜곡을 가리키는데, 세로줄을 건널 수 있게 해주는 것이 된다.

M1-M2-M3 | M4-M5-M6

또한 실착행동이나 증상처럼 꿈이 타협형성이라면(『표준영역판』 V, pp. 517, 596-597, 676; 『표준영역판』 XV, p. 66) 우리는 꿈을 투쟁하는 두 세력들이나 두 자기들의 산물로 묘사할 수 있는데, 그것은 두 당사자들을 화해시키는 데에 꼭 필요한 검열이 된다(일종의 복잡해진 평화조약 같아서 왼편이 하고 있는 것을 오른편은 알지 못한다고 말할 수 있다).

(무의식적 소망) 세력 1 ⇒ 꿈 ⇐ 세력 2 (도덕적 양심)

"나쁜 자기" ⇒ 꿈 ⇐ "좋은 자기"

프로이트가 검열의 정치적 유비에 첨가한 것은 우리들 각자가 세 가지 역할을 모두 해내고 그에 따라 자기 검열에 관여하는 것이리라! 그것은 꿈꾼 사람의 인상에 거슬려서 (반쯤 각성된 의식으로) 그녀가 단순한 관중이 되거나 혹은 그녀의 꿈속에서 진행되는 것의 증인이 된다는 뜻이다. 프로이트는 주장하기를, **우리가 근본적으로 이런 다양한 층위들 모두가 되는** 것을 알아야 한다는 것이다. 그 층위들은 저자와 검열과 대중이고, 무의식과 전의식과 의식이다. 우리는 부적절한 소망들에 대한 책임을 회피할 수 없고 또한 "**나는** 그런 것은 결코 꿈조차 꾸지 않을 겁니다!"라고 주장하게 되는데, 그 이유는 우리가 사실상 그런 것을 꿈꿔 왔기 때문이고 (아마도) 그것을 우리의 머릿속에 넣어두는 사람은 아무도 없기 때문이다.

프로이트의 생각으로 주체성은 이런 다양한 층위들을 모두 포함하게 된다. 주체는 이런 것들의 모두가 된다. 즉 (1) 강한 충동, (2) 그런 충동에 대하여 아무것도 알고 싶지 않는 우리의 부분, 그리고 (3) 만일 그 부분이 충동들에 대해 듣는 것만으로도 매우 불행해진다면 그런 충동들을 도덕적으로 혹독하게 비난하는 우리의 부분이 된다. 많은 분석수행자들은 분석하러 올 때 그들의 꿈이 취하는 형태와는 아무런 관련이 없는 것으로 느끼게 되고, 또한 그들한테서 벌어지는 일을 알지 못하는 구경꾼이란 느낌, 말하자면, 그것들이 악몽이나 "흉몽"(bad dream)일 때 그 희생자가 되는 느낌이라는 것이다. 내 분석수행자의 표현처럼, "이제 막 꿈을 하나 꾸었는데, 내가 배역을 맡는 그런 것이 아니에요." 또 다른 분석수행자는 이렇게 말한다. "내가 내 꿈의 희생자가 되더라구요." 또한 우리가 프랑스 사람처럼 "나는 꿈을 만들었다"(I made a dream)라고 말하지 않고 흔히 영어로 "내게 꿈이 하나 있었어요"(I had a dream)라고 말하게 되면 우리의 자국어는 이런 시각을 구현하게 된다.

우리 꿈의 단순한 증인이 되는 이런 느낌은 많은 사람들의 꿈들이(또한 그들의 수많은 악몽들까지도) 그들의 소망을 충족시킨다는 믿음을 거부하는 원인이 되는데, 왜냐하면 그들의 꿈에서 충족되는 것처럼 보이는 소망들을 그들이 확인해내지 못하기 때문이다. 예를 들어, 그들이 좋아한다고 믿는 어떤 사람의 죽음을 꿈이 노골적으로 묘사할 때에 그들이 그런 일을 소망한다는 것은 결코 있을 수 없다는 느낌이다. 그런데도 프로이트는 수많은 다양한 텍스트에서 우리 각자가 우리 과거의 수많은 인물들과 현재 우리 주변의 인물들을 **동일시한다**는 것을 보여주고 있다(『표준영역판』 IV, pp. 149-150, 323; 『표준영역판』 XIX, pp. 28-33). 또한 그들의 강렬한 충동과 욕망이 우리 자신의 것인양 우리가 그것들을 취하게 되는 것을 보여준다. 피상적으로 말해서 우리는 동일한 소비 상품들과 유행의 첨단을 걷는 이웃들, "상위" 대학들, 고급식당들, 그리고 그들이 욕망한다고 우리에게 말해준 경험들을 욕망하게 된다. 또한 우리는 그들이 매력을 느끼는 사람들한테도 끌리게 되는데, 처음에 우리가 그들한테 끌렸던 점이 아무 것도 없을지라도 그렇다는 것이다. 이것은 매우 진실해서 우리는 **우리 꿈에서 충족된 소망들이 때로는 우리 자신들의 것이 아니라 오히려 우리 주위사람들의 소망들이라고** 말할 만하다.[21]

21) 프로이트의 아우토디다스커(Autodidasker)라는 꿈에서 아내의 공포와 소망에 대한 그의 언급(『표준

프로이트의 동일시 작업을 따라 라깡은 "인간의 욕망이 대타자의 욕망이다"라고 말할 때 이것을 더욱 솔직히 진술하게 되는데, 그것으로 그는 적어도 부분적으로 우리들 각자가 우리의 주위사람들이 욕망하는 것을 결국 욕망하게 되고 다른 사람들이 그것을 욕망하는 것과 동일한 방식으로 그것을 욕망하게도 되더라는 것이다. 그것은 마치 우리가—더욱 중요한 방식으로—다른 사람들이 된 듯하고 마치 우리가 그들과 동일하거나 동일인인 것처럼 되더라고 한다. 우리의 꿈속에서 충족된 욕망들이 우리 자신들의 것이 아니라 오히려 우리의 주위사람들의 욕망인 것처럼 보인다면 우리가 그들의 욕망들과 같도록 해왔다는 결론을 내릴 수 있는데, 다시 말해, **그런 욕망들이 우리도 모르는 사이에 우리들의 것이 되어버렸다**[22]는 것이다.

이것은 우리의 꿈에서 충족된 욕망들에 대해 사실이 되듯이 우리의 증상들에 관련되어 있는 충동들에 대해서도 사실이다(또한 때로는 서로 간의 전투에서도 그렇다). 이러한 욕망들과 충동들은 우리에게 이질적인 것처럼 보이는데, 우리가 원래부터 그들의 것인 욕망과 충동을 지닌 그들과 동일시해왔다는 사실을 알지 못하기 때문이고, 또한 우리는 그처럼 미워하는 인물들과 동일시한다는 그런 생각이 두렵기도 하다는 것이다. 이런 일은 꽤나 흔한 편이라서 우리가 항상 마음에 담아둬야 한다고 제안하게 되는 것이다. 그것은 우리가 꿈과 증상을 해석하려고 시도하는 것과 같은데, 옛날 라틴어 표현으로는 "그 범행

영역판』 IV, p. 301)을 보면, 한 가지 꿈에 등장하는 인물들 각자한테서 꿈꾼 사람이 나타난다고 말함(『표준영역판』 IV, p. 267). 그와 마찬가지로 작가는 자신이 쓴 소설 속에서 각각의 인물 속에 존재한다는 것임.

22) 라깡은 프로이트의 "Wunsch"를 번역할 때 흔히 사용되는 영어의 "wish"와 불어의 "voeu" 보다는 "desire"라는 용어를 선호하는데, 그 이유는 wish나 voeu가 le désir에 비해서 뭔가 좀 약하고 미온적으로 들리기 때문임(『에크리』, p. 518).

으로 누가 이익을 얻는가?"(cui bono)와 "누구에게 이익이 되는가?"(cui prodest)라 하는데, 경찰의 경감과 범죄 해결사한테 매우 유용한 것이다. 후자는 "범죄로부터 이익을 얻는 그가 그 죄를 범했다"(cui prodest scelus is fecit)의 단축형인데, 세네카의 『메데이아』라는 고전극에서 찾아볼 수 있다(499-501연). 그리고 그것은 유죄측이 흔히 범행 덕분에 이익을 얻는 사람이 된다는 것을 의미한다. cui bono는 범행을 저질렀던 그가 거기서 이익을 얻는 그 사람이 된다는 것을 암시한다.[23] 우리들 속에서 우리에게 이질적인 것처럼 보이는데도 어떤 꿈에서 역할을 해내며 충족되는 이 충동은 다른 사람들한테서 우리에게로 왔을 수도 있는데, 우리가 그렇게 생각할 수 있다면 우리의 꿈속에서 진행되고 있는 것을 타인들이 우리를 대신하여 즐길 수도 있는 것이다(그들은 어떻게 감히 그럴 수가!).

수많은 우리의 증상들이 겉으로는 자멸적이고 자기-파괴적이라면, 예를 들어, 그들이 분석작업 시간에 계속해서 지각하고 우리들이 하고 있는 일에 관심을 두지 않으며 반복적으로 우리들을 "뜻하지 않게" 마음 상하게 하고(이것은 간혹 "서투름"이란 완곡한 이름이 따르게 된다), 난폭한 운전과 지나친 음주를 보이며 우리 자신을 고의적으로 다치게 하고 치사 가능성이 있는 약물의 용량을 점점 더 높게 복용하며 우리 스스로한테 음식물을 허용치 않고 과로 때문에 우리 자신의 건강을 해치는 것과 관련되거나 혹은 앞서 언급한 몇 가지를 결합하게 되는데, **만일 우리가 자기-파괴적으로 되면 우리 주위의 누가 행복해 할지**

23) Cui bono는 숨겨진 동기를 암시할 때, 또한 무슨 일에 책임 있는 당사자가 처음에는 그렇게 보이지 않을 수도 있을 때 흔히 사용됨. 유죄 측은 뭔가 이득을 얻는, 즉 주로 경제적인 이득을 내다보는 사람들 가운데에서 찾아질 수 있음. 프로이트는 『표준영역판』 IV, p. 308에서 "그는 그것으로 이득을 얻게 되는 행동을 했다"(is fecit cui profuit)는 말을 인용하고 있음.

혹은 행복해 했을지 항상 의문을 품게 될 것이다(또한 나는 의식적인 행복이나 명백한 행복을 의미하는 것은 아니다). 예를 들어서, 우리의 직업 상실이라든가 쇠약해져 사라지는 것, 과다복용, 또는 치명적인 성병이나 다른 질환에 걸리는 것을 볼 수 있다.

부모, 형제자매 혹은 다른 가족들은 흔히 우리의 생활에서(아마도 과거에 수년 동안) 때에 따라 직접적이거나 간접적으로 우리에게 전달하게 되는데, 그들은 우리가 가까이에 있지 않는 것을 좋아할 것이고 또한 우리의 존재가 그들을 괴롭히거나 그들의 생활방식을 갑갑하게 구속하거나 또는 그들을 적극적으로 미치게 만든다는 것이다. 우리들 대부분한테는 우리의 과거에서 한두 사람들이 다음과 같은 분명한 인상을 우리에게 때때로 전해주었는데, 그들은 우리의 노력에서 성공하지 못하는 것(혹은 우리가 그들을 능가하지 못하거나 그들보다 앞서지 못하는 것)을 더 좋아하게 되고, 또한 우리가 비참해지고 번성하지 못하면서 아마도 영원히 사라져주길 더욱 좋아하게 될 것이다. (다른 사람들이 실패하거나 사라지길 우리 스스로가 때때로 소망하게 되는 빈도를 고려해 볼 때 다른 사람들한테서 똑같은 일을 감지했어도 놀라지 않게 되겠군!) 최고의 소망들이라고 믿는 것이 꿈속에서 방해되고 있을 때 우리는 항상 우리들 주위에 있는 누군가가 우리를 억누르고 싶은 것처럼 보였는지 생각하게 되고 또한 우리를 억제시키고 싶은 그들의 분명한 욕망을 우리가 좋든 싫든 확인했을 가능성을 지니고 있는 것처럼 보였는지 생각하게 될 것이다. 누구였는지 확인하는 것은 당연히 그 문제를 풀지 못하지만, 우리가 적어도 그의 욕망이었다고 믿는 것이 우리에게 깃들어 있다는 사실, 즉 이런 욕망이 우리의 내부에 있고 우리의 일부라는 사실로 간주하게 될 때까지는 가장 확실히 그 문제를 해결하지 못할 것이다.

매우 흥미로운 것은 그 사람들이 우리에게 품는 질병 소망이나 죽음 소망을 확인하는 일과 우리의 꿈과 증상 속에서 그들로 하여금 행동하게 만드는 일이 아주 흔하게 벌어진다는 것이다. 우리에 대해 간혹 단호하고 격렬한 그들의 비판에 대해 우리도 똑같이 하게 되고, 우리의 결점과 불복종을 처벌하려는 의지에 대해서도 그렇다. 그러한 비판과 처벌하려는 의지를 우리 자신들이 초자아의 형태로 받아들이게 되는데, 프로이트는 그 소망들이 충족되는 것으로 간주하면서 피학적인 "처벌의 꿈"(『표준영역판』 V, p. 476, 특히 두 번째 각주를 참조)이라 부르고 특정한 증상들에서도 보게 된다. 프로이트는 다음과 같은 견해를 밝히는데, 꿈속에서 충족되는 소망들은

> 쾌락을 가져오지만 그 다음에는 "누구에게?"라는 질문을 제기한다. 물론 그 소망을 지닌 사람이다. 그러나 우리가 알고 있는 것처럼 자신의 소망들에 대한 꿈꾼 사람의 관계는 매우 특수하다. 그는 그것들을 거부하고 검열하는데, 간단히 말해서, 그는 그것들을 좋아하지 않는다. 따라서 그것들의 충족은 그에게 아무런 쾌락을 가져다 주지 않고 오히려 정반대가 될 것이다. 또한 경험으로는 이러한 반대가 불안의 형태로 나타나는 것을 보여주고…. 그러니까 꿈꾼 사람은 자신의 꿈-소망들과의 관계에서 분리된 두 사람의 융합에 비교될 수 있을 뿐이며…. [또한 만일] 두 사람이 서로 하나가 되지 않는다면 둘 가운데 하나의 소망 충족은 다른 사람한테 불쾌 이외에는 아무 것도 가져오지 못할 것이다.(pp. 581–582 n. 1)

겉보기엔 자기-파괴적인 것처럼 보이는 꿈들과 자멸적인 것으로 보이는 증상들은 **우리 주위사람들의 소망을 방해하게끔 입안될** 수도 있다. 프로이트는 한 환자의 꿈속에 꿈꾼 사람의 집에서 열릴 디너파티에 초대하려는 그녀의 친구들 가운데 한 사람의 소망을 방해하는 것처럼 보였다고 언급한다(정육점 주인의 아내가 말해준 이 꿈은 매우 복잡하고 상당히 많은 논의를 불러 일으켰음; 『표준영역판』 IV, pp. 146-151). 프로이트한테 말해준 꿈속에서 그녀의 의미는 그녀 자신의 욕망(디너파티를 열고 싶은 욕망)이 방해되고 있다는 것이었고, 또한 우리도 꿈속에서 그녀가 친구의 욕망을 마치 자신의 욕망이 되는 것처럼 방해했다고 말할 수 있거나 혹은 그녀가 자신의 욕망을 마치 친구의 욕망이 되는 것처럼 방해했다고 말할 수 있을 것이다.[24)]

나의 분석수행자는 자신의 일을 잘해 보려고 지나치게 노력하다가 잠을 거의 못 이루고 약간 서툴게 수행하게 된다. 놀라운 일도 아니지만 그는 즐겨 하지 못했던 분야에서 성공해 보려다가 나가떨어지게 되는 것을 느꼈다. 왜냐하면 그의 친척들이 그가 특별히 그런 일에 대한 준비를 잘 갖추고 있었고 그 일을 하도록 되어 있다고 믿어서 그가 그렇게 해주길 원했기 때문이다. 더구나 그들은 영향력을 행사하여 그가 어떤 면에서는 할 만한 가치를 못 느꼈던 이 분야에서 성공하도록 도와주었던 것이다. 또한 그의 증상(사소한 일과 관련된 세부사항들에 대한 엄청난 불안 때문에 잠들지 못하게 했던 것)은 그들이 잘못되었음을 증명하고 그들의 소망을 좌절시키기 위해 또한 그 자신의 운명에 대한 지배력을 발휘하기 위해 고안된 것처럼 보였는데, 그 때문에 그가

24) 푸주한의 재치 있는 아내에 대한 라깡의 논의(『에크리』, pp. 620-627)와 핑크의 논평(1997, pp. 125-127, 2004, pp. 20-23)을 참조.

현재의 직업에서 실패하고 있다는 것을 의미했다. 그의 행동은 그를 괴롭혔고 그가 왜 그 일에 연루되었는지 헤아릴 수 없다면 그 행동이 바로 증상적인 것이었다. 그런데도 그것은 그가 현재의 직업에 진출하게 했던 사람들의 복안을 저지시키도록 고안된 듯이 보였다. 우리는 그것이 다른 소망들도 동시에 방해할지라도 그의 소망들 가운데 하나—그들의 소망을 좌절시키려는 그의 소망—를 충족시켰다고 말할 수 있다.

분석수행자들은 흔히 그런 증상과 꿈에 표현된 소망들이 반직관적이라는 것을 알아내게 되는데, 인생에서 특정한 방향으로 그들을 밀어붙였던 사람들에게 분노를 품고 있다는 것을 처음부터 어렴풋이라도 알지 못했는데 그렇다. 그들은 그들의 친척들한테 미움이 아니라 마음의 빚을 지고 있다고 흔히 의식적으로 믿고 있으며, 또한 그들이 말하자면 친척들을 해치려다가 자기가 다치는 일을 (꿈과 증상에서) 기꺼이 하려는 것처럼 보여서 깜짝 놀라게 된다.

무의식적 소망은 완전한 문장으로 표현된다 (혹은, 무의식은 언어처럼 구조화된다)

꿈의 구성은 소망의 충족이 되는 어떤 것을 오직 표상할 수 있을 뿐이라는 조건에 따르고 꿈이 정신적인 원동력을 끌어올 수 있는 것은 오로지 소망뿐이라는 조건을 따른다.

—프로이트, 『표준영역판』 V, p. 487

꿈[속에서의 소망]이 대체로 다른 생각과도 비슷한 생각일 뿐이라는 것은 잊어버리기가 너무 쉬울 뿐이다.

—프로이트, 『표준영역판』 XIX, p. 112

악의적이고 자기-처벌적인 꿈들은 꿈속에서 충족된 무의식적인 소망이 흔히 다음과 같은 완전한 문장의 형태로 진술될 수 있다는 생각에 대하여 이미 만들어진 평범한 소개를 해주게 되는데, 그것은 꿈꾼 사람 자신에게 적용되기도 하고 혹은 꿈속에서 묘사되거나 암시된 누군가에게 적용될 수도 있다.

- "그가 엎어지면 좋을 텐데!" 혹은 "원컨대 그가 넘어지길!"
- "원컨대 그가 맨홀에 빠져 영원히 사라져주길!" 혹은 "그가 사라지면 좋았을 텐데!"
- "원컨대 그가 심장마비에 걸려 죽었으면!"
- "누군가가 그를 공격해서 치명적으로 다쳤으면 좋았을 텐데!"
- "해일이 상륙해서 그녀의 집과 집안에 있는 그녀를 쓸어가 버렸으면 좋았을 텐데!"

- "거센 물결이 그를 바다로 쓸어갔으면 좋았을 텐데!"
- "원컨대 그녀가 무분별한 성적인 행각으로 성병에 걸려 처참하게 죽어버리길!"
- "내 아버지와 내 형을 죽일 수 있었으면, 내가 어머니와 누이를 독점할 수 있으면 좋았을 텐데!"(이것은 어떤 분석수행자가 진술했던 말 그대로의 결말인데, 그는 한 장면에서 첫 번째 군인을 죽이고 나서 두 번째 군인을 죽였던 꿈을 꾸었으며, 그 다음 장면에서 구체적으로 그의 어머니를 닮은 여인의 품안에 있는 그 자신을 발견했는데, 그는 최근에 그녀와 더 어린 여인과 함께 "집단포옹"을 경험했다.)

이것들은 모두 분석수행자들이 내게 말해준 꿈들에 나온 소망들인데, 나는 그 목록을 거의 무한정으로 연장할 수 있다. 또한 처음엔 무의식적이고 거부된 이런 소망들이 우리의 의식적인 생각들과 소망들처럼 일상적인 언어로 명시된다는 것을 우리는 알고 있다. 그것들은 우리의 어떤 의식적인 소망들이 진술되는 것과 동일한 방식에서 일상적인 언어로 진술되고 있다. ("원컨대"로 시작되거나 "좋았을 텐데"로 끝나는 말로서) 예를 들면,

- "복권에 당첨되면 좋을 텐데!"
- "원컨대 나의 선생님께서 내 논문의 반절은 어떤 책에서 베꼈고 또 반절은 웹사이트에서 베꼈다는 것을 알아차리지 못하시길!"
- "그가 결국엔 알아차리고서 내게 데이트를 신청하면 좋을 텐

데!”

- “최상의 선택의 대학에 들어갈 수 있으면 좋을 텐데!”
- “원컨대 내가 거기 뒤쪽 표지판에서 완전히 정지하지 못했다는 걸 경찰이 알아차리지 못했길!”

우리가 꿈을 해석할 때, 우리는 꿈을 구성하게 되었던 한 가지 이상의 소망들에 관한 그런 명확한 표현을 찾고 있는데, 그 소망들은 문법적으로 다소 완전한 문장의 형태를 지닌 일상적인 언어로 표현될 수 있다. (간혹 그 표현은 “x가 되는” 것처럼 간단해질 수 있는데, x가 “부유한” “유명한” “잘 생긴” “다시 젊어진” “아무개와 닮은” “다시금 그 일을 할 수 있는”이 되든가 혹은 여러분이 소유하는 것이 된다. 거기서 그것은 분석수행자가 진정으로 그것을 좋아하게 된다는 것을 의미한다. 즉 “오우, 다시 시작할 수 있군요!”) 이것은 우리 쪽에서 일종의 종합적 사고를 필요로 하는데(결국 분석적 사고가 관련되니까 꿈을 작은 부분들로 나눠서 그 각각에 대해 연상하는 것), 우리는 개별적인 나무들만 보려는 것이 아니라 숲을 보려고 시도해야 하기 때문이다. 라깡은 이미 1958년 『세미나 VI』(p. 71)에서 분석가들이 꿈속에 나오는 소망들의 해독방법을 더 이상 알지 못했고 또한 이것 때문에 그들이 꿈에 대해 더 이상 흥미를 느끼지 못하게 되었다고 언급했다. 소망의 해독은 창조적인 과정이고 때로는 매우 매력적일 수 있다. 꿈속의 어떤 것을 소망의 형태로 명확하게 표현할 수 없을 때에야말로 우리는 분석수행자가 그 꿈에 대한 연상을 계속하게끔 격려하든가 꿈속에서 소망을 재구성하도록 더욱 열심히 노력하게끔 격려하든가 혹은 그 다음의 꿈이 더욱 생산적이거나 명백해지거나 혹은 영감을 주리라고 희망하면서 그

꿈을 내버려 두도록 놔두게 된다.[25]

수많은 사례에서 우리가 꿈(또한 백일몽과 실언과 다른 증상들)에서 하나 또는 그 이상의 소망들을 명확히 표현하는 데에 도달할 **수 있다**는 사실 덕분에 라깡은 "무의식이 언어처럼 구조화되어 있다"고 주장하게 되었는데(예를 들어, 『에크리』, p. 737),[26] 무의식적인 생각과 소망들은 동일한 재료인 언어(그 시니피앙들과 그 문법을 포함하여)로 만들어져 있기 때문이다. 또한 이것은 프로이트로 하여금(『표준영역판』 V, p. 613) 그 당시에 다음과 같은 놀랄만한 주장을 만들어놓게 했다. 즉 사고는 의식 밖의 수준에서 계속할 수 있고 하게 되며, 또한 충분히 형성된 생각들과 소망들은 우리도 모르는 사이에 우리들 속에 존재하게 된다는 것이다.

이것은 그 당시와 현재에도 어떤 철학자들한테는 충격적이고 당황스럽게 하는데, 먼 옛날부터 일상적인 말에서 인식되어 왔던 것이다. 어떤 난문제에 부딪쳤을 때 우리는 영어로 "Let me sleep on it"(좀 더 생각해볼게)라고 말할 수 있는데, 불어로는 흔히 "La nuit porte conseil"라고 해서 문자 그대로는, "밤이 훌륭한 조언을 가져다 줄 거야"가 되고 비유적으로는 해답이나 해결책이 잠든 사이에 여러분한테 오게 될 것이라는 뜻이 된다.

---

25) 라깡은 『세미나 XVI』에서 분석수행자가 우리에게 들려주는 꿈 이야기가 "재구성된 문장"으로 되어간다는 것을 보여주는데, 그 문장은 꿈의 형성을 뒷받침해주는 재구성된 생각임. 또한 우리는 꿈 이야기에서 틈새나 단층선을 찾고 있는데, 거기서 수상한 것, 즉 옳은 것처럼 보이지 않는 것(qui cloche)을 보게 된다는 것임. 라깡은 꿈에서 "그것이 욕망이다"라는 의견을 밝혀주고 있음(p. 197).

26) 라깡은 『에크리』에서 "증상 그 자체는 언어처럼 구조화되어 있다"(p. 223)고 말하고, 욕동도 역시 언어라는 면에서 구조화되어 있다고 함(p. 390). 라깡의 후기 작업에서 보면 무의식과 꿈과 증상이 응언어(lalangue)처럼 구조화되어 있다고 제안할 수 있는데, 응언어는 "아기 말"(baby talk)이라고 이해하면 됨. 그것이 la와 langue 같은 분리된 시니피앙으로 나뉘듯이 우리는 의미 단위로 즐기는 것이 아니라 음소와 음절을 그 자체로 즐기고 있음. 『농담과 그 무의식과의 관계』에서 볼 수 있듯이 응언어라는 라깡의 개념에서 프로이트는 훌륭한 선구자로 보임. 이때 라깡은 "무의미한 말에서 의

꿈에 접근하지 않아야 하는 방법

나는 꿈-해석에서 상징의 중요성을 과대평가하는 것에 대하여 주의하라는 의사표현을 좋아하는데, 꿈의 번역작업을 단지 상징의 번역에만 국한시키는 것에 대한 주의이고 또한 꿈꾼 사람의 연상을 이용하는 기술을 포기하는 것에 대한 주의이다.[27]

—프로이트, 『표준영역판』 V, pp. 359-360

꿈 해석에 대한 프로이트의 방법은 예전의 "상징적 방법"이 아니지만 그 방법으로 꿈을 전체로서 받아들이고 그로부터 이야기를 만들어내는데, 무엇보다도 미래에 대한 이야기다. 이 방법은 구약성경에서 바로왕의 꿈에 대한 해석으로 예증되어 나오는데, 살찐 일곱 암소와 파리한 일곱 암소의 꿈은 일곱 해의 풍년 뒤에 일곱 해의 흉년이 다가옴을 가리키는 것으로 여겨진다. 오늘날 우리들 대부분한테 꿈들은 미래를 예측해주지 못하는데, 예외적으로 꿈들은 아마도 우리가 원했는지를 알고 있지 못했던 어떤 것들을 원하고 있음을 알게끔 해주고 미래에 우리는 그에 따라 행동할 수도 있다.

뿐만 아니라 프로이트는 예전의 "해독방법"도 채용하지 않는다. 예를 들어서 그 방법으로 달은 꿈꾼 사람들 모두한테(연령이나 문화, 사회적 신분, 혹은 그밖에 또 무엇인가에도 불구하고) 동일한 의미를 지니고 있어서 일종의 보편적 상징으로 기능한다. 공인된 암호책을 한 권 갖고 있는 사람이라면 누구나 이론적으로 이 방법을 믿었던 사람들

미"(『세미나 VIII』 p. 131)를 가리키고 특히 그러한 허튼소리에서 오는 쾌락을 가리킴.

27) 프로이트는 25년 뒤에도 이런 관점을 반복하면서, "꿈꾼 사람의 연상을 참조하지 않는 꿈-해석은 가장 훌륭한 사례에서도 매우 의심스런 가치를 지닌 하나의 비과학적 기교로 남게 될 것이다"(『표준영역판』 XIX, p. 128)라고 했음.

한테 각각의 상징들을 찾아서 꿈의 적절한 해석을 해줄 수 있다. 해독 방법은 다른 두 사람들이 대부분의 동일한 요소들을 포함하는 꿈을 꾸었다면 그 꿈은 그 두 사람들한테 동일한 의미를 갖게 된다는 것을 의미했다. 또한 그것은 서로 다른 해석자들에 의해 도달하게 된 해석이 동일해야 된다는 것을 암시했는데, 왜냐하면 그들이 동일한 암호책을 사용하고 있었기 때문이다. 그렇다면 유일한 질문은 적절한 암호책을 소유했느냐의 여부에 관련되었고 어떤 암호책이 다른 것보다 더 좋은가의 여부에도 관련되었다.[28)]

프로이트는 어떤 사람의 꿈에 나오는 달의 이미지가 그 사람이 달에 대해 연상하는 모든 것을 의미한다고 주장함으로써 이런 전통을 아주 완전하게 깨버렸다. 동일한 문화 속의 많은 사람들이 달에 대하여 동일한 것을 연상할지라도 이것은 반드시 그런 것이 아니다. 어떤 사람들은 블루문(천문학적 사건이나 동명의 소설이나 노래 혹은 영화)을 생각하기가 더욱 쉬워지는데, 다른 사람들은 문(Moon) 목사를 생각하고 또 다른 사람들은 닐 암스트롱이나 늑대인간, 흡혈귀, 좀비, 월경, 〈문리버〉, 혹은 엉덩이 내보이기를 떠올릴 것이다.

어떤 사람의 꿈에 나오는 요소들에 대한 우리 자신의 개인적인 연상에 의지하지 않고 오히려 꿈꾼 사람의 연상에 의지하라고 프로이트가 권한다 하더라도 서로 다른 해석자들은 적어도 이론적으로는 그 꿈의 의미에 대해 다소 동일한 결론에 이르게 될 것이다. 만일 해석이 해석자의 연상에 주로 의지하거나 또는 오로지 의지하고 있었다면 각각의 해석자는 서로 다른 것을 제시하게 될 것이다. 오로지 꿈꾼 사람

28) 내가 알고 있기로는 융학파(Jungian) 사람들은 오늘날까지도 얼마큼 변형된 디코딩(해독) 방법을 계속 사용하고 있음.

의 연상으로만 작업하게 되면 분석수행자의 꿈에 대한 우리의 해석에서 **자의적인** 요소를 제거할 수 있다. (이것이 바로 우리가 개방형 질문을 하게 되는 이유인데, 예를 들어, "달이라고 하면 무엇이 떠올라요?" 혹은 "달에 대해서는 어때요?" 혹은 "어째서 당신 꿈에 달이 나타났다고 생각하죠?") 실제로 서로 다른 분석가들은 특별한 한 가지 꿈에 대해서 분석수행자와 작업하는 시간을 분명히 더 많이 혹은 더 적게 사용하기도 하고 꿈에 나오는 특수한 시니피앙에 대한 연상에도 그처럼 하게 된다. 따라서 그들의 해석은 당연히 서로 달라지는데, 그들이 결국 서로 다른 연상 자료를 끌어내게 되기 때문이다. 그런데도 그들은 모두 적어도 동일한 꿈 텍스트에서 또한 대부분의 동일한 연상에서 주로 작업하고 있다.[29] 꿈에서 한 가지 소망이나 소망들의 재구성은 도발적인 것이라서 분석가 쪽에서는 독창적인 사고를 아주 엄청나게 하는데, 어떤 분석가들은 분명히 다른 분석가들에 비해 더 큰 능력을 지니고 있다. 가장 좋은(자의적인 면이 가장 적은) 작업방식은 틀림없이 존재하는데, 일단 수많은 연상들을 알아내게 되면 분석수행자가 그 꿈속에서 어떤 종류의 소망이라도 알아볼 수 있는지 물어보는 것으로 시작되는 방식이다.

프로이트는 그의 어떤 동료들의 영향을 받아서[30] 우리가 어떤 문화 속에서 상징들의 일반적인 의미에 근거하여 사람들의 꿈을 해석할 수 있다고 주장하기 시작했다면 그는 스스로에게 몹쓸 짓을 했다고 나

29) 두 명의 분석가들한테 한 환자의 배경을 모두 알려주고 그의 꿈 이야기와 연상을 각자에게 들려주거나 그의 꿈과 연상을 오디오 녹음으로 들려주고서 그 꿈의 의미가 두 분석가들한테서 동일한지 실험을 제안하고 있음. 환자가 동일한 꿈을 두 분석가들한테 이야기할 때 똑같이 반복하란 법이 없다는 한계가 있기 때문임.

30) 프로이트는 『꿈의 해석』에 붙인 1911년의 서문에서 이 점에 대해 빌헬름 스테켈을 분명히 언급하고 있음.

는 주장할 것이다. 이 일에 관하여『꿈의 해석』제6장 E절인 "꿈에서 상징에 의한 표상"을 보자. 실제로 그 모두는 1909년 이후에 첨가된 것인데, 거기서 프로이트는 "우리가 암호해독의 원리에 따라 새로운 '꿈-책'을 작성하려는 유혹을 느낄 것"이라고 인정하게 된다(『표준영역판』V, p. 351)[31]. 정신분석에 대한 가장 가혹한 비판의 대부분이 분석가들 측에서는 환원주의적 경향으로부터 생겨났는데, 환자들의 연상이 필요 없게 되고 모든 것을 어떤 종류의 보편적 상징들로 해석하려는 경향이다. "칼과 단검과 창 같은 날카롭고 기다란 모든 무기들뿐만 아니라 지팡이와 나무줄기와 우산 …처럼 길쭉한 모든 대상들은 남성의 기관을 나타낸다"(p. 354). 이것은 1970년에 멜라니 사프카의 〈영광 영광 정신치료〉라는 반정신분석적인 포크송에 나오는 "그것의 넓이보다 그것의 길이가 더 길면 그 물건은 남근 상징이 되네"라는 반어적인 가사를 떠올려 주었다.[32]

프로이트도 특히 초판 간행 이후에 첨가된『꿈의 해석』의 이 절에서 때때로 다음과 같은 해석 유형에 빠지게 된다. 꿈 요소의 성적인 해석에 도달하자마자 혹은 꿈의 어떤 부분에 대한 연상에서 분석수행자가 그의 아버지와 어머니에 연결된 것에 도달하자마자 그 작업이 이뤄진 것으로 생각하는 해석이다. 그것은 마치 성과 엄마와 아빠가 꿈에 나오는 모든 것의 "궁극적인 의미"인 것 같다(프로이트는 비록 "정상적

31) 그런데도 프로이트는 "보편타당성을 지닌 꿈-상징주의가 일반적으로 친숙해져 있는 암시와 구두 대체물을 기초로 해서 오직 소수의 주체한테 나타날 뿐이라는"(『표준영역판』V, p. 345) 것을 인정하고 있음. 대개 상징으로 작업하는 것은 꿈꾼 사람이 꿈의 일부나 전체에 대해 연상을 전혀 하지 못할 때 상징으로 작업할 뿐이라고 함(p. 360). 그런 작업은 꿈꾼 사람의 연상에 의지하는 주된 방법이 아니라 "보조적인 방법"임.

32) 자신의 분석에 관한 워티스의 설명에 따르면, 프로이트는 1934년까지도 꿈 해석에서 계속 보편적 상징들에 의지했음. 예를 들어 "극장에 앉아 있는 것은 항상 성교장면의 구경을 의미한다"고 함(Wortis 1954, p. 85).

으로 꿈이 누군가에 대한 반항을 다루는데, 그 사람 뒤에 꿈꾼 사람의 아버지가 숨겨져 있더라도 여기서는 그 반대가 진실하다"는 하나의 꿈에 대해서 우리에게 말해주고 있다. 『표준영역판』 V, p. 436). 그런데도 꿈에서 숲의 출현은 항상 그런 것은 아니고 아마 일반적인 것도 아니겠지만 여성의 음모를 암시한다. 조지 부시나 젭 부시는 숲 뒤의 어딘가에 숨을 수 있고 오스트레일리아의 오지가 그럴 수 있으며, "손 안에 새 한 마리가 숲 속에 있는 두 마리보다 낫다"거나 "숲 언저리를 두들기다"와 같은 표현들, 혹은 bush의 부분적인 동음이의어들인 tush, mush, push 혹은 Bolshevik가 숨어 있다. 워싱턴에 있는 워싱턴 기념비 같은 소위 남근적인 상징은 성적인 화제보다는 (적어도 그에 덧붙여) 테러리즘에 관련된 연상들을 끌어낼 수 있다.[33)]

프로이트가 『꿈의 해석』에서 해석하는 수많은 꿈들이 적어도 우리를 위해 선택된 것이라면 성적인 방향이나 오이디푸스 방향으로 이끌어가지 않는 것처럼 보인다(『표준영역판』 IV, pp. 127-130 『표준영역판』 V, p. 510). 이것은 환원주의 분석가의 정형화된 방식이 프로이트 자신보다 훗날의 진료의사들한테 더 많이 나타난다는 것을 암시해준다. 꿈에서 섹슈얼리티의 역할에 관하여 프로이트(『표준영역판』 V)는 다음과 같이 쓰고 있다.

33) 우리 문화에서 남근 상징으로 흔히 사용되어 왔던 것들(엠파이어스테이트 빌딩, 워싱턴 기념비, 에펠탑)은 검열제도를 만족시키기에 충분한 변장을 더 이상 제공해주지 못하고, 꿈에 나오는 그 모습은 오늘날 발기를 암시해주지 못함. 그와 비슷하게 불꽃놀이는 한때 성교와 오르가즘을 보여주려고 영화에서 흔히 사용되었지만 오늘날에는 누군가의 꿈에서 성적인 소망을 변장시키는 데에 적절한 것으로 증명되지 못하고 있음. 또한 그래서는 안 된다고 느끼는 어떤 사람과의 성행위를 변장시키기 위해서라면 꿈에서 반쯤 깨어난 의식으로부터 그러한 소망들을 성공적으로 감출 수 있는 다른 어떤 계략이나 덮개를 찾아봐야 할 것임. 프로이트의 작업에서 사랑과 섹스에 대한 상세한 논의는 라깡의 여덟 번째 세미나인 『전이』의 해설서로서 핑크의 저서 Lacan on Love(2016)의 제1장, 2장, 4장을 참조.

> 성인들의 꿈은 그 대부분이 성적인 자료를 다루고 있는데, [왜냐하면] 어린 시절부터 성적인 욕동만큼 많은 억제를 당하는 욕동은 없기 때문이며…. 다른 욕동으로부터는 그처럼 많고 그처럼 강력한 무의식적 소망들이 남겨져 있지 않아서 수면상태에서 꿈을 만들어낼 준비가 되어 있지 않다.(p. 396)

또한 최근 몇십년 동안 수면연구는 프로이트의 견해를 확증해주는 것으로 이해되는데, 렘수면 동안에 수면상태가 꿈꾸기와 가장 밀접하게 관련되고 여성들은 일반적으로 음핵의 각성을 경험하며 남성들은 발기를 경험한다는 것을 보여준다. 그런데도 프로이트는 다음과 같이 첨가해 둔다. "물론 우리는 역시" 성적인 욕동에 "유일한 중요성을 부여하는 과장을 피해야 한다"(『표준영역판』 V, p. 396). 그는 1919년에 첨가한 글(앞의 각주에 언급됨) 가운데 그 다음 페이지에서 "비판이 끊임없이 휘몰아치는 성적인 해석을 모든 꿈들이 필요로 한다는 주장은 내 책 『꿈의 해석』의 어디에서도 찾아볼 수 없다"(p. 397: 『표준영역판』 XXII, p. 8)고 하면서, 그 대신에 거기서 그 해석이 섹슈얼리티와 아무런 관련도 없는 많은 꿈들을 찾아볼 수 있다는 것이다(『표준영역판』 IV, pp. 127-130; 『표준영역판』 V, p. 510).

그와 비슷하게 비록 프로이트가 "꿈의 분석을 더욱 깊이 시행할수록 그 꿈의 잠재내용의 근원들 가운데 일부가 작용해왔던 어린 시절 경험의 흔적들을 더욱 자주 만나보게 된다"(『표준영역판』 IV, p. 198)고 주장하고 있지만 "더욱 자주"라는 단어들이 "항상은 아니다"를 의미하고 프로이트도 어린 시절의 근원까지 결코 거슬러 올라가지 못하는 많은 꿈들에 대해 논의하고 있다(『표준영역판』 IV, pp. 248-250 및 『표준영역판』 V, p. 510). 그 자신이 『꿈의 해석』 속에서 보여줬던 바에도 불구하고 그 책의 끝부분에서 그는 점점 더 단정적으로 되어가면서 모든 소망이 어린 시절로까지 거슬러 올라가는 소망들에 관련된다는 의견을 내놓고 있다(『표준영역판』 V, pp. 553-554).

프로이트가 지닌 최우선의 요점—내 개인적인 느낌으로는 오래 지속되는 임상적으로 가장 적절한 것—은 꿈-요소들 각각의 의미가 개인마다 다르다는 것이고 그 개인들의 연상을 권유하기 전에는 그 의미가 무엇인지 미리 알 수 없다는 것이다. 그런데 동일한 언어를 구사하는 특수한 문화에 속한 다수의 사람들은 특정한 상징들에 대해 유사한 것들을 연상하기 쉽다. 예를 들어서, 만자(卍字)는 대다수의 유럽인들한테 적어도 몇 가지의 동일한 함의들을 지니게 될 것 같다. 각각의 언어마다 그 자체의 꿈 언어를 지니고 있는데, 의자(stool)라 알려진 가구가 영어를 모국어로 하는 사람의 꿈에 나타난다면 적어도 두 가지 의미를 가질 가능성(똥, 그리고 둥근 높은 의자나 발판 의자)이 항상 존재한다는 뜻에서 그렇다. 또한 목재 단추가 나타나면 다섯 개나 되는 다른 의미들을 가질 수 있다. 그녀의 꿈속에서 누군가한테 비상한 노력을 해왔던(lean over backward) 것으로 그녀 자신을 묘사하는 말을 듣고 있는 영어권의 화자는 "누군가를 위해 비상한 노력을 하는"(bend over backward for someone) 표현을 떠올리기 쉬운데, 영어를 못하는 프랑스 여자에게는 일어나지 않는 연상이다(그녀에겐 다소 등가적인 관용구 표현이 "전력을 기울이다"(se mettre en quatre)를 의미하는 방식이 될 텐데, 문자 그대로라면 자기 자신을 넷으로 쪼개는 것이다).

가장 좋은 사례에서 프로이트가 상징에 기초하여 제시했던 해석의 종류는 꿈꾼 사람이 그 자신에 대하여 내놓을 아무런 연상도 없었을 때에만 이뤄졌다(『표준영역판』 V, p. 360 각주 1과 p. 372). 또한 그의 해석은 그와 함께 작업했던 모든 사람들한테 사실상 알려져 있던 비엔나의 관용구 표현이나 속담에 주로 기초하고 있었다("꽃봉오리 꺾기" deflowering과 "대단히 부유한" filthy rich와 같은 완곡어법은 교육적 배경과 특정한 연령대의 모든 미국인들한테 잘 알려져 있다; 『표준영역판』 IV, p. 200). 이것 덕분에 프로이트는 우리가 "한편으로 꿈꾼 사람의 연상에 의지하고 다른 한편 상징에 대한 해석자의 지식으로 [꿈꾼 사람의 연상에 생긴] 틈새를 채우는 병용기술을 채택하게 된다"(『표준영역판』 V, p. 353)고 제안하게 되었다. 그런데도 꿈-상징들은 "빈번하게 한 가지 이상이나 몇 가지의 의미들을 갖게 되고 중국의 문자처럼 각각의 경우에 문맥으로부터 올바른 해석에 도달할 수 있을 뿐"(p. 353)이라고 경고해준다. 또한 프로이트가 자신의 환자들이 연상을 하더라도 극히 드물어 보이는 꿈을 해석할 때 일반적으로 보편적인 상징들이 아니라 환자들의 배경과 양육과 최근의 생활환경에 관한 광범위한 지식을 추측의 기초로 삼아 해석한다는 점을 우리는 주목해볼 수 있다.[34)]

내 자신의 사례 가운데 꿈꾼 사람은 로맨스 소설의 열렬한 독자였고 아치형으로 "등을 굽히는" 고양이 꿈을 꾸었다. 그녀는 처음엔 아무런 연상도 하지 못했지만 내가 그 문맥에서 "등을 굽혔다"라는 말을 반복했을 때—즉 꿈에서 다른 것과는 연결하지 않으면서—그녀는 즉각

34) 프로이트는 다른 사람들의 꿈에 대해 그들의 연상에 근거하지 않은 그 자신의 해석을 간혹 비평하기도 하는데, 예를 들어, 그가 해석한 시몬의 꿈에 대해 1925년에 다음과 같은 각주를 달았음. "덧붙여 말하자면, 텍스트에 쓰인 해석은 『걸리버 여행기』를 떠올려주면서 해석되어서는 안 되는 것의 훌륭한 실례가 된다. 그 꿈의 해석자는 그 자신의 재주에 따라 멋대로 하지 않아야 하고 꿈꾼 사람의 연상을 무시하지 말아야 한다"(『표준영역판』 IV, p. 30 n). 프로이트는 놀랍게도 비행하는 전형적인 꿈을 충분히 설명할 수 없다고 간단히 말하는데, 일반적으로 그 꿈은 권력과 자유와 환희의 감각에 관련된다고 함.

적으로 오르가슴을 생각하게 되었고(등을 굽히는 여자는 분명히 로맨스 소설에서 오르가슴을 경험하는 여자에 대한 공통된 이미지가 되어 적어도 그런 특수한 문맥에서는 그것을 프로이트의 "확고하게 자리잡은 어법"의 일부가 됨[『표준영역판』 V, p. 342],) 또한 그 꿈에서 다른 것들은 그녀로 하여금 욕구가 좌절된 동일한 파트너를 생각나게 해주었다.[35]

중복결정: 간단한 실례

꿈작업의 생성물은… 이해되려는 의도로 만들어지지 않는다.

—프로이트, 『표준영역판』 V, p. 341

꿈들은 다른 모든 정신병리적인 구조들처럼 통례적으로 하나 이상의 의미를 지닌다.

—프로이트, 『표준영역판』 IV, p. 149

나의 분석수행자는 다음과 같은 짧은 꿈을 내게 말해주었다. "제 사촌언니는 우발적으로 남편을 죽였어요." 그것에 덧붙여 생각나는 것이 없는지 그녀에게 물었을 때, "그녀는 그를 목욕실에서 죽였어요"라는 말을 첨가하였다.

의미의 첫 번째 수준은 나의 분석수행자가 사촌언니의 남편을 좋아하지 않았고 그가 눈에 안 띄게 비켜 있는 것을 좋아했다는 단순한 사실로부터 나왔다(따라서 그의 제거에 대한 의식적인 소망). 의미

35) 나의 분석수행자들이 말해준 21세기 다수의 꿈에 대해서 논의했음. 핑크의 2007, 2014a, 2014b 참조.

의 두 번째 수준은 내 분석수행자의 이름이 사촌언니의 이름과 동일하다는 사실—꿈속에 나오는 등장인물들의 이름을 물어보자마자 분명해졌다는 것—에서 나왔다. 이 분석수행자는 그 꿈을 꾸기 전에 얼마동안 자신의 남편에 대해서 몹시 불평해대고 있었는데, 그 꿈이 그녀의 남편을 죽이고 싶은 그녀의 소망을 동시에 충족시켜주는 것을 암시하고 있었다(훨씬 덜 의식적으로 인정된 소망). 꿈에서의 살인자는 두 인물들—사촌언니와 그녀 자신—이 압축되어 있고 희생자도 두 사람인 사촌언니의 남편과 분석수행자의 남편이 압축되어 있었다.

의미의 세 번째 수준은 살인의 장소에서 나왔다. 내가 목욕실에 대해 물었을 때 분석수행자는 사춘기 이전에 살았던 집의 목욕실과 닮아 있었다고 내게 말해주었다. "거기서 일어났던 기억할만한 것이라도 있나요?"라고 물었다. 분석수행자는 아버지가 그 목욕실에서 어머니를 철썩 때렸다는 것을—거의 20년 만에 처음으로—기억해내게 되었다. 어째서? 그녀는 처음엔 기억할 수 없었지만 그녀의 큰 언니가 자신의 다리를 면도하느라고 아버지의 면도기를 사용했기 때문이라는 것을 떠올리게 되었다.

그 덕분에 아버지의 분노와 아버지에 대한 그녀 자신의 증오와 아버지에 대한 어머니의 증오에 대해 기나긴 논의를 하게 되었다. 그 꿈은 "어머니가 그 목욕실에서 (그 면도기로) 아버지를 죽였으면 좋았을 거구, 언니와 나는 그의 손과 그와 같은 남자들의 손에 훨씬 덜 괴로움을 당했을 텐데"라고 말하는 것 같았다. 여기서 우리는 훨씬 덜 의식적인 소망, 아마 무의식적인 소망에서 더듬거리고 있었다.

이처럼 매우 짧고 고도로 압축된 꿈에서 세 가지 소망들 모두가 충족되는 것을 알게 된 것 같았는데, 여기서 살인자는 세 사람의 다른 여자들을 나타내고 희생자는 세 사람의 다른 남자들을 나타낸다. 따라서 살인자와 희생자는 잠재내용에 있는 몇 가지 다른 꿈-사고들이 수렴되는 발현내용에서 마디점(nodal point: 『표준영역판』 IV, pp. 317-318; 『표준영역판』 II, p. 290)이 되었다. 그 꿈에 대한 어떤 최종적인 의미가 있다고 말할 수 있을까? 세 가지 의미들 모두가 분석수행자와 관련되고 공명되는 것처럼 보일 때 우리는 어째서 그리 말하게 될까? 이것은 꿈이 다른 증상들처럼 흔히 다양한 의미를 갖는다는—한 마디로 꿈은 "중복결정"된다는—프로이트의 주장을 확증해준다(『표준영역판』 V, p. 569).

해석 도구

반대의 여지가 있는 어떤 요소가 꿈-사고 속에 긍정적인 것으로 존재하는지 혹은 부정적인 것으로 존재하는지 첫눈에 판단할 수 있는 방법은 없다.

—프로이트, 『표준영역판』 IV, p. 318

프로이트는 수많은 다양한 도구들을 제공했는데, 꿈속에서 충족된 소망들의 식별불가능성에 대한 설명은 그것들이 위장되어 있다는 기본원칙에 근거하여 그 도구로 소망들을 꿈속에 위치시키는 것이다. 발현내용에 의해 우리 스스로 속아 넘어가지 않으면서 잠재내용으로 가기 위해 끝까지 해내야 하고 그렇게 하기 위해서는 꿈-요소들이 처음에 스스로 내보이는 것과는 다르게 꿈-요소를 취해야 한다. 우리는 꿈-요소들을 문자 그대로 보기보다 비유적으로 바라볼 필요가 있는데, 한 가지 요소가 그 반대를 대신한다는 가설을 세울 필요도 있고(예를 들어, 수많은 사람들은 아무런 증인도 대신하지 않거나 오직 한 사람의 증인만을 대신함, 혹은 사랑은 증오를 대신함) 단어 그 자체들에 대해 연상할 필요도 있으며(그것들의 문법형태나 철자를 바꿀 수 있는 말), 기타 등등. 프로이트가 다음과 같이 표현하고 있다.

> 꿈은 그 요소들이 문자 그대로 해석될지 혹은 비유적으로 해석될지 우리에게 말해주지 않는다. 또는 그 요소들이 꿈-사고들의 자료와 직접적으로 연결되는지 혹은 어떤 삽입된 어구의 매개를 통해 연결되는지 말해주지 않는다. 어떤 꿈-요소의 해석에 있어서 그것은 일반적으로 불분명하다.
>
> (1) 그것이 긍정적인 의미로 받아들여질지 부정적인 의미로 받아들여질지…,
> (2) 그것이 (하나의 기억으로서) 역사적으로 해석될지,
> (3) 그것이 상징적으로 해석될지, 혹은
> (4) 그 해석이 그 자구표현에 의거하는지.(『표준영역판』 V, p. 341)

우리는 이것을 발견적 고안의 목록으로 볼 수 있는데, 그것으로 해석에 도달하게 된다(거기에 덧붙여서 꿈꾼 사람한테 가장 두드러지는 것은 아마 스크린이 될 텐데, 꿈의 해석에서 다른 요소들이나 장면들보다 그 중요성이 떨어지는 것으로 증명되고 있음: 『표준영역판』 IV, p. 305). 그러나 우리는 각각의 꿈-요소들을 해석하는 방법—즉, 이런 도구들과 고안들을 사용하는 방법—에 관한 엄밀한 규칙의 분명한 결여에 대해 궁금해질 수 있다.

치료자로서 나는 각각의 분석수행자들이 꿈속에서 동일한 종류의 위장—예를 들어, 어떤 것이 정반대로 변하는 것—을 되풀이해서 사용한다고 주장하며, 또한 특별한 분석수행자의 특별한 꿈의 해석에 가장 밀접하게 관련되어 있는 것이 압축이나 전치, 반대로 뒤바뀜, 혹은 철자 바꾸기(anagram)인지 알게 된다고 주장할 것이다(그런 위장들이 되풀이해서 간파된다는 것을 잊지 않게 된다면 검열은 시간이 흐르면서 새롭고 달라진 마스크들에 기댈 수 있게 된다. 이 말은 분석이 더욱 길어질수록 사람들의 꿈을 해독하기가 반드시 더욱 쉬워지는 것이 아니라는 것을 의미함). 은유, 환유, 유추, 풍자, 상징주의, 과장법, 우화, 완곡어법, 전치법, 생략, 미결정, 예기, 사후작용, 부정, 여담, 아이러니, 비유의 남용, 완서법, 환칭, 박진법과 같은 이름들을 길잡이로 삼아서(라깡, 『에크리』, p. 433) 유사한 해석 도구들의 유사한 세트는 문학과 시, 영화 및 인간 독창성의 다른 생산물들을 연구하는 사람들에게 활용할 만하다는 것을 우선 주목해보자. 그러나 이런 도구들이 창조적인 예술가에 의해 (고의적이든 아니든) 채용되어 왔다고 미리 규정하지 말자. 해석자나 문학비평, 영화비평 혹은 예술비평은 다양한 접근방법을 시도해봐야 하고 어떤 것이 열매를 맺을지, 즉 이런 문맥에서 그것이 창작품에 대한 도발적이고 심지어 강압적인 독서를 초래하는지 알아봐야 한다.

덜 이론적인 방식으로 우리는 우리 주위사람들의 시도를 어떻게 간파할지 생각해볼 수 있는데, 그들은 친구들이거나 지인들, 동료들 혹은 정치인들로서 일상생활 중에 생각들과 소망들을 위장하려고 한다. 나의 어떤 친구들은 피곤하거나 우울한 사람이 그들 자신일 때 우리가 피곤하거나 불편해 보인다고 우리에게 말해줄 수 있다. 그들은 투사를 하고 있는 중이다. (나의 분석수행자는 한때 그녀 자신이 "이것은 그 남자에게 일시적인 외도일 뿐이라고 걱정했다"는 의견을 밝혔는데, 그 남자는 그녀의 새로운 파트너로서, 그때 그녀는 그 일이 그녀에게 일시적인 외도일 뿐인지 그 여부에 대한 문제에 실제로 집착되어 있었다.) 다른 사람들은 상황이 결코 좋지 않을 때 만사가 모두 "괜찮다"고 우리에게 말해준다(또한 그들이 더욱 좋지 않을수록 그들은 "괜찮다"고 더욱 자주 끈질기게 반복한다). 또는 그들은 "우리를 만나서 매우 행복하다"고 말하는데, 그것은 정확히 우리를 만나 행복하지 않을 때로서 그들은 그 반대 뒤에 진실을 숨기고 있다. 다른 사람들이 정치인들과 정부정책에 대해서(틀림없이 불평할 일이 많다는 것에 대해서) 격렬하게 항의할 때는 그들을 실제로 짜증스럽게 만드는 듯이 보이는 것은 그들의 가정생활이 되는 그런 시기로서 지극히 평범한 전치에 관련되어 있다.

여기에 내 지인들 가운데 두 가지 특별한 사례들이 있다. 한 사람은 자주 씁쓸하게 불평을 해대는 음악가인데, 남편의 선택 때문에 그녀는 **그가** 살기를 원하는 시골에서 빠져나갈 수 없다. 반면에 **그녀가** 살고 싶다고 말하는 그런 종류의 주요 대도시에 있다면 그녀는 음악계에서 크게 성공할 수도 있을 것이다. 흥미롭게도 그녀는 매주 며칠간씩 대도시에서 보낼 기회를 잡았을 때 그렇게 하지 않았다. 다른 시간에 사람들이 살고 있는 장소와는 무관한 맥락에서 서로 아는 친구에 대해 말하다가 그녀는 오로지 낮은 비율의 음악가들만이 실제로 대성공을 해낼 뿐이라고 말했다. 또한 우리의 친구는 그가 꼭 필요한 재능을 갖추고 있는지 확실치 않다고 말하기도 했다. 나는 **그녀가** 대도시로 옮겨가더라도 음악가로서 성공하지 못할 수도 있다는 것을 두려워하는지 의심되기 시작했다. 또한 그녀는 성공하지 못한 책임을 남편한테로 돌릴 수 있는 것이 전력을 다하고도 완전히 실패할 수 있는 것보다 훨씬 더 안전하고 더 많은 충족을 가져다준다는 것을 나는 알게 되었다. 결국 이 세상은 자신의 실패와 불만을 자기 자신보다는 누군가의 책임으로 돌리려는 사람으로 가득 차있다. 또한 기회가 생겼을 때 그녀는 가까운 도시에서 매주 며칠씩 시간을 보내는데도 그녀의 실패를 달리 설명할 방법이 있을까?

또 다른 지인은 몇몇 며느리들 가운데 그녀가 특히 좋아하는 아들과 결혼했던 한 며느리에 대해서 씁쓸한 불평을 내게 털어놨다. 그녀는 아무도 이 며느리를 좋아하지 않는다고 주장했으며, 또한 내게 건네준 그 며느리를 싫어하는 사람들의 명단은 매우 광범위해서 마치 그녀가 그 며느리에 대해 그런 식으로 느꼈던 유일한 사람이 아니라는 것을 증명할(또한 아마도 과도하게 증명할) 필요라도 있는 것처럼 보였다. 이 지인은 이 며느리가 그녀 자신의 딸에게 매우 나쁘게 대한다고 마침내 내게 말하기 시작했다. 그런데 그 며느리의 딸이 내 지인을 몹시 닮았다는 것이다. 며느리를 싫어하는 이유 가운데 적어도 그 일부는 며느리의 딸에 대한 그녀의 동일시에서 유래했다는 것은 아닐 수도 있겠는데, 그녀는 그 딸이 제 어머니한테 학대당한다고 느꼈던 것이다. 그것은 내 지인이 자신의 어머니한테서 학대받았다는 느낌과 똑같은 것일까? 우리는 여기서 아마도 지인 자신의 어머니에 대한 그 지인의 감정이 그녀의 며느리한테로 옮겨간 얼마큼의 투사를 볼 수 있을 것이다.

내가 약 2년 동안 함께 작업해왔던 분석수행자는 어느 시점에서 너무 일찍 발견된 그의 예술적 능력을 시험하기보다는 차라리 교회와의 관련 때문에 어려운 어린 시절을 보내게 되었다고 해서 스스로에 대해 불쌍히 여기길 선호한다는 것을 인정했다(또한 그는 어른으로서 그

교회에 청원하는 데에 가장 많은 시간을 보내라는 소명을 받았다). 역시 그는 그의 인생에서 그에게 진정으로 영감을 주는 여자들과 함께 그가 실제로 작업을 해나갈 수 있는지 알아보기보다는 자신의 평범한 결혼과 완벽하지 못한 아내에 대해 슬퍼하길 더 좋아했다는 것을 은연중에 내보였다. 여기서 다시 자신의 인생에서 불만족의 책임을 다른 사람한테로 전치시킬 때 그런 두려움들은 완전히 가려져 버린다. 그러한 진실의 왜곡은 흔히 친구들과 가족들을 우롱하게 되고 간혹은 그런 이야기를 해주는 사람까지도 잠시나마 놀리게 되는데, 그런 사람들은 그들 자신의 개인사에 대해 자주 반복되는 설명을 믿기에 이른다.

정부와 기업은 실제로 결코 칭찬할만한 가치가 없는 이해관계로 동기가 부여된 조치에 대해 이타적이거나 애국적인 이유들을 정규적으로 부여하는데, 그러한 이유들은 현실적인 동기로부터 우리의 관심을 딴 데로 돌리기 위해 고안되어 있다. 어린 아이는 어머니가 그녀를 어린이집이나 학교에 남겨둘 때 때때로 발작을 일으키지만 어머니가 가버리자마자 진정되고 재미있게 놀기 시작한다. 그 아이는 어머니한테 쇼를 보여줘야 하는 것으로 느끼는데, 어머니가 떠날 때 아이는 어머니를 잃은 것처럼 느끼길 어머니가 원한다고 믿는다(아마 그 아이의 인생에서 어머니의 중요함을 어머니에게 확신시켜주기 위해서 그렇다).[36] 우리가 제2장에서 보았듯이 어떤 사람에 대한 걱정은 겉으로 드러내는 것의 반대를 은연중에 나타낸다. 즉 그것은 어떤 사람들에 대해 사랑 대신에 공격적인 충동을 나타낸다(『표준영역판』 IV, pp. 260, 267). 그

36) 혹은 그 아이는 어머니한테서 떨어질 때 어머니가 슬퍼한다고 느끼는 것 같아서 어머니의 감정 쇼를 피하기 위해—말하자면 그것을 막아내기 위해—더 큰 감정 쇼를 만들어내는 것이 필요하다고 느낌.

와 비슷하게 꿈속에서 옷을 제대로 갖춰 입지 않거나 전혀 걸치지 않은 채 집 밖으로 나가버릴 것 같은 **두려움**은 당연히 그 반대를 나타내고 있다. 즉 타인들한테 자신의 신체를 벗은 채로 보여주고 싶은 **욕망**이고 어린아이들이 흔히 벌거숭이로 뛰어다님으로써 저절로 충족되는 그런 욕망이다.

나는 이런 사례들이 다음과 같은 것을 보여주는 데에 어느 정도 도움이 되길 바란다. 즉 우리가 꿈들(또한 증상들)을 해석할 때 주의를 기울이라고 프로이트가 권유하는 이같은 위장과 왜곡은 일상생활에 널리 퍼져 있는 동일한 위장과 왜곡이라는 것이다. 생활무대 위에서, 즉 꿈 세계라는 "다른 무대"(andere Schauplatz; 『표준영역판』 V, p. 536) 위에서 사물은 흔히 겉모양과 같지 않고 사람들은 항상 타인들과 자신에게 거짓말을 하고 있다!

그렇다고 해서 이것은 어떤 형태의 위장이 어떤 특수한 경우에 사용되는지 우리에게 즉각적으로 말해주지 않는다. 따라서 정신분석 방법에 있어서는 약간 즉석에서 마련된 어떤 것이 존재하게 된다. 간혹 우리는 전치(그 자신을 대신하여 그의 배우자에게 책임을 떠넘기는 것)를 찾아볼 필요가 있고, 간혹은 투사(며느리한테서 자신의 어머니를 보게 되는 것)를 찾아보게 되며, 간혹 우리는 이별에서 보이는 실망감의 쇼가 기쁨을 위장한다는 것(억눌려 있던 아이가 학교에서는 깜빡 잠이 드는 것)을 알아차려야 한다. 간혹은 우리는 어떤 요소가 무엇을 의미하는지 이해하기 위해 그 요소를 반대로 돌려놓아야 한다. 예를 들어, 꿈속에서 내 형이 내게 몹시 화를 낸 것은 형에게 느끼는 폭발 직전의 내 분노에 대한 위장이 될 수 있다. 그러나 평소에 꿈속에서 실재상황의 반전은 "그 반대였더라면 좋았을 텐데"를 의미하게 되고, 다시 말해,

그 반대가 사실이었으면 하는 소망을 의미한다. "만일 꿈이 그 의미를 드러내지 않으려고 집요하게 거부한다면 항상 그의 발현내용에서 어떤 특별한 요소들의 반전 효과를 볼만한 가치가 있게 되는데, 그 다음에 전체 상황은 흔히 즉각적으로 분명해진다"(『표준영역판』 IV, pp. 327, 288). 만일 내가 꾼 꿈속에서 누군가한테 격노하고 있는데 일상생활에서는 그 사람한테 격노하게 되는 그 어떤 이유도 생각할 수 없다면 우리는 아마도 꿈속에서의 격분이 사랑과 매혹에 대한 덮개라는 것을 생각해봐야 할 것이다(그 대신에 그것은 내가 그에게 사랑을 보일 때 예상된 그의 거부에 대해 내가 어떻게 반응할지 생각나게 해줄 것이다). 어린 소년들은 흔히 관심이 가는 바로 그 소녀들에게 공격적으로 행동하게 되고, 우리는 직장생활에서 간혹 가장 철저히 싫어하는 사람들에게 혼신을 다하여 가장 공손하게 대한다. 만일 우리가 일상생활에서 간혹 그러한 위장을 사용하게 된다면 왜 우리는 꿈속에서도 그런 위장을 접하게 될까?

그에 따라 꿈 해석은 분명히 우리가 모든 경우에 정확히 동일한 방법을 적용하는 순수과학이 아니다. 우리는 모든 경우에 동일한 도구를 사용할 수 없지만 우리의 목표는 이런 발견적 도구들을 충분히 마음에 담아둠으로써 우리의 꿈 해석이 다음과 같은 지점에 도달하게 된다.

- 꿈 해석은 내부적으로 논리정연한데, 적어도 어느 정도까지는 그렇다(그런데도 **대체 가능하거나 보완적인 수많은 의미들**이 있을 수 있는데, 그것들은 우리가 목욕실에서 남편을 죽인 사촌언니의 꿈에서 봤듯이 논리정연하다).
- 꿈이 분석수행자의 생활 속에서 꾸어졌다는 맥락과 분석에서

그 지점에 이르기까지 말해졌던 모든 것을 고려해보면 확신하게 된다(『표준영역판』 V, p. 353).[37)]

- 꿈 해석은 새롭고 놀라운 요소들이 포함될지라도 적어도 분석수행자의 몇 가지 다른 생각들과 소망들에 맞아 떨어진다.
- 수치심과 혐오감과 두려움이 억압된 욕망을 나타낸다는 사실처럼 우리의 이론적인 개념들 가운데 어떤 것에 맞아 떨어지는데, 그 두려움은 소망을 덮어 가리게 되고, 기타 등등(『표준영역판』 V, p. 341).

따라서 프로이트는 해석학의 일종을 제시하는데, 일종의 "주관적 확실성"이 얻어지거나 획득되는 것을 필요로 하는 꿈 읽기에 대한 접근방법으로서 사실상 문맥에 관련되어 있다("올바른 해석은 각각의 경우에 오직 문맥으로부터 도달될 수 있을 뿐이다" 『표준영역판』 V, p. 353). 광범위하게 다양한 꿈-요소들에 대한 우리의 연상들이 우리를 소수의 동일한 사람들에게로 또한 중복된 주제들로 이끌어갈 때 연상들이 서로서로 지지해주는 올바른 길로 우리가 들어가 있다는 것을 암시해준다.[38)]

그런데도 나는 오늘날의 분석가들이나 분석수행자들이 사실상

37) 프로이트는 꿈과 정신적 연쇄(psychical chain)라는 것과의 사이에 관계를 끌어내려고 시도하는데, 그 연쇄는 꿈꾼 사람이 다른 사람들과 생활사건, 기타 등등에 관하여 갖는 의식적인 생각들임. 나머지 다른 생각들에서 분리된 병리적인 생각처럼(제1장에 봤음) 꿈은 증상으로 보일 수 있거나(『표준영역판』 IV, p. 101) 혹은 알아보게 되고 또 최소한 부분적으로 이해될 수 있기 위해 다른 생각들과 연결되어야 하는 외상적인 사건으로도 보일 수 있음.

38) 유사한 의미생성 테크닉은 어려운 텍스트의 해석과 번역에 사용되는데, 특히 다양한 의미들을 허용하는 애매한 문법구조나 혹은 무수한 시니피에를 지닌 시니피앙들이 존재할 때 그러함. 현존하는 다른 텍스트에서 찾아볼 수 없는 단어들과 표현들이 포함된 다수의 고대 그리스어 텍스트와 구약성경의 해석에서도 문맥은 특히 중요한 역할을 해냄. 구두점이 없는 텍스트에서도 마찬가지임.

완전하고 철저하게 논리 정연한 꿈 해석을 찾아내는 일에 프로이트만큼 관심을 두지 않는다고 생각한다(제5장에서 도라 사례의 작업으로 들어가 보면 프로이트의 관심을 고찰하게 될 것이다). 가장 훌륭한 사례에서 우리가 도달하게 되는 해석들이 꿈꾼 사람들한테 와닿게 되길 바라고 그들의 분석을 더욱 진전시켜서 새롭고 유용한 자료의 생성으로 이끌어가는 데에 도움이 되길 바란다. 해석은 오로지 진척되는 것만큼 훌륭할 뿐이다. 또한 그 해석이 아무리 완벽하고 겉보기에 철저할지라도 그 결과로 생각의 변화나 새로운 사상의 양식을 가져오지 못하면 완전히 쓸모없는 것으로 판명된다. 그런 이유로 **꿈과의 작업은 분석의 진행에 전체적으로 종속된다.**

아마도 우리가 분석에서 누군가의 꿈들을 어떤 방법으로 작업한다는 바로 그 사실은 그 꿈들이 분석가와의 대화에 끼어들게 된다면 그 뒤에는 꿈들이 형성되는 방법에 영향을 주게 된다. 꿈들이 분석에 이용되는데, 결국 그 꿈들은 감추고 또 동시에 드러내면서 분석가에게 말을 걸게 되어 그 사람한테 메시지가 된다. 상징과 이미지는 꿈에서 꿈으로 돌아다니는데, 앞선 분석시간과 연결을 이루고 분석수행자와 분석가 사이에 공통언어를 세워두는 데에 도움이 된다. 그러나 그 언어는 투명해지는 일이 결코 없으며 프로이트 그 자신도 다음과 같은 개념을 가지고 꿈의 가독성에 대한 한계를 보여주었다. 즉 그 개념은 "꿈의 배꼽인데, 그것이 알려지지 않은 것으로 뻗어 내리는 지점"(『표준영역판』 V, p. 525)이라는 것이다. 꿈의 어떤 지점에서 연상의 실타래가 빽빽하게 엉켜 있는 지점으로서 그것을 풀려는 우리의 시도를 거부하게 된다.

나의 어떤 분석수행자는 물리적인 장소와 공간에 꽤나 집착해 있는데, 그의 꿈들은 이런 것을 두드러진 특색으로 삼고 있다. 나는 꿈의 무대가 그에게 생각나게 해주는 장소에서 벌어졌던 어떤 일이 특별히 생각나는지 분석 초기에 자주 물어봤던 것처럼(앞에서 보여주었듯이 전부는 아니더라도 수많은 꿈들에 대해 물어보게 되는 좋은 질문임) 다양한 생활경험들이 일어났던 그 장소를 암시함으로써 어떤 것이 그에게 논의할 필요성을 느끼게 했던 그 경험들을 불러일으키는 그러한 방식으로 그의 꿈들이 형성되기 시작했던 것으로 여겨진다. 분석이 진전되어 가면서 특별한 장소에 관한 그의 꿈들은 거의 언제나 그가 오래전에 잊었거나 아직까지 내게 언급한 일이 전혀 없었던 사건을 이야기하도록 도와주고 있다.

모든 꿈은 전적으로 소망을 성취시키는가?

꿈들이 소망의 충족을 나타내는 비밀스런 의미를 지니고 있다는 사실은 각각의 특별한 경우에 새롭게 증명되어야 한다.

—프로이트, 『표준영역판』 IV, p. 146

내가 요즘에 알 수 있는 한, 외상성 신경증 환자가 꾸게 되는 꿈들은 꿈이 소망충족에 관련된다는 규칙에 대하여 유일하게 참된 예외들이고, 또한 처벌받는 꿈들도 꿈이 소망충족에 관련된다는 규칙에 대하여 유일하게 명백한 예외들이다.

—프로이트, 『표준영역판』 XIX, p. 118

적어도 우리가 꾸는 꿈들 가운데 어떤 꿈은 소망하는 것임을 동의하지 않을 사람이 거의 없을 것이라고 생각하는데, 다시 말해, 하나나 그 이상의 소망들을 성취시킨다는 뜻으로서, 내가 앞에서 언급했던 것처럼, 실제로 모든 사람들은 "좋은 꿈"을 꾸다가 깨어났을 때 짜증나게 되고 그 꿈을 끝낼 수 있기 위해 다시 잠들려고 시도해봤을 것이다. 꿈에 관련된 영어에서 아주 오래되고 최근에는 관용구가 된 표현들(다른 언어들도 그 나름의 것을 지님), 예를 들어, "그것은 꿈을 이루는 것이다"라든가 "가장 허황한 꿈속에서도 나는 결코 그런 일을 상상하지 않았다" 또한 "아무리 꿈꿔 봐!"라는 말들은 우리가 꿈속에서 가망이 없을지라도 기적적인 것이라 알게 될 일들이 벌어진다고 상상하는 것을 의미한다. 프로이트는 몇 가지 유사한 관용구뿐만 아니라 동물에 대한 두 가지 속담이나 격언을 언급하고 있다. 즉 "거위들은 무엇을 꿈꾸나요? 옥수수죠." "돼지들은 무엇을 꿈꾸나요? 도토리예요."(『표준영역판』 IV, pp. 132-133).

그런데도 프로이트는 『꿈의 해석』의 몇 군데에서 **모든** 꿈이 소망을 충족시킨다는 보편적인 주장을 내세우고 있었다(『표준영역판』 IV, p. 121). 어떤 꿈들은 소망을 충족시키지 않는 것 같다고 꿈꾼 사람이 인식하게 되는 반대에 직면해서도 프로이트는 꿈의 인지불가능성이 꿈의 왜곡(전치와 압축, 등등이 포함된 것) 때문이라고 볼 때 우리가 앞에서 봤던 것 말고 다른 몇 가지 방책들을 취하고 있는 것이다. 예를 들어, 그는 꿈속에서 충족된 소망들이 **무의식적인** 소망들이라고 주장하는데, 그런 소망들은 언제나 적어도 처음에는 꿈꾼 사람에 의해 그 자신의 것이 아니라고 거부되었다. 또한 그는 검열하는 쪽에서 필사적인 노력으로 꿈의 끝에 가서 꿈꾼 사람이 불안에 휩싸이는 사례들을 설명해주고 있는데, (그 검열의 평범한 역할은 "**불안의 생성이나 다른 형태의 고통스러운 정동의 생성을 예방하는**" 것이지만 간혹은 그 역할을 제대로 해내지 못하고 실패하게 됨. 『표준영역판』 IV, p. 267) 그 지점에 이르도록 꿈의 내용들을 충분히 위장시키지 못하고 실패한 것이다. 검열은 꿈꾸는 과정에서 일어났던 일이 실제로 꿈꾼 사람의 어떤 부분에 의해 소망되었던 것이라는 사실을 감추기 위해 고안된 일종의 속임수로서 결국엔 불안을 가져오게 되는데,[39] 꿈을 깨면서 그는 꿈속에서 벌어졌던 일이 일어나길 바라지 않았다고 생각하는 쪽으로 불안에 의해 속임을 당하거나 혹은 안심하게 된다(그런 꿈들을 대개 **악몽**이라고 부른다). 더욱 나아가서 프로이트는 꿈꾼 사람이 고통을 받거나 벌을 받게 되는 꿈들도 소망을 충족시켜주는 것이라고 주장한다. 즉 자기-징벌의 소망이다. 그는 후자를 "징벌 꿈"이라고 부른다.

달리 말해서 프로이트는 언제나 말하자면 마술처럼 욕망을 만들어낼 수 있다. 꿈속에서 충족된 욕망은 아무리 반직관적으로 보일지라도 프로이트는 항상 꿈꾼 사람의 어떤 부분에 진정으로 속하는 욕망이라고 설명하는 방법을 찾아내는 것처럼 보인다(예를 들어, 『표준영역판』 V, p. 557). 만일 잠을 깼을 때 그녀 자신으로 인식한 것이 꿈꾼 그녀의 일부에 속하지 않는다면(즉 만일 그것이 그녀의 자아에 속하지 않거나 자신에 대한 그녀의 개념에 들어맞지 않다면, 다시 말해, 그것이 "자아 동질적"이지 않다면), 그것은 그녀의 무의식에 속하게 된다. 또한 그녀의 무의식에 속하지 않는다면 아마도 그녀의 초자아에 속할 것이다(비록 후자의 대부분은 당연히 무의적인 것이다).[40]

따라서 프로이트의 주장에 대해서는 자기-확신적인 어떤 것이

39) 프로이트는 25년 뒤에 이렇게 표현하고 있음. "검열은 그 임무를 소홀히 해왔고 그 점을 너무 늦게 알아차리게 되었으며 불안의 생성은 빠뜨렸던 왜곡의 대체물임(『표준영역판』 XIX, p. 132).

40) 프로이트는 수많은 텍스트에서 충분히 역설적으로 어떤 사람이 "더욱 도덕적"이거나 도덕적으로 행동할수록 그의 양심이나 초자아는 "더욱 예민해지거나" 혹은 요구가 지나치게 된다고 자주 언급함(『표준영역판』 XIX, p. 134).

여기에 있어 보이는데, 우리가 아무리 반증을 제시할지라도 그는 언제나 그의 이론 속에 다시 포함시키는 방법을 찾아낼 수 있다. 이것은 그의 이론이 허위라는 것을 입증할 수 없게 만든다. 달리 말해서, 그의 이론이 그릇되어 있다는 것을 증명하기가 불가능해 보인다. 유명한 과학철학자인 칼 포퍼는 "경**험과학 체계가 경험에 의해 부인되는 것은 가능해져야 한다**"(1959, p. 41. 원저자의 강조)고 주장했다. 그의 견해에서 우리는 적어도 그 이론의 잘못을 증명하거나 혹은 적어도 그 적용범위를 한정할 수 있는 어떤 가능한 사실이나 실험의 존재를 상상할 수 있어야 한다.

우리가 포퍼의 허위증명 가능성의 기준을 받아들이든 아니든 간에(또한 그것의 타당성에 관한 철학자들과 과학자들 사이에 논란이 있는데) 우리는 프로이트 자신이 결국 모든 꿈은 소망을 충족시킨다는 그 자신의 이론을 확인했다는 것을 주목해봐야 한다. 『꿈의 해석』을 집필하고서 20년이 지난 후, 제1차 세계대전의 폭격을 경험했던 다수의 군인들과 함께 작업하고 난 뒤에, 그는 어떤 사람들이 외상적인 동일한 전투장면을 계속 반복해서 보여주는 꿈들이 나타난다는 생각을 받아들이게 되었다. 또한 아무리 애를 써도 그는 의식적이든 무의식적이든 어떤 특별한 소망의 정확한 위치를 정할 수 없었다. 그는 특정한 형태의 외상에 부딪쳤을 때 정신에는 몹시 잘못되고 근본적으로 혼란되어 있으며 기능부전적으로 되어가는 어떤 면이 있다는 것을 깨닫게 되었다(또한 이것은 『쾌락원칙을 넘어서』라는 1920년의 텍스트에 길게 논의되어 있다). 정신은 꿈속에서 외상적인 장면을 반복적으로 단지 복제할 뿐인데, 꿈꾼 사람은 여러 차례 두려움 속에서 깨어난다.

프로이트가 억압에 대해 근본적으로 기능부전적인 것이나 과도

한 것이 있다고 보게 되었듯이—흔히 그 일이 생겨나게 했던 것과는 매우 어울려 보이지 않는 잠재적으로 무한히 지속되는 기간 때문이고 우리의 생활에서 증상이란 형태로 끊임없이 회귀하는 끈질긴 특성("피억압물의 회귀") 때문임—그는 외상이 불안정하게 만드는 효과를 갖는다는 결론을 내렸다. 억압이 처음엔 어떤 종류의 문제(즉 우리가 안나 O.한테서 봤듯이 어떤 일을 하고 싶어하면서도 다른 이유 때문에 또 다른 일을 해야 되는 것처럼 느껴지는 그 사람 속에서의 갈등)를 해결하기 위해 고안되지만, 반면에 억압은 자주 불구가 되게 하고, 말하자면, 도를 넘어서고 새로운 문제들을 무수히 만들어낸다. "억압이 유용한 목적을 시작하게 할지라도 결국엔 [자신의 충동들의] 금지와 정신적 통제라는 해로운 상실을 가져다준다(『표준영역판』 V, p. 617). 그와 비슷하게 그는 『꿈의 해석』의 제7장에서 정신의 작업들에 관하여 설정해 둔 법칙에 모순을 일으키는 외상적 상황에 대한 어떤 것이 있다고 적어 두었는데, 그것은 정신이 항상 소망의 기반 위에 작용한다는 것이고 후자는 배출구를 찾아내려는 다량의 긴장의 축적으로 이해되는 것이다.[41] 꿈속에서 외상 장면의 반복은 긴장의 배출로 이끌어가지 못하고 오히려 긴장의 반복된 축적을 야기한다(역시 주목할 것은 그런 꿈에서 현실로부터 오는 장면들이 흔히 기억되었던 것처럼 **정확하게** 재생되는데, 그것들이 대부분의 꿈에서처럼 창조적으로 재작업되는 것은 아니다). 이것은 쾌락원칙에 반대되는데, 그렇다고 해서 소위 현실원칙의 핵심

41) 자극의 축적은 불쾌로 느껴지고…. 불쾌로부터 시작하여 쾌락을 목표로 삼는 기구 내에서 이런 종류의 흐름을 우리는 '소망'이라 불러왔다. 또한 우리는 오직 소망만이 그 기구를 작동시킬 수 있을 뿐이라고 주장해왔다"(『표준영역판』 V, p. 598). 그는 25년 뒤에 덧붙이기를, "[일반적으로 실용적이라 불리던 것 혹은] 유용한 것 그 자체는 (잘 알려진 바와 같이) 쾌락적인 충족으로 돌아가는 우회로일 뿐이다"(『표준영역판』 XIX, p. 127).

적인 부분이 된다는 것을 의미하지 않는다. 오히려 그것은 정신의 일부에서 근본적인 일탈이나 기능부전 혹은 점화되지 않음을 가리키는 것처럼 보인다.[42]

동물의 세계에서도 그러한 일탈에 상응하는 것이 있을까? 동물들도 경험했던 외상적 상황에 관한 꿈을 반복적으로 꾸게 될까? 우리가 알고 있는 한 그들은 꿈을 꾸지 않는 것 같다(주베, 1960 참조).[43] 그 말은 이것이 뚜렷하게 인간의 일탈이라는 것을 의미한다. 그러한 일탈은 우리가 '말하는 존재'라는 사실에 의해 가능해지는 것인가? 달리 말해서, 우리는 이제까지 누가 언어 속에 깊숙이 파묻혀 있는지 아는 유일한 존재라는 것이다. 어떤 사람들은 인간 두뇌의 크기나 자기의식의 존재라는 기반 위에서 이러한 일탈을 설명해보려고 노력할 수도 있다. 그러나 그것은 아마도 우리가 언어적 존재라는 사실에 더욱 직접적으로 기인한 것 같은데, 그 존재는 그 밖의 동물계와 다른 우리의 기본적인 차이점들 가운데 하나이다.

그러한 근본적인 기능부전에 대한 이유가 무엇이든 간에 또한 이런 기능부전이 외상후 스트레스 장애(PTSD)라고 부르게 되었던 것의 뿌리에 놓여 있는데, 프로이트(『표준영역판』 XXII)는 마침내 모든 꿈이 소망을 성취시킨다는 그의 보편적인 주장에 대해 그것이 진정한 예외가 된다는 것을 받아들이게 되었다.

42) 프로이트는 『쾌락원칙을 넘어서』에서 외상성 신경증 환자들의 꿈이 외상을 경험했던 상황으로 자주 되돌아가려는 것이 어째서 그러한 원칙의 작용이 아닌지 몇 가지 서로 다른 설명들을 제공하려고 시도함(『표준영역판』 XVIII, p. 52). 그의 암시로는 정신이 그런 상황을 숙달하려고 또한 각오라는 형태로서 불안을 경험 속으로 삽입시키려고 또한 과부하된 자극을 억누르기 위해 묶어두려고 노력한다는 것임. 그는 외상의 반복적인 재현을 "죽음 욕동"의 순수한 표현으로 간주함.

43) 꿈꾸는 동물의 비디오 영상을 보려면, https://www.youtube.com/watch?v=Js50Orx94iM 참조.

외상성 신경증과는 상황이 다르다. 그 경우에 꿈은 철저히 불안의 생성으로 끝난다. 우리가 여기서 꿈의 기능이 실패했다는 것을 인정하는 데에 두려워하지 말아야 한다고 나는 생각한다. 나는 그 예외가 규칙을 입증한다는 격언을 불러내려는 것은 아니다. 즉 그 금언이 내게는 가장 의심스러워 보인다. 그러나 틀림없이 그 예외는 규칙을 전복시키지 않고…. [우리는] 꿈이 소망충족에 대한 시도라고 말할 수 있으며…. 특정한 상황에서 꿈은 의도를 매우 불완전하게 실행으로 옮길 수 있을 뿐이거나 완전히 포기해야 한다.(p. 29)

이것은 적어도 **모든 꿈이 소망을 충족시키는 것은 아니라**는 가능성에로 문을 열어두고 있으며, 또한 우리의 분석수행자들이 우리에게 말해준 모든 꿈들 뒤에서 한 가지 소망을 구성해보려고 사정없이 추구하지 말아야 하는 가능성도 마찬가지다. 오히려 우리가 듣고 있는 모든 꿈에서 의식적인 소망과 무의식적인 소망이 찾아진다는 것을 경험법칙으로 받아들여야 하는데, 오로지 오랫동안 열심히 노력하면 반드시 찾아내게 된다는 것을 절대적 진리로 받아들이지 않으면서 말이다. 우리가 한 가지 소망을 찾아내는 일에 성공하지 못하고 있다는 사실은 실제로 꿈의 근원에 있었던 한 가지가 존재하지 않는다는 것을 반드시 의미하는 것은 아니다. 그러나 우리의 능력이 한정되어 있다면 우리는 모든 소망들을 찾아내리라고 기대할 수 없는데, 특히 다수의 소망들이 예기되지 않고 잘 위장되어 있으며 치료과정에 걸쳐 서서히 드러날 뿐이라면 그렇다.

그러나 우리는 어떤 분석수행자가 불안케 하는 동일한 꿈을 여러 번 되풀이해서 꾸기 때문에 자신의 꿈은 반드시 프로이트의 규칙에 대한 한 가지 예외가 된다고 말하는 것으로 가정하지 말아야 한다. 제일 먼저 분석수행자들이 동일한 꿈을 반복해서 꾼다고 주장하는 대부분의 경우에 그 꿈들에는 실제로 수많은 변화들이 존재하고 그런 변화들은 대개 매우 유의미하다.[44] (분석수행자의 어린 시절로부터 되풀이해서 나온 꿈들이라고 알려진 경우에는 흔히 그 동일한 것이 사실이다.) 두 번째로 반복해서 표현되는 소망은 한 테마에 대한 음악의 변주곡들과 닮아 있는 일련의 꿈들을 만들어낸다. 즉 그 꿈들이 동일할지라도 이것은 반드시 그것들을 외상적 사건들의 복제품으로 만드는 것은 아니다. 우리는 그 꿈들의 특징이 되는 정동에 대해서 물어봐야 할 것이다.[45] 만일 그것이 엄청난 공포나 전율이 된다면, 그럼 우리는 그 규칙에 대한 예외들을 다루게 될 가능성이 매우 크다.

44) 도라 사례에서 프로이트는 이렇게 말함, "경험은 사람들이 동일한 꿈을 꾸었다고 자주 주장하는 것을 보여주는데, 사실상 반복되는 꿈의 서로 다른 모습들은 수많은 세부사항들과 제법 중요해진 다른 측면들에서 서로 간에 달라졌다"(『표준영역판』 VII, pp. 92–93). 반복되는 백일몽과 수음환상에서도 똑같이 사실임.

45) 프로이트에 따르면 꿈속에서의 정동은 발현내용이 아니라 잠재내용에 부착되어 있고, 또한 꿈속의 정동에는 적어도 네 가지 일들이 일어난다고 하는데, 수면을 보호하기 위해 억제되고 전치되며 정반대로 전도되고 과장되기도 함(『표준영역판』 V, p. 479).

백일몽 · 환상 · 실언 · 실착행동(동작착오)

모든 사고활동은 단지 소망충족으로 가는 에움길이고…. 사고는 결국 환각적인 소망의 대체물에 지나지 않는데[우리가 그러한 소망을 충족시키려 한다면 사고가 필수적이라고 우리에게 가르쳤던 경험], 왜냐하면 한 소망에 지나지 않는 것이 우리의 정신 기구를 작동시킬 수 있기 때문이다.

—프로이트, 『표준영역판』 V, p. 567

진실은 밝혀지기 마련이다.[46)]

—셰익스피어, 『베니스의 상인』 II: 2, 645

의식에서 떨어져 나와 표현되려고 발버둥치는 [그런 생각들이 존재하는데]…. 무의식적인 소망은 항상 경계상태로 있어서 언제라도 표현되는 길을 찾아낼 준비를 갖추고 있다.

—프로이트, 『표준영역판』 V, pp. 546과 553

프로이트가 백일몽과 환상, 실언 및 여러 형태의 실착행동에 대해서 광범위하게 기록했더라도(『정신분석 입문강의』의 제1장에서 4장까지, 또한 『일상생활의 정신병리』 참조) 나는 다른 데에서(핑크, 2007, 2014a, 2014b) 광범위하게 논의했기 때문에 여기서는 오직 그것들에 대해 매우 간략히 언급하려고 한다. 꿈들처럼 수많은 백일몽과 환상과 실언들은 어떤 직접적인 의미를 만들어낸다(많은 실언과 함께 우리가 해야 하는 모든 것은 충분히 의도되지 못한 의미를 파악하기 위

46) 영국의 소설가 헨리 필딩(Henry Fielding 1707–1754)의 대표작 『톰 존스』에 나오는 여주인공에 관한 이야기를 인용함. 사랑은 질병에 비유되기도 하는데, 한쪽에서 사랑의 통풍구가 부정될 때 다른 쪽에서 터져 나올 것이라고. 따라서 그녀의 입술이 감추었던 것을 그녀의 눈과 그녀의 빨개진 얼굴과 수많은 부지불식간의 작은 행동들이 무심코 드러낸다고 함(p. 149).

해 "화자가 말한 대로 믿는" 일이고(『표준영역판』 XV, p. 40), 또한 그에 대해 연상하면 더욱 많은 의미를 만들어내게 된다. 꿈들과 같이 그것들은 몇몇이 말했던 것처럼 신경세포의 무의미한 착화실패가 아니라 "완전히 유효한 정신적인 행위들"(『표준영역판』 IX, p. 73)이다. 나의 한 분석수행자는 의식적으로 이렇게 말하려 했다. 즉 그는 화나는 것을 즐기는 것처럼 보였지만, 결국 "나는 즐거워지는 것에 화가 나는 것 같아요"라고 말하게 되었다. 그는 이것이 말하려고 의도했던 것과는 매우 다르다는 것을 알아차렸지만, 사람들이 그 사람한테서 어떤 즐거움을 얻어내는 것처럼 보일 때 그 일이 그에게 얼마나 화나게 하는지, 나로서는 거의 설득하지 않고도, 그것에 대해 그는 말할 수 있었다. 또 다른 분석수행자는 "어느 한 시점에서"(at one point)라고 말하려는 의도였을 때 "총구를 들이대며"(at gun point)라 털어놓았고, 이것은 그녀의 생애에서 다양한 사람들에 의해 그녀가 원치 않는 일들을 하도록 그녀에게 "제시되고" 또 "강요되는" 의미를 드러내게 되었다.

프로이트는 백일몽과 환상이 그 구조에서 꿈과 유사하다고 분명하게 말한다(『표준영역판』 V, pp. 491-493). 비록 소망들이 이런 현상들에 의해 충족되더라도 그 현상들 모두가 꿈처럼 소망에 근거하는 것으로 이해될 수 있는데, 그것들을 지닌 사람들이나 그것들의 영향을 받는 사람들한테 그것들은 때로 반직관적이고 처음엔 인식될 수 없거나 용인되지 않는다.

> 행복한 사람은 환상하지 않고 오로지 충족되지 못한 사람만이 환상한다고 우리는 단정할 수 있다. 환상의 원동력은 충족되지 않은 소망들이고, 또한 단일의 환상 모두는 한 소망의 충족, 즉

충족되지 못한 현실의 수정이다.(『표준영역판』 IX, p. 146)

꿈처럼 백일몽과 환상은 현재시제로 표명된다. 즉 우리는 우리의 소망들이 지금 여기서 그것들 속에서 충족된다고 상상하게 된다(『표준영역판』 V, p. 535). 또한 꿈처럼 그것들은 의미를 갖고 의도를 표현하며 진실을 말하도록 하는 그 자체의 목표를 갖는다. 특히 실착행동들에는 "무의식적인 소망스런 충동들이 낮 동안에도 분명히 행동으로 옮겨가게끔 하고…. 그것들은 운동능력에 통제력을 발휘하려고… 노력한다"(p. 567). 라깡은 훨씬 더 나아가서 "실착행동들은 항상 성공하는 유일한 행동들"(『세미나』 XVII, p. 58)이라고도 말한다.[47]

분석수행자들이 자신의 실언과 실착행동을 신중하게 받아들이고 연상하게 되는 것은 그들의 목표나 과녁을 **빗나가는** 발화행위와 신체행동을 떠올려줄 수 있어서 모든 종류의 잘못된-견해들(mis-takes)에 이르도록 한다. 여기에 포함되는 것은 사람들이 말하는 것을 잘못 듣거나 오해하기, 물건을 제자리에 두지 않기, 지시사항을 잘못 읽거나 잘못 기억하기, 단어들의 철자를 잘못 쓰거나 미스프린트 하기, 다른 사람들의 말을 잘못 인용하기, 단순한 합계를 잘못 계산하기, 기타 등등이다. 이런 것은 그들의 꿈을 상기해서 작업하도록 권유하는 일과 무척 닮아 있다. 그들이 자신의 동작착오에 관심을 기울이길 원한다고 여러분이 치료 초기에 한번 언급해두는 것으로는 충분치 못한데, 그 목적은 그들이 그것과 어떤 관계가 있는지 혹은 그것에 대해 어떻게 생각하는지 알게끔 하고 치료의 전체과정 동안 그것과 함께 생산적인 작업을

47) 이런 현상들 가운데 오직 환상만이 간혹 쾌락원칙을 넘어가서 외상적인 경험을 재연하거나 재공연함.

계속하도록 하려는 것이다. 몇몇의 분석수행자들은 처음부터 눈에 띄고 의미 있는 실언과 실착행동을 찾아내는데, 그것은 본질적으로 소형 증상, 즉 짧은 기간 동안의 증상으로서 서로 일치하지 않고 서로 간에 "간섭하는" 적어도 두 가지의 다른 의도들과 관련된다(『표준영역판』 XV, p. 42).[48] 다른 사람들은 그것이 분석에 소중해질 수 있다는 것을 점차 확신해갈 것이다. 또한 분석가들도 대개 그들에게 가장 쉽게 이것을 확신시켜 주는데, 두어 개의 단어들이 서로 충돌해버린 것 같아서 잘 알아들을 수 없는 실언(어느 날 내가 라디오에서 들었던 실언인데, 어떤 여성 뉴스캐스터가 "서피너즈"[subpoenas 소환장들] 대신에 "섭피니시즈"[subpenises]라고 말하고서 폭소를 터뜨렸음)이 아니고, "가장 평범하고 그와 동시에 가장 눈에 잘 띄는 그런 종류의 실언이다. 다시 말해서, 자신이 말하려고 의도했던 것과는 정반대가 되는 것을 말하게 되는"(『표준영역판』 XV, p. 33) 실언이다. 분석가들도 쉽게 파악할 수 있는 것을 말하게 되는 실언으로서 초기에 상당한 성공을 거둘 수 있는데, 내 분석수행자 가운데 한 사람은 "조연들이 그를 혼내주고(kick his ass) 싶다"는 것을 느끼지 않을 수 없다고 내게 말하려 했지만 "킥"(kick) 대신에 "키스"(kiss)라고 말했던 경우처럼 그것은 분석수행자에게 처음엔 반직관적일지라도 그렇다는 것이다. 혹은 또 다른 분석수행자가 "본능적 포기"(instinctual renunciation)로 향해가는 길 위에서 계속되길 바랐는데, 그 대신에 "본능적 발언"(instinctual enunciation)을 보여주게 되었다고 말했던 경우에서도 마찬가지다.

48) 프로이트에 따르면 농담도 역시 증상처럼 구조화되는데, 거기에는 두 가지 상반되는 충동들이 관여함(그는 "특정한 의도를 가진 농담"이라고 부름: 『표준영역판』 VIII, p. 135). 또한 그는 "농담-작업과 꿈작업이 적어도 어떤 본질적인 측면에서는 동일할 수밖에 없다"(p. 165)고 함.

꿈의 경우에서처럼 분석가들은 분석수행자들한테 실언을 스스로 해석하길 권유하게 되는데, 첫 번째로 실언을 하게 되는 바로 그 순간에 그들의 마음에 무엇이 떠오르느냐고 곧바로 물어본다. 어떤 분석수행자들은 서로 다른 두 가지 단어들(예를 들어, "빛"처럼 나오는 "좌측"과 "우측" 혹은 "개미들"처럼 나타나는 "물음"과 "대답")을 상기할 수 있거나 혹은 혼동된 단어나 단어들(예를 들어, 다소 "옴니쉬턴스"[omnishitence]처럼 나타나는 "옴니션스"[omniscience 전지]와 "옴니퍼턴스"[omnipotence 전능]에 대한 어떤 사람의 이중적 매혹, 또한 "인클루즈"[incluse]로 나타나는 "포함하다"[include]와 "둘러싸다"[enclose]라는 생각들에 대한 이중적 매혹)의 경우에서 뒤범벅된 문자들이나 음성들을 충돌시켜 만들어냈던 일련의 생각들이 떠오를 수 있다. 몇몇 사람들은 일찍이 마음에 떠올랐던 어떤 단어나 생각을 억제시키느라 애썼다고 말할 것이고(『표준영역판』 XV, p. 66), 또한 이것은 그것이 실언에서 "쏟아져 나왔던" 이유라고 생각할 것이다. 그리고 어떤 사람들은 그들이 의도했던 것과 정반대로서 실제로 그들의 입 밖에 나왔던 것으로 만들어진 생각의 완전한 변화에 대해 저절로 웃음이 나올 것이다. 전자는 때로 "방심한 순간에 진실이 무심코 튀어나오게 했던 사람이라면 실제로 그런 가식으로부터 자유로워지는 것을 기뻐한다"(『표준영역판』 VIII, p. 106)는 프로이트의 주장을 전적으로 뒷받침할 수도 있다.

분석가는 어떤 분석수행자들과 함께 그들 자신의 정신상태와 사고과정에 관하여 생각하기에 대한 그들의 저항을 극복하도록 매우 열심히 작업해야 할 것이다. 또한 각각의 새로운 실언으로는 (실제로 말했던 것을 x라고 할 때 "당신의 어떤 부분이 x를 원할 수도 있다고 생각합니까?"와 같은 질문의 형태로) 그것이 나왔던 문맥, 즉 그것이 나왔던 방식을 기반으로 하고 분석수행자의 생활에 대한 분석가의 잠정적인 지식을 기반으로 삼아서 실언의 가능한 의미를 제안하도록 애써봐야 할 것이다. 분석수행자가 아무것도 듣지 못했다고 실토하는 혼동된 단어들의 경우에 분석가는 실제로 언술된 것으로 압축되었던 가능한 단어들을 제시할 필요가 있을 것 같은데, 분석수행자가 말하자면 그것들을 생각하고 받아들이기도 할 것이다. 나는 대부분의 분석수행자들과 함께 그러한 권유가 마침내 결실을 맺어서 그들 스스로 그 프로젝트를 계속하게 된다. 그러나 어떤 사람은 실언이 되는 대로 나오든가 단지 "엉성하게 말하는 방식"이라면 그 실언이 줄곧 혹은 모든 문맥에 나타나지 않는 이유를 그들에게 지적해줄 필요가 있었다는 것이다. 그들이 먼 친척들이나 드물게 보는 동료에 대해 논의할 때에는 그렇지 않으면서 특히 엄마와 아빠에 대해 말할 때에는 어째서 그런 일이 일어날까? 또한 실언이 되는 대로 나온다면 어째서 "나는 그에게 오직 키스할 수 있을 뿐이야" 대신에 "나는 그를 그저 죽일 수 있을 뿐이야"라고 그들은 이야기했을까? 그때 그들은 그 대신에 다른 것들을 얼마든지 말했을 수도 있었다.[49]

분석가가 실제로 모든 상황에서 실언을 듣는 일에 능숙해져 있다고 가정한다면, 다른 한편 거의 실언을 하지 않고 또한 실언에서 쓸모 있는 것을 조금도 찾아내지 못하는 것 같은 분석수행자와 만났을 때 분석가는 정신병의 진단을 심각하게 고려해봐야 한다. 정신병에서는 동작착오라는 형태로 표현되려 하면서 주기적으로 나타나게 되는 무의식이라는 것이 없기 때문이다(이처럼 복잡한 이론적 관점에 대해서는

49) 이런 관점에 대해서는 『표준영역판』, XV, pp. 31-32에 나오는 프로이트의 논의를 참조.

핑크, 2007, 제10장 참조). 그러나 자신의 다른 환자들 대부분과 함께 실언에 대한 작업에 아직도 굉장히 능숙해지지 않았을 때에 특별한 분석수행자의 진단에 관하여 섣불리 결론을 내리지 않도록 조심해야 한다(프로이트는 매우 이상하게도 "우리가 흔히 다른 사람의 실언에 대해서는 틀림없이 들으면서 우리 자신의 실언은 듣지 못한다"고 주장했지만[『표준영역판』 XV, p. 68], 임상가들을 슈퍼비전 했던 내 경험으로는 정반대를 암시해준다).[50] 어떤 환자가 주기적으로 실언을 하게 되고 결국엔 그 실언을 생산적으로 작업할 수 있게 된다는 사실은(단순히 실언에 대한 분석가의 해석에 동의하는 것은 아님) 정신병으로부터 신경증을 구별해내는 데에 가장 중요하다. 또한 내 경험으로 현 시점에서 거의 대부분의 임상가들이 이것을 완전히 간과하고 있다. 1915년까지 프로이트의 모든 작업들에 관하여 일종의 요약이 되는 『정신분석 입문 신강』의 첫 페이지에서 프로이트는 "정신분석이 신경증 환자들의 치료 방법이다"(『표준영역판』 X, p. 15)라고 말하는데, 정신분석은 그 시점에서는 아직도 정신병 환자들과 함께 작업할 수 있을 만큼 각색되지 못했다는 것을 우리는 잊지 말아야 한다. 또한 그가 그 책에서 동작착오와 꿈과 증상형성에 대하여 논의하는 모든 것들이 정신병에서는 볼 수 **없지만** 신경증에서 보는 것처럼 의식과 무의식 간의 역동적 갈등에 기반하고 있다는 것이다.[51]

---

50) 많은 임상가들은 환자에게 "공평하게 맴도는" 혹은 "자유로이 떠도는" 관심을 기울이는 데에 문제를 갖게 되는데 그것은 분석수행자의 자유연상에 해당함. 우리가 실언과 많은 형태의 행동착오를 들으려면 그런 관심이 꼭 필요함. 그러나 의미에 주의를 기울이면서 동시에 환자의 말을 자세히 경청한다는 것은 매우 어려운 일임. 의사가 자유로이 떠도는 관심을 기울이는 것은 환자가 자유연상을 잘 해내는 것만큼 어렵다고 함.

51) 라깡학파의 시각으로는 우리가 꿈에서 소망/욕망을 찾아낼 뿐만 아니라 향락도 찾아내게 되는데, 우리가 꿈꾼 사람의 "기본환상"과 인생에서의 "주체적 위치"를 알아차리는 데에 도움이 된다고 함(핑크 2014a, 제1장). 프로이트는 꿈이 제공해주는 리비도 부하 혹은 향락에 대해 논의하는데, 예를

꿈과 기억

사람은 무관(無關)히 여겨도 하나님은 한 번 말씀하시고 다시 말씀하시되
사람이 침상에서 졸며 깊이 잠들 때에나 꿈에나 밤의 이상 중에
사람의 귀를 여시고 인(印)치듯 교훈하시나니

—욥기 33: 14–16

프로이트에 따르면 꿈과 환상이 생겨났던 것과 똑같이 반드시 과거로부터 기억을 재생해내는 것은 아니라고 나는 앞에서 말했다("꿈은 좀처럼 단순한 기억이 되지 못한다" 『표준영역판』 IV, p. 245). 이것은 "유혹설"이라 알려진 프로이트의 초기 이론에 있어서 최고로 중요한 것이다. 그러나 그 이론에 대해서는 최근 수십 년 동안 무척 잘못 알려져 왔던 것이다(특히 메이슨, 1984 참조).

프로이트는 히스테리 환자들과 최초로 작업하던 과정에서 꿈으로 작업하기 이전에 모든 신경증이 성적인 외상의 결과로 왔다는 가설을 세웠다. 다시 말해서, 아이가 외상적인 것으로 어린 시절에 경험했던 어떤 형태의 성적인 접촉이라는 것이다. 『히스테리 연구』의 끝부분에서 혹은 시기적으로는 그 무렵에(1895) 프로이트는 강박증과 히스테리라는 두 가지 특별한 진단을 제시하였다. (1) 강박증은 어릴 때의 쾌락 경험에 관련되는데, 그 경험이 나중에 자책과 죄책감을 일으킨다. (2) 히스테리는 어릴 때 아이의 수동성이나 무기력감에서 오는 불쾌 경

들어, 도라의 두 번째 꿈에서 "잔혹하고 가학적인 경향이 이 꿈에서 만족을 찾아낸다"(『표준영역판』 VII, p. 111)고 언급함. 꿈이 불러오는 향락을 찾아보는 간단한 방법은 불안이 실린 꿈을 가져온 환자한테, "정확히 당신이 원치 않는 건데 어째서 이런 꿈을 꾸게 될까요?"라고 물어보는 것임. 라깡은 『세미나 XVI』(p. 198)에서, "거시기[혹은 이드]는 무엇을 원합니까?" 거시기는 무엇을 원하는지 알지 못한다고 함.

험에 관련되는데, 자아의 압도적임과 과도한 흥분의 배출 및 혐오감을 가져온다. 그 당시 프로이트의 견해로 강박증과 히스테리 둘 모두의 원인은 특별한 사건이 되는데, 아이에 대한 부모나 친척, 이웃, 혹은 돌보미의 유혹으로서, 다시 말해, 어른(또는 청소년)과 소아 사이에 벌어지는 초기의 어떤 성적인 접촉이며, 대개는 나이 많은 쪽에서 시작한다(그러한 접촉은 흔히 오늘날엔 꽤나 광범위하게 **성적 학대**라고 부름). 그것은 강박증 환자들한테 죄책감을 유발시키고 히스테리 환자들한테는 혐오감을 불러 일으킨다. 죄책감이 일어났던 까닭은 아마도 강박증 환자들이 유혹 과정에서 적극적이었기 때문일 것이고, 히스테리 환자들은 수동적이기 때문이다. (훗날에 프로이트는 이런 입장에 변화를 가져왔음. 그런 성적인 경험은 그의 견해로 강박증 환자에게서 반감과 죄책감을 가져오고 히스테리 환자에겐 혐오감을 가져온다고 함. 강박증과 히스테리는 제4장과 5장에서 길게 논의될 것임.)

프로이트는 1895년에 이론의 수준에서 직접 제안함으로써 그러한 외상에 의해 제기된 문제들을 처리하고 싶었다고 우리에게 말해준다. 그러나 그가 새롭게 진전시켰던 것은 꿈 분석에서 진료의 수준이었다. 꿈 분석의 진료를 통해 그는 유혹설을 거부하게 되었는데, 그 이유는 꿈이 다양한 시나리오들을 보여주고 있다는 것을 알았기 때문이다. 어떤 꿈에서 시나리오는 이런 방식으로 끝나는데, 그 다음 꿈은 다른 방식으로 사물들을 내보이고 때로는 반대되는 방식으로도 보여준다(『표준영역판』 IV, p. 198). 따라서 프로이트는 사람들의 꿈(또는 백일몽)에서 벌어지는 모든 것을 액면가 그대로 받아들일 수 없다고 믿게 되었다. 다시 말해, 그것들이 실제 생활에서 전개되었던 것과 똑같이 역사적인 사건들을 묘사하는 것으로 받아들일 수가 없었다. 그처럼 꿈은 벌어졌던 일, 혹은 그들이 벌어졌으면 하고 바랄만한 일에 대해 사람들의 환상을 기반으로 하여 꾸어지는데, 실제로 벌어졌던 일을 기반으로 하듯이 말이다. 이것 덕분에 그는 현실이 어떤 의미에서 **괄호 속에 묶여 있어야 한다**거나 혹은 현실을 미결상태로 남겨둔다는 결론에 도달했는데, 우리의 꿈에서 일어나는 것을 기반으로 해서는 일어났던 일을 확실히 알 수 없기 때문이다. 이것은 꿈속에서 성적인 자료뿐만 아니라 모든 자료들에 관련된다. 꿈속에 나타나는 어떤 종류의 어떠한 장면이 꿈꾼 사람의 인생에서 실제로 벌어졌던 일을 가리키는지 아닌지 그 여부를 우리는 알지 못한다.

이전에 프로이트는 특정한 사건들이 발생했는지(또한 그랬다면 언제 벌어졌는지) 그 여부를 환자의 가족과 주위 사람들한테 물어봄으로써 환자가 꿈속에서 보고했던 것을 확인하려고 자주 시도해왔다. 그러나 그는 가족들이 흔히 그런 사건들을 전혀 알지 못했다는 것을 깨닫고서 그 사건들이 서로한테 다르게 일어났다고(그들 각각은 자신들의 시각으로 그 사건을 보는 것으로) 생각하게 되었다. 또는 그 사건들에 대한 진실을 그에게 말할 수 있을 만큼 단지 믿어지지 않을 수도 있었다(때로는 비난 받지 않으려고 그들 자신의 흔적을 감추고 싶어서 그럴 수도 있다). 결국엔 프로이트는—성적인 접촉과 유사한 그 어떤 일이라도 벌어졌다면—**실제로 무슨 일이 벌어졌는지** 그에 대한 전반적인 질문이 환자의 현재 생활에 미치는 실제적이거나 환상적인 사건의 명백한 결과들보다 그 중요성이 떨어진다는 결론을 내리게 되었다.

꿈과 백일몽과 환상이 일어났던 것과 똑같이 과거로부터 기억들을 반드시 재생하는 것은 아니라는 사실이 많은 현대 임상가들의 즉각적인 가정에 관하여 대단한 중요성을 갖는데, 그 가정은 친척이나 이웃

사람과의 성적이거나 폭력적인 조우에 대하여 환자가 갖는 가장 경미한 환상이나 꿈이 환자의 과거에 실제로 일어났던 그런 조우를 자동적으로 의미한다는 것이다. 이것 때문에 소위 회복된 기억들의 주변에 온갖 문제들이 일어나게 되었는데, 그것들은 자주 환자의 기억으로부터 "회복되어" 왔던 것처럼 보이지 않고 오히려 **치료자 자신의 환상과 투사에 의한 창작**인 것처럼 보인다(내 동료인 크리스틴 헤네시가 임상가의 입장에서 트라우마 사냥trauma hunting이라 부른 접근방법). 많은 환자들은 그런 치료자에 의해 과거로부터 그들의 친척들이 "나쁜 짓"을 "마주하도록" 이끌어갔는데, 적어도 친척들에 의하면 그런 일은 결코 일어나지 않았다고 한다. 이런 일이 가족들 간에 불필요한 갈등을 많이 일으켰고(가족들 간의 갈등에 대한 진정한 이유들은 그럴싸한 것들을 덧붙이지 않고도 이미 충분하다!), 또한 그 일을 권장했던 치료자들에 대하여 많은 소송사건들을 일으켰다. (어떤 부모들 역시 그런 학대가 벌어졌던 아니든 단지 자신의 자식들에게 그 일을 의심하도록 하기 위해 아이들에게 맞고소했다는 점을 주목하기 바람).

우리의 기억들은 간혹 매우 뚜렷하지만 때로는 거의 그만큼 분명하지 않다. 많은 독자들은 어딘가에 갔었던 경험을 하게 되지만 그에 대한 시각적 기억은 그들이 봤던 사진이나 홈비디오에게로 겹쳐지거나 바뀌어 버린다. 또한 그들은 어떤 것을 했거나 목격했던 경험을 지녔을 수도 있다. 그러나 그 일에 관한 그들의 기억은 그 경험에 대한 부모의 설명에 의해 실제로 지워지거나 겹쳐 쓰였다. 아이들과 많은 어른들까지도 암시에 걸리기가 매우 쉽고, 또한 때로는 그들 자신의 실제적인 기억이 없는데도 어떤 일이 벌어졌다고 확신할 수 있다.

분석수행자들은 오래전에 잊었던 것들을 분석 과정 중에 흔히 기억해내기도 한다. 또한 이런 기억들은 자주 꿈이나 환상 속의 어떤 것에 연결되어 떠오르지만 꿈이나 환상 속에서 **직접적으로** 재현된 형태가 아니다. 그의 성적인 환상 속에는 타인들에 의한 가장 강력한 신체적 지배와 굴욕이 포함되어 있는 내 환자는 양육과정에서 최소한 무엇으로든 벌을 받았던 것처럼 보이는 사람인데, 그는 흔히 자신이 잘못된 일들을 하고 있다는 것을 느꼈고 또한 **그 일들을 저질렀기 때문에 마땅히 벌을 받아야 하고 혹독한 비난을 받아야 한다고 믿었던** 것이다. 꿈과 환상은 실제로 일어났던 것이 아니라 우리가 일어나길 바라거나 일어났길 바라는 것을 자주 무대에 올리게 된다.

프로이트가 『꿈의 해석』에서 표현했던 것처럼(그 대부분이 1898년에 기록된 것임), "히스테리의 증상은 실제적인 기억들에 부착되어 있지 않고 기억들의 기반 위에 세워진 환상에 부착되어 있다"(『표준영역판』 V, p. 491). 또한 "[꿈의] 분석은 오로지 어떤 사고의 내용을 우리에게 보여줄 뿐이고 그것의 현실성을 결정하는 일은 우리에게 맡겨둔다. 실제적인 사건들과 상상적인 사건들은 꿈에 나타나는데… 그것들이 마치 동일한 타당성을 지닌 것처럼 말이다. 또한 그것은 오직 꿈에서만 그런 것이 아니라 더욱 중요한 정신적 구조들의 생성물에서도 그러한데" 예를 들면 증상 같은 것이다(『표준영역판』 IV, p. 288).[52]

이것은 정신분석에 따르면 어릴 때 실제로 성적인 외상을 당한 사람이 아무도 없다는 의미로 생각하지 말아야 한다는 것이다. 다양한 환경들과 많은 사회계층들에서 소아의 성적인 이용과 남용은 그 모두가 역시 분명하게 일어나고 있으며 복합적인 영향들을 갖게 된다. 정신

52) 어린 시절 신경증의 발생에서 실제적인 유혹이나 성적인 외상의 "병인론적인 중요성"에 대한 프로이트의 언급은 1924년에 첨부된 『표준영역판』 III, p. 168 n. 1을 참조.

분석은 소아의 환상이나 꿈 생성(혹은 놀이)을 기반으로 해서 소아에게 실제로 벌어졌던 일에 관하여 너무 성급하게 결론을 내리지 말라고 우리에게 주의를 당부하고 있긴 하지만, 소아들의 기억들 **모두**가 반드시 그들 자신의 환상에 의해 왜곡되는 것은 아니다. 어린 아이가 믿고 있는 치료자의 진료실에서 놀이에 열중해 있는 동안 큰 인형이나 인물상으로 작은 것들에게 폭력을 가하거나 그들 사이에 성적인 행위를 보여주다가 아빠가 집에서 아주 자주 이런 짓을 그에게도 한다고 말하는데, 그것은 심각하게 받아들일 가치가 있다. 어떤 나이보다 어릴 때에는 놀이 도중에 치료자에게 말하는 것에서 생각해내는 아이들이 거의 없는데, 그저 "말하는" 동안에 부모들의 강요로 많은 것들을 비밀에 부치도록 이미 학습되었을지라도 말이다. 치료자가 신체적 학대와 성적 학대의 모든 경우에 대해 보고하는 것을 필요로 하는 국가기관의 요구에도 불구하고 분석가들은 항상 어느 정도까지는 "현실"을 괄호 안에 계속해서 넣어둬야 한다. 또한 최초의 보고에 모순되거나 그 보고를 더욱 복잡하게 만드는 것들을 아이한테서 들어볼 준비가 되어 있어야 한다. 엄밀히 말해서, 실제로 벌어졌던 일과 그렇지 않았던 일을 정하는 것은 분석가의 일이 아니다. 그것은 환자한테 맡겨둬야 한다.

제4장

강박증과 쥐인간 사례(에른스트 랑거)

[분석 없이] 억압의 결과는 원상태로 되돌려질 수 없다.

—프로이트, 『표준영역판』 VII, p. 241

정신분석의 역사에서 쥐인간의 사례와 비슷한 많은 사람들을 치료로 불러들이는 사례연구도 별로 없을 것이다. 더욱 많은 사람들은 아마도 다른 사례의 독특한 묘사에서보다 에른스트 랑거[1]의 생활과 행동에 대한 프로이트의 기사에서 그들 자신의 생각과 행동의 특징을 보았다고 했다. 또한 그들은 그의 병리에 대해 읽어가면서 그들 자신의 병리가 지닌 특성과 그 범위에도 끌렸을 것이다.

에른스트 랑거의 생활은 **우유부단함**과 **불확실성**을 그 특징으로 삼았다. 그는 거의 모든 것에 대해 결심할 수 없었고 특히 누구와 결혼할지 결정할 수가 없었다. 가장 사소한 일로 보일 수 있는 것—예를 들어, 우체국에서 그가 대금교환인도(물건을 받고 대금을 지불하는 제도:

1) 쥐인간의 진정한 정체성에 관한 몇몇의 논의가 있는데, Patrick Mahony(1986, p. 2)는 에른스트 란저라고 주장했음("파울 로렌츠"는 프로이트가 출간한 사례연구에서 사용하는 가명임). 프로이트는 매일 저녁에 그날 봤던 환자들에 대해 노트에 적어두고 있다가 사례를 기록한 다음에는 그 노트를 없앴지만, 영역판 제10권에 나오는 "Original Record of the Case"를 보면 프로이트의 육필은 알아보기 힘들어서 잘못 읽거나 오해하게 되어 랑거(Langer)라고도 부르거나 란저(Lanzer)라고도 부르게 됨.

역자)로 소포를 받기 위해 얼마큼의 돈을 지불했던 어떤 사람한테 되돌려주는 일—에 관해서도 그는 진퇴양난에 빠져 버리고 그의 마음속에서 계속 왔다 갔다 하며, 그의 행동으로 보면 돈을 되돌려주는 방법에 대해서도 그가 실제로 누구한테 빚을 졌는지 때로 의심하기에 이른다. 그러한 우유부단함과 불확실성과 **의심**은 정신분석에서 오늘날까지도 강박증이라 부르는 것(혹은 나는 **강박구조**라 부르게 될 것)의 특질로서 계속되고 또한 정신의학에서는 현재 **강박장애**라는 이름을 따르고 있다.[2)]

에른스트(나는 여기서 앞으로 그를 이렇게 부를 것임)는 겉으로 사랑하는 사람들에게 일어날 일들에 대한 걱정에 시달리고 있었다. 에른스트는 자신의 행동이나 실행 실패(예를 들어, 부주의나 간과 혹은 망각) 때문에 그의 약혼녀와 그녀의 할머니, 그의 어린 조카(엘라) 그리고 그 자신의 아버지에게 일어날 가장 무서운 것들—자동차 사고, 질환, 굴욕, 기타 등등—을 상상했다. 이런 상상은 침투적인 생각들의 형태를 취했는데, 다시 말해, 믿어지지 않을 속도로 그의 마음을 관통했던 난폭한 생각들이었다(『표준영역판』 X, p. 167). 또한 그런 생각들은 그를 혼란스럽고 고통스럽게 하면서 그에게로 갑자기 뛰어든 것처럼 보였고[3)] 또한 그가 "사랑하는 사람들"이라고 믿었던 그들에게 해를 끼치는 것처럼 보였다(예를 들어, 『표준영역판』 X, p. 226 참조). 그는 그 자신이 거의 모든 사람들보다 도덕적으로 또한 지적으로 우월하다는 것을 느꼈지만 그 자신에게도 거의 인정할 수 없었던 사람들에 대

2) DSM-5에 나오는 강박증의 진단기준은 강박증의 정신분석적 진단과 상당히 닮아 있지만, 강박인격장애와는 유사점이 적음. 정신분석적 진단과 DSM-5 사이의 비교는 〈부록 V〉에서 볼 수 있음.

3) 침투적인 생각들은 흔히 나로부터가 아니라 다른 곳으로부터 오는 것처럼 경험됨. 나는 그 생각들을 내 것으로 인정하지 않고, 따라서 그런 생각들은 다른 어떤 사람의 것(혹은 어떤 것)이어야 함.

해 분노로 가득 차있었다(『표준영역판』 X, p. 177; S. Freud, 2000, p. 69). 또한 그는 그 스스로를 실패자로, 사기꾼, 겁쟁이, 비열한 악당으로 아무도 모르게 생각하고 있었다(『표준영역판』 X, pp. 206, 209). 이런 후자의 특징들—분노와 또한 열등함에 대한 관심에 결부된 우월감(S. Freud, 2000, p. 141)—은 우리 시대에 수많은 주민들이 공유하는 것이다. 참으로 자신이 다른 모든 사람들보다 더 낫다는 믿음과 자신이 실제로는 매우 무가치하다는 두려움은 아마도 오늘날 정신분석 진료에서 만나는 모든 믿음과 두려움 가운데 가장 널리 나타나는 것이다.

많은 어른들한테 공명을 일으키는 쥐인간 사례의 또 다른 특징은 그가 어린 아이일 때부터 이미 매우 신경증적이었는데, 어린 그는 어떤 미신적 믿음("갈라진 금을 밟아라, 너의 어머니의 등골을 부러뜨릴라"라는 우리 현대인의 생각처럼)과 공포의 지배를 받으면서도 반복적인 해결책을 만들어냈다는 사실이다. 또한 그는 나쁜 생각들과 소망들이 성적이면서 공격적이라고 느꼈던 것에 관하여 스스로 언명했다. 그는 무시무시한 불운이 자신한테 닥치면, 예를 들어, 그의 아버지가 돌아가신다면 자신이 좋아하는 여자가 자신한테 더 많은 관심을 보여주리라는 것을 어느 한 시점에서 확신하게 되었다(『표준영역판』 X, p. 178).[4] 성적인 충동들은 많은 사람들한테서 나타나듯이 어린 시절에 일찍부터 나타나고 있었다. 즉 그는 그것들이 나체의 여성을 보고 싶은 그의 소망에 관련된다는 것을 어렴풋이 알고 있었지만 한번은 심지어 어머니한테도 발기의 고통 때문에 괴로워했다(pp. 161–162).[5] 프로이트

4) 에른스트가 12살 때 그 소녀는 그의 친구의 여동생이었음. 기자(Gisa)의 아버지는 그녀가 6살 때 돌아가셨기 때문에 그녀가 9살이나 10살 혹은 11살 때 죽었다는 프로이트 전집에 나온 편집자의 의견과는 상충됨.

5) 흥미롭게도 저자는 남성 분석수행자들한테 발기에 대한 이야기를 들었는데, 그들이 소년시절 발기 얘

의 원본 노트는 벌거벗은 여성들(그의 어머니도 포함됨)을 몰래 염탐하든가 하녀들을 건드리는 수많은 경우들을 우리에게 알려주고 있다. 여기에는 그의 많은 형제자매들과 함께 했던 성적인 탐구도 포함되고, 특히 그의 여동생인 올가가 끼어있다(S. Freud, 2000, pp. 141, 151, 237-239).

에른스트의 중요한 인간관계들은 모두 그의 인생에서 맨 처음부터 강렬한 양가감정을 그 특징으로 삼고 있었는데, 여기에는 인식되지 못한 사랑(또는 칭찬)과 함께 의식적인 증오라든가 혹은 인식되지 못한 증오와 함께 의식적인 강렬한 사랑이 포함되어 있다(『표준영역판』 X, pp. 237-239). 영어권의 사람들한테 **분노**(anger)는 그의 성씨인 랑거(Langer) 속으로 절묘하게 짜들어간다. 그러한 양가감정은 동시대 광범위한 주민들의 특징이 되어 미국 같은 국가들에서 오늘날 특히나 눈살을 찌푸리며 억제된 분노와 증오가 섹슈얼리티의 특정 양상들보다 훨씬 더 크다.

나는 여기서 쥐인간 사례의 완벽한 설명과 해석 같은 것을 제공하지 않을 것이다(설사 한 가지가 있다 해도 그건 강박적인 일!). 그러나 정신분석적 테크닉에 관해서 우리에게 가르쳐줄 수 있는 강박증의 측면들을 강조해 보려고 노력할 것이다.

어른으로서 그의 질환의 "촉발원인"

분석을 재현하려는 우리의 시도는 얼마나 서투른가. 자연이 정신영역에

기를 어머니한테 물어봤지 아버지한테 물어본 일이 없다는 것은 발기 문제가 어머니와 관련된 일처럼 보인다고 함.

만들어 놓은 위대한 예술작품들을 우리는 얼마나 한심하게
산산조각으로 찢어 놓을까.

—프로이트, 쥐인간 사례에 관하여 융에게 보낸 편지, 존스의 1955, p. 264에서 인용.

쥐인간의 사례처럼 현란하게 세부적이고 복잡한 사례사와 만났을 때,[6] 나무들로부터 숲을 구별할 줄 아는 것이 가장 중요하다. 이 사례에서는 (1)과 (2)를 구별하는 것인데, (1) 환자의 생활 전체에 피해를 입혔던 강박증의 일반적인 구조와 (2) 에른스트가 분석을 시작하기 전의 수년 동안 그를 소모시켰던 "질환"이라고 프로이트가 부른 것이다. (그의 많은 동료들인 신경과 전문의들은 그 원인이 유기체적인 것이라고 즉각적인 결론을 내렸을지라도 프로이트는 자신을 위해 충분할 만큼 자세히 검토할 수 있는 시간을 얻어 그 원인이 심리적인 것임을 알아내게 되었다.)[7] 일반적인 구조는 한번에 조금씩만 깎아먹으니까 완전히 없어지는 것은 아니지만 수년에 걸쳐 그 심각성이 줄어들 수 있는 어떤 것이다(이 점에 관해서는 다음 장에서 더욱 논의될 것임). 반면에 어떤 사람의 생활에 퍼져서 그 생활을 망치는 특별한 질환은 분석치료로서 훨씬 더 직접적으로 접근할 수 있다.

프로이트가 어른으로서 에른스트의 질환이라 부른 것은 무엇일까? (그가 처음으로 프로이트를 만나보러 갔을 때 그는 서른 살에서 몇 개월이 모자랐음.) 그의 신경증에서 또한 가장 심각한(그런데도 오래가

6) 존스(1955, pp. 263–4)는 프로이트가 이 사례를 기록하는 데에 약 한 달간이나 걸렸다고 말해줌.

7) 이 사례에서 "나무들"은 약 3개월 지속된 도라 사례에서보다 훨씬 더 많아짐. 쥐인간의 치료는 도라보다 네 배나 길었는데, 프로이트가 치료에 대해 매일 기록한 유일한 사례임. 사실 몇 개월 이상 지속된 사례에 대한 자료를 제시하고 요약하는 일은 임상가들한테 매우 어려운 일임. 그러나 4년이나 지속된 늑대인간 사례의 경우에는 얼마나 어려웠을지 상상도 할 수 없을 정도임. 오늘날의 분석가들은 십여 년 이상 규칙적인 치료를 계속하여도 사례사를 제시하는 일에는 엄청난 도전이 따라올 것으로 생각함.

지 못하는) 그의 위기들 가운데 하나에서 쥐들의 중요함에도 불구하고 에른스트를 프로이트한테로 몰아온 것이 "잔인한 대위"에게 관련된 특별한 위기와 쥐들이었는지 어떤지 그에 대한 논의는 열려 있다. 에른스트가 프로이트를 만나보러 가는 것을 "당면한 일이었던 경험"이라고 부르더라도(『표준영역판』 X, p. 165) 그 위기가 1907년 8월에 일어났지만 에른스트는 단지 2개월 뒤에야 프로이트를 처음 만났던 것처럼 보인다는 점에 주목해봐야 한다.[8] 그 질환—아마 진정으로 그를 프로이트한테로 데려갔던 것이나 혹은 급성기의 위기단계가 일단 지나가 버리면 적어도 그 상태로 머물러 있게 하는 힘을 그에게 부여했던 것—은 환자 자신이 공부해서 직업선택에 성공할 수 없다는 기이한 불가능으로 확인되었다. 즉 공부할 수 없는 상태로 "그는 수년간을 낭비했다"(p. 158)고 프로이트와 맨 처음 만났을 때 그렇게 말했는데, 지적인 감각의 분명한 결여가 없는데도 그랬다.

그것은 언제 시작되었을까? 이것은 극히 중요한 질문이지만 대답하기가 쉽지 않다. 에른스트가 1907년 10월 5일 프로이트와 가진 분석시간에 그는 아버지가 돌아가시고 1년 반쯤 지난 뒤, 그러니까 1901년 5월경에 일할 수 있는 능력이 심각하게 손상되었음을 슬쩍 알려주었다(프로이트, 2000, p. 65). 에른스트는 10월 7일에 프로이트한테 이렇게 말했다. 즉 그는 1903년 초에 에피소드가 시작되었는데, 한번에 8일 내지 10일간 지속되는 혼란스런 생각들의 에피소드를 보이게 되었지만 더욱 최근에는 그런 생각들이 끊임없이 계속되었다는 것이다(p.

8) 프로이트는 에른스트가 "의사한테 진찰을 받으려고" 했던 것은 코안경의 대금을 누군가에게 지불하려는 복잡한 시나리오에 관련된 증명서를 얻기 위함이라고 우리에게 말해줌. 또한 그가 프로이트의 『일상생활의 정신병리』를 우연히 보게 되어 치료를 시작하려면 한두 달 걸리지 않을까? 혹은 프로이트를 만나지 않고도 이 특별한 위기가 지나갈 수 있을 것 같다고 생각했다 함.

73). 또한 그 다음의 분석시간에서 그는 아버지에 대한 무서운 생각들이 그를 괴롭혔다고 말했는데, 12살에는 잠시 그랬고 20살에 다시 그랬으며 22살부터는 끊임없이 그를 괴롭혀서(p. 81) 공부에 집중하지 못했다는 것이다.[9]

만일 프로이트가 우리에게 조심스럽게 말한 것을 읽어본다면, 그것은 프로이트 자신이 설정했던 것처럼 쥐인간의 인생에서 주요 사건들과 주요한 전환점들의 시각표가 되는데(『표준영역판』 X, p. 195), 우리는 에른스트의 학업 곤란이 1899년 "아버지의 죽음 이후"에 시작되었음을 알게 된다(p. 198). 그 당시에 그의 어머니와 그녀를 길러준 (사보르스키 가문의) 한 친척이 사보르스키 집안의 딸들 가운데 한 사람과 에른스트의 결혼 가능성을 논의했다고 그에게 말해주었다. 그녀는 "사랑스럽고 부유하며 좋은 집안의"(p. 198) 여자였다. (그녀의 이름이 리지였을 것이다[프로이트, 2000, p. 181]. 소문에 의하면 그녀는 1907년에 17살이었고 그러니까 결혼이 처음 제안되었을 때에는 열 살이나 열한 살밖에 되지 않았으며 그는 22살쯤 되었다.)[10] 그 친척은 **환자가 학업을 마치면** 결혼을 진전시켜 보려고 준비했다는 이야기를 그의 어머니가 그에게 말해주었다. 에른스트는 이 이야기를 프로이트한테 해주는데, 그가 중요한 것을 제기하고 있다는 사실을 알지는 못했지만 분명히 그것을 잊지 않았다. 그러나 프로이트는 그 환자가 그 시점에 이르

9) 에른스트는 1907년 12월 23일에 프로이트한테 "그가 열심히 하지 않으면 아버지는 항상 속상해 하셨다"고 말해줌. 그가 공부에 전념하지 않았다는 사실로 확인되는데, 아버지가 돌아가시기 전에도 훌륭한 학생이 아니었음을 암시해줌.

10) 출간된 사례연구(『표준영역판』 X, p. 198)에는 이 친척이 사촌으로 나타남. 프로이트는 각주에 그녀가 사보르스키 가문의 딸(『표준영역판』 X, p. 292)로서 "에미"라는 가명으로 나옴. 그의 각주에 나오는 "리지"는 다른 여자를 가리키는 것 같지만 저자의 느낌으로는 그녀 역시 사보르스키의 딸을 가리킨다고 함. 에른스트의 여동생인 올가는 사보르스키의 아들과 결혼했을 정도로 두 집안은 가까웠음.

러 학업에 최소한 어느 만큼은 진전했을지라도 갑자기 공부할 수 없게 되고 잇따른 시험에 실패하게 되었다는 것을 알아차렸다.

흔히 있는 경우이듯이 에른스트가 **법학 학위를 마치자마자** 그 친척이 자신의 딸과 결혼하도록 준비한다는 것을 알게 된 일과 자신의 학업에 대해 심해진 집중 장애가 정확히 일치한다는 것을 그 환자는 모르고 있었다는 점에 주목해보자. 그 반면에 환자들은 그들의 장애가 시작되는 정확한 시각에 대해 관심을 두는 일이 드물어서 프로이트는 (종이 위가 아니라면) 자신의 머릿속에 시각표를 정해두려고 노력하며 그러한 세부사항들에 철저한 관심을 항상 기울여왔던 것 같다. 그 목적은 어떤 사건들이 그의 환자들의 인생에 어떤 괴로움을 가져왔는지 파악하기 위함이다(또 다른 실례로는 프로이트가 도라의 "충수염" 발병 날짜를 기입한 것을 참조; 『표준영역판』 VII, pp. 87-88). 그런 시각표의 설정은 흔히 증상들의 원인과 근원을 정하는 일에 매우 결정적이다. 그런데도 오늘날 그런 일에 많은 시간과 노력을 들이는 것처럼 보이는 임상가는 거의 없다. 또한 우리가 특별한 사건들에 관하여, "그 당시에 몇 살쯤 되었나요?" 혹은 "언제 그 일이 일어났는지 기억하세요?"라고 분석수행자한테 물을 수 있는 용이함에도 불구하고 그렇다는 것이다. 또한 우리가 분석과정 중에 조금씩 주요한 생활 사건들과 전환점에 대해 들어가며 정리하고 밝혀지는 새로운 것들을 거기에 첨가하면서 그것들을 기록해둘 수 있는 우리의 명백한 능력에도 불구하고 이것은 사실이다(내 경험으로 이 일은 각각의 사례에서 고작 한 달에 약 5분 정도 걸린다).

어째서 에른스트는 갑자기 공부할 수 없게 되었을까? 그의 어머니와 사보르스키 가문의 친척이 제안했던 이 특별한 청혼이 그를 무능하게 만들었다는데, 그 청혼은 도대체 무엇이 문제인가? 여기서는 두 가지 사실들이 결정적이다. (1) 앞선 10년의 대부분 동안 쥐인간은 기자(Gisa) 아들러라 부르는 여자와 다소 사랑에 빠져 있었다(프로이트, 2000, p. 127). 그는 분석시간 중에 거의 언제나 그녀를 자신의 "여인"이라 불렀다(그는 대략 두 달 동안 그녀의 이름을 프로이트한테 말해주지 않았고 프로이트는 출간된 사례사에서 기젤라Gisela라는 이름을 붙여주었음).[11] 또한 그는 적어도 한 번은 자신과 결혼해 달라고 그녀에게 직접 요청하기도 했다. 기자에겐 사회계급과 재력이라고 할 만한 것이 거의 없었는데, 그에 비해 사보르스키 가문의 딸은 좋은 집안에다가 부유하기도 했다.

그처럼 가능한 두 배필 가운데 하나를 선택해야 한다는 것은 거의 모든 사람들한테 어려운 일이 되었겠지만 일은 두 번째 사실로 복잡하게 얽혀버렸다. (2) 그 환자는 아버지가 환자의 어머니와 결혼하기 전에 푸주간의 딸에게 마음이 기울어 결혼하려고 했다는 말을 들었는데, 그녀에겐 생계수단과 친척관계가 별로 없었다("예쁘장하지만 미천한 집안 출신으로 몹시 가난했다" 『표준영역판』 X, p. 198). 그러나 그의 어머니는 출간된 사례사에 따르면 부유하고 비교적 지체 높은 집안의 출신이었지만, 프로이트의 주석에 따르면 "수수한 조건"(오늘날 우리가 "중간계층"이라 부르는 것과 가장 비슷함)이었고 실제로는 아버지의 사촌동생이었다(프로이트, 2000, p. 165).[12]

---

11) 다소 혼란스럽지만 기자 아들러도 역시 에른스트의 친척임. 그녀는 에른스트보다 나이가 많기도 했지만 사보르스키 집안의 딸에게 결혼신청을 할 당시 그의 어머니는 기자가 양쪽의 난소제거 수술로 불임이라는 것을 말해줌으로써 에른스트가 알고 있었다고 함.

12) 프로이트는 쥐인간의 정체성을 변장하기 위해 사례사를 출판할 때에는 몇 가지 세부사항들을 바꿔야 했다고 동료들한테 말해주었음. 특히 그의 어머니는 사보르스키 가문에서 고아처럼 자랐다는데, 출간된 사례사에서는 그의 아버지가 어머니와 결혼하자마자 어머니 집안의 사업에 참여하게 되어

따라서 쥐인간의 아버지인 하인리히 랑거는 사랑을 위해 결혼하기는커녕 오히려 돈 때문에 결혼하게 되었고 사회적 지위를 위해서도 그랬다. 그의 가족들은 오직 랑거 가문과 그들의 근친들만이 훌륭한 사람들이라고 믿었던 것처럼 보였다(프로이트, 2000, pp. 165, 193). 비록 아버지와 어머니의 결혼이 소문에 의하면 "지극히 행복한 결혼"(『표준영역판』 X, p. 198)이었을지라도 아버지는 어느 정도 이기적이고 돈을 위해 선택하게 되었는데, 아버지가 그런 선택을 하지 않았더라면 그 자신이 이 세상에 나오지 못했을 것처럼 그 일 때문에 쥐인간은 양심상 아버지를 비난할 수 없었을 것이다. 또한 쥐인간은 자신이 진퇴양난에 빠져 있다는 것을 알게 되었다. 즉 그는 "가난하지만 마땅히 선택될 만한" 연상의 여인 그리고 거의 모든 남자들이 결혼하면 행복할 것 같다고 믿어지는 아름답고 어린 여자(그의 어머니를 길러줬던 동일한 가문의 출신) 사이에서 거의 똑같은 선택과 마주하게 되었다.[13]

이 모든 것들이 복잡하게 된 것은 기자가 흔히 그에 대하여 냉정하게 나온다는 사실이었고 또한 1900년 12월에 그의 첫 번째 청혼을 이미 거절했으며 1903년에 그의 두 번째 것도 더욱 모호한 청혼이 되었고 아버지가 그의 아들이 기자와 많은 시간을 함께 보냈다는 것을 알아차

괘나 안락한 위치에 올랐다고 했음(『표준영역판』 X, p. 198). 각주에는 부모가 모두 매우 가난했다고 썼음.

13) 쥐인간은 훗날 자신의 갈등을 전이적인 것으로 바꾸게 됨. 그는 어느날 프로이트의 집안에 있는 계단에서 프로이트의 딸로 생각되는 사람을 얼핏 보고나서 프로이트가 그를 사위로 삼길 원한다고 상상함. 이렇게 해서 쥐인간은 기자와의 결혼과 프로이트의 딸과의 결혼 사이에서 갈등하는 것으로 자신의 갈등을 재구성하게 됨(S. 프로이트, 2000, p. 165). 리지는 사랑스런 눈을 갖고 있는데, 그는 프로이트의 딸이 아름다운 눈 대신 더러운 공이나 똥 혹은 "쇠똥"을 갖고 있다는 데까지 상상하게 됨. 따라서 그녀와 결혼한다면 아름다운 눈이 아니라 돈 때문이라는 것임(S. 프로이트, 2000, p. 181). 프로이트는 에른스트가 자신의 나이보다 더 많은 기자와 12살 어린 리지 사이에서 선택한다는 것이 누나와 여동생과의 (주로 성적인) 관계를 떠올려 준다고 프로이트는 적어놓고 있음(S. 프로이트, 2000, pp. 237-9). 또한 그의 아버지가 사보르스키 가문에 진 빚을 그가 갚아야 할 책임이 있다고 함.

렸을 때 아버지는 못마땅해 했다는 사실들이었다(『표준영역판』 X, p. 201). 그러나 그 환자를 가장 무능하게 만들었던 것처럼 보이는 것은 운명이 그를 그의 아버지와 정확히 동일한 위치에 놓아두었다는 느낌이고 그가 그저 운명의 장난감일 뿐이라는 느낌이었다. 그는 이런 곤경에 어떻게 반응했을까? 신체적이 아니라 정신적으로 병에 걸리는 반응을 보였다. 그것은 그를 위해 무엇을 해주었을까? 그것은 **문제에 대한 해결책**으로 작용했다. 그것은 그로 하여금 학업을 마치지 못하도록 해주었고 그 때문에 도저히 선택할 수가 없었다. 그는 학업을 마치지 못함으로써 리지와 결혼할 수 없었고 따라서 말하자면 무한정으로 가사상태 같은 무기력감에 놓일 수 있었다(『표준영역판』 X, p. 237). 그는 또한 아버지의 사망으로 적법하게 상속받은 재산을 그의 어머니한테 드렸는데, 그 때문에 그는 어떤 여자와도 결혼하기가 불가능할 것 같았다.[14]

무능하게 만드는 "운명"의 효과

과거를 기억할 수 없는 사람들은 그것을 반복하게 될 운명에 맡겨져 있다.

—조지 산타야나

비록 자신을 찾아가는 매우 이상한 곤경으로 이것을 생각하고

14) 그는 20살쯤에 아버지가 돌아가시길 소망했던 자신을 벌하기 위해 그렇게 했다고 믿었음. 그때 그는 기자와 결혼할 만한 경제적 여유가 없었고 만일 아버지가 돌아가시면 유산을 받을 수 있다고 생각했던 것임. 그래서 그가 받은 처벌로서 유산을 어머니한테 넘겼는데, 그것은 그가 어머니의 핸드백에서 훔쳤던 돈을 돌려주는 셈이었음. 그는 유대인 가정이었던 리지와의 결혼을 불가능하게 만들려고 세례를 받겠다는 생각을 즐겼는데, 기자 아들러(Gisa Adler)도 역시 유대인이었음(S. 프로이트, 2000, p. 205).

싫을지라도 내 자신은 적어도 여섯 명과 함께 작업했는데, 그들은 결혼해야 할지 또한 누구와 결혼할지에 대해 보여주는 주저함과 불확실성은 각각의 부모들이 부모 자신의 결혼 상태에 처해 있던 상황을 거의 정확히 반복하는 일에 관련되어 있었다. 나는 그런 사례 하나를 자세히 기술했는데(핑크, 2014b, 11장), 그 환자를 맨 처음 내게 데려온 그의 부모들이 그가 꼭 결혼해야 한다고 자주 말해왔던 어떤 여자에게 청혼하려는 바로 그 순간에 공황상태에 빠지고 말았다. 환자가 아버지보다는 어머니를 더욱 철저히 동일시했던 사례에서 어머니가 처한 결혼생활에서의 곤경과 그녀의 역할은 어른으로서 환자가 장기간 지속된 파트너와의 관계에서 겪는 어려움의 핵심처럼 보였던 것이다.

또한 쥐인간의 사례에서처럼 내가 치료했던 사례들 가운데 그 어떤 환자도 그들의 부모가 보인 곤경의 "상징적 좌표"라는 것이 그들의 인생에서 거의 정확히 반복된다는 것을 그들 스스로 알지 못했다. 거의 동일한 시나리오가 마치 그들 자신의 행동이나 의지와는 상관없이 전개되어 가고 그들의 인생을 못 쓰게 만들어 버리는 것 같았지만 그들은 그 이유를 알지 못했다. 라깡(『에크리』, pp. 249-250)은 프로이트가 쥐인간 사례에서 반복되고 있는 이 시나리오의 낌새를 알아낼 수 있었다고 암시해주는데, 적어도 부분적으로는 누구와 결혼해야 하는지 자신의 결정에 관하여 그 자신이 비슷한 곤경에 빠져 있음을 알았기 때문이었다.[15] 비록 많은 사람들이 그들의 불확실성을 슬퍼하고 그들의

15) 여기서 라깡은 프로이트의 아버지와 이복형인 엠마누엘이 프로이트를 지적인 추구에서 떼어놓고 더욱 실용적인 추구로 대체하려는 계획을 짜두었다는 존스(1953, p. 25)의 말을 생각하고 있는데, 그가 맨체스터에 정착하면 어린 시절 그의 놀이 친구였던 이복형의 딸 폴린과 결혼시키려는 계획이 었음(『에크리』, pp. 239-41). 또한 프로이트가 융에게 보낸 편지에서 그 자신을 "히스테리 유형"과는 대조적으로 "강박증 유형"으로 진단했다는 것은 주목해볼 가치가 있을 것임(프로이트와 융, 1974, p. 82).

선택에 대해 독단적인 면이 있다는 느낌 때문에 안타까워하면서 다른 사람이 아닌 어떤 사람과 결혼하도록 정해져 있다는 느낌을 바라는 것처럼 보일지라도 우리는 수많은 사례들에서 어떤 특별한 사람과의 결혼을 강요당하는 느낌이 악몽처럼 경험된다는 것을 알게 된다.

프로이트는 쥐인간이 아버지의 곤경을 반복하지 않고 있다는 사실에 대해 **의식함**으로써 그러한 반복으로부터 자유로워졌다고 우리에게 말하지 않는다. 그 대신에 그의 상태가 호전되고 그가 다시 일할 수 있게 되었던 것(이것을 증상의 훈습working through이라 부름)은 아버지의 상황과 결정의 모든 매개변수들에 대하여 그리고 쥐인간 자신의 것들과의 유사점들에 대하여 알아내고 분명하게 말함으로써 이뤄졌다고 암시해준다. 그의 애정생활에 있어서 그가 어떻게 되었는지 우리는 알지 못한다(예를 들어, 그가 마침내 리지와 결혼했는지 혹은 기자와 결혼하게 되었는지 혹은 둘 모두가 아닌지 우리는 확실히 알지 못한다). 그러나 우선 먼저 그를 분석으로 이끌었던 그의 무기력증을 넘어설 수 있었던 것처럼 보인다.[16)]

나는 오늘날의 분석가들이 자신도 모르는 반복(반복이 정신분석의 핵심 개념들 가운데 하나가 되는 한에 있어서는 흥미로운 것)[17)]을 거의 살펴보려고 하지 않는 것 같은 생각이 든다. 왜냐하면 환자의 과거에 대한 그들의 관심이 더욱 더 적어지는 것처럼 보이기 때문이다. 그런데도 이러한 반복강박은 대단히 많은 사람들의 애정관계와 직장관계에서 분명하게 작용하고 있다. 그들은 부모들의 인생에 대해 들었거나

16) 마호니(1986)는 에른스트가 분석을 끝내고 1년쯤 뒤에 기자와 약혼했고 그 다음 1년 뒤에 결혼했다고 주장하고 있지만(pp. 17 & 27) 어떤 증거로 이런 주장을 하는지 분명치 않음.

17) 예를 들어 라깡은 『세미나 XI』에서 반복이 "정신분석의 네 가지 기본개념" 가운데 하나라고 생각함.

직접 증언했던 그런 종류의 관계들을 알지 못한 채로 재현해내고 있다. 또한 이런 관계들의 흔적을 찾아내지 않고 그 관계들을 분명하게 말하지 않고서는 그들이 해내고 말하는 대단히 많은 것들은 파악될 수도 강한 영향을 줄 수도 없다. 그들 자신도 모른 채로 그것이 그들의 인생을 좌우하지 않게 하려면 이 모든 것들은 말로 표현되어야 한다.

그는 공부하는 대신에 무엇을 하고 있었을까?

저항은 갈등의 가장 확실한 신호다. 여기에는 어떤 것을 표현해내려는 힘과 그 표현을 막아보려고 애쓰는 다른 힘이 있어야 한다.

—프로이트, 『표준영역판』 XXII, p. 14

나는 선생님과 다투고 싶어요. 머리를 들이받고 싶다구요.

—어떤 분석수행자

쥐인간이 프로이트를 만나보러 갔을 때 마음 한가운데에 떠올랐던 것이 있다면 공부할 수 없게 만든 것이 무엇이었는지 이제 그쪽으로 돌아가 보려는 것이다. 내 생각으로 프로이트는 환자가 첫 번째 질환이나 증상이라고 호소했던 것이 공부하지 못하는 불가능성이라고 제대로 봤다는 것이다. 또한 그가 어떤 의미에선 공부하고 있다고 가정되었을 때 그를 괴롭히고 있는 특별한 생각들이 두 번째라고 옳게 봤던 것인데, 왜냐하면 후자가 오로지 전자의 필요성으로 인해 특별히 더욱 강렬해졌기 때문이다. 그가 나중에 지니게 되었던 강력한 특질들을 소유했던 일도 없이 그의 인생의 대부분(아마도 여섯 살 이후)에서 침투적인 생각들 때문에 괴로움을 당해왔던 것이다.

우리가 위에서 봤던 것처럼 그가 공부하지 않는다는 것은 중요한 것이다. 만일 그가 공부를 했다면 학업을 끝내고서 사보르스키 가문의 딸과 결혼할 수 있었기 때문이다. **거창하게 많은 일들 가운데 어떤 일을 해낼 수** 있었다면, 공부 대신에 그가 했던 것은 어느 정도까지는 부차적인 것이다. 현대적인 생활과 임상진료에서, 예를 들어, 우리는 다음처럼 강제되는 느낌을 받는 사람들과 만나게 된다.

- 뉴스의 모든 세부사항들(혹은 어떤 특별한 종류의 뉴스)을 알게 되는 것으로서, 신문의 제1면 또는 어떤 신문이나 잡지의 웹사이트를 끊임없이 체크하면서—그들이 그렇게 해낸 다음에 일하게 될 것이라고 흔히 스스로한테 말하면서—그 무엇(예를 들어, 어떤 참사에 관한 뉴스 혹은 그들이 알고 미워하는 어떤 사람한테 닥친 나쁜 일에 관한 뉴스?)은 아니라고 그들이 알고 있는 것을 찾아내기 위함이다.
- 텔레비전을 시청하는 것으로서, 그들이 열 개의 다양한 채널들을 휙휙 돌리면서 뭔가를 그저 찾기만 한다면 그 무엇이든 흔히 문제되지 않는다(어떤 사람들은 작업을 시작하기 전에 몇 분 동안 그저 휴식을 취한다고 스스로한테 말하고, 어떤 사람들은 중요한 사회학적 연구를 한다고 스스로한테 말하기도 함).
- 비디오 게임을 하는 것으로서, (간혹 그들은 그 다음의 일에서 그들을 도와주게 될 그것들로부터 유용한 기술을 배운다고 스스로 확신함).
- 다양한 종류의 소셜 미디어를 찾는 것으로서, 그들이 무엇은

아니라고 알고 있는 것을 찾아보기 위해 페이스북이나 트위터 혹은 여러분이 갖고 있는 그 무엇이든(다시금 그들이 알고 미워하거나 부러워하는 어떤 사람한테 닥친 나쁜 일에 관한 뉴스?).

- 어떤 저자의 모든 작품들을 읽는 것으로서, 그 작품은 단지 그들 자신의 작품과 매우 접선적으로 관련되어 있는데, 그들이 연구하는 것으로 가정되는 그 분야에 대한 연구를 시작하기 이전이거나 그들이 쓰고 있다고 가정되는 그 논문의 작성을 시작하기 이전임.
- 흔히 여러 번 수음하는 것으로서(다시금 그들은 긴장을 완화시키거나 과도한 에너지를 연소시키는 좋은 방법이고 그 뒤로 더욱 잘 집중하게 될 것이라고 스스로한테 말할 수 있음). 기타 등등.

쥐인간은 이것들 가운데 마지막 형태의 것을 특히 늦은 밤에 하게 되는데, 그가 공부했던 하루 중의 주요시간과 정확히 일치하게 되는 일이 벌어지고 그 자신과 그의 아버지에게 확신시키려는 듯이 바로 그 시간을 선택하게 되었다. (그런데 그 시점에서 그의 아버지는 수년 전에 이미 돌아가셨고 한밤중의 동일한 시간 즈음에 사망하셨음.) 그것은 진정으로 "밤늦게까지 불을 밝히게" 되었는데, 달리 말해서, 꼭두새벽까지 그는 학업을 열심히 하고 있었다.[18)]

---

18) 그는 거울 속에서 자신의 음경을 반복적으로 바라봤는데, 그때마다 수음을 하는 것은 아니라서 우리는 그가 무엇을 보려 하고 체크하려 하는지 의아스러웠음. 프로이트는 각주에서 에른스트가 자신의 음경이 너무 작을까봐 걱정했고 그밖에 어떤 것, 즉 성병에 감염되었을까봐 걱정했다고 암시해줌(S. 프로이트, 2000, p. 207).

위에 열거된 것과 같은 그런 모든 지연활동들은 반항의 형태를 취하게 되는데, 지연시키는 사람은 자신이 작업하길 바란다고 느끼며 그를 작업하게 만든다고 느끼는 어떤 사람이나 일부의 사람들에 대한 반항이 된다. 그러나 인생에서 어릴 적에 그의 쾌락들을 그에게서 그처럼 많이 빼앗아갔던 책임이 그들에게 있을 때 그런 사람들이 그에게 일하기를 바라거나 명령하는 것을 그가 왜 하게 되는지 자문해본다. 에른스트는 그의 아버지와 어머니가 수많은 방법으로 남의 흥을 깨는 사람들이라고 생각했으며 그들의 요구를 무시하는 것과 그들이 죽었다고 상상하거나 사후세계에서 고통을 받는 것(그 누구보다도 그의 아버지의 경우)을 생각하는 것에 그들이 그에게 세워둔 목표를 달성하려고 공부했던 것보다 훨씬 더 많은 시간과 에너지를 소모하였다(예를 들어, 프로이트, 2000, p. 145 참조).[19]

그러나 그가 아버지의 죽음이나 고통에 대한 상상을 갑자기 멈췄을 때, 신이 아버지의 영혼을 보호해주시라고 스스로 기도함으로써, 또한 수음을 그만두겠다고 맹세함으로써 스스로를 자책하도록 강요되는 느낌을 받으리라는 것이다(프로이트, 2000, pp. 97-99). 그리고 아버지가 그에게 물려주신 돈을 어머니한테 드림으로써 마찬가지 느낌을 받을 것이다(왜냐하면 우리가 보았던 대로, 그는 아버지가 돌아가시길 바랐고 그에 따라 아버지가 인정하지 않았던 기자와 결혼할 만한 충분한 돈을 소유하게 되었기 때문이다). **그가 아버지의 죽음을 바라면 바랄수록**(예를 들어, 12살 때 그의 관심을 끌었던 소녀가 그 일로 그를 애

19) 프로이트는 출간된 쥐인간 사례사에서 그의 어머니에 대해 거의 말하지 않고 있지만 각주에는 다수의 언급이 들어 있는데, 에른스트는 흥을 깨는 어머니로 생각하고 어머니가 그의 인생에서 다른 중요한 역할들을 해낸다는 말을 많이 하고 있음(S. 프로이트, 2000, pp. 99, 145, 191 & 195).

처럼게 여기리라고 생각했기 때문임) **그는 더욱 더 아버지의 안전과 지속적인 건강에 대해 스스로 확신하게끔 강요될 것이다.** 그는 사랑과 미움을 동시에 하고 있는 다른 사람들과도 동일한 일을 하고 있었다. 예를 들어서, 기자에 대해서다(그한테 냉혹하게 대하고 그의 청혼을 거절하는 그녀에게 해로움이 닥치길 바라면 바랄수록 그녀의 안녕을 위해 더욱 더 기도하게 될 것이고, 또한 어떤 단어가 그의 기도 중에 끼어들어 그 기도를 저주로 바꿔버릴 가능성이 더욱 커지고 있었음). 실제로 그 자신이 그들한테 최대의 위험을 안겨준다는 것과 그들이 그로부터의 보호가 우선적으로 필요하다는 것을 어떤 수준에서 그가 인식했다는 것은 매우 분명하다.

강박증상의 구조

막아내려고 애쓰는 것이라면 그 무엇이든 결국엔 그가 항상 그것을 막아내기 위해 사용하는 바로 그 수단으로 잠입하게 될 것이다.

—프로이트, 『표준영역판』 X, p. 225

우리가 제1장에서 논의했던 용어로 에른스트의 증상들을 생각해 보자. 어렸을 때 옷 벗은 여자를 보고 싶은 그의 충동은 분명히 성적인 욕동(절시증scopophilia—문자 그대로, "보기를 좋아함")으로 확인된다. 또한 그의 아버지를 영원히 눈에 띄지 않게 해서 그러한 충동을 만족시키려는 그의 소망은 공격적인 욕동으로 확인되는 것이다. 둘 모두는 "나쁜 자기"(리비도 혹은 이드)에 연결된 힘으로서 세력 1의 요소들이 된다고 생각할 수 있고, 반면에 그가 성적인 충동이나 공격적인 충동을 느끼자마자 혹은 그것들을 적어도 부분적으로 충족시킨 직후에 일어나게 되는 자기-징벌 충동은 세력 2에 연결될 수 있다. 즉 그것은 그의 도덕관념이나 그의 "착한 자기" 혹은 프로이트가 나중에 "초자아"라고 부르는 것이다.[20)]

세력 1 → 증상 ← 세력 2
"나쁜 자기" → 증상 ← "착한 자기"

우리는 히스테리에서 세력 1과 세력 2 사이(즉 이드와 초자아 사이)의 갈등이 타협형성으로 이끌어주는 점에 주목했다. 두 가지 충동들을 결합시킨 단 하나의 증상 혹은 증상을 지닌 사람이나 그 주위 사람들한테 전혀 인식되지 않는 어떤 것으로서 그 충동들을 표현하는 단일의 증상(신경성 기침이나 물을 마실 수 없는 그런 증상)을 말한다. 그러나 쥐인간의 사례에서 그 대신에 우리가 찾아낸 것은 세력 1과 세력 2 사이에서 왔다 갔다 하는 동요이다. 즉 이쪽에서 저쪽으로 오가는 순환이다. 성 충동이나 공격 충동이 나타나게 되면 그는 그 때문에 스스로를 정신적으로 처벌할 것이다(예를 들어, 정신내적으로 "제재"나 "명령"이라고 스스로한테 말하는 것과 자멸을 초래하는 **강박행위**를 느끼는 것). 동일한 충동이 되돌아오거나 다른 충동이 나타나기도 하며, 그러면 그는 그것 때문에도 스스로를 벌하게 될 것이다(그를 분석으로 이끌어온 증상의 구조에 대한 자세한 설명을 위해서는 부록 III 참조. 새로운 코안경의 대금으로 그가 지불한 것과 관련된 증상이 하나 있음.)

20) 여기서 그는 단순히 the Ich를 가리키는데, 다시 말해, "자아" 혹은 "나"를 가리키고 있음(『표준영역판』 X, pp. 162-3).

그의 성 충동과 공격 충동은 대체로 그에게서 분명해졌는데, 적어도 그가 자신을 죄인으로 생각했던 이유들 가운데 하나였다. 히스테리에서 우리는 그러한 성 충동과 공격 충동이 환자한테 인식되지 않기 위해 증상 속에 그처럼 위장되어 있는 것을 보았다. 강박증에서 환자는 성 충동과 공격 충동을 분석가한테 처음으로 보여줄 때일지라도 그런 충동들을 흔히 고통스럽게 알고 있으며, 우리가 제2장에서 봤던 환자들처럼 그는 그 충동들을 부정적인 표현으로 말하고 있다. 예를 들어, "아버지가 돌아가셨으면 더 좋을 것 같다는 것은 아니에요. 그저 …이었으면 하는 거죠." 또한 그는 스스로가 흔히 그의 충동들의 "왜 그리고 무엇 때문에"라는 것을 잘 모르고 있을지라도 그렇다는 것이다. 그러나 간혹 강박증 환자들은 그들의 **성적인** 충동에 대해 알고 있을지라도 오로지 **공격적인** 충동의 위장된 형태만 알아차릴 수 있을 뿐인데, 그것은 쥐인간이 6살 때 충분히 형태를 갖춘 그의 강박증에서 우리가 보는 바로 그 형태로서 다음과 같이 도식화될 수 있다.

1. 그는 옷을 벗은 소녀를 보고 싶은 소망을 지니고 있었다(성적인 충동).
2. 그는 성적인 행동에 대한 아버지의 금지를 기억해냈다(앞으로 더욱 논의될 소아기의 장면에 대한 참조).
3. 그는 아버지를 죽이고 싶어 했다(이것은 무의식인 것으로 남아있고 4번처럼 위장되었음).
4. 그는 아버지가 돌아가실까봐 두려워했다(이것은 의식적인 것이 되었음).
5. 그는 아버지한테 다가올지도 모를 위해를 막아내는 보호방법

을 취하고 있었다(『표준영역판』 X, p. 163).

그러한 사례들에서 강박증 환자는 그가 겉으로 사랑하는 어떤 사람한테 무서운 일이 일어날 것 같다는 그의 **공포**에 대해서만 의식적이다(그 일이 일어나지 않는다고 확신하기 위해 취하도록 강요된 것으로 그가 느끼는 단계들에 대해서도 의식적임). 강박증 사례의 보고서에서 모든 두려움은 억압된 소망을 완전히 덮어 가린다고 프로이트가 처음으로 명확히 진술했다는 것은 주목할 만하다(『표준영역판』 X, p. 180).

환자들은 흔히 "내 아이한테 무슨 일이라도 생긴다면 난 죽고 말 거야" 같은 생각을 갖게 되고 그들이 단지 관심을 표현할 뿐이란 생각에 잠겨 있는 사고형태에 의해 우롱 당하게 된다. 그들은 **어떤 사람한테 벌어지는 나쁜 일에 대한 생각이 그것에 옷을 입히거나 그것을 잠복시키는 것보다 훨씬 더 중요하고 강력하다**는[21] 것을 깨닫지 못한다. 또한 그들은 그러한 생각들에서 몇 단계들이 빠져 있다는 것도 깨닫지 못하고(생략ellipsis이란 수사적 비유에서처럼), 그 생각들이 회복될 때 사물들이 더욱 분명해진다는 것도 알지 못한다. 예를 들어 쥐인간의 침투적인 생각이나 강박사고에서 생략되었던 것으로 "내 여자와 결혼하게 되면 어떤 불행이 아버지한테 닥치게 될 거야." 프로이트(『표준영역판』 X)는 우리에게 다음과 같이 말해준다.

분석을 통하여 우리가 뛰어 넘었지만 우리에게 잘 알려진 중간

21) 이것은 히스테리 환자들에게도 사실임. 예를 들어, 에미 폰 N.은 굉장히 많은 "놀라운 생각들"을 갖고 있었는데, "그녀의 자녀들한테 무슨 일이 벌어질지 모른다는 생각, 즉 그들이 병들거나 죽을 것 같다는 생각, 그때 신혼여행 중이던 남동생이 사고를 당하거나 그의 아내가 죽을지도 모른다는" 생각들이었고(『표준영역판』 II, p. 72), 또한 그녀는 여러 다양한 이유로 이 사람들 모두를 분명히 원망하였음.

단계를 끼워 넣는다면 우리는 다음과 같은 생각의 흐름을 알게 된다. "만일 아버지가 여전히 살아계신다면 어린 시절의 그 장면에서[내가 보모를 물었을 때] 화를 내셨던 것처럼 기자와 결혼하려는 내 의도에 대해서도 격노했을 것이다. 그 때문에 나는 아버지한테 분노하게 되고 온갖 위해를 소망했을 것이다. 또한 내 소망들의 전능함 때문에 그러한 위해를 아버지한테 가하게끔 되어 있다."(p. 226)

이런 모든 중간 사고들을 쥐인간이 이용할 수 있다면 그런 침투적인 사고들을 이해할 수 없는 것으로 알아차리기가 어려웠을 것이다.[22] **억압이 작용하는 수많은 방식들 가운데 하나가 생략에 의해, 즉 연결시키는 사고들을 생략함으로써** 이뤄진다는 것을 우리는 여기서 볼 수 있게 된다.

세력 1과 세력 2 사이의 순환이 쥐인간의 사례에서 항상 자기-징벌과 관련되는 것은 아니었다는 점을 주목해보자. 그것은 간혹 그가 해두었던 것을 원래로 되돌려 놓으려는 시도와 관련되었는데, 예를 들어서, 그가 "아버지의 죽음이란 사실을 원래대로 돌려놓으려고"(『표준영역판』 X, pp. 235-236) 애썼을 때 분명히 불가능한 뭔가가 있었다. 우리는 그 순환의 한 가지 요소가 증오와 관련된다고 말할 수 있다. 또한 히스테리에서처럼 동일한 하나의 활동이나 증상으로 압축되기보다는 오히려 하나의 힘이 순간적으로 우세해져서 그 자체를 표현해낸다.

22) 그의 생각이 다른 사람들을 해치거나 죽일 수도 있다는 믿음은 그가 3-4살 때 누나인 카밀라의 죽음에서 비롯됐을 가능성이 있음. 그가 그 누나한테 경쟁적이거나 공격적인 생각을 품고 있다고 가정할 수 있기 때문임.

그런 연후에 다른 것이 앙갚음과 함께 되돌아온다(p. 192). 예를 들어, 쥐인간이 어느 날 기자가 마차를 타고 특별한 길로 곧 여행하게 되리라는 것을 알게 되었을 때 행동했던 것을 생각해보자. 길 위에 있는 돌에다 그의 발가락이 차였을 때 그 즉시 그녀의 마차가 그 돌부리에 걸리는 모습을 상상하고서 그녀가 그것 때문에 다치지 않도록 그 돌을 길 밖으로 치워놓았던 것이다. 그 다음엔 오히려 그렇게 되는 것이 더 좋겠다는 생각이 들어 그는 다시 그 돌을 원래의 자리에 갖다 놓았다. 첫 번째 행동은 사랑과 보살핌을 내보여줬고(그녀의 마차가 돌부리에 걸리길 상상할 만큼 악의적이었을지라도), 두 번째 것은 분노와 공격성을 보여주었다(p. 190). 그 각각은 다른 것이 해두었던 것을 원래로 되돌리는 것이다. 먼저 한 가지 충동(사랑스러움)이 충족되면 그 다음엔 다른 것(증오스러움)이 충족된다.

당연히 모든 강박증 사례가 정확하게 이런 방식으로 되어가는 것은 아니다. 많은 사례들에서 투쟁중인 많은 세력들은 항상 똑같이 강력해서 오랫동안 아무 일도 전혀 일어나지 않는 상황으로 되어간다. 우리가 제2장에서 보았듯이 자기 자신과 전투중인 사람들은 그 자신의 경향성과 싸우느라고 거대한 양의 에너지를 소모하게 되어 외부의 관찰자들한테는 흔히 죽어 있는 것처럼 보인다. 그들은 마치 감정이 없어진 것처럼 보인다(현대의 임상가들은 자주 그들의 내부에서 전투중인 꽤나 정동적인 세력들을 간과하여 “둔마된 정동”을 그들의 특징으로 삼는다). 그들은 한 가지 힘이 갑자기 우세해져서 겉으로는 어울리지 않는 갑작스런 행동을 일으키게 된다. 예를 들어 청혼(순간적인 충동으로 난데없이 제기되어 그때까지 그들의 관계에서 그런 사태를 암시해줄 만한 것이 전혀 없을 때)이나 폭력사태(흔히 즉각적으로 후회되고 “그것을 원래대로 되돌려 놓기 위한" 시도로서 과도하게 보상하려는 것)가 있을 수 있다. 리비도적인 힘과 금지시키는 힘이 대등하게 어울릴수록 결국 갑작스런 행동이 나타날 땐 더욱 극단적인 것이 일어나기 쉽다. 따라서 에른스트는 "그 자신의 분노에 따른 폭력을 두려워한다"(『표준 영역판』 X, p. 206).

리비도적인 힘과 금지시키는 힘이 매우 대등하게 어울리는 강박증의 사례들에서 환자의 사랑과 직장생활에서 중요한 모든 일에 대해 아무 것도 결정할 수 없으면 **모든 것은 운명에 맡겨진다**. 한 가지 일이 이상하게 그 자신 아무런 행위도 없이 저절로 굴러 들어오면 다른 일과는 대조를 이루게 되고, 또한 그 자신이 그 관계를 시작하거나 굳어지도록 하는 데에 아무런 역할도 필요 없게 된다면 한 가지 관계는 다른 관계보다 선호될 것이다. 그에게 선택하도록 강요된 것이라면 그 어떤 선택이라도 동전 던지기에 맡겨둘 텐데, 위로부터의 "계시"(그것이 아무리 미신적일지라도)이거나 다른 사람의 암시가 될 것이다. 그러나 수많은 경우에 그는 선택하기를 오랫동안 미뤄둘 뿐이라서 두 가지 선택사항 가운데 하나가 더 이상 이용될 수 없게 되고 따라서 결정해야할 선택사항이 모두 없어져 버릴 것이다. **회피는 결국 신경증을 정의할 수 있는 세부사항이 된다.** 강박증 환자들은 선택하기와 결정하기를 회피한다(예를 들어, 그들은 *x*를 하고 싶은데 *y*가 더 나은 선택일 것 같지만 다시금 *x*가 제일 좋을 것 같고, 기타 등등이라고 우리에게 말하는데, 그것은 계속됨). 공포증 환자들은 불안을 유발시키는 상황이나 동물과 곤충을 회피하고, 히스테리 환자들은 그들 자신이 원하는 것이 무엇인지 알아보길 회피한다.

강박증 환자의 정신적 풍경은 의심의 지배를 받는데, 그 의심은

"실제로 그 자신의 사랑에 대한 의심이다"(『표준영역판』 X, p. 241). 의심은 그의 모든 세계에 색깔을 들이든가 스며들기 시작해서 "망설임과 자유의 제한과 에너지 상실의 정도를 계속 증가시키는 것"(『표준영역판』 XVI, p. 260)으로 끝내고 있다. 가장 확실해져야 하는 것은 아니고, 따라서 그 밖의 모든 것에 질문을 던지게 된다. 그가 알고 있으며 또 기억한다고 생각하는 모든 것에는 의심의 여지가 있다. "내가 문을 잠가 두었나?" "내가 가스를 잊지 않고 잠갔을까?" (그런 다음에 그는 다시금 반복해서 체크해야 한다.) 길거나 짧게 빠져나간 일연의 중간사고들을 통하여 이 질문들은 그가 사랑하면서 미워하는 그 사람에게 거의 언제나 관련되어 있다. (예를 들어, "내가 가스를 잊지 않고 잠갔을까? 잠그지 않았다면 그 후에 내 아파트에 들어가는 사람이 나의 '애인'일 수도 있는데, 그녀가 촛불이나 담뱃불을 켠다면 그녀는 연기 속에 사라져 버릴 수도 있어." 어떤 수준에서 그는 가스를 열어두어 그녀가 폭발로 죽게 되길 계속 바랄 수도 있다는 것이다.)

사랑하는 충동과 미워하는 충동이 똑같이 강력한 경우에 세력 1과 세력 2는 항상 사고의 수준에 머물게 되고 결코 행동으로는 옮겨갈 수 없다. 또한 이러한 힘들은 각자가 엄청난 '리비도 투자'(cathexis)—즉 에너지 혹은 자극—를 가져온다면 사고과정 그 자체는 높은 리비도 투자가 이뤄져서 참으로 "리비도화하거나" 혹은 성화하게(sexualized) 된다. 양자택일(내 분석수행자의 표현처럼 "나는 그녀를 사랑해, 그녀를 미워해, 그녀를 사랑해, 그녀를 미워해") 사이에서 왔다 갔다 하는 끝없는 순환이 일종의 "정신적 수음"으로 변하게 되는데, 그 특징은 흔히 고통스럽거나 고문 같은 것이고 그와 함께 그 자체의 충족 같은 것을 가져오는 듯이 보인다(이와 같은 충족행동의 대체물이 되는 충족은 더욱 전형적으로 제공될 것이다).

강박증의 향락

나는 [에른스트 랑거에게] 병을 앓는 사람들이 그들의 고통으로부터 어떤 충족을 이끌어낸다는 것을 우리가 잘 알고 있다고 언급했는데, 그래서 그들은 모두 사실상 그들 자신의 회복에 어느 정도로는 저항하고 있다.

—프로이트, 『표준영역판』 X, pp. 183-184

이 말은 에른스트가 동양의 어느 국가에서 시행된다는 고문의 특별한 종류(굶긴 쥐들을 어떤 사람의 항문 속으로 파고들게 하는 것)에 대해서 프로이트한테 말해줄 때 프로이트가 알아챈 것을 반드시 우리에게 상기시켜 주고 있다. 그 이야기는 네메체크 대위가 그에게 말해 주었는데, 출간된 사례사에서 그를 "잔혹한 대위"(『표준영역판』 X)라고 부른다.

> 도대체 그가 자신의 이야기를 하고 있는 더욱더 중요한 순간에 그의 얼굴은 매우 이상하고 복잡한 표정을 지었다. 나는 그것을 다만 **그 자신이 알지 못하는 그 자신의 쾌락에 대한 공포** 중의 하나로 해석할 수 있었을 뿐이다. 가장 큰 어려움이 계속되었다. "바로 그 순간에 이것[쥐 고문]이 나한테 아주 소중한 사람한테서 벌어지고 있다는 생각이 내 마음을 스쳐갔다."(pp. 166-167: 프로이트의 강조임)

쥐인간은 분명히 이 무시무시한 형태의 고문이 기자한테 행해진다고 상상하는 것에서 일종의 쾌락을 얻고 있었다(그것은 역시 아버지한테도 행해진다고 그가 상상했던 것으로 나타남). 그런데도 그는 이런 쾌락을 그 자신의 것으로 스스로 인정할 수 없었다. 그것은 정확히 불어 용어로 향락(jouissance)이라 부르는 것인데, 그것은 공격적인 욕동의 (생각 속에서의) 충족이면서 그와 동시에 (생각 속에서도) 견뎌낼 수 없었던 것이다. 더구나 그런 일을 생각하는 것조차 도덕적 양심에 받아들이기가 어려웠다. 그런 일이 그에게 소중한 사람한테 일어난다고 상상하는 것은 그를 분명히 흥분시켰다. 그와 동시에 그는 자신의 쾌락에 대해 혐오감을 느꼈다("이런 생각들은 내게 전적으로 생경하고 불유쾌한 것이었다"고 그는 말했다. 『표준영역판』 X, p. 167).[23]

이런 실례처럼 극단적이긴 할지라도 우리는 흔히 환자들이 그들 자신들이나 다른 사람들한테 일어났던 온갖 무시무시한 일들에 대해 우리에게 말하면서 미소 짓거나 능글맞게 웃거나 혹은 소리 내어 웃기도 하는 모습을 관찰하게 된다. 그것은 눈에 보이는 것보다 더 많은 것이 진행되고 있다는 것을 우리에게 귀띔해 주는 그들의 미소나 능글맞은 웃음 혹은 껄껄대는 웃음이며, 그와 동시에 이 환자들이 거부했던 그 소망들을 우리에게 드러내 보이는 것이다. 세력 2(여기서는 양심의 형태로서)가 진지한 표정을 짓거나 점잖은 얼굴표정을 유지하려

23) 여기서 우리는 프로이트가 어떤 의미로 스스로에게 다음과 같이 말하는지 알 수 있는데, "자신도 모르게 즐거움을 드러내는 일이 환자가 지금까지 내게 말해왔던 그 대부분보다 쾌락과 섹스에 대한 환자의 근본적인 관계에 대해 더 많은 말을 들려주고 있다. 그의 얼굴에 나타난 이런 표현은 이것이 그의 아버지와 그의 여인한테 벌어지길 바라는 무의식적인 소망을 드러내주고 있다." 독자들은 향락에 관련된 일상적인 경험을 생각해보면 많은 도움이 될 것임. 흔들리는 치아를 가지고 놀면 아플 텐데도 그렇게 놀고 있는 것. 모기에 물린 자리나 옻나무에 탄 곳을 긁는 것은 기분 좋기도 하고 나쁘기도 함. 파트너한테 사소한 흠을 반복해서 들춰내거나 말하기. 내 분석수행자는 매우 어렸을 때 그녀의 발가락 사이의 때를 문지르는 것과 관련된 향락 경험을 말해주었는데, 그 때의 특징은 젖어 있고 냄새 나고 낟알 모양이었으며, 그녀는 때가 많을수록 계속 문지를 수 있어서 더 좋아했음. 그녀는 이런 문지름을 어머니한테 숨겨왔던 어릴 때 자위행위의 즐거움으로 봤음.

고 노력하는 바로 그 순간에 세력 1이 그 이야기 속에서 어떤 충족을 찾아낸다고 그들은 자신들도 모르게 우리한테 알려주고 있다. 그들이 그 이야기를 들려주는 복합적인 어조의 목소리와 변하기 쉬운 얼굴표정은 그것에 관하여 모순되는 느낌을 말해주고 있다. 향락을 특징으로 삼는 그들의 상태를 기술할 때 그들이 사용하는 용어들은 상당한 변화를 보여 "진정으로 나를 흥분시키는 것"(혹은 "활기 띠운" "몹시 흥분시킨" "짜증이 난" "흥분한" "우쭐한" "활기찬" "흥분하고 괴로운" "초조해한" 혹은 "내 피가 끓는")에서부터 "진정으로 나를 짜증나게 하는 것"("화가 난" "성가시게 한" "짜증나게 한" "화를 버럭 낸" 기타 등등)에 이르기까지 모든 범위에 이른다. 궁극적으로 중요한 것은 그들이 그 경험을 긍정적으로 기술하는지 부정적으로 기술하는지 그 여부가 아니라 그것에 부착되어 있는 부하(혹은 리비도)의 양이다.

쥐인간은 자신의 항문에 관련된 거의 모든 감각들에 대해 갈등을 겪어왔던 것처럼 보인다. 그 이유는 부분적으로 흔히 소아기의 그에게 기생충이 있었기 때문이고 또한 부분적으로는 틀림없이 아버지가 손으로 그에게 매질했기 때문이다. 체벌은 자주 섹슈얼리티와의 관련이 그리 멀지 않아서 때리는 쪽과 맞는 쪽 사이에 일종의 신체적 근접성과 공격적 열정으로 이끌어준다. 또한 그러한 체벌은 흔히 엉덩이를 목표물로 삼는다. 에른스트의 아버지는 자녀들에게 벌을 줄 때 화가 났을 것이다. 즉 그는 간혹 감정에 휘말려 자신이 무얼 하고 있는지 더 이상 알지 못한 채로 너무 멀리 가버릴 것이다("그의 아버지는 격정적인 성질의 소유자로서 간혹 폭력을 휘두를 때엔 어디서 그쳐야 할지 알지 못했다." 『표준영역판』 X, p. 209). 또한 아이들은 흔히 부모들한테 그런 격정을 일으키는 자신의 능력 때문에 흥분하게 된다. 그것에 관해서는 그들에게 억지로 시키는 어떤 것이 있다. 여기서 우리는 사랑과 미움이 흔히 분리될 수 없다고 프로이트가 말하는 이유를 이해하게 된다. 자신의 부모한테 꾸짖음이나 비난을 받기만 해도 열정적이고 성적인 의미가 포함될 수 있으며 아이는 특히 다른 한 부모의 관심이 부재할 때 그러한 열정을 반복해서 느끼려고 한 부모의 노여움을 불러일으키는 방법들을 찾아내기 시작하기도 한다. 청소년들은 부모들이 그들을 처벌하게 될 것으로 알고 있는 일들을 반복해서 자주 하게 되는데, 특히 그들의 부모한테서 받아낼 수 있다고 느끼는 유일한 관심이 부정적인 것일 때에 더욱 그렇다.

쥐인간의 사례에서 그러한 체벌을 끌어냈던 것이 그의 섹슈얼리티의 전부는 아니더라도 그 대부분이 그의 아버지와 맺어져 있었다. 대중문화는 아들의 섹슈얼리티에 숨겨져 있는 사람이 바로 그의 어머니가 되는 사례들에 대한 묘사를 선호한다. 우디 앨런의《오이디푸스 왕》을 생각해보자. 거기서 그가 피앙세와 섹스를 하려고 할 때 그의 어머니가 마치 신이라도 된 것처럼 뉴욕시의 하늘에 나타나고, 또한《지니》라는 영화에서 주인공이 만나려고 노력해왔던 여인과 성관계를 갖기 시작하는데, 그는 갑자기 그녀의 얼굴 대신에 어머니의 얼굴을 보게 된다. 그런 경우에 다수의 이성들과 섹스를 하는 것은 자신의 어머니에 대한 배신이 되고 이것은 코미디의 먹잇감이 된다. 그러나 우리는 아주 드물게 아버지가 그 장면 속으로 들어오는 묘사를 보게 되는데, 수많은 강박증 환자들의 애정 생활과 환상들 속에서 그들은 흔히 그렇게 하고 있다. 쥐인간에게서 성관계를 갖는 일은 그의 아버지에 대한 배신을 의미했다. 그가 처음으로 성교를 하면서 자신에게 이렇게 말했다. "이것은 영광스러운 것인데, 이걸 위해 자신의 아버지를 살해할 수도 있구

나!”(『표준영역판』 X, p. 201)[24)]

쥐인간의 소아기 신경증

저는 제 섹슈얼리티를 수음에 위탁해 왔어요.

—어느 분석수행자

에른스트는 아버지와 관련된 증오의 생각을 언제부터 시작했을까? 그의 기억이 맞는다면 그는 여섯 살 때쯤이라고 프로이트한테 말했다. 그 이전에 그는 집안 식구들 중에서 여자들한테 그의 애정을 노골적으로 표현할 수 있었던 것 같았다. 그러나 여섯 살 때 벗은 여자들의 모습을 보고 싶은 그의 충동은 아버지한테서 끔직한 일이 벌어질 것이라는 생각이 항상 동반되었는데, 그 생각 자체만으로 어떤 형태의 자기-징벌이 뒤따라왔다. 프로이트는 그 중간인 3살과 6살 사이에 어떤 일이 분명히 일어났을 것이라는 가설을 세운다. 그런데 쥐인간은 프로이트가 다음과 같은 매우 특별한 가설이나 “구성”을 만들어냈을 때까지는 일어났을 법한 어떠한 일도 기억해낼 수 없었다. 즉 소년은 “수음에 관련된 성적인 못된 짓”(『표준영역판』 X, p. 205) 때문에 틀림없이 아버지한테 매를 맞았을 것이다. 프로이트는 이것이 “그의 수음행위를 끝내게 되었지만… 아버지에 대해 뿌리 깊은 원한을 남기게 되었다”고 추정했다.

24) 그의 사례에서 동성애에 대한 많은 암시들이 나타나는데, 욕조 속에서 놀 때 그의 형의 음경이 그의 항문 속으로 들어왔을 것 같은 걱정을 포함하여 그가 위기에 처했을 때 그의 마음을 흔히 위로해준 남자 친구들과 친근한 관계를 유지했으며(『표준영역판』 X, p. 159), 그의 남자 가정교사가 그의 환심을 사려했던 것이 그를 좋아해서가 아니라 그의 누이 가까이에 있을 기회를 엿보는 것임을 알고서 느꼈던 첫 번째 실망(p. 160).

프로이트의 이런 구성은 적어도 부분적으로는 환자에 의해 보강되었던 것처럼 보인다. 그 환자는 어머니가 반복적으로 그에게 말해줬던 어떤 일을 기억해내게 되었는데, 그가 누군가를 깨물어서 그것 때문에 아버지한테 몹시 심하게 매를 맞았던 사건이었다. 매를 맞는 동안 "그는 지독히 격렬한 분노 속으로 빠져들었고 아버지에게 욕설을 퍼부었는데"—"너 램프야! 너 수건이야! 너 접시야!" 그 따위 것들을 소리침—그런 어린 나이에 진정으로 모욕적인 말을 그의 마음대로 하지 못하면서 아마도 그런 일상적인 가정용품의 이름으로 불리는 일도 누군가한테 모욕적인 것이 되리라고 생각하는 것 같다(『표준영역판』 X, p. 205).[25] 비록 그 환자 자신이 그 사건을 직접 기억해내지 못했을지라도 그가 그 순간부터 "그 자신의 분노에 따른 폭력이 두려워서" 겁쟁이가 되었다는 것을 알고 있는 것 같았다. 달리 말해서, 그것은 마치 그가 자신의 분노한 말로서 누군가를 죽일 수도 있다는 느낌이 갑자기 들었고 자신의 분노로부터 그들을 더 잘 보호하게 되었다는 느낌도 들었던 것 같다(pp. 205-206).

현대의 분석가들은 환자의 성향이나 성격에서 그런 분명한 이행현상이 요구될 때에도 그런 가설을 세우는 일이 많지 않다고 생각된다. 어떤 사람은 분석 과정에서 나타나는 그런 설명적인 사건들을 계획적으로 기다리기도 하지만(또한 프로이트는 어느 곳에서도 그렇게 오랫동안 기다리지 않았다고 주장할 수도 있지만), 내 경험으로는 그러한 설명들이 꽤나 오랫동안 준비되지 않을 때 분석수행자한테 우리를 고쳐주도록 권유해 보려고 부정확한 가설이나 구성을 과감히 제안해 볼

25) 솔레, 2011/2015, p 89.

가치가 있다. 예를 들어, 어떤 남자가 어린 시절에 입은 외상적인 사건에 대한 그 자신의 반응을 이해할 수 없었던(그의 어머니와 싸우는 그의 삼촌을 말리지 못한 채로 바라봤던) 사례에서 어떤 의미에선 그의 어머니가 벌을 받아 마땅하다고 그가 느꼈다는 것을 나는 말했으며 따라서 그는 어머니를 돕고 싶지 않았던 것이라고 말해주었다(그는 흔히 어머니가 그에게 시켰던 일들을 씁쓸하게 불평하곤 했었다). 이런 일은 너무나 단순한 것으로 판명되었지만 분석수행자한테는 커다란 분석 작업으로 이끌어갔다. 에른스트의 사례에서 프로이트는 아이가 틀림없이 수음 행동 같은 것을 했다고 가정하는 잘못을 저지른 것처럼 보이는데(그는 아마도 쥐인간의 청소년과 성인 생활에서 실제적으로 수음이 존재하지 않았기 때문에 또한 수음하지 않으려는 그의 다양한 해결책과 맹세 때문에 이런 가설을 세우게 되었음), 하지만 **아마 그의 "보모"와 관련되었던** 깨물기는 공격적일 뿐만 아니라 성적인 것일 수도 있다(『표준영역판』 X, p. 206). 달리 말해서, 프로이트가 잘못 짚었을 수도 있지만 그는 최소한 큰 소리를 쳤고 보통의 적절한 이웃들한테 그랬을 것이다.

전이와 전이들

이것은 그 당시 프로이트의 테크닉이란 주제로 우리를 이끌어가는데, 쥐인간과의 작업에서 그가 처음으로 자유연상이란 방법을 올바로 따라했다는 그의 주장에도 불구하고 그 테크닉은 극히 활발한 채로 남아 있었다. 이때 자유연상은 그 환자로 하여금 분석시간들을 어떻게 시작할지 또한 분석시간 과정에서 무엇에 대해 말할지 자유롭게 정하도록 허용시켜 주었다.[26] 우리는 프로이트가 매우 어렸던 시절의 사건들과 가족들이 말해준 이야기들과 또한 사랑했던 사람들에 관한 사실들이 오랜 기간의 작업 과정에 걸쳐 차츰 드러나도록 허용하기보다는 오히려 분석수행자의 어떤 문제들이 일어났던 대로 또한 일어난 순서에 따라 해결하는 일을 그 스스로 떠맡았다고 우리는 알고 있기 때문이다. 분명히 전자는 분석가한테 이의를 제기하게 만드는데, 그는 자신이 하고 있으면서 아직 알지 못하는 것을 기억해야 하고 또한 분석수행자의 인생에 대해 더욱 완벽한 그림을 채워 넣기 위해 서로 간에 상당히 떨어져 있는 시점들에서 밝혀지는 사건들의 상세한 기록을 아마도 유지해야 할 것이다.

전이에 관하여 이것이 무엇을 일으켰는지 생각해보자. 에른스트는 1907년 8월에 참여했던 군사훈련 중에 시작된 심각한 위기에 대하여 프로이트한테 말하기 시작했고 네메체크 대위에 대해 언급했다(프로이트, 2000, p. 55). 쥐들에 관련된 고문 형태에 대한 그 대위의 이야기가 그에게 커다란 충격을 안겨주었다. 그러나 그 이야기의 한 지점에서(『표준영역판』 X) 다음과 같은 일이 벌어졌다.

> 여기서 환자는 말을 멈추고 소파에서 일어나더니 자세한 내용을 그에게 말해주지 말라고 나한테 간청했다. **나는 내 자신이 잔혹성에 대해서는 아무런 경험도 없고 분명히 그를 고문하고 싶은**

26) 프로이트가 치료한지 4주째인 1907년 10월 30일 비엔나 정신분석학회에서 제시해준 쥐인간 사례에 대하여 오토 랑크가 예비적 대화를 요약한 것에 의하면, 프로이트는 "분석 테크닉이 변화하게 되어 프로이트 자신이 흥미를 보인 것을 분석가들은 더 이상 추구하지 않고 그 대신에 환자로 하여금 환자 자신의 생각들의 자연스런 전개를 따르도록 한다"는 말을 해주었다고 함(S. 프로이트, 2000, p. x에서 인용).

욕망도 전혀 없다고 그에게 확실히 말해주었다. 그러나 당연히 **내가 내 능력 밖에 있는 어떤 것을 그에게 들어줄 수는 없다**고 말했다. 그는 차라리 해와 달을 그에게 가져다 달라고 내게 요구하는 편이 나았을지도 모른다. 저항의 극복은 **정신분석 치료의 법칙**이었고, 절대로 …없이 지낼 수는 없었다. 그런데도 나는 그가 내게 준 모든 힌트들의 많은 의미를 추측해가면서 내가 할 수 있는 모든 것을 하겠다고 반복해서 말해주었다.(p. 166. 저자의 강조)

프로이트의 첫 번째 "추측"은 꿰뚫음에 관련되고 두 번째 것은 항문에 관련되어 있다. 환자가 큰 소리로 말하기 무척 어렵다고 확인하게 된 것을 알려고 하는 프로이트의 고집의 즉각적인 결과들 가운데 하나는 에른스트가 그 동일한 분석시간에 프로이트를 "대위"라고 부르기 시작한 것이었다(『표준영역판』 X, p. 169). 아마도 치료의 초창기부터 그의 저항의 극복에 대한 프로이트의 매우 끈질긴 고집을 알아차렸을 것이다. "나는 잔혹성에 대해서는 아무런 경험도 없다고 당신한테 확실히 말하는 거죠"와 같은 프로이트의 거부는 그의 고집에 의해 그릇됨을 드러내게 되는데, 전형적으로 믿을 수 없는 부정이라는 것을 증명해주었다(프로이트, 2000, p. 43).[27] 그 환자는 프로이트가 고문의 정확한 본질을 알아내기까지 한 주일이나 한 달까지도 기다릴 수 있다는 것을 틀

27) 이것은 쥐인간과의 작업 이후 오래지 않아 쓰인 『테크닉에 관한 논문』에 제시된 테크닉에 대한 접근으로부터 벗어난 프로이트의 유일한 일탈은 아니었음. 마크 캔저의 언급에 의하면 그의 여인의 이름을 알고 싶다는 프로이트의 요구와 그녀의 사진을 보여 달라는 요청을 "추측 게임"이라 불렀으며, 프로이트는 한 때 에른스트한테 우편엽서를 보내고 책을 빌려주었으며 어느날 그가 배고플 때 그에게 청어요리를 해주었던 사실이 있음(캔저와 글렌, 1980, p. 245).

림없이 잘 알고 있었고, 또한 프로이트가 따를 수 밖에 없다고 고백한 이른바 "법칙"이라는 것이 실제로 그 스스로 만든 법칙이라는 것도 잘 알고 있었다(결과적으로 에른스트는 프로이트의 어떤 저술을 읽었음).

프로이트는 그의 작업 가운데 바로 이 지점에서 에른스트가 그를 "대위"라고 부르는 것과 같은 순간들을 가리켜 개인적인 "전이들"이라 하는데(프로이트, 2000, p. 187), 그것들이 치료의 특별한 시기에 일어나는 것처럼 그것들의 순간적인 성질을 강조하고 있다. 그런데도 분석 과정 중에 그런 순간들이 꽤나 많았고, 예를 들어서 에른스트가 제 여인의 사진에서 불러온 프로이트의 요청과 또한 에른스트가 프로이트에게 그녀의 이름을 말하게 만든 그의 고집을 들 수 있는데, 프로이트는 환자의 마음속에서 매우 지속적으로 "잔혹한 대위"를 연상하게 만들고 환자 자신의 징벌적인 아버지를 연상하게 해주었다.

이것의 결과는 과거에 쥐인간에게 벌어졌던 일을 상기시키는 것보다 오히려 그가 아버지(또한 그의 쾌락을 방해했던 다른 사람들)에 대해 가져왔던 모든 부정적인 감정들을 프로이트한테 전이시켰던 몇 번의 시기들이었다. 또한 그는 프로이트와 그의 딸, 그의 아내, 그리고 그가 안다고 생각했던 다른 모든 가족들한테 욕설을 퍼부었다. 그는 분석시간에 진료실을 돌아다니려고 했는데, 그것은 마치 그와 그의 가족에 대해 온갖 종류의 끔찍한 일들을 이야기하면 언제라도 매를 맞을 것으로 예상하듯이 프로이트로부터 거리를 유지하고 있었다(『표준영역판』 X, p. 209). 따라서 그것은 더욱 많은 시간이 걸려도 더욱 참을 만한 기억의 통로를 따라가는 길이라기보다 오히려 많은 것들이 밝혀지는 고통스런 전이의 통로를 따라가는 길이 되었다. 프로이트가 후기의 저술에서 우리에게 말해주듯이 기억될 수 없는 것은 결국 치료에서—

전이와 행동화의 형태로—반복되고, 어떤 경험들, 특히 매우 어릴 때의 경험들은 아마도 다른 방법으로는 결코 드러날 수 없을 것이다. 그런데 어린 시절의 경험들이 분석의 지속을 위태롭게 만드는 전이를 통하기보다 오히려 환상과 꿈과 다른 화제에 연결되어 상기될 때 그것은 분석수행자에게도(그로서는 커다란 인내심을 필요로 할지라도) 또한 분석가한테도 분명히 선호되는 방식이다.

정신적 부검

정신분석의 과학적 결과들은 현재로선 치료목표들의 부산물일 뿐인데,
왜냐하면 가장 커다란 발견들이 이뤄지는 것은
흔히 치료가 실패하게 되는 바로 그런 사례들이기 때문이다.

—프로이트, 『표준영역판』 X, p. 208n

프로이트는 치료가 대부분 1년쯤 지속되었다고 우리에게 말해준다(『표준영역판』 X, p. 155). 또한 우리는 프로이트가 일반적으로 일주일에 6번 환자들을 봤던 것으로 알고 있는데, 그것은 모두 300번의 분석시간이 있었다는 것을 암시해준다. 요즘엔 일주일에 6일간 작업하려는 분석가들도 많지 않고, 오늘날에는 대부분의 환자들도 일주일 동안 많은 분석시간에 대해 다수의 분석가들이 요구하는 치료비를 낼 수 없는 형편이다. 그러나 우리는 에른스트와 프로이트가 짧은 기간 동안에 매우 많은 것을 성취할 수 있었다고 볼 수 있는데, 프로이트가 에른스트한테서 호전된 학업능력을 느꼈다고 하며(『표준영역판』 X, p. 220, 249n) 그의 신경증의 많은 실마리들이 충분히 밝혀질 수 있기 전에 분석을 그만두게 되었다고 말할지라도 그렇다는 것이다.

다른 사례들과 마찬가지로 (프로이트가 매우 열심히 작업했던) 이 사례에서도 치료에 의해 신속히 이뤄진 완화 덕분에 아마도 오랫동안에 걸쳐 수많은 다른 문제들이 언급되기도 전에 환자가 치료를 그만두게 되는 경향을 내보였다. 달리 말해서, 단기적인 성공은 장기적인 성공에 방해가 되었다는 것이다. 또는 우리는 이렇게도 표현할 수 있는데, 일찍이 이뤄진 매우 커다란 완화가 의미했던 것은 "갈 데까지 가는" 그런 일이 생긴다면 환자는 자신의 분석에서 끝까지 가는 데에 꼭 필요한 동기를 갖지 못하게 되었다는 것이다.

프로이트가 치료 중에 매우 많은 시점들에서 정보를 얻기 위해 그에게 계속 묻지 않았다면 혹은 에른스트가 기억해낼 수 없었던 것이 사실이었을 거라고 주장했다면 그 환자가 더 오랫동안 치료에 머물렀을 거라고 우리는 생각할 수도 있는데, 환자로 하여금 모든 분석시간에 앞장서서 자유연상을 하도록 해주려는 그의 명백한 목표에도 불구하고 그렇다는 것이다. 에른스트가 무척 많은 일들을 신속하게 공개할 수 있고 그의 과거로부터 애매한 에피소드들을 밝힐 수 있다고 확신시켜 주려는 프로이트의 시도는 환자의 손에서 분석의 고삐를 빼앗아 올 수도 있는데, 에른스트는 (우리가 5장에서 보게 될 도라처럼) **이것이 프로이트의 분석이지 그 자신의 분석이 아니라는 느낌을 받게 되었다.** 비록 이것이 ("쥐 콤플렉스"처럼; 『표준영역판』 X, p. 220) 어떤 문제들의 해결을 촉진시켰을 수는 있지만 다른 문제들의 해결에는 도움이 되지 않았다. 어떤 특수한 문제를 신속히 해결하려는 시도는 심각한 위기나 불안발작에 놓인 환자에게 진정시켜 주고 얼마큼 쉬게 해주며 분석의 잔여시간에 더욱 진전하도록 해줘서 큰 도움이 될 수 있지만, 모든 분석과 모든 분석시간에 통상적인 전략으로 채택될 때에는 결국 역효과를 낳

게 된다.[28)]

긍정적인 측면에서 우리는 에른스트가 누군가를 깨물었기 때문에 생긴 아버지와의 갈등으로부터 유래된 그의 소아기 외상이 그의 인생의 다른 경험들과 생각들과 사건들에 관련되었다고 말할 수 있다. 이것은 적어도 부분적으로 프로이트와의 갈등을 재체험하게 되고 프로이트를 비난하며 그와 그의 가족들한테 욕설을 퍼붓다가 그로부터 처벌을 기대함으로써 이뤄지게 되었다. 쥐인간은 분석상황이란 안전한 환경에서 프로이트를 통해 아버지에 대해 분노를 표현하게 된다고 말할 수 있었는데, 이때 프로이트는 에른스트의 분노에 의해 망가지지 않고 에른스트한테 지독하게 앙갚음하지도 않았기 때문이다. 전이 속에서 이드(공격)와 초자아(공격적 감정에 대한 도덕적 비난) 사이에 일어나는 에른스트의 갈등은 아버지에 관련된 증상에서 프로이트한테로 방향을 바꿨는데, 프로이트와 함께 그 갈등은 적어도 부분적으론 훈습되고 있었다. 쥐인간은 1년 이내에 그가 이전에 지녔던 증오스런 경향을 더 이상 억압할 필요가 없다는 것을 알게 되었다. 현대의 많은 사례들에서 그와 같은 것을 성취하려면 훨씬 더 많은 시간이 필요할 것 같다.

28) 분석이 매우 신속하게(7년 내지 10년이 아니라 2년 동안) 어떤 중요한 문제들을 해결해주지만 대타자(The Other)에 대한 주된 입장에 관련하여 분석수행자가 고수하도록 놓아둘 가능성이 매우 클 텐데, 바꾸도록 하는 것이 분석의 주요한 목표임(핑크, 1995, 1997, 2007, 2014a & 2014b). 프로이트가 에른스트를 "좋게 생각했다"고 한때 그를 안심시키려는 프로이트의 시도(『표준영역판 X』, p. 178)는 프로이트의 인정에 대한 에른스트의 의존을 유지시키는 데에 도움이 되었고 프로이트가 그를 사위로 삼고 싶어한다는 그의 상상에 얼마간 역할을 했을 것임.

오늘날 강박증이 취하는 몇 가지 형태: 빈둥거림과 "어림도 없다!"

내 인생을 씻어냄으로써 나는 튼튼해졌어요.

—어떤 분석수행자

이번 생애에는 투자하지 않을래요!

—어떤 분석수행자

오늘날 강박증이 스스로 흔히 내보이는 방식으로 되돌아가서 우리가 사람들에 대해 이야기하는 일상적인 말에서 무엇보다도 업무상황에 "사로잡히는" 경향을 지니고 있다는 것에 주목해보자. 그 업무는 공부나 요리, 미술, 음악, 건축, 저술, 기획 혹은 다른 종류의 긴장되고 꼼꼼한 활동에 관련된다. 우리는 그들의 프로젝트와 그 결과에 사로잡힌 그런 작업에 무수한 시간을 들이는 사람들에 대해 이야기하는데, 한편 어떤 경우에 그들은 진정으로 "사로잡히는" 것보다 그것들에 대해 더욱 **열정적으로** 되어 간다. 그런데도 현대의 평범한 말로 그런 사람들을 흔히 **항문성**이거나 **강박적**이라고 부른다.

강박증의 측면에서 더욱 적절히 생각될 수 있는 사람들의 범주가 있는데, 쥐인간은 그들 가운데 한 사람이었다. 애써 "빈둥거리는" 사람들은 하루 종일 "일하지 않는" 것에 전념하고 사로잡혀 있다. 나의 분석수행자가 표현한 것처럼 "일하지 않는 것이 저한테는 풀타임 잡이에요." 이 말은 우리 시대에 **일하지 않기가 흔히 벌어지는 어떤 것**이라는 사실을 나타내는 멋들어지게 역설적인 주장이 된다(참으로 어떤 사람들은 일하지 않으려는 것에 열심히 노력한다!). 그런데 그 이유는 그 사람이 편하고 사치스럽게 성장하였고 생계를 꾸려야 하는 일이 없었으며 유급노동과는 관련 없는 많은 일들을 즐기는 한가한 남녀이기 때문이 아니다(P. G. 우드하우스의 유명한 버티 우스터를 생각해보자). 오히려 그 까닭은 어떤 일이나 진술 혹은 어떤 갈등의 산물이기 때문이다. 어떤 사람들한테는 "아니오"라고 말하는 것이 하나의 생활방식—직업선택—이 되기도 한다.[29]

나의 또 다른 분석수행자는 한때 "생계를 꾸리는 것이 내 할 일의 목록에서 앞쪽에 놓인 것은 아니에요"라고 분명히 말했다가 나중에 다음과 같은 말로 수정하였다. "실제로 생계를 꾸리는 것은 내 할 일의 목록에 전혀 올라 있지 않아요. 그건 **절대로** 하지 말아야 할 내 목록에 들어 있어요." 실제로 그는 생계를 위한 일은 하지 않기로, 즉 그 자신을 위한 일은 하지 않기로 굳게 결심했고, 그에게 위대한 일들을 기대하는 그의 부모[30]와 그 밖의 사람들한테 "어림도 없다!"는 메시지를 보내려고 단단히 벼르고 있었다는 것은 매우 분명해 보였다. (우리가 6장에서 보게 될 텐데, 대부분의 증상들은 한 사람 혹은 더 많은 사람들, 대개 부모들에게 메시지를 보내기 위해 비밀스럽거나 부지불식간에 "고안되어" 있다.) 간단히 말해서, 그는 그들이 마음대로 생각하도록 내버려 두려고 하는데 그럴 방법이 없다고, 즉 위대한 작가나 증권중개인, 교수 혹은 그들이 수년간에 걸쳐 언급해왔던 그 밖의 어떤 사람이 되길 바라는 그들의 소망을 따르려고 하지만 그럴만한 길이 없다는 것을 말하고 있었다. 그는 말하자면 영구적으로 파업 중이었고 적극적으로 파업하고 있어서 노동의 기미가 조금도 없는 어떤 일을 의도적

29) 허먼 멜빌의 《필경사 바틀비: 월스트리트 이야기》를 보시오.
30) 쥐인간의 사례에서처럼 그들 가운데 한 사람이 죽은 뒤에도.

으로 하고 있었는데, 돈을 치르는 일이라든가 자기 집을 청소하기, 혹은 언젠가 유급노동이 될 수 있는 일을 공부하기와 같은 것들이다. 앞에서 언급된 분석수행자("일하지 않는 것이 저한테는 풀타임 잡이에요"라고 말했던 사람)는 한때 그가 그의 파트너들 가운데 한 여자와 섹스하는 동안 그녀한테 모든 일을 하게 했다고 그녀가 불평하더라는 말을 전해주었다. 그는 계속해서 "내 페니스는 직업의식이 없어요"라고 말했으며, 그것은 마치 그의 섹스 파트너들에게 쾌락을 안겨주는 방식으로 기능하길 거부했던 것 같은데, 이어서 그의 페니스가 "파업중"이었다고 덧붙였다(우리가 소위 발기부전에서 흔히 찾아보게 되는 주관적인 구성요소를 멋지게 보여주는 것이다).[31)]

우리 모두에게 우리를 최초로 돌봐주던 사람들(대개 우리의 부모들이나 가까운 친척들)이 우리의 인생에서 여러 순간 흥을 깨는 사람으로 작용한다는 것을 명심해 두자(우리의 양육에 관련된 부모라는 두 인물들이 있을 때 흔히 한 부모가 다른 부모보다 더욱 흥을 깨버리는 사람으로 인식된다). 우리가 젖먹이였을 때 엄마젖을 먹었다면 결국엔 젖을 떼게 되고, 이런 젖떼기가 다수의 우리한테 어려운 경험이 되는데, 특히 1) 모유가 어린 시절의 영양섭취와 위안의 주된 출처가 되는 경우(이런 사실은 젖병 수유에서도 마찬가지인데, 대체로 젖병을 물리

31) 여기서 보통 정반대로 생각되는 일중독과 일에 대한 알레르기 둘 모두가 강박증을 보여줄 수 있다는 것을 우리는 보게 됨. 프로이트(『표준영역판』 XI, p. 67)가 암시하는 또 다른 변형은 레오나르도 다빈치 사례로서 많은 일을 하는데도 끝내는 일이 없음. 특히 야심만만한 프로젝트를 많이 시작하지만 그 어느 것도 결실을 맺지 못함. 나의 분석수행자는 이렇게 표현함. "저는 일을 끝마치지 못하는 것에 매우 익숙해요." 그 다음 이렇게 덧붙였음. "끝마친 일은 멋질 것 같지 않아요." 그런데 왜 끝내죠? 그 프로젝트의 초기에 그는 그것이 대단한 일이 될 거라고 상상할 수 있어서 열심히 일하게 됨. 그것이 그가 바라던 것만큼 대단하지 않다는 것을 알아버리면 "곧잘 시간을 허비하게" 됨. 또 어떤 분석수행자는 수입이 되지 않을 일들만 골라하게 되고 또 다른 분석수행자는 꼭 해야 된다고 생각되는 일을 많이 하지 않는데, 항상 "너무 빠르거나" 혹은 "너무 늦게" 하고 있음.

는 부모와 친밀한 경우)이고, 2) 오늘날 다수의 서양문화에서 우리가 매우 어렸을 때 이유를 시행하는 경향이 있는데, 다른 문화권과 다른 시대에는 수유가 2년 내지 5년간 지속되는 경우이다. 만일 우리가 젖가슴이나 젖병의 대체물로 엄지나 다른 손가락을 빨기 시작한다면 우리는 결국 우리의 부모한테서 얻은 커다란 슬픔을 달래게 되고 흔히 그에 대한 포기를 둘러싸고 갈등이 생겨나는데, 만족시키는 담요("안전감 담요")나 봉제 동물 혹은 부드러운 섬유의 다른 물건이 일반적으로 곁들여 있게 된다. 어떤 부모들은 아이들의 손가락에 아주 매운 고춧가루를 발라놓거나 또는 아이들이 손가락을 입에 넣으면 때려주기도 한다. 모유나 젖병 수유와 이유는 분명히 프로이트가 말한 리비도 발달의 "구강기"와 일치하는데, 입이 영아한테 만족의 첫 번째 출처이고 그래서 부모와 자식 사이에 일어나는 갈등의 중요한 출처가 된다.

또한 배변훈련은 소아와 그 부모 사이에 커다란 갈등이 일어나는 영역으로 잘 알려져 있는데, (아이들이 제 괄약근을 충분히 조절하기도 전에) 부모들은 흔히 너무 빨리 변기 사용 훈련을 가르치려 하고 아이들은 자주 부모한테서 그들의 배변훈련이 사실상 그 무엇보다 더욱 중요하다는 느낌을 받게 된다. 아이들은 간혹 대소변 치우는 일이 돌봐주는 사람들한테 아주 귀찮은 일로 생각된다는 인상을 받으며, 부모들은 사실상 그것을 끝낼 수 있을 것 같은 훈련이라면 어떤 훈련이든 자녀들에게 강요하게 되는데, 거기에는 위협전술과 창피 주기와 관장까지 포함되어 있다. 배변훈련은 분명히 프로이트가 말한 리비도 발달의 "항문기"와 일치하는데, 그때 배변 조절이 부모와 아이 사이에서 중요한 갈등을 일으켜준다.

대부분의 심리학 교과서에는 프로이트의 구강기와 항문기 및 성기기에 대해 언급되어 있는데, 부모와 자녀들 사이에 발전하는 갈등에 대한 논의는 극히 드물거나 전혀 없다. 달리 말해서, 그것들이 사회화와 부모들의 요구와 욕망에 관해서는 아무것도 상응하지 않은 채로 오직 소아의 생물학적 발달단계들이 되는 것처럼 제시되어 있다.[32] 라깡은 수많은 세미나에서 구강기와 항문기에 관하여 부모와 자녀들 간의 복잡한 관계를 강조한다(특히 『세미나 VIII』의 14장과 15장 참조). 라깡은 그것들이 부모들의 소망과 자녀들의 소망 사이에 있는 잠재적으로 난처하고 해로운 춤에 관련되는 그 정도를 보여준다고 말한다.

부모들도 우리가 꼬마일 때 우리들 대부분이 그랬을 가능성이 있는 것처럼 친구들과 가족들 앞에서 벌거벗고 뛰어다니는 것을 중지시키고, 또한 그들이 알아낸 수음행위의 그 어떤 징후도 흔히 금지시킨다(간혹은 가차 없이 경멸적인 말투로, 간혹은 오로지 아무도 없는 데서 그걸 하라고 우리에게 말함으로써). 어떤 관점에서 그들은 일반적으로 오랫동안 우리 애정의 가장 큰 대상이 되어왔던 한 부모를 우리 마음에 두거나 무척 많이 기다리는 것을 더욱 어렵게 만들기 시작한다(즉 그들은 **오이디푸스 콤플렉스**를 시작하고 있다). 또한 그들은 흔히 우리가 어린아이로서 시작하는 성적인 탐구를 중단시키게 되고("의사" 노릇하기와 다른 게임 하기), 우리의 첫 번째 여자친구나 남자친구로서 선택한 소아나 청소년을 부적합한 것으로 격렬하게 비판하게 된다(수음과 성적인 탐구는 프로이트가 말한 리비도 발달의 **성기기**에 어느 정도 일치하게 된다). 그들이 우리에게 날이면 날마다 하게 만드는 수백 가

32) 심리학 교과서에는 그런 일들이 아이의 인생에서 미리 정해진 시간에 일어났던 것처럼 기술되어 있음. 하지만 어떤 문화권이나 어떤 집안에서는 대소변 가리기 훈련이 젖떼기를 앞서기도 해서 구강기가 끝나기도 전에 항문기가 찾아오는 것을 의미함.

지 일들에 포함시키지 않아도(특정한 시간에 일어나서 옷 입고 이를 닦고 이건 먹고 저건 먹지 않으며 이런 식으로 포크를 쥐고 저런 식으로 나이프를 쥐고서 얌전히 똑바로 앉아서 하품이나 기침이 나올 때는 입을 가리고 사람들이 있는 데서는 방귀를 뀌지 않으며 학교에 갔다와서 숙제를 하고 옷을 갈아입고 보면서 말하고 듣고 특별한 방식으로 서 있으며—그 목록은 계속되어 감), 우리의 부모들이 우리가 하고 싶지 않은 과도한 일들을 우리에게 시키고 진정으로 하고 싶은 즐거운 수많은 일들을 못하게끔 금지시킨다고 말하는 것은 무리가 아니다.

따라서 그들은 우리에게 즐거움—말하자면 향락—의 진정한 희생이나 상실을 강요하고, 우리는 그 뒤로 영원히 그것 때문에 그들을 몹시 원망하게 된다(나는 여기서 실제로 희생을 감수하고 있는 사람들에 대해서 말하는 것이지 초기에 한두 가지 희생의 감수를 거부한 사람들에 대해 이야기하는 것은 아니다. 어린이용 변기로 훈련 받은 일이 전혀 없고, 결코 말하지 않거나, 또는 부모들이 우리에게 요구했던 방식으로 가급적이면 먹지 않고 틀림없이 우리의 부모들이 우리에게 먹이려고 했던 것을 먹지 않았다). 그들의 수많은 요구들에 따라주고 어릴 적 수많은 즐거움을 희생당했는데도 우리들 대부분은 되돌려 받은 것—사랑과 인정이란 이름으로—이 극히 적었다고 느끼고 또한 분명히 우리의 수고에 대한 보답으로 받은 것이 충분치 못했다고 느낀다. 우리는 몹시 불공평한 대우를 받아왔고 우리를 속이고 또 속였으며 우리에게 사기를 치고 우리에게서 뜯어내며 우리의 가장 귀중한 대상들(어머니의 젖가슴과 우리의 엄지와 안전담요)을 억지로 떼어갔다고 느낀다. 또한 다수의 우리는 어딘가에 선을 그어놓기로 결정하고 그 안에 틀어박혀서 더 이상 나가지 않을 것에 동의하게 된다. "그 정도 희생을 치렀으면 충분해!"라고 우리는 소리치는 것 같다. 이제 여러분은 우리가 파티를 여는 대신에 열심히 공부하길 원한다. 우리가 어슬렁거리거나 술 마시고 담배 피우는 대신 쉬지 않고 공부하길 바란다. 우리는 조금도 관심이 없는 직업에 몸담기 시작한다. "어림도 없다고!" "우리가 여러분한테 그러한 쾌락을 주어야 하고 여러분이 훌륭한 부모였다고 느끼도록 여러분에게 허용해야 하는 그런 일은 없을 거야!" "그것 말고는 무엇이든!"

나는 여기서 이것이 마치 의식적인 과정인 것처럼 묘사해 왔는데, 다시 말해, 여기에 선을 긋기로 정했다는 것을 잘 알면서 우리가 항의하고 있는 것을 정확히 알고 있다는 듯이 묘사했는데도 이것은 반드시 항상 그런 것이 아니라고 한다. 우리들 가운데 몇몇은 의식하지 못하는 항의자들이라서 우리가 실제로 일하기를 원하지만 일할 수 있는 능력이 없다(예를 들어, 소위 주의력결핍과다활동장애, 강박장애 혹은 읽기곤란증을 "갖는다")고 믿으며 일에 대한 어떤 종류의 체질적 무능력을 지니는 것으로 믿고 있다. 그런데도 우리한테서 수많은 것을 빼앗아가고 많은 희생을 감내하게 하며 우리에게 불쾌한 활동들을 강요해왔다고 느끼는 바로 그 사람들을 패배시키거나 좌절시키는 것을 우리도 역시 무의식적으로 소망하더라는 것이다. 쥐인간처럼 우리가 사랑하는 사람들의 건강을 "걱정함"으로써 또한 자위행위를 하고 일하는 것을 과시함(예를 들어, 교과서 앞에 앉아 있기, 계속 반복해서 동일한 문장만 보기, 혹은 단순히 백일몽에 빠져 있기)으로써 우리는 우리의 직장생활과 결혼에 대한 그들의 기대를 좌절시키고 수업료를 허비하게 되며 그들의 최선의 계획을 망쳐놓게 된다. 우리에게 그보다 더 큰 보상이 어디에 있을까?!(나의 분석수행자는 시키는 대로 하는 것에 대한 거부를 자신의 "핵심적인 부정"이라 말하면서 이것이 그가 소유했던 가장 강력한 무기라는 느낌을 받았다고 한다.)

그 과정에서 우리의 인생을 허비한 것에 대해, 즉 우리가 "인생을 허비하거나" 혹은 "인생을 변기에 넣고 물로 씻어 내리는 것"에 대해 우리는 개의치 않는다. 왜냐하면 우리의 제1의 목표—우리가 그것을 알든 모르든—는 우리 부모들이 우리에게 원한다고 생각되는 것을 부모들한테서 빼앗는 일이기 때문이다. (예를 들어서, 에른스트 랑거는 어머니가 그와 리지와의 결혼을 원하는 것으로 믿었고 어머니에 대한 그의 대답은 "절대로 안 해요! 내 법학학위를 절대로 마치지 않고 결혼하지 않는 것이 어머니의 분부대로 하는 것보다 훨씬 좋아요!"이었다.) **그런 자세들이 우리 자신의 삶을 아무리 쇠약하게 만들지라도 우리는 그 무엇보다도 그것들에서 더 큰 충족을 얻어내게 된다.** 우리의 삶에서 진전의 결여에 대해 불평하는 것을 그만두지 못하거나 우리의 가정된 무능력—유전적 약점, 호르몬의 불균형, 신경전달물질의 결핍, 기타 등등—때문에 우리 자신을 이해하지 못할 수밖에 없는데, 최근의 의학지식 덕분에 우리는 부모들의 결함된 유전자와 우리의 자궁 내 성장과정에서 이상적이지 못한 어머니의 생리적 조건 탓으로 돌릴 수 있게 된다. 이 모든 것에 대해 불평하고 우리 자신에 대해 동정하는 것이 그 나름의 쾌락이 되겠지만 비교해보면 인생에 있어서 달콤한 것 같지는 않다. 어떤 강박증 환자들은 때때로 자기연민에서 끌어왔던 즐거운 환희에 대해 아주 자세히 내게 묘사해주었다.[33]

33) 나는 몇 년에 걸쳐 많은 강박증 사례들을 기술해왔음(핑크, 1997, 제8장; 2007, 『라깡 정신분석 테크닉』 제4장, 2014a, 제10장과 11장; 2014b, 제1장, 11장, 12장 및 13장)

시늉하기: 마치 원하지 않았던 것처럼 어떤 일을 하기

제 스스로 약간의 가외 것을 얻기 위해 밤을 새워요.

—어떤 분석수행자

모든 강박증 환자들이 끊임없이 파업 중인 것은 아니다. 어떤 환자들은 "작업지연 전술"의 형태로 관여하게 된다. 파업 중인 노동자들이 간혹 어떤 제한된 서비스를 제공하지만(이것은 아마도 특히 유럽의 일부에서 흔히 벌어지는 일임), 그들의 작업의 유연한 기능을 방해하는 것—지하철이든 버스, 기차, 쓰레기 제거, 제설작업, 혹은 다른 형태의 서비스—과 똑같이 어떤 강박증 환자들은 일하는 시늉을 계속 하고 있지만 비능률적이고 완전히 무능하거나 심지어 역효과를 낳는다는 것을 스스로도 알고 있는 방식으로 하게 된다. 흔히 높아진 속도에 대한 상상된 흥미 속에서 그들은 경험을 통해 중요하다고 그들에게 반복해서 알려주었던 단계를 뛰어넘게 된다. 그런 다음 그들한테 빠뜨렸던 단계로 되돌아가 완료하게끔 요구해서 처음의 작업 가운데 그 대부분을 쓸모없는 것으로 만들어 버린다. 이런 식으로 그들은 대단히 많은 일들을 시행했다가 취소하고 다시 하게 되는데, **그들은 마치 어떤 프로젝트를 수행하도록 강요되지만 그와 동시에 아직도 수행하지 않은 것 같은 느낌이 드는 것이다.** 작업의 완수는 연기되는데 간혹은 거의 무한대로 연기된다. 가끔 명백한 변명은 아직도 "완벽하지" 못하다는 것이다(그런 사람들을 간혹 평범한 말로 **완벽주의**이거나 혹은 **항문-보유적**anal-retentive이라고 부르게 된다).

이것은 앞부분에서 논의되었던 지연(procrastination)이라는 것과는 약간 다르다. 진정한 지연은 실제로 작업을 시작도 하지 못한 것이기 때문이다. 그러나 일을 수행하는 사람들이 마치 실제로 프로젝트의 불필요한 부분들에서 겉으로는 흔히 작업하길 원치 않는 것처럼 작업할 정도로 한 가지는 다른 것에 묻혀 흐릿해지는데, 일하는 대신에 텔레비전을 본다든지 소셜 미디어를 보는 것처럼 결국 역효과로 되어간다. 두 가지 경우 모두에서 어떤 일을 원하는 것(혹은 적어도 원하는 것처럼 행동하기)과 그 일을 거부하는 것 사이의 갈등은 꽤나 분명해진다. 한 경우에 그것은 아무것도 하지 못하게 만들고 다른 경우에는 충분히 일하게끔 이끌어가지만 그 일을 끝내는 데에 전혀 도움 되지 못한다.

후자의 경우에도 역시 사람들은 자신들의 인생에서 중요한 다른 사람들(배우자와 아이들과 사장, 등등)을 위해 무슨 일이든 해가면서 그런 타인들을 위해 살아간다고 흔히 느끼며, 또한 그들은 자신들이 늦은 밤이나 늘어난 점심시간에 자신들을 위해서 "불법적인 향락"을 조금씩 몰래 챙기려 한다는 것을 알게 된다. 그것이 약물이나 포르노, 술 혹은 단순한 인터넷 검색에 관련되는데, 그런 행동은 흔히 그날의 오후 작업이나 다음날 작업의 수행능력을 손상시킨다. 그런데도 그들은 "단지 자신들을 위해" 그날 낮이나 밤에 약간의 향락을 억지로 짜내는 느낌을 받는 것이지 다른 사람들을 위해서가 아니다(그들은 일반적으로 오로지 그 타자만을 위해 살아간다고 느끼는데, 라깡이 『세미나 VI』에서 말한 것처럼 대타자의 영향 아래[à l'heure de l'Autre], 대타자의 시계에 맞춰서, 다시 말해, 대타자의 북소리에 맞춰 행군하는 것이다).[34)]

34) 그런 강박증 환자가 실제로 타인들한테 쾌락이나 향락을 주려고 할 때 간혹 그가 그들보다 도덕적으로 우위에 있는 것처럼 보이기 위해 그렇다고 함.

강박증 환자는 부모 같은 인물들(부모들 자신이거나 선생님, 사장, 혹은 다른 권위자들)이 명백하게 요청하거나 그가 해놓길 분명하게 원하는 바를 반드시 거부하는 것은 아니다. 공포증 환자는 부모들의 여행계획을 비행공포의 발생으로 방해하게 된다. 히스테리 환자는 부모들이 그녀로 하여금 인생에서 수행하길 바라는 역할(예를 들어 "사랑스러운 모델 같은 딸")을 내보이지 않으려고 폭식을 하든가 거식증으로 되어갈 수도 있고, 혹은 그녀가 미인선발대회의 우승자나 모델, 배우, 가수, 등등이 되리라는 부모의 소망에 따르지 않는 반항아가 될 수도 있다. 정신병 환자는 부모의 금지와 처벌에 대해 더욱 근본적이고 광범위한 거절(라깡은 "폐제"foreclosure라 부름)을 내보이는 것으로 이해된다. 자폐증으로 범주화된 어떤 아이들은 심지어 언어까지도 거부할 수도 있는데, 부모의 명령과 금지가 언어로 명시되기 때문이다(베텔하임 같은 정신분석가들은 1967년에 자폐증이라 부르는 것이 『진단통계편람-5』 [APA, 2013]에서 "자폐증 스펙트럼 장애"의 특징으로 삼은 것과 반드시 일치하는 것은 아니라고 한다). 이런 거절과 반항은 모두 어떤 식으로든 자기패배적인 것이고 거부하는 자의 인생에서 어떤 중대한 요소들의 파괴로 이해될 수 있는데, 하지만 그들이 적어도 처음에는 자기보호적인 조치를 취하게 된다. 그런데도 그들이 보호하려고 입안하는 그 "자기"는 흔히 극도로 제한된 상태가 된다.

다른 것은 아무 것도 중요하지 않다

저는 오직 제가 가질 수 없는 것을 원할 뿐예요.

—어느 분석수행자

이것이 제 인생인가요? 이것은 제 인생이 아녜요?

—어느 분석수행자

예를 들어 우리가 강박증에서 본 것처럼 항의는 우리가 잃어버렸던 것(예를 들어, 어릴 때 충족의 "상실된 대상"으로서 젖가슴, 혹은 우리가 원하는 시간과 장소에서 똥오줌을 싸는 자유)[35]이 우리가 지금 얻을 수 있는 그 어떤 것보다 훨씬 더 좋았다는 것을 의미하는 것 같다. 따라서 그것은 우리가 다시 얻어내려고 노력할 가치조차 없는 것이다. 우리가 오늘날 우리 자신들을 위해 얻을 수 있는 적은 수입은 그처럼 무서운 사람들(우리의 부모, 교사, 등등)이 우리에게 포기하게 만들었던 것 다음으로 가치 있는 것은 결코 아니다. 우리가 어떤 것을 획득하거나 성취하려고 기울일 수 있는 그 어떠한 노력도 사전에 실패하게끔 되어 있는데, 왜냐하면 우리가 빼앗겼다고 느끼는 대상(예를 들어, 엄마)이나 위안, 따뜻함과 향락을 결코 되찾을 수 없을 테니까. 그 후로 영원히 뭔가가 옳지 못하고 심히 잘못되어 있어서 우리는 우리의 인생에서 뭔가가 잘못되고 뭔가가 빠져 있다는 극단적인 느낌을 갖게 되고 사물들을 올바르게 되돌려 놓을 희망이 없다고 느낀다.

이것은 근본적으로 진실하다. 우리는 집으로 다시 되돌아갈 수 없다. 우리를 맨 처음 돌봐준 사람과 만날 수 없고, 우리가 한때 그(녀)를 소유한다고 믿었던 방식으로(즉, 우리들 사이에 아무런 구분이 없었다는, 우리들 가운데 하나는 남았고 다른 하나는 떠났던 그런 경계가 없다는 의미로) 사랑의 대상을 만날 수 없다. 한때 우리는 우리 자신의 권리로서 개인이나 주체로 존재해 왔지만, 충만하고 완전하며 행복

35) 상실된 대상에 대해서는 프로이트, 『표준영역판』 XIV, pp. 249–51과 핑크, 2010, "상실된 대상의 사례."

하게 다른 사람과 하나가 되는 그런 느낌은 더 이상 존재할 수 없다(아마도 환각약물의 도움을 제외한다면). 이후로 우리는 어떤 측면에서 항상 분리되고 불완전하거나 혹은 결여된 느낌을 받기 마련이다. 정신분석은 이런 느낌의 강도를 묽어지게 할 수 있지만 완전히 제거시킬 수는 없다(가장 좋은 사례에서 그런 불완전한 느낌은 더 이상 흥밋거리나 관심사가 되지 못하고 우리가 하고 있는 다른 일들이 훨씬 더 흥미로워지고 있다).

우리의 부모로부터 분리되기 이전 상태로 우리들은 아무도 되돌아갈 수 없더라도 우리가 기꺼이 젖을 떼고 배변훈련을 하며 무수한 다른 방식으로 사회화했던 덕분에 우리의 부모들로부터 사랑과 인정을 통해 받아냈던 것이 믿을 수 없을 만큼 대단하고 전반적인 것은 아니었다고 우리들 몇몇은 (분석을 하지 않고도) 느끼고 있으며, 또한 인생이 결코 완전히 충분한 것은 아니지만 적어도 필요한 충족을 우리에게 약속해주는 것 같다는 느낌이다(믹 재거를 패러디해 보면, 우리가 원하는 바를 항상 획득할 수 있는 것은 아닐지라도 우리가 노력한다면 간혹 필요한 바를 얻게 된다는 것을 깨달을 수도 있다). 우리 모두는 뭔가를 놓치고 있다는 것을 우리 모두의 생애에서 계속 느끼게 되는데, 다시 말해, 우리가 획득하거나 성취하거나 달성하지 못하는 어떤 것이 여전히 존재한다는 것이고 그 덕분에 우리는 계속해서 우리의 노력을 한 가지 연구영역에서 다른 영역으로 옮겨가고, 이 친구로부터 다른 친구에게로 옮겨가며, 좋아하는 한 저자나 감독에게서 다른 저자나 감독한테로, 한 애인에게서 다른 애인으로, 한 도구로부터 다른 도구로, 기타 등등을 옮겨가게 된다. 우리가 상실했던 것의 대단한 귀중함과 우리가 찾아낸 각각의 유일한 상대적 가치 사이에서 느끼는 틈새 덕분에 우리는 더 많은 어떤 것과 새로운 것을 영원히 추구하며 상실된 대상의 가치에 더욱 가까울 수 있는 다른 것을 영원히 추구하게 된다. 그 틈새를 막으려는 우리의 끝없는 추구에서 새롭고 색다른 것을 계속 찾아내려 한다면 라깡(『에크리』, p. 534)은 이것을 "욕망의 환유"라고 부른다(여기서 환유는 한 대상으로부터 그와 관련된 다른 대상으로 끊임없는 미끄러짐이나 운동이란 의미임).

그러나 매우 심한 강박증 환자들에게서 가장 흔히 듣게 되는 불평 가운데 하나는 "요점이 뭔가요?"이다. 그들이 상실했다고 느끼는 것과 비슷한 정도가 될 수 있는 그런 충족, 즉 끝없는 추구가 아무튼 가치 있는 삶으로 알려지게끔 만들 수 있는 충족을 결코 찾아낼 수 없다고 그들은 미리 확신하고 있다. 다만 그들이 애쓰기만 한다면 뭔가 가치 있는 것을 찾아내게 될 거라고 그들에게 말해주려는 분석가의 노력도 거의 소용이 없다. 그들한테는 항상 이미 너무 늦은 것처럼 보인다! 그들이 지금 찾아낸 것이 무엇이든, 그들이 지금 성취할 수 있는 것이 그 무엇이든, 그들이 현재 20, 30, 40, 50, 60, 혹은 70세이든 결코 충분해질 수 없는 까닭은 그들이 더욱 젊은 시절 노력하기 시작했던 나이(정확하게 말해서 언제나 약간 애매함)였을 때로부터 **그처럼 수많은 세월이 지나버린** 상태이기 때문이다. 그들은 결코 "따라잡을" 수 없을 것인데, 그렇다면 시도의 요점은 무엇일까? 강박증 환자는 항상 스케줄 뒤에 있고 다른 모든 사람들보다 뒤에 있어서 파티에 지각하게 된다. 참으로 너무 늦어서 나타나봐야 소용없는 것이다.[36]

가장 심각한 상태에서 그런 자세는 "다시 하기"(어린이들이 게임

36) 그런 가상적인 인물의 특징은 나의 강박증 환자들한테 기반하고 있음. 핑크(2014c)의 Geoffrey 참조.

이나 스포츠에서 잘못 출발하든가 미끄러지거나 실수를 저질렀을 때 하는 말처럼)에 대한 무기력한 소망으로 이끌어가 주는데, 그것은 마치 과거로 되돌려질 수 있듯이 또한 게임이 처음부터 다시 시작될 수 있는 것처럼 말이다. 나의 분석수행자는 "대체의 삶"에 대한 자신의 요구를 반복적으로 표현했는데, 그런 새로운 삶은 그의 삶이 몹시 잘못되어 간다고 느꼈던 곳에서 시작된다. 그 사람과 같은 분석수행자들—많이 있어요!—은 출생증명서에 적혀 있는 것만큼 진정으로 늙었다고는 전혀 느끼지 못하고, 그들이 처음으로 매우 못마땅해지기 시작했을 자신들의 십대라는 특별한 나이 때부터 그들이 도달하게 된 그 나이까지도 실제로 살지 못했던 셈이다. 그들은 그들이 살아가고 있는 인생이 그들의 "진정한 삶"이 아니라고 흔히 느끼며, 또한 그들의 진정한 삶은 어딘가 다른 곳에서 그들을 기다리고 있어야 한다는 것이다. 간혹 이런 느낌—프로이트(『표준영역판 IX』, pp. 237-241)는 이 점을 이미 지적했지만 강박증 환자들만 그런 것은 아니었음—은 그들을 길러준 부모가 그들의 진정한 부모는 아니라는 분명한 느낌을 동반하게 된다. 그들은 훨씬 더 좋고 사회적으로 더 높이 상승된 부모들을 어딘가에 두고 있음에 틀림없다(이것은 그들의 역사를 소설적으로 고쳐 쓰기인 "가족 로맨스"의 일부분이다).

오십대 중반의 남자가 어른이 될 수 없다고 불평하면서 내게 찾아왔는데, 그의 나이만큼 성장해서 행동하지 못하는 것이라 했다(이것이 그의 유일한 불평거리는 아니었다). 그의 선택된 분야에서 뛰어난 전문직업인이 되긴 했어도 그는 맡겨진 역할을 잘해낼 수 없다고 느꼈으며 그런 심각한 수준으로는 권위의 위치를 떠맡을 수 없다고 느꼈다. 분석중인 다년간 그는 마음속으로는 여전히 아이라고—긍정적인 의미로서가 아님—느꼈으며, 또한 오직 수년이 더 지나서야 실제로 그의 나이만큼 어른이 될 수 있고 우아하게 늙어가기 시작할 수 있으며 그의 토착문화에서 나이 든 사람들한테 위임되는 역할을 해낼 수 있다고 느끼기 시작했다.

나의 강박증 환자는 만일 그가 일상적인 활동에 종사하지 못하고 인정을 받기 위해 남들과 경쟁하지 못한다면 다음과 같은 이유 때문이라고 말했다. 1) 그는 누구한테도 질 수가 없었다. 2) 그 환자가 겨루었다면 승자를 이길 수도 있었기 때문에 그 승자가 그보다 더 낫다고 결코 확신할 수 없었을 것이다. 그렇게 함으로써 그 환자는 승자로 인식된 모든 사람들한테 얼마큼 맥 빠지게 했는데, 이런 식으로 그는 그들한테 승리를 거뒀다고 느꼈다.

그런 환자들이 생활을 무기한으로 보류시키게끔 해주는 것은 어린 시절의 상실에 대한 강박사고와 고착이다. 그들이 생활상에서 옮겨갈 수 있고 그들한테 이용 가능한 충족들을 얻으려고 노력하기 이전에 가족들에 의해 또한 이 세상으로부터 부당한 대우를 받아왔다는 근본적인 느낌은 대체적으로 훈습되어야(work through) 한다. 요즘 많은 사람들이 인지행동치료(CBT)를 소위 강박장애 환자들한테 "최선의 요법"으로 생각하고 있다. 그런데도 인지행동치료는 현재에다 초점을 두고 변화하는 현재의 사고들에 초점을 맞추고 있어서 정신분석 용어로 강박적이라 간주되는 사람들이 시달리고 있는 문제들의 더 깊은 뿌리를 끄집어낼 수 없는 경향을 보인다. 다시 말해, 가치 있는 유일한 것을 빼앗겼다는, 박탈당했다는 기본적인 감각을 꺼낼 수 없어 보인다.

제5장

히스테리와 도라 사례(이다 바우어)

처음부터 과학적인 목적에 전념하게 되고 그에 따라 치료된 사례들은 그들의 결과 때문에 힘들게 된다. 즉 가장 성공적인 사례들은 마음속에 그 어떤 목적도 없이 진행되어 가는 사례들로서 그들한테 보이는 새로운 방향전환에 의해 우리 스스로 깜짝 놀라게 되고 그 어떤 전제도 없이 항상 열린 마음으로 만나게 되는 사례들이다.

—프로이트, 『표준영역판』 VII, p. 2411

주인간의 사례는 동시대의 정신분석 독자들을 분석수행자로 만들어주는 경향을 보이지만 18세의 도라와 함께 했던 프로이트의 작업은 사람들한테 분석치료에 대한 흥미를 잃게 만들고 분석치료를 회피하게 만들었다. (〈부록 I〉에서 프로이트의 도라 작업에 대한 수많은 비평들을 언급하고 있다. 그런 비평들에 대해 들어왔던 독자들은 그 사례를 연구하고 싶지 않을 만큼 비판적인 것으로도 생각될 수 있기 때문이다. 나는 여기서 그런 생각을 계속하기보다 먼저 그 부록을 숙독해보길 바람.) 프로이트의 도라 작업은 분석 테크닉의 초기 형태를 제시해주는데, 그는 훗날 1911–1915년의 『테크닉에 관한 논문』에서 매우 단호하게 그 테크닉을 거부했고("불행한 결과들 때문에 나는 초기의 방법들을 버리게 되었다." 『표준영역판』 XII, p. 111) 심지어 도라와 작업하고 있을 당시에도 그 방법들을 거부했다고 주장했는데, 도라의 본명은 이다 바우어라서 이 장에서는 줄곧 "이다"라고 부를 예정이다.[1] 그런데도 프로이트는 자신의 나쁜 습관을 버리는 일이 어렵다는 것을 분명히 알게 되었다. 그런 버릇들 가운데 어떤 사례에서는 가급적이면 신속하게 **모든 것을 스스로 알아내려는** 시도가 있었고, 또한 그것이 정확하길 바라는 소원이 무척 컸는데 그것은 환자한테 좋을 것이 거의 없는데도 그랬다.

최면술사처럼 그의 작업에서 오류 없는 능수능란한 인물의 역할을 수행해왔는데, 아마도 그 당시의 수많은 의사들과 정신과의사("신경과의사"나 "신경 전문의")들이 수행했던 역할과 다르지 않았고, 그들의 의학지식이 매우 부적절했을지라도 또한 의사들의 권고가 매우 자주 소설가들(예를 들어, 뒤마)과 극작가들(예를 들어, 몰리에르)의 비웃음을 샀으며 특히 의사들 가운데 두 사람이 서로의 의견에 일치할 수 없었다는 사실이 그러했는데, 프로이트는 초기의 "분석적인" 진료에서 수년간 **지식의 완벽한 대가**와 같은 역할을 수행하려고 계속 노력하였다. 우리는 4장에서 쥐인간과의 작업(1907-1908)에 관하여 이런 실례들을 보게 되었는데, 이런 진료에 대한 접근방법은 프로이트가 자신의 진료실에서 어느 정도 그렇게 하길 좋아했던 것보다 훨씬 오랫동안 이어갔다는 것을 증명해주고 있다.

그가 도라 사례연구에 대한 서두발언(『표준영역판』 VII)에서 말

1) 독일어로 Bauer는 농부를 의미하지만 새장과 체스의 졸을 의미하기도 함. 슬랭으로는 펠라티오라는 구강성교를 의미하고 비엔나 방언으로는 정충이나 몽정의 표현도 됨. 도라에 대한 실제적인 정체성과 가족들의 자세한 생활에 대해서는 Mahony(1996)의 『프로이트의 도라』(Freud's Dora)와 도라를 진료했던 Felix Deutsch의 논문을 참고할 것. 프로이트가 가명으로 도라(그리스어로 선물을 뜻함)를 선택한 동기는 그가 좋아했던 디킨스의 소설에 나오는 데이비드 코퍼필드의 첫사랑이자 아내를 가리킴.

하고 있는 것을 헤아려보자.

> 『히스테리 연구』에서 설명되었던 분석 테크닉에 익숙해져 있는 독자들은 떠오른 도라의 증상들 가운데 적어도 어떤 것들에 대해 완벽한 해결책을 찾아내는 일이 3개월 동안(대략 도라의 치료기간)이나 가능하지 못하게 되었다고 해서 아마도 놀라게 될 것이다. 정신분석 테크닉이 그때(1895년) 이후로 완전히 혁신되어 왔다고 설명하게 되면 이런 일은 이해될 수 있을 것이다. 그 당시에 분석 작업은 증상들로 시작되어 하나하나 없애는 것을 목표로 삼았다. 따라서 내가 그런 테크닉을 버리게 되었던 까닭은 신경증의 더욱 섬세한 구조를 다루는 데에 그 테크닉이 완전히 부적절하다는 것을 알았기 때문이다. 이제 나는 환자 자신이 그날의 작업 주제를 선정하도록 하고 그 순간에 그가 알아채도록 그의 무의식이 떠오르게 되는 표층이라면 무엇이라도 그로부터 이런 식으로 출발하게 된다. 그러나 이런 계획에서 어떤 특별한 증상의 제거와 관련되기 마련인 모든 것은 조각조각으로 나타나 다양한 맥락 속에 엮이고 널리 벌어진 시간대에 분포되어 출현한다. 이처럼 명백한 불리함에도 불구하고 새로운 테크닉은 옛것보다 훨씬 우월해서 참으로 그것만이 유일한 가능성이라는 데에는 의심의 여지가 없다.(p. 12)

이런 선언에도 불구하고 우리는 프로이트가 이다로 하여금 어떤 꿈(예를 들어, 이전의 분석시간에 이미 꽤나 오래 동안 논의했던 꿈)에 대해 계속 이야기하게끔 **지시했고** 그 꿈에 대해 그녀가 자유연상을 하면서 그녀 스스로 해석하는 대신에 실제로 그가 그 꿈의 모든 측면들을 해석했던 것 같은 경우를 보여주게 된다.[2] 또한 그는 그녀한테 문을 열어주기 전에 그녀가 대기실에서 읽고 있었던 편지에 대해서 그녀 스스로 그에게 말해줄지 알아보려는 잠시의 망설임도 없이 말해달라고 요구했다. 그리고 그는 어떤 특별한 증상에 대한 열쇠들이 "조각조각으로 나타나 다양한 맥락 속에 엮이고 널리 벌어진 시간대에 걸쳐 분포되어 출현하길" 끈기 있게 기다리지 못했다. 그 대신에 그는 간혹 잠긴 문을 거의 모두 열어줬던 것 같고 마치 이다가 고해소에 있는 것처럼 고백하도록 밀어붙였다(pp. 74-76). 또한 그는 그녀로 하여금 인정하게 했던 결론으로 건너뛰었다(pp. 58-59 및 69-70).

그녀와의 작업에 대한 그의 접근방법—적어도 그의 사례 평가에 실려 있는 것—을 훗날 『테크닉에 관한 논문』에 나타난 언급과 비교해 보면 우리는 1913년에야 그가 초기 방법들의 어리석음에 대해 깨닫고 있었다는 것을 알게 되는데, 그는 **분석수행자가 스스로 동일한 결론을 내리는 데에서 단지 "짧은 한 발짝 거리를 두게" 될 때까지 분석가가 해석하지 않아야 한다는 취지로** 언급했다(『표준영역판』 VII, p. 140; 저자의 강조). 그가 이다의 괴로운 상태에 대한 해석들은 그때까지 그래왔던 것처럼 재기가 뛰어나거나 표적을 빗나가는데, (우리가 알고 있는 한) 이다의 정신건강에 보통 정도의 효과를 냈던 까닭은 그녀 스스로 그런 결론들에 도달했던 일이 없었고 실제로 언급하지도 않았다. 그래서 논의해보려 한다.

프로이트가 『테크닉에 관한 논문』에서 추천하는 방법이라면 어

2) 더욱이 그는 망설이면서 해석하거나 "그것이 이러이러할 거라고 생각합니까?"처럼 의문문의 형태로 해석하기보다는 거의 언제나 명확하게 해석했음(예를 들어, 『표준영역판』 VII, p. 66).

떤 것이든 우리는 하지 **않게 되는데** 그가 스스로 한 번쯤은 해봤다는 것을 명심해 두어야 한다. 그는 시행착오로 어느 정도까지는 알아갔으며 『테크닉에 관한 논문』에서 우리에게 보여준 접근방법을 생각해내기 전에도 다른 다양한 방안들을 탐구했다. 또한 모든 도덕주의자들한테서 사실인 것처럼 그 텍스트에 포함된 경고는 흔히 그 스스로에게 하는 것이었는데, 그 경고들이 프로이트(또한 그와 비슷한 다른 사람들)가 그렇게 하고 싶은 유혹을 끊임없이 느끼는 정확히 그런 것들이기 때문이다. 그는 본질적으로 "내 말대로 하세요, 내가 하는 대로는 따라하지 마세요"라고 우리에게 요청하고 있다. 아무도 그렇게 하고 싶은 유혹에 끌리지 않는 방법에 관해서는 경고나 규칙을 내놓을 필요가 없다는 것을 기억해보라. 예를 들어서, 만일 의사들이 자신의 분석수행자들과 사랑으로나 성적으로 관련되는 일이 결코 없다면 치료자들이 그들의 환자들과 사랑으로나 성적으로 관련되어서는 안 된다고 규정할 필요가 없겠지![3]

프로이트가 1900년에 시행했던 진료방식의 결과는 이다의 분석이 이다의 것이 아니라 오히려 프로이트의 분석이 되었다는 것이다. 그것은 다음과 같은 것으로 나타난다.

- 그는 한 군데에서 그녀의 치료를 가리켜 "나의 치료"라고 부르고(『표준영역판』 VII, p. 120), "내 결론"이라 언급하며(p. 95) "[그가] 도달했던 결론들"에 대해 그녀에게 알려준 사실을 언급하고 있다(p. 100).

3) 저자가 여기서와 다른 책에서 분석가들한테 하라고 권하거나 하지 말라고 했던 모든 것은 사실임.

- 그는 그녀의 첫 번째 꿈에 대하여 "특별히 세심한 조사를 시행하기로 결심했다"고 말하며, "그 꿈의 해명으로부터 얻는 기대들이 자연스럽게 고조되었으나… [그가] 최근의 재현에 대한 흥미로운 원인이 되었던 것을 맨 먼저 알아내고 싶었다"(p. 64)고 말한다. 이 말은 분명히 그 자신의 아젠더를 갖고 있다는 것을 의미하는데, 그것은 실제적인 임상 사례의 맥락에서 증명되었고, 그가 『꿈의 해석』에서 설명했던 것들, 즉 모든 꿈들이 소망을 성취시킨다는 것과 어린 시절의 소망까지도 성취시켜준다는 이론들이다(pp. 68 및 71).
- 그가 "이런 작은 히스테리(petite hystérie) 사례에 대해 완벽한 설명을 해주길"(p. 24) 원했다고 우리에게 말해준다. 그런데도 너무 빨리 끝나버려 완전한 분석으로 생각될 수 없어서 그 틈새를 "철저한 분석에 속했던 다른 사례들"(p. 85)에 기초를 두어 메꿔야 했는데, 그가 어째서 다른 사례가 아닌 이 사례에 대해 썼는지 우리는 궁금해진다(그 대답은 표면상으론 그가 분석했던 두 가지 꿈들과 관련되어 있지만 아마 적어도 우리가 나중에 알아보게 될 다른 요인들에 관련된 것 같다).[4)]
- 그는 자신의 "만족감"을 이다한테 표현했는데, 특별히 유익한 분석시간이었다고 믿는다는 말에서 그렇다(이 말은 이다가 바로 그 다음 분석시간에 분석을 중단했다는 사실에 비추어 볼 때 특히 유의미하다: p. 105).
- 또한 그녀가 15개월 뒤에 분석을 다시 시작하려고 프로이트를

4) 훗날 그는 "가장 완전한 분석도 그 데이터에 틈새를 보이고 불충분하게 기록된다"는 것을 인정함(『표준영역판』 XXI, p. 107).

만나기 위해 되돌아 왔다는 것을 알게 되는 이 사례연구의 끝에 가서 프로이트가 또 다른 협조하에 그녀와의 작업을 재개하는 대신에 즉각적으로 "그녀는 진정으로 그런 것이 아니라"(p. 121)고 확신하게 되었다. 또한 그는 "그녀의 괴로움들에 대한 훨씬 더 근본적인 치료를 제공한다는 만족감을 앗아가 버린 그녀를 용서할 작정이었다"(p. 122)는 점을 내비쳤다. 달리 말해서, 그녀의 생활에서 모든 것에 대한 완벽한 설명에 이르게 되리라는 그의 희망이 꺾여버렸던 것이고 "그 치료의 성공적인 종결에 대한 [그의] 희망이 최고조에 달하게 될 바로 그 때"((p. 109)에 훌륭한 종결로 분석을 이끌어 가리라는 희망에 찬물을 끼얹었던 것이다.

그 당시 프로이트한테 자신의 정신치료 방법이 단지 우수하다는 것을 이다의 분석을 통해 세상에 보여주는 일이 분명히 너무나 중요했고 『꿈의 해석』에서 볼 수 있듯이 꿈 해석에 대한 자신의 방법 속에 절대적 진리가 포함되었음을 보여주는 일도 마찬가지였다.

분석은 "과학적 목적"(『표준영역판』 VII, p. 114)에 종속되지 않아야 한다는 훗날의 주장에도 불구하고 적어도 마지막 몇 주 동안에는 이다의 치료를 꿈 이론의 제시보다 경시했다는 것은 매우 분명해 보인다. 참으로 처음에 그는 이 사례연구의 제목을 "꿈과 히스테리"(『표준영역판』 VII, p. 10)로 정하려고 했다. 프로이트가 이다에게 강력히 권하지 않았다면 결국 이다가 연이어 두세 번의 분석시간 동안 온통 꿈에 대해 자발적으로 논의했다고 믿기란 어려운 일이다.[5] 프로이트가 이 사

5) 도라가 첫 번째 꿈을 프로이트한테 말해준 그 분석시간에 그는 "그 다음 시간에 [첫 번째 꿈의 더 많

례연구를 5년 동안이나 출판하지 못한 채 붙들고 있었다는 것도 주목해보자. 아마도 처음엔 그가 원고를 보낸 출판사(『심리학 · 신경학 잡지』의 편집인 브로드만)에서 누군지 알 수 있는 개인적인 정보가 너무 많이 포함되어 있어 거부했기 때문이었을 것이다. 또한 그가 이다와 함께 했던 작업에 대해 갖고 있는 어떤 꺼림칙함 때문이었을 것이다(pp. 7 및 322). 그와는 달리 다른 잡지에서 곧바로 게재를 받아들였지만 그가 출판되기까지 4년 동안 붙들고 기다렸다는 사실은 설명하기가 쉽지 않다.[6]

이다의 상황에 대한 개요

문학의 생생한 작품들처럼 [프로이트의 사례사들]이 포함하고 있는 자료는 원래의 분석과 그에 동반된 해석보다 항상 더욱 풍성하다.[7]

—마르쿠스, 1975/1990, p. 310

서두는 이만큼 해두고 이제 이다의 상황에 대한 간략한 요약으

은 해석을] 도라한테 말해주기로 약속했다"(『표준영역판』 VII, p. 71). 그러나 그 다음 분석시간에 도라는 그 꿈에 대해 할 말이 많았지만 그는 "그 꿈의 해석이 완료되었다"(p. 73)고 느꼈음. 그 이후 두 번의 분석시간을 두 번째 꿈에 모두 사용했음(p. 105). 세 번째 시간에 도라는 치료를 중단했음. 몇 년이 흐른 뒤에 프로이트는 한 번의 분석시간에 성취할 수 있는 해석의 분량이 충분하다고 생각해서 꿈의 내용을 충분히 찾아내지 못하더라도 손실로 간주되지 말아야 한다고 했음(p. 92). 즉 어떤 꿈의 해석도 완전한 해결은 불가능하다는 것임(p. 93). 프로이트는 "오늘의 꿈을 만들어내는 모든 소망스런 충동이 이해되지 않았다면 다른 꿈들에 다시 나타날 것"(p. 94)이라고 덧붙였음.

6) 존스의 설명(1953, 제1권, p. 362 n. i)으로는 프로이트가 도라 사례의 출간을 주저했다는 것임. 다른 잡지사의 편집자한테 "Dreams and Hysteria"라는 제목으로 원고를 보냈다가 곧바로 마음이 바뀌어 회수한 다음 책상 속에 4년 동안이나 넣어두었다고 함. Appignanesi와 Forrester는 프로이트가 4년이 지난 다음에 출간했던 것과 도라가 1905년 4월 2일에 엄마가 되었다는 소식을 결부시켜, "프로이트의 눈에는 여인과 소녀를 분리시킨 루비콘 강을 건넜다"(1992, p. 164)고 멋지게 표현했음.

7) 사례 이야기의 가치는 필자가 전달하려던 것보다 항상 더 크다고 함. 독자들이 보이는 자료의 해석은 필자가 봤던 것과 크게 다르고 그 이상이라고 함(핑크, 2014b, pp. xiii–xvi).

로 가보자. 이다의 아버지는 이다의 어머니와 결혼하기 이전부터 매독(혹은 매독형 질환)에 걸려 있었고 매독의 증상들을 그의 아내한테 전해주었다고 생각되며 그의 딸에게도(매우 불쾌하고 부끄러운 질의 분비물이 포함되는 것처럼 보임: 『표준영역판』 VII, pp. 83-84) 전해주었을 것이다. 이다가 12살쯤 되었을 때 그녀의 아버지는—그녀가 6살쯤 되었을 때부터 호흡곤란이 포함된 몇 가지 질환들을 이미 앓고 있었음—다시금 건강이 악화되어 프로이트한테 진료를 받았다. 프로이트는 성적인 전염병을 알아보고 다른 의사들이 도와줄 수 없었던 그를 도와주게 되었다(p. 19).

이다의 아버지와 어머니의 관계는 수년 동안 좋지 않았다(그녀의 어머니는 프로이트가 "주부 정신증"이라 부른 것으로 발전될 수도 있는데, 아마도 "지저분한" 매독성 분비물 때문에 집안의 청결에 강박적으로 되어갔거나[『표준영역판』 VII, pp. 20 및 90] 또는 그녀가 통제할 수 있다고 느껴지는 그녀 생활의 유일한 부분이었기 때문임). 또한 그녀의 아버지가 성적으로 무능했을지라도 K씨 부부의 여자 쪽과 성적이고 로맨틱한 관계를 가져왔던 것처럼 보였다. 이다네 가족들은 아버지의 결핵 때문에 프로이트가 B라고 부르는 작은 읍내에서 살았던 동안에 K씨 부부를 만나게 되었다(도라가 여섯 살쯤 되었을 때 그녀의 가족들은 지금 이태리에 속하는 메라노라고 알려진 알프스의 리조트로 이사해 왔다. p. 19).

이다와 K부인은 친밀한 친구 사이가 되고 서로 믿을 만한 친구가 되어 찾아다녔는데, 밤에는 한 침대 위에서 잠을 자면서 성적인 기교에 대해서도 자세히 의논하곤 했다. 아마도 남자가 "발기부전"이라 알려진 것을 앓았을 때 사용되는 방법들(쿤닐링구스와 펠라티오?)이다.[8] K부인과 남편은 사이좋게 살지 못해서 이혼을 생각하고 있었지만, 소문에 의하면 자식들 때문에 여태까지 동거하고 있었다는 것이다. 또한 이다는 분명히 K부인의 "결혼생활에서 오는 여러 어려움들에 대해 조언자"(『표준영역판』 VII, p. 61) 역할을 하고 있었다.

분석으로 들어가는 이다

신경증의 구조는 본질적으로 [주체가 스스로에게 묻는] 하나의 질문이다.

—라깡, 『세미나 III』 p. 174

어떤 의사에게든 가장 중요한 관심사항은 아직도 십대에 불과한 이다가 **그녀 자신의 자유의지로 프로이트를 보러 오지 않았다**는 사실이라고 생각한다. 또한 그녀의 곤란한 상태에 대해 누구에게도 말하고 싶지 않았을 것이다. 그녀는 꼬마일 때부터 아주 다양한 질환들(특히 호흡곤란과 편두통, 신경성 기침, 목소리의 상실) 때문에 수십 명의 의사들을 만나봤지만 그 질환들 가운데 어떤 것도 치료하려는 그들의 소용없는 노력에 대해 비웃는다는 것을 알고 있었다.[9] 그녀는 의사들을 신뢰하지 않았고 "그녀의 내키지 않음에도 불구하고" 그녀가 프로이트를 만나보러 왔던 것은 오직 아버지의 강요 때문이고 그의 "위신" 때문이

8) 이다가 누군가한테 성적인 만족을 주는 구강적인 방법을 넌지시 말하고 있다는 프로이트의 의심을 확인해줄 때(『표준영역판』 VII, pp. 47-48), 프로이트는 이다와 K부인이 펠라티오에 대해 이야기했다고 추정하게 되는데, 프로이트의 말로는 이다의 아버지가 폐결핵과 매독에다가 심장병까지 앓고 있어서 발기가 전혀 불가능했다고 우리에게 말해줌. 따라서 라깡이 지적하는 것처럼 이다는 쿤닐링구스라는 구강성교를 암시할 가능성이 더욱 컸다는 것임(『에크리』, p. 180). 개인적인 이유로 프로이트는 이다가 그녀의 아버지한테 구강성교를 하는 K부인의 모습을 상상했을 거라는 결론으로 건너뛰었다고 함.

9) 그녀의 특수한 증상들에 대한 몇 가지 가능한 해석은 〈부록 4〉를 참고.

었다(『표준영역판』 VII, pp. 22-23).

가뜩이나 이다 자신은 변화에 아무런 관심도 보여주지 않았다! **그녀가 변하기를 바랐던 사람은 그녀의 아버지였다.** 그가 그녀의 변화를 원했던 까닭은 K부인(그의 좋은 친구인 K씨의 부인)과의 단순한 친구관계라고 표현했던 것에 대한 그녀의 변함없는 부정적 태도 때문에 엄청난 괴로움을 당했기 때문이다. 그 부인은 몇 년간에 걸쳐 그가 여러 가지 질환들을 앓는 동안에 그를 헌신적으로 돌봐준 여인이었다. 이다는 이전엔 K부인과 매우 가까웠고(아마도 이다의 가족들이 처음 메라노로 이사했을 때인 6살부터 시작되어 16살에 이르도록 지속됨: 『표준영역판』 VII, p. 19), 또한 처음에는 아버지와 많은 시간을 함께 보내는 K부인에게 이의를 제기하지 않았다. 그러나 잠시 후에 돌아가 볼 어떤 사건이 벌어진 16살 때부터 그녀의 태도가 변했고 K부인에 대해 실망하면서 아버지에 대해 몹시 화를 내고 있었다.

더욱이 프로이트와 연락했던 사람은 아마 이다를 대신한 이다의 아버지였고, 그는 그 자신과 K부인 사이에 진행되는 것에 대한 자신의 생각을 프로이트한테 확신시키려 했으며, 또한 K부인의 남편인 K씨와 이다 사이에서 "실제로 벌어진" 일에 대해서도 마찬가지였다. 이다는 16살에 K씨가 자신을 유혹했다고 가족들한테 불평을 털어놓았다. 그녀의 아버지와 삼촌이 이 말을 조사해 보았지만 K씨는 격렬하게 부정하였다(그의 격렬한 부정은 이다의 아버지에 의해 거짓말의 숨길 수 없는 증좌로 쉽게 이해될 수 있었지만 아버지는 분명히 심리학자가 아니었고 또한 그런 유혹이 있지 않았다고 믿고 싶어했다; 『표준영역판』 VII, pp. 25-26). 일이 더욱 꼬이게 만들었던 것은 그들의 호숫가 집에 있던 섹스에 관한 온갖 책들(만테가차의 『사랑의 생리학』 같은 것)을 이다가 읽었다는 K씨의 주장 때문이었다. 그녀는 분명히 그 일 전체를 상상이라고 주장했다(p. 26). 이다가 그런 책들을 탐독했다는 것을 그녀의 남편이 알 수 있었던 유일한 길은 K부인이 이다와 함께 비밀리에 논의했던 말들을 그에게 말해주어서 알지 않았나 하는 것인데, 달리 말해서, 이다한테 분명해진 것은 이다가 비밀리에 K부인에게 들려준 어떤 말이나 그밖의 모든 말들을 K씨(K부인이 이혼하고 싶다고 흔히 털어놨던 바로 그 남자)에게 전달함으로써 K부인이 이다의 신뢰를 저버렸다(『표준영역판』 VII, p. 62)는 것이다. 이다의 아버지는 "적절치 못한 청혼"이 오직 이다의 머릿속에서 일어났다고 믿게 되어 너무 기뻤다. 또한 그는 이다가 모든 장면을 지어내서 이야기한다고 털어놓고서 이다에게 확신시켜주는 일을 프로이트한테 맡겨두고 싶어했다.

대충 말해서, 이런 협조 아래 누군가와 정신치료 작업을 시작하게 된다는 것은 끔찍한 일이라는 점에 어떤 임상가든 동의하게 되리라고 짐작되는 일이다. 환자는 변화에 관심이 없으며 치료에 대한 믿음도 없었다. 그녀는 의사를 만나보도록 강요되어 있었는데, 그 이유는 그 의사에 의해 모두가 더할 나위 없이 좋아진다는 것을 그녀에게 확신시켜주도록 그녀의 아버지가 바랐기 때문이다. 또한 "다른 여자"와 맺고 있는 그의 관계가 몸이나 마음의 일이 아니라는 것과 그의 친구인 K씨가 결코 이다를 유혹하지 않았다는 것, K씨가 이다를 받아들이는 대신에 아버지는 K부인을 받기로 하는 (명시적이든 암묵적이든) 타협을 전혀 하지 않았다는 것, 또한 최상의 세상에서 최고의 상태로 이렇게 좋은데 그녀의 아버지가 K부인을 포기할 아무런 이유가 없었다는 것을 그녀에게 확신시켜주는 일이었다.

프로이트는 이다의 아버지가 제안했던 일의 부담을 분명히 거부

했지만 그 소녀와 이야기하기 위해 만나는 일에는 동의하였다.[10)]

그런 상황에서 임상가가 직면하게 되는 첫 번째 일은 **그녀가 치료에 참여하고 싶은 그녀 나름의 이유를 찾아낼 만큼 환자에게 흥미를 불러일으키는 방법이 있는지 알아보는** 일이다. 어떤 사람을 만족시키거나 달래주기 위해—달리 말해서, 어떤 사람의 호의를 얻어내거나 그에게 참견하기 위해—행해진 치료는 아무 성과를 못 보게 되어 있고, 따라서 그 환자가 찾아가길 다른 사람이 원하기 때문에 찾아온 환자는 재빨리 고무되지 않으면 그 작업으로 얻는 것이 별로 없다. 어떤 사람들은 처음엔 그들의 인생에서 새로운 사람으로서 치료자와의 관계에 대해 흥미로워질 수도 있는데, 치료자가 잘생기고 재치 있으며 공감적이고 배려해주거나 혹은 다른 방식으로 흥미를 보이고, 이런 점이 당분간 분석시간에 실제로 나타나게 되는 그들의 의향을 북돋아주게 된다. 그러나 이제 환자가 어떻게 스스로를 찾아가는 상황에 놓이는지 그에 대한 그녀 자신의 호기심을 불러일으키는 방법을 임상가가 찾을 수 없게 된다면 치료는 실패할 수 밖에 없다. (여기서 그녀의 호기심은 그녀에 대한 분석의사의 호기심과 만남으로부터 커지게 되고 분석의는 그녀의 말에서 모순과 역설의 부각을 고려해야 하는데, 그것들이 그녀 자신의 역사를 탐구하고 진행되어가는 것을 알아내는 방법에 대한 호기심을 유발시킬 수 있기 때문임.) 왜냐하면 진정한 치료 작업은 뭔가를 찾아내거나 뭔가를 알아내거나 새로운 방법을 찾으려는 환자 자신의 욕망에 의해 항상 촉발되기 때문이다. 정신분석에서 분석의 근본적인

10) 치료자가 환자의 가족들을 알고 사물에 대한 그들의 시각을 알고 있을 때에 그것은 항상 더욱 복잡해지고, 또한 프로이트가 이다의 어머니를 제외하고는 가족들 모두에 대해 실제로 잘 알고 있었다는 것을 지적해둘 가치가 있음(『표준영역판』 VII, pp. 19–20).

원동력으로 작용하는 것은 분석수행자의 욕망이다("회복에 대한 환자의 욕망은 우리의 공동 작업에서 환자가 참여하도록 권유되어 왔던 것이다"라는 프로이트의 표현처럼: 『표준영역판』 XVI, p. 437). 또한 분석가의 욕망은 간혹 분석수행자의 욕망을 떠받쳐주고 지탱해줘야 하는데(또한 가끔은 분석수행자가 분석 프로젝트에 대한 열의를 일시적으로 잃어버렸을 때 그의 욕망을 대신해주기도 함), 분석수행자 편에서 자신의 인생에 대해 찾아내고 바꿔갈 욕망이 표면화되지 않으면, 엄밀히 말해서, 분석도 없다. 분석수행자가 어쨌든 계속 머물러 있게 되면 단지 "마지못해 시늉만 하는 것"으로 끝날 것이다.[11]

이런 의미에서 프로이트가 이다로 하여금 적어도 석 달에 걸쳐 모두 약 70회의 분석시간 동안 프로젝트에의 참여를 유지하게 했다는 것은 우리에겐 다소 놀라운 일로 생각된다. 사례에 대한 프로이트의 저술에 몇 가지 힌트가 나와 있는데, 그녀 자신에 대한 의문들을 제기하는 것으로 시작되어 있었다. 그는 우리에게 다음과 같이 말해주고 있다. 1) 그녀가 아버지와 K부인 사이의 관계를 더 이상 견뎌낼 수 없을 때 작성했던 자살의 유서에 관하여 그녀는 그 글을 책상에 넣고 잠가버렸기 때문에 부모들이 그 글을 어떻게 찾아낼 수 있을지 궁금해 하였다(p. 23 n. 1). 2) 첫 번째 꿈을 꾸기 이전에도 그녀는 자신이 왜 병에 걸렸는지 의아해 했고, 또한 (프로이트의 도움 없이도) 아버지가 그녀에게 병을 물려주었다고 비난받게 되리라는 결론을 내리고 있었다(『표준영역판』 VII, p. 75).[12] 3) 두 번째 꿈 이전에 "도라는 스스로 자신의 어

11) 이다의 아버지와 K부인 사이는 친구관계일 뿐이라는 것을 프로이트가 이다에게 확신시켜주지 않는다는 것을 깨닫게 되자 치료에 대한 아버지의 관심이 줄어들고 있었음.

12) 여기서의 언급은 아버지의 매독에 관한 것인데, 그 당시의 많은 사람들이 그 병을 유전적이면서 전염되는 것으로 믿었음(S. 프로이트, 2013, p. ix). 최신판의 번역에는 그녀의 의문이 왜 그녀는 병에

떤 행동들과 그 기반이 되는 동기들 간의 관계에 대해서 수많은 의문들을 제기해 왔다"(P. 95). 그중에서도 특히 그녀는 L이란 읍내의 호숫가에 있었던 K씨의 청혼(아마도 그는 아내와 헤어지고 이다와 결혼하고 싶다는 말을 하려는 것 같았지만, 이다는 그의 말이 끝나길 기다리지 않고서 그의 뺨을 때렸음)에 대하여 그녀는 몹시 불쾌하게 여겼는데도 부모들한테 즉각적으로 말하지 않았던 이유에 대해 의문을 품었고 또한 그 뒤에 어느 날 그 일에 대해서 부모한테 갑자기 말했던 이유에 대해서도 그랬다(p. 104 n. 2 및 p. 107. 여기서 우리는 이런 의문이 치료의 종결에 이를 때까지 그녀의 생각 속에 지속되었음을 알 수 있다).

그러나 이 사례의 기록을 읽는 독자는 다음과 같은 인상을 받게 될 것이다. 이다 쪽에서 그러한 자문을 조성했다기보다—이다의 욕망을 길러주기보다 오히려 (라깡이 우리에게 말해준) 욕망이 문제가 되는 한—다시 말해, 그녀 자신의 심사숙고를 받아들일 여유를 그녀에게 내주면서 그녀의 사고방식을 따라가기보다 프로이트는 자신이 가까운 장래의 일이라 생각되는 것으로 그녀를 계속 되돌아가게 했는데, 그는 그 당시에 가장 깊숙이 감춰진 그녀의 동기와 음모를 모두 그녀가 프로이트 **자신에게** 알려주도록 만들어내는 것처럼 보인다.

프로이트가 한 번에 1년 이상 누군가와 작업하는 것은 그 시점에선 드문 일이었고, 그의 사례사를 읽는 미래의 독자들이 이미 3개월이란 짧은 기간 동안 이다를 괴롭혔던 모든 것을 그가 치료할 수 있었으리라고 믿는 그들의 믿음을 완화시켜야 할 필요성을 그는 이미 느꼈던 것처럼 보인다(『표준영역판』 VII, p. 12). 훗날 프로이트는 사람들과 한

걸렸는데 오빠는 걸리지 않았느냐는 것을 암시하고 있음(p. 63).

번에 몇 년씩 작업하기 시작했고 간혹은 다년간 작업하면서 사물들을 조금 다르게 보기 시작했다. 즉 프로이트가 이다를 바로 그 사례라고 확신했던 것(예를 들어, 보통 나이보다 더 늦도록 야뇨증을 보였고 어린아이로서 자위행위를 했으며[pp. 75-79] K씨와 사랑을 하고 그에게 복수하려고 했던 것[p. 95])[13]에 대해 즉석에서의 "완전한 자백"과 철저한 설명을 위해 작업하는 일보다 어떤 것을 알아내려는 자동적인 욕망—분석가는 단지 동반될 수 있을 뿐인 자율적인 욕망—을 분석수행자한테 길러주는 일이 훨씬 더 중요하다는 것을 알게 되었다.

프로이트가 보인 외곬수 목표의 한 가지 결과는 그가 지나치게 열심히 작업했던 방식인 것처럼 보인다는 점이다. 이다는 제 좋을 대로 분석시간을 시작하고 이 방향 저 방향으로 돌아다니며 그녀의 페이스대로 일하도록 권하기보다는 오히려 프로이트의 마음은 날마다 더 빠른 속도로 나아가는 것처럼 보이는데, 그는 가급적 그녀한테 도움을 덜 받으며 모든 것을 알아 가려고 했다(어느 한 경우에 그의 지적능력이 상당히 "저조해졌다"고 우리에게 말하기도 했는데, 그가 어떤 것을 즉각적으로 파악하지 못했기 때문이고, "그녀로 하여금 계속 말하도록 해서" 그녀 스스로 이것저것 종합하여 추측하게끔 놔두었기 때문이었다. 『표준영역판』 VII, p. 59). 이 모든 명석함이 그 나름대로 그것의 진상을 규명하고 자신의 생각이 영락없이 옳다는 고집으로 소용없게 되었다고 말할 수도 있다(p. 66). 만일 이다가 프로이트의 해석으로 도움이 되지 않았다면 프로이트가 옳다는 것은 누구한테 이로울 수 있는가(p. 99)? 또한 그 해석이 이다한테 도움이 되지 않았다면 그가 옳다는 것을

13) 도라가 프로이트의 키스를 원했다는 생각이 분석시간 중에 그녀의 마음을 스쳐지나갔다고 인정하게끔 프로이트가 시도했는지 그 여부는 분명치 않음(『표준영역판』 VII, p. 74).

어떻게 알 수 있을까? 환자한테 도움 되는 일이 정확하게 들어맞은 해석의 유일한 궁극적 증거가 아니었을까?[14]

강박증 환자들은 흔히 모든 해석 작업을 분석가로부터 그 어떤 정보입력도 없이 그들 스스로 하길 좋아하겠지만(그들은 분석가의 말을 무시하거나 못들은 척하고 경시하거나 혹은 바로 거기서 밀어붙일 수도 있음), 히스테리 환자들은 흔히 분석가가 거의 모든 작업을 해주는 상황으로 되어 버린다. 그 까닭은 히스테리 환자들이 그 작업을 할 수 없는 것으로—다시 말해 도움이 필요한 것으로—그 자신을 내보이기 때문이거나 혹은 분석가 자신들이 그런 식으로 그들을 보게 되는 덫에 빠지기 때문이다(혹은 둘 모두이다).[15] 분석가는 강박증 환자들이 실제로 분석가가 방금 말했던 것들을 충분히 인식할 만큼 오랫동안 말을 중단할 수 있도록 보장해주어야 한다(또한 분석가들은 침묵을 받아주면서 가만히 앉아 있고 아무 일도 안 하기보다는 때로는 다소 강력하게 강박증 환자들의 독백을 중단시켜야 한다). 그 반면에 분석가는 히스테리 환자들이 분석에서 작업의 가장 큰 몫을 해내도록 보장해주는 방식을 찾아내야 한다. 오늘날 대부분의 정신분석 슈퍼바이저들은 프로이트가 치료에 과도하게 투자해왔다고 생각하는 것 같은데, 이다의 "틀림없는 복수 행위"가 프로이트에게 향하는 것으로 받아들여 과도한 상처를 받는 것으로 생각된다(p. 109). 또한 그는 분석 내내 너무 열심히 작

14) 프로이트가 우리에게 말해준 것처럼, 환자가 처음에 해석에 동의하지 않는다는 사실은 그 해석이 잘못되었음을 반드시 의미하는 것은 아니라 함. 그 이유는 환자가 그 해석을 처음에는 불쾌하고 모욕적인 것으로 알지만 나중에는 그 해석에 동의하게 된다고 함. 그러나 해석이 즉각적인 영향이나 사후적인 영향이 없어서 환자를 조만간에 변화시키지 못하는 해석은 틀린 것으로 배제되어야 함(『표준영역판』 XXIII, p. 265).

15) 다른 분석가들을 슈퍼비전한 내 경험이 믿어진다면 여성 히스테리 환자와 이런 함정에 빠지는 것은 남자 분석가들만이 아니라는 것임. 남자 분석가와 여자 분석가는 남녀 히스테리 환자 모두에게서 동일한 함정에 흔히 빠져들게 됨.

업했는데, 셜록 홈스와 같은 그 자신의 탁월한 추리력이란 인상을 이다한테 강하게 심어주려고 하였다(특히 그들의 마지막 분석시간에 대한 그의 설명을 참고해보자. 거기서 그는 입을 다물지 못하다가 겨우 그녀에게 말하게끔 허용하는 것처럼 보인다. p. 108).

프로이트가—어린 이다의 아동기 수음, 아버지에 대한 그녀의 사랑, K부인에 대한 그녀의 사랑, 그녀가 꾼 꿈의 의미(pp. 66, 69), 기타 등등에 관하여—추론으로 끝내고 있는 그 대부분은 아무런 소용도 없게 되는데, 그녀가 확신하고 생활에 영향을 끼치는 방식으로 그것들에 대해 추론하게끔 하는 대신에 프로이트 자신이 추론하는 한 그렇다는 것이다(예를 들어, p. 82 참조). 참으로 그는 간혹 그녀가 동의하지 않는 것들에 대해 그가 옳다는 것을 인정하도록 그녀에게 강요함으로써 괴롭히고 있다(예를 들어, 어느날 그녀가 분석시간에 가져온 손가방이나 지갑에 대해, 그것에 대한 그녀의 행동을 단속하려는 듯이 보이는 것, p. 69). 만일 프로이트가 보석상자(Schmuckkästchen)—첫 번째 꿈에 나왔던 화재에 휩싸인 집에서 그녀의 어머니가 지켜내려고 간절히 바랐던 대상의 묘사에 그녀가 사용하곤 했던 단어—가 그녀한테 다른 의미나 함축된 의미를 보이는지 프로이트가 단지 이다에게 물어봤다면 그것이 훨씬 더 쉬워졌을 것이라고 생각된다. 또는 보석상자가 여성의 성기에 대해 "마음에 드는 표현"이라는 것을 그녀가 알고 있는 것으로 확신한다고 그녀에게 그 즉시 말해주는 대신에 그는 그녀로 하여금 그 외의 다른 것을 생각하게끔 만들었다면 얼마나 쉬워졌을까! 나중에 밝혀진 것처럼, 그녀는 그 표현을 알고 있었고, 프로이트로 하여금, 말하자면, "그녀에게 강요하기"보다 그녀 스스로 연결 짓게 하는 것이 훨씬 더 확실해지는 것으로 알게 되었을 것이다.

이다 분석의 전개

도라 사례가 프로이트에 의해 일련의 변증법적 반전의 형태로 제시된다는 것을 지금까지는 아무도 강조하지 않았다는 점이 인상적이다.[16)]

—라깡, 『에크리』, p. 178

다른 사람들에 대한 일련의 비난들 덕분에 동일한 내용으로 일련의 자책이 존재한다는 것을 짐작하게 해준다.

—프로이트, 『표준영역판』 VII, p. 35

이다는 K부인과 K씨와 맺은 그녀의 관계들의 역사와 발전에 대해서 처음에는 많은 정보를 프로이트한테 제공해주지 않았다. **치료의 시작에서** (그녀가 갖고 있었다면) **그녀의 관심사는 그녀의 아버지와 K부인 간의 관계에 대해 불만을 털어놓는 일이었다.** 치료의 시작에서 환자의 불편함이 무엇인지 생각해보는 일은 항상 유용하다. 특히 환자가 자발적으로 치료하러 오지 않았을 때 그렇다. 이다의 아버지는 자신의 불편함이 무엇인지—이다가 그에게 화내며 행동했다는 것과 그에게 K부인과의 일을 중단시키려는 것—프로이트한테 매우 분명하게 밝혔는데, **분석의 원동력이 될 수 있는 것은 환자의 불편함이다**(부모의 불편함이 아니다). 이다의 불평은 자신이 마음에 들지 않는 상황 속으로 말려들어 갔다는 것인데, 사각관계 혹은 훨씬 더 복잡한 기하학적 도형에

16) 라깡은 1951년 『에크리』 (p. 178)에서 프로이트에게 경의를 표하고 있음. 즉 자료의 출현이 환자에게 맡겨져 있는데, 거기에 관련된 것이 구조의 운료(scansion 운에 맞춰 끝내기)이고, 그 구조 내에서 주체한테 진실은 변하게 됨. 구조는 사물의 이해에 영향을 줄 뿐만 아니라 주체로서의 그녀의 위치에도 영향을 주는데, 그 위치의 기능이 되는 "대상들"도 영향을 받음. 사례사의 구상이 주체의 발전과 동일하고 치료의 실재와도 동일하다는 것임

더 비슷해진 어떤 것이 됨으로써 사랑의 삼각관계보다 더욱 복잡해졌다는 것이다(그림 5-1을 보면, 겹세로줄이 그어진 선들은 막히거나 실패된 관계를 가리킴). 그런 상황에서 그녀의 아버지와 K부인의 연애사건에 대해 기꺼이 눈감아주는 대가로 K씨에게 그녀를 주게 되었다는 것이다. 또한 거기서 그녀는 단지 노리개일 뿐이었다(이다는 두 남자들 간에 맺어진 **명시적인** 계약에 대해 전혀 알지 못했는데, K씨는 간혹 자신의 아내와 이다의 아버지 사이의 관계에 대해 이다의 어머니한테 불평하기도 했다). 프로이트는 이다의 불평을 들으면서 그와 두 번 만난 이후에 이다의 결론이 기정사실(fait accompli)에 직면되어 있다는 것을 알고 있었다. "다 그런 거야. 내가 어떻게 그걸 변화시킨다고 생각하니? 나는 아무것도 할 수가 없는데"(『표준영역판』 VII, p. 35; 저자가 바꿔 말한 표현).[17]

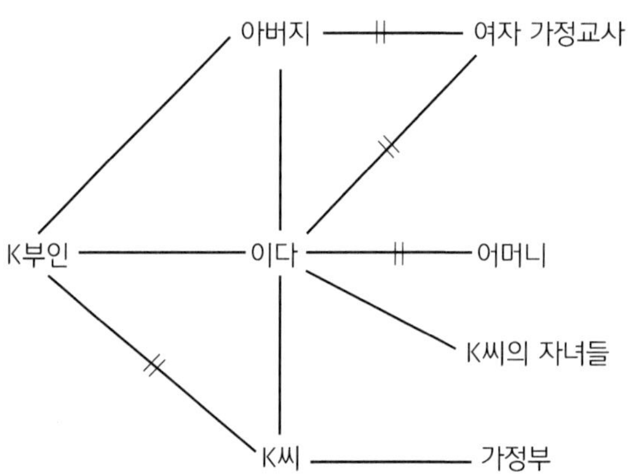

그림 5-1 중앙에 있는 이다의 위치

17) 또는 라깡은 이렇게 바꿔 말함. "이 모든 것은 사실에 입각하고 있어 현실에 기초되어 있는 것이지 내 자신의 의지에 기초되어 있지 않다. 그것을 어떻게 하면 좋을까?"(『에크리』 p. 179).

이다가 실제로 몇 년에 걸쳐 그녀의 아버지와 K부인 간의 관계를 도와주고 부추겼다는 사실이 드러난 것은 오로지 그녀가 프로이트와 함께 그 상황의 세부사항까지 논의했던 덕분이었다. 가족들끼리 다 함께 산책을 나갔을 때에도 이다의 아버지와 K부인은 대개 은밀히 이야기할 수 있도록 다른 사람들 뒤에서 꾸물거릴 방법을 대개 찾아냈을 것이다. 또한 이다는 K씨와 단둘이 있게 되는 자신을 흔히 발견하게 되었을 것이다. 그녀는 K씨의 자녀들에게 매우 적극적인 관심을 보이기 시작했고 "그들한테 거의 어머니"가 되다시피 하였는데(『표준영역판』 VII, p. 25), 그 일이 그녀 자신과 K씨의 사이에서 매우 가까운 관계를 시작하도록 이끌어 주었다. 간혹 그녀의 아버지와 K부인이 어딘가에 함께 떨어져 있다는 것을 이다가 알아차렸을 때 그녀는 의도적으로 K씨네 아이들의 손을 잡고서 아버지와 K부인의 밀회를 방해하지 않는 확실한 방향으로 아이들을 데려갔다. 또한 그녀는 아버지가 K부인과 함께 있다고 믿어질 때에는 K부인에게 가지 않으려고 했을 것이다(p. 36).

이다가 왜 이런 일들을 벌였는지 묻기 전에 **이것은 관점의 근본적인 변화를 내포하고 있다**는 것이 지적되어야 한다. 이런 세부사항들이 저절로 쏟아져 나왔을까? 혹은 프로이트가 권유했던가? 왜냐하면 (라깡이 가설을 세우고 있는 것처럼) 프로이트는 비록 사람들(특히 히스테리 환자들)이 처음부터 마치 그들의 인생에서 잘못된 모든 것들을 그들 주위사람들의 잘못 탓인 것처럼 흔히 말할지라도[18]—그들 자신은

18) 다른 한편 강박증 환자들은 일반적으로 모든 것에 대해 스스로를 비난하게 되는데, 그들이 이 세상에서 실제로 갖고 있는 힘보다 더 많은 것을 스스로한테 부여하고 사건과의 관계에서 그들의 실제적인 역할을 오인하고 있음(즉 그들은 잘못된 일들에 대하여 스스로를 비난하게 됨).

순수하고 아무 잘못도 없는 "아름다운 영혼"으로서 작은 시골 읍내 낮은 계급의 가정에서 혹은 그들한테 별로 가치가 없는 잔혹한 세상에서 살고 있음—그들이 스스로를 발견하게 되는 그러한 곤경에 적어도 어떤 식으로든 대개 한몫해왔다는 견해를 갖고 있었기 때문이다. 프로이트가 이다로 하여금 모든 세부사항들로 들어가 보도록 권유했는지 그 여부를 알려주지 않아서 우리도 아마 알지 못하게 될 것이다. 왜냐하면 프로이트는 얼마큼의 원인이 그녀 쪽에 있다고 의심했기 때문이거나 혹은 단지 그가 그 상황의 더 충분한 모습을 알려고 노력했기 때문이었다. 즉 우리는 이런 세부사항들이 언제 어떻게 나왔는지 정확히 알지 못한다는 것이다. 그러나 프로이트는 그 이야기에 대하여 그녀가 처음에 암시했던 것보다 더 많은 것이 있을 것 같다는 느낌을 분명히 밝히는데(p. 35), 그것이 항상 그렇다는 것은 아닐까? 일반적인 통념조차 이것을 "모든 이야기에는 양면성이 있다"는 표현으로 인식하지 못하겠는가?

라깡은 프로이트가 헤겔의 『정신현상학』에 나온 "아름다운 영혼"에 대한 논의에 의해 이다가 자신의 고통을 초래하는 데에 어떤 역할을 했다고 생각하게 된다는 것을 암시해준다. 그러나 프로이트가 편집증에 대한 작업과 그 자신의 "자기-분석"을 통해 다른 사람들한테로 향하는 비난이 흔히 **자기**-비난을 나타낸다는 생각을 찾아냈다는 적어도 그 비슷한 인상을 내게 떠올려 준다. 그는 사람들이 무슨 일 때문에 누군가를 비난할 때 그들은 동일한 것 때문에 그들 자신을 비난할 수 있는 충분한 이유를 흔히 갖게 된다고 그의 작업의 수많은 곳에서 보여준다. (또한 헤겔이 마르크스한테 영향을 주었다는 사실보다 헤겔에 대해 더 많은 것을 그가 안다고 명백하게 털어놓은 곳을 나는 알지 못한

다. 『표준영역판』 XXII, pp. 176-177).[19]

어쨌든 비록 프로이트가 이다에 대해 의도적으로 "형세를 역전시켰기" 때문에 이처럼 완전히 새로운 관점이 나타났는지 우리는 알지 못할지라도 중요한 움직임을 마음속에 새겨두게 된다고 믿는다. 환자들이 그들 자신을 찾게 되는 곤경 속으로 빠져드는 데에 있어서(특별한 꿈속에서든 혹은 일반적으로 그들의 생활 속에서든) 완전히 수동적인 것이 아닌 어떤 역할을 해내게 되었는지 우리는 항상 생각해봐야 한다. 또한 치료의 시작에서 그들이 자주 쓰라리게 괴로워하는 그런 곤경에서도 마찬가지다. 우리는 이런 것을 비난으로 변화시키지 않아야 한다(예를 들어, "그래 이런 곤경에 빠지면서 당신은 무얼 했나요?"). 그러나 이런 의심은 의사의 질문과 구두점 찍기를 알려주게 되어 있다.[20] 우리는 이것을 다음과 같은 도식으로 나타낼 수 있다(의식적인 것은 위에 표시되어 있고 무의식적인 것은 아래에 표시되어 있는데, 의문부호는 무의식적일 수 있는 것을 우리가 알지 못하고 있음을 가리킴).

$$\frac{\text{타인들이 이런 딱한 상황에 대한 책임을 진다.}}{?}$$

여기서 "변증법적 운동"은 단지 그 이야기에 대하여 눈에 보이는 것보다 더 많은 것이 있다고 추정하는 일이고, 또한 말로 전해진 의식적인 이야기 뒤에 감춰져 있는 그 이상의 자료나 동기가 있다고 추정하

19) 『표준영역판』 IV, p. 55에 헤겔도 지나가는 말로 언급되어 있음.

20) 구두점 찍기(punctuation)에 대해서는 핑크, 2007, 제3장 참조. 김종주 옮김 『라깡 정신분석 테크닉』(하나의학사, 2010) 107-171쪽.

는 것이다. 의식적인 이야기는 타인들에게 던지는 비난의 형태를 취하게 된다.[21] 우리가 흔히 찾아내는 것은 의문부호가 다소간에 다음과 같은 것으로 대체될 수 있다는 것이다.

$$\frac{\text{타인들한테 책임이 있다.}}{\text{나에게 책임이 있다.}}$$

우리가 이미 제2장에서 봤듯이 "나에게 책임이 있다"라는 무의식적인 생각은 "타인들한테 책임이 있다"는 의식적인 생각의 정반대이다(의식적인 생각의 정반대를 표현하는 더욱 간단한 방법은 "타인들한테 책임이 있지 않다"가 될 텐데, 그 다음에는 "그렇다면 누구에게 책임이 있는가?"라는 질문이 제기될 것이다).[22]

이다가 아버지와 K부인 사이의 관계를 어떻게 발전시켰는지 그에 대해 나타난 새로운 정보(라깡은 이것을 "진실의 개발"이라 표현함. 『에크리』, p. 179)는 이다가 그들의 관계에서 노리개가 되었다기보다는 오히려 자발적인 **핵심인물**이 되어 그들의 밀회가 가능하도록 만들었던 바로 그 사람이라는 것을 우리에게 알려준다. 그녀 없이는 그들의

21) 이런 접근방법은 현대의 치료자들이 취하는 방법으로부터 몇 광년쯤 아주 멀리 떨어져 있는데, 프로이트의 가정은 모든 것을 타인들에 대한 비난으로 덮어 가리려는 것이 자기질책이나 자기비난이라는 것임. 우리는 어떤 것에 죄책감을 스스로 느끼게 되면 흔히 타인들을 비난하게 되는데, 이것이 바로 투사임. "맞아, 네가 옳다고. 그들은 비난 받을 만해"라고 말하면서 동의하는 치료자는 본질적으로 환자의 몰인식(méconnaissance), 즉 자기-오인과 함께 못본 체하고 무의식을 대신하여 의식과 제휴하고 있음. 시각의 "변증법적 반전"은 마르크스의 작업에서 볼 수 있는데, 자본가에 의해 만들어진 이득은 실제로 노동자에 의해 창출된 잉여가치라는 것임. 이런 시각의 변화는 철학과 정신분석의 테크닉에서 생산적인 것임. 꿈의 어떤 부분이 아무런 의미도 만들어내지 못할 때 꿈속의 어떤 요소의 정반대를 시도해 볼 수 있음. 라깡은 프로이트의 작업을 재해석할 때 흔히 이런 반전에 의지함.

22) 의식적 사고의 "정반대"가 되는 무의식적 사고에 대한 프로이트의 언급(『표준영역판』 VII, p. 55)에서 "억압되어 있는 생각에 대해 반대되는 생각의 지나친 강화에 의해 억압은 흔히 성취된다."

관계는 매우 빠르게 허물어지든가 해체되었을 수도 있다. 그녀는 K씨를 포함하여 4인조가 이전에 그랬던 것처럼 기능하도록 허용되는 일에 연루되어 있었다. 그녀는 K씨한테 선물을 받기도 했는데, 아마도 그것을 그의 호의로 봤던 것 같다. 또한 아버지한테도 선물을 받았는데, 그 선물을 세 사람의 상대방 모두의 댄스파티에 그녀가 제공했던 서비스의 대가로 간주했다.

따라서 그녀의 자책은 그러한 역할을 스스로 해내게 된 사실과 관련되었던 것 같고, 또한 아마도 그런 측면들을 즐기기까지 했던 것 같은데, 예를 들어, K씨로부터 받았던 특별한 관심(아버지가 K부인한테 구애했을 때 아버지의 관심을 상실한 것에 대해 부분적으로 만회했을 수 있음)과 K부인과의 사이에 발전된 친밀함이 그것이다. 그녀와 어머니와의 사이에서는 분명히 알지 못했던 그런 종류의 친밀함이었거나, 혹은 "수년 동안 쌀쌀맞던"(『표준영역판』 VII, p. 20) 그들의 관계에 대해 적어도 꽤 많은 시간 동안은 아니지만 알지 못했던 것이다.[23)]

이다의 비난에 대한 원인과 이유

이전 수년 동안 해결책에 대한 시기상조의 전달은 치료를 때 이른 종결로 끌어간다는 것을 알아보게 되는 기회가 내게 자주 주어졌다.

—프로이트, 『표준영역판』 XII, p. 140

23) 도라는 6살쯤 K부인과의 관계가 시작되었을 때 어머니와의 관계가 사실상 적대적으로 되었음. 그때는 정확히 그녀의 부모 사이에 균열이나 "소원함"이 생겨나던 시기였는데, 아버지의 병 때문에 그랬을 거로 짐작되지만(『표준영역판』 VII, p. 20), 아버지의 치유를 위해 그녀의 가족들이 옮겨 왔던 그 읍내에 K부인이 존재했던 것이 더 큰 이유였음.

이러한 사중주의 안정성을 흔들어놓는 일이 분명히 일어났고 그 때문에 이다는 노골적으로 그녀에게 구애했던 K씨를 처음으로 비난하게 되었으며 그 다음엔 K부인과 연애를 하는 아버지를 비난하게 되었다. 그것이 무슨 일이었을까?

일어났던 명백한 사건은 호숫가에서 K씨의 청혼이거나 진술이었는데, 이다는 그가 말을 끝내도록 허용하지 않고 곧바로 그의 얼굴에 따귀를 때렸다(『표준영역판』 VII, pp. 25-26, 37-38, 98). 꽤 오랫동안 프로이트가 이런 청혼에 대한 그녀의 반응에 관하여 당혹했던 것처럼 보인다는 점에 주목해보자. 프로이트는 K씨를 만난 일이 있었고, 그가 젊고 붙임성이 있으며 잘 생겼다는 것—그 당시에 프로이트도 자신이 그랬으면 좋겠다고 생각할 만큼 그럴 수도 있음—을 알고 있어서 프로이트는 그의 청혼이 훌륭하게 의도된 것이라고 생각했고 참으로 의심 없이 그의 아내와 이혼하고서 이다와 결혼하려는 청혼이라고 믿었다. 또한 프로이트에 따르면 이것은 정확히 이다가 줄곧 바라왔던 것이었음에 틀림없다! 그는 “사랑에 빠진 여자가 서투르지도 않고 불쾌하지도 않은 태도로 청하는 구혼에 대해 어떻게 모욕감을 받을 수 있을까?”라고 기록한다. (프로이트는 이다가 K씨를 사랑해 왔고 아직도 사랑하고 있다고 계속 주장했던 사람이라는 것을 상기해보자. 그런데 그 주장은 그녀가 사실에 입각한 그 어떤 확신으로도 확인해준 일이 결코 없었다[pp. 37-38, 58]. 또한 그는 그 청혼이 “서투르지도 않고 불쾌하지도 않은” 것으로 믿는 사람이었는데, 우리가 앞으로 보게 되겠지만 그것은 매우 잘못된 생각이었다.)

프로이트가 깨닫지 못했던 것—왜냐하면 그가 치료 시작 직후에 호숫가에서 있었던 K씨의 청혼에 대해 들었을지라도 마지막 세 번의 분석시간이 될 때까지도 그 세부사항들을 **물어보지 못했기** 때문인데, 그때는 이미 너무 늦었다(『표준영역판』 VII, pp. 98–99)—은 K씨가 그날 호숫가에서 이다에게 했던 말의 중요성이었다. 즉 그의 말의 뉘앙스는 영어로 쉽게 번역되는 것은 아닐 수도 있다. 청혼의 서두로서 K씨는 이렇게 말했다. Ich habe nichts an meiner Frau. 스트레이치는 이것을 "나는 아내한테서 아무 것도 얻어내지 못해요"(pp. 26, 98)라고 번역한다.[24] 또한 앤씨어 벨은 이것을 "나와 내 아내 사이에는 이제 아무 것도 없다는 걸 선생님은 알고 있어요"라고 번역하고(S. 프로이트, 2013, pp. 21, 90), "내 아내한테서 만족을 얻어내지 못한다는 걸 선생님은 알고 있어요"라고도 번역한다(p. 84). 이 모든 번역에서 함축된 의미는 K씨가 오랫동안 아내로부터 사랑이나 성적인 만족을 얻어내지 못했다는 것처럼 보이는데, 이것이 프로이트의 각주(p. 98)에서 확인된 독일어의 해석이다. 그런데 라깡은 이것을 "내 아내는 나에게 아무것도 아니요(혹은 의미하지 않아요)"로 표현하는데, 여기서 강조점은 섹스에 대한 것보다 그녀에 대한 존경이나 사랑의 일반적인 결여에 두는 것처럼 보인다. 그것은 마치 그가 "내 아내한테 신경 쓸 겨를이 없어요" 혹은 "내 아내는 무가치해요"라고 말했던 것 같다.[25]

24) 흥미롭게도 프로이트의 설명으로 "Ich habe nichts an meiner Frau."라는 K씨의 이 말은 이다의 아버지가 그녀의 치료를 위해 프로이트와 처음 만났을 때 그녀의 어머니에 관하여 썼던 정확히 동일한 말이라고 함.

25) 라깡은 『세미나 VIII』에서 K씨가 말해서는 안 되는 유일한 것, "내 아내는 나에게 아무 것도 아니요"라는 것을 짐승 같은 사람이 이다에게 말하는 바로 그 순간에 이다는 K씨를 나락 속에, 가장 어두운 그림자 속에 빠뜨린다고 하는데, 이다의 그 다음 생각은 "만일 그녀가 당신을 힘들게 하지 않는다면 당신은 나한테 얼마나 잘해줄 건데요?"(p. 245). 『세미나 IV』(pp. 136–147)에서는 K씨가 "내 아내는 나에게 아무것도 아니요"라는 말을 이다에게 함으로써 이다가 욕망의 회로 가운데 한 부분이라고 느꼈던 복합구조를 파괴해버렸음. 그 회로는 그녀의 아버지가 K부인을 통해 이다를 넘어선 사람이던 K부인을 사랑하게 되고, K씨는 K부인을 통해 이다를 사랑하고, 이다는 K씨를 통해 그를 대신한 K부인을 욕망하게 된다고 주장함. 라깡에 의하면 히스테리 환자는 항상 누군가를 대신하여 욕망하지만 누군가를 위한 유일한 욕망의 대상이 되고 싶어 하지 않는다는 것(더구나 만일 이다가 K

이 마지막 번역이 K씨의 아내를 모델로 삼았고 진정한 아이돌로 삼았던 소녀를 괴롭히게끔 예정되어 있었다. 이다는 K부인을 크게 찬탄했는데, 그녀의 "아름다움"에 대하여(『표준영역판』 VII, p. 32), 그녀의 "홀딱 반할만한 하얀 몸"에 대하여(p. 61), 아버지를 유혹할 수 있는 그녀의 능력 그리고 사랑과 성적인 것들에 대한 그녀의 지식과 경험, 기타 등등에 대해서 그렇다. 따라서 그녀를 무가치하다거나 혹은 존경이나 사랑을 받을 만하지 못한 것으로 특징을 짓는 말을 듣게 되면 이다는 당연히 속상하게 될 것이다. 또한 그녀의 욕망을 유지시키는 데에 제3항이나 삼각구조가 필요해지는 젊은 여자에게 이처럼 이상화된 제3자한테 쓸데없다는 딱지를 붙이는 소리를 듣게 되면 그녀의 욕망의 바로 그 구조가 무너질 것 같은 위협을 느끼게 된다(라깡, 『세미나 IV』, pp. 143-146).[26] 이다는 갑작스럽게 K씨한테 받은 성적인 욕망에 대한 암시에 직면하게 되었다고 상상할 수도 있는데, 그러나 그 이전에는 그의 관심이 거의 항상 낭만적인 사랑의 수준에만 위치해 있으면서 그녀에게 선물을 보내고 1년 동안 매일 같이 그녀에게 꽃을 보냈던 것이다(『표준영역판』 VII, p. 35).

이전에 단 한번 그녀는 그의 성적인 욕망과 마주했던 일이 있었

씨한테 유일한 욕망의 대상이라면 아마도 그 말은 K부인이 이다의 아버지의 유일한 욕망의 대상이라는 것을 의미했는데, 그건 견딜 수 없는 생각임). 역시 『세미나 VIII』(pp. 244-245)에는 이다에 대한 라깡의 가장 뜻 깊은 해설이 나오는데, 히스테리 환자는 대타자인 그녀의 허약한(성적으로 무능한) 아버지를 지지해주게 된다고 설명함.

26) 이것은 라깡의 생각에 연결되는데, 프로이트의 『꿈의 해석』에서 푸주한의 아내가 말해준 꿈 분석에서 나온 생각임. 라깡의 생각으로 히스테리 환자의 욕망은 충족되지 않는 욕망에 대한 것이라서 욕망은 (K씨 같은) 대상한테로 직행할 필요가 없음. 그랬다간 그 욕망이 충족되고 나서 사라져버리기 때문임. 거기에는 항상 매개물이나 저편이 있기 마련이라서 욕망된 것보다 더 큰 것이 존재하게 됨(라깡, 『에크리』, pp. 518-522; 핑크, 1997, pp. 123-127). 마치 K씨가 이다한테 매개물과 저편으로 작용하는 것을 모두 소멸시킨 것처럼 프로이트는 이다가 K씨를 사랑했고 지금도 사랑하고 있다는 것을 반복적으로 확신시키려 함으로써 동일한 일을 저지르게 되었다고 함.

다. 그녀가 14살 때 그는 그의 가게에서 그녀에게 열정적으로 키스를 했다. 또한 (부록 1에서 "사전에 형성된 선입견"이란 제목으로 논의된 것처럼) 그녀로서는 그 일에 대해 혐오감을 유발하게 되었다. 흔히 사랑과 욕망은 상당히 분리된 두 가지 영역이 되는데(핑크, 2016, 제1장과 2장), 동일한 대상이나 동일한 사람을 생각해내거나 그렇지 않을 수도 있다(참으로 이다의 사례에서 우리는 그녀가 K부인을 사랑함과 동시에 욕망했을지라도 K씨 부부의 한쪽을 사랑하면서 다른 한쪽을 욕망했다는 가설을 세울 수도 있다).[27] 또한 이다가 K부인을 찬탄하면서도 놀랐을 수도 있는 것은 그녀가 아버지의 사랑의 대상 **그리고** 욕망의 대상으로 자리하고 있어서 기분 좋아 보였다는 점이다.[28] K부인은 다음과 같은 질문에 대한 한 가지 답을 그녀에게 말해줄 수도 있다. "어떤 남자한테 사랑을 받으면서 동시에 욕망되기도 하는 여자가 된다는 것은 무얼 의미할까?" (그런데도 이다의 아버지가 성적으로 무능했다면 이다는 아마도 남자의 성적인 욕망에서 불쾌하다고 생각되는 것에 대해 K부인이 알아냈던 해결책을 찬탄했을 텐데, 만일 그 남자가 "그녀를 즐겁게" 할 수 있을지라도 그녀를 성적으로 "취급할" 수 없는 그런 남자를 찾아낸 해결책이었다.)[29]

---

27) 이다는 (여자 가정교사와 그랬던 것처럼) K부인과 함께 은밀한 얘기를 즐겼던 것 같은데, 그들은 사랑과 섹스에 대해 말하곤 했음. 라깡은 "사랑에 대해 말하는 것 그 자체가 향락이다"(『세미나 XX』, p. 83)라고 말함. 이다가 K씨를 사랑하면서 욕망했다는 프로이트의 말이 옳다면 우리는 이다가 K부인을 사랑하고 즐겼다고 말할 수 있는데, 달리 말하면, 이다는 한 사람과는 사랑과 욕망을 가질 수 있고 다른 사람과는 사랑과 향락을 가졌을 수도 있다는 것임.

28) 라깡은 「세미나 XVI」에서 히스테리 환자는 "남자의 향락을 위해서는 무엇을 해야 하는지 [실제적인] 여성은 알고 있다고 믿는다면 그 환자는 여성에게 매혹되고 관심 있다"("elle croit que la femme est celle qui sait ce qu'il faut pour la jouissance de l'homme"; p. 387)는 것을 암시해줌.

29) 내 자신의 임상에서는 그녀의 환상 속에서 선택되는 것을 즐기는 것처럼 보였을지라도 평생의 반려자와 함께 선택되기보다 즐기길 더 선호하는 여자들을 많이 만나봤음. 또한 그의 여성 반려자를 즐겁게 해주고 그 자신은 포르노를 보며 수음으로 즐기길 선호하는 남자들을 많이 만났음. 선택하기와 선택되기는 일반적으로 성적인 욕망과 즐거움(혹은 향락)이 그렇듯이 많은 사람들한테 커다란 문젯거리임.

그러나 이다가 K씨의 말—"내 아내는 나에게 아무 것도 아니요"—로 무엇을 이해했으며 어째서 그녀에게 그런 결과를 가져오게 되었는지 즉각적으로 물어보는 대신에 프로이트는 그날 K씨와 호숫가에서 벌어졌던 일에 대해 더욱 분명하게 밝히려는 그의 시도에 따라 움직이는 것처럼 보인다. 따라서 그가 그녀와 가졌던 마지막 분석시간에서도 K씨 언급의 진정한 의미가 출현한 것이 아니라니! K씨가 이다에게 청혼하기 직전에 이다는 K씨네 집에서 젊은 여자 가정교사로부터 다음과 같은 이야기를 들었다는 사실이 드러난다(『표준영역판』 VII).

> K씨는 아내가 몇 주일 동안 부재중일 때 그녀[가정교사]에게 접근했다. 그는 끈질기게 사랑을 호소했고 그의 간청을 들어달라고 그녀에게 애원했다. 그때 그의 아내는 그에게 아무 것도 아니라는 등등의 말을 했다(pp. 105–106).

그러자 프로이트는 "이런, 그 말은 그가 그 뒤로도 사용했던 바로 그 말이군. 그래서 그가 너한테 청혼했을 때 그의 뺨을 때려 주었구만"이라고 말했다. 이다는 계속하여, "네. 그녀[가정교사]는 그를 마지못해 받아들였는데 잠시 후에 그는 그녀에 대한 사랑을 끝냈어요. 그 이후로 그녀는 그를 미워하게 되었구요"라고 말했다.

프로이트는 "그런데 이 가정교사는 미리 알려 주었을까?"라고 물었다. [그가 이렇게 물었던 까닭은 이다가 이번 분석시간이 마지막이 될 거라는 것을 두 주일 전에 결정했다고 조금 전에 말해주었기 때문이다. 또한 그는 그 말이 "하녀나 여자 가정교사가 두 주일 전에 알려 주었던 것과 똑같군"처럼 들렸다고 비웃었기 때문이다(『표준영역판』 VI,

p. 105).] 이다는 다음과 같이 답했다.

> 그래요. 그녀는 알려 주려 했어요. 그녀는 버려졌다고 느끼자마자 일어났던 일을 부모들한테 전했다고 저한테 말해주었어요. 부모들은 독일 어딘가에 살고 있는 훌륭한 사람들이었죠. 부모들은 그녀가 즉시 그 집을 떠나야 한다고 말했대요. 그런데 그녀가 그렇게 하지 않았기 때문에 부모들은 그녀에게 더 이상 해줄 일이 없을 것 같다는 말을 그녀에게 써 보냈더래요. 다시는 집으로 돌아오지 말라는 말도 썼더라는 거예요.… 그녀는 K씨한테 어떤 변화가 있지 않을까 알아보려고 [떠나기 전에] 조금 더 기다리겠다는 뜻으로 저에게 말했어요. 그녀는 더 이상 그렇게 사는 것을 견딜 수 없다고 말했는데, 아무런 변화도 보여주지 않으면 통보하고서 떠날 거라고 말했어요(p. 106).

이다가 K씨의 청혼에 반응하는 방식과 분명히 밀접한 관계가 있는 자료들이 여기에 있다. 프로이트—그는 K씨를 동일시했음(그 둘은 모두 아직 젊고 잘 생겼으며 이다가 키스하길 원할 수도 있는 흡연가들)—는 K씨의 청혼을 진지하고 정직한 것으로 생각하고 요령부득한 것으로 생각하지 않는 반면에 이다는 K씨가 자신의 가정에서 하녀한테도 매우 비슷한 청혼을 했었다는 사실을 매우 잘 알고 있었다. 여기에는 자신의 아내에 대해 얕보는 말이 포함되어 있는데 그 다음에는 그것과 정확히 동일한 말을 호숫가에서 이다한테 했다는 것이다. 그가 잠시 동안 그 여자와 섹스를 했고 그의 아내에게서 떠나는 대신에 그녀를 버렸다는 사실도 잘 알고 있었다(『표준영역판』 VII, pp. 106-107). 따라서

K씨는 이다를 그의 "가장 사랑하는 사람"으로 결코 선정하지 못한 것 같았다. 즉 그의 영원한 사랑의 소중한 대상으로 선정하지 못했던 것이다. 그에게 있어서 그녀는 대체 가능한 일련의 정부들 가운데 한 사람일 뿐이었다.[30]

프로이트(pp. 106-107)는 이 이야기의 결말을 그녀 스스로가 끄집어내도록 하기 보다는 오히려 거의 10분 동안이나 지속되곤 했던 그의 해석들을 이다한테 쏟아 붓는 정보로 이용했던 것처럼 보인다. 그 내용은 이렇다. 여자 가정교사에 대한 그녀의 질투(또한 가정교사에 대한 그녀의 동일시), 그녀를 하녀처럼 취급하는 K씨에 대한 분노, 그녀는 K씨가 다시 찾아와 그 동안 자신에게 해준 그의 청혼이 가정교사에게 해줬던 것보다 더욱 진지했다는 것을 증명해주길 희망하면서 두 주일이 지난 뒤에야 호숫가에서 벌어진 일을 부모한테 겨우 알렸던 것, 이다가 실제로 K씨와 결혼하길 바랐고 그도 그녀와 결혼하길 바랐다는 믿음이 입증되길 원했던 것. 이다가 아버지와 K부인 사이의 관계를 더욱 촉진시켜서 K부인이 이혼에 더욱더 분명하게 동의해주는 것. 또한 이다가 그 일을 부모들한테 말했을 때 K씨가 청혼을 재차 강조하기는 커녕 오히려 모든 것을 부정하고 그녀를 나쁘게 말하며 그녀가 그 이야

30) 우리는 이다가 K씨한테 "남근"이 아니라고 이다에게 전해주는 것을 K씨가 했던 행동의 특징으로 짐작해볼 수 있음. 그때 우리는 누군가를 사랑하는 것이 "뭐라 말할 수 없는"(je ne sais quoi) 귀중한 것으로 남근을 개념화하게 되는데, 예를 들면, 외모나 유머감각, 인격, 재산, 스타일, 정력, 적극성 혹은 열정으로서 우리 스스로 결여하고 있다고 느끼는 어떤 것에 상응하게 됨(아마도 타자들에게서 우리가 진정으로 사랑하는 것은 그들이 갖고 있다고 우리가 생각하는 것이 아니라 그들이 갖고 있지 않다고 우리가 생각하는 것임). 그는 매일 가져오는 꽃다발과 다른 고가의 선물들과 함께 아마도 그녀가 그에게는 남근이라고 믿도록 이끌었겠지만, 그 대신에 그녀는 그에게 성적인 욕망을 불러일으키는 일련의 소녀들 가운데 하나일 뿐으로 갑자기 보이게 되었음(달리 말해, 그녀는 그에게서 그의 욕망의 환유적 미끄러짐을 멈추게 하는 유일한 대상—라깡의 "타대상"—이 아니라 그저 한 대상일 뿐이라는 것임). K부인이 이다의 아버지에 의해 사랑을 받으면서 욕망되는 여자라면 이다는 K부인이 양쪽의 자리들(《시스티나 성모》과 같은 남근의 자리와 라깡의 대체 불가능한 타대상의 자리)을 느긋하게 차지할 수 있는 사람으로 보고 있었을까?(핑크, 2016, 제3장과 8장 참조)

기 전체를 지어냈다고 말해서 그녀를 실망시켰던 것들이다.

이처럼 믿기지 않을 만큼 자세한 말 때문에 이다가 "평소에 보였던 반박도 전혀 없이 [프로이트의] 말에 경청했고" 또한 "감동한 것 같았다"(『표준영역판』 VII, pp. 108-109)는 사실은 실제로 우리에게 많은 것을 말해주지 않는다. 그녀는 그를 반박하는 일에 지쳐버릴 수도 있는데, 왜냐하면 그가 분명히 그녀의 반박을 조금도 믿어주지 않았기 때문이다. 또는 그 시간이 그들의 마지막 분석이 될 것으로 그녀가 이미 정해두었기 때문에 단지 괴롭지 않았을 뿐이다. 또한 그녀는 프로이트가 그녀에게 그처럼 흥미를 보인다는 단순한 사실에 감동을 받았을 수도 있고 혹은 적어도 그녀의 경우에 그에게 말해준 모든 것들을 일관성 있는 거대한 이야기로 모아보려고 그는 골똘히 궁리하고 있었다. 그녀가 감동을 받고 그를 반박하려 하지 않았다는 것이 분명히 그 이야기의 진실성을 입증해주는 것은 아니다. 또한 그 반대에 대한 증거도 되지 못하는 까닭은 그것이 수많은 다양한 것들을 의미할 수 있기 때문이다.

그 이상의 미스터리

나는 상당히 강한 동성애의 경향을 고려하지 않고서는 남자나 여자의 정신분석을 한번도 시행해본 일이 결코 없었다.

프로이트, 『표준영역판』 VII, p. 60

우리는 이다가 K씨의 청혼에 왜 그처럼 반응했고 그 일에 대해 부모들한테 말하기 전에 왜 그렇게 기다렸는지 그 이유를 프로이트가 겨우 마지막 분석시간에서야 파악하게 되었다는 것을 알아봤던 것이다. 그녀는 아마도 K씨가 그의 집안에서 순진한 가정교사를 유혹했던 것과 대체로 동일한 방식으로 그녀를 유혹했던 그에게 몹시 화를 내고 있었다. 또한 그가 이다에게 솔직한 청혼을 기꺼이 하려 했다고 부모들한테 선언함으로써 그녀에 대한 변치 않는 관심을 입증해주지 않았기 때문에 분노하고 있었다. 비록 이다의 아버지가 호숫가에서 이다와 K씨 사이에 무슨 일이 일어났는지 그 일에 대해 우편으로 물었을 때 K씨가 처음엔 이다에 대한 "가장 큰 존경의 감정"을 표현했고, 이다의 가족들이 "모든 오해를 풀게끔"(『표준영역판』 VII, p. 62) 그 읍내로 찾아와 주도록 제안했지만 몇 주일 뒤에 그가 이다의 부모들과 이야기했을 때에는 이다에 대해 나쁘게 말했고, 그가 알기로는 이다가 "금지된 화제"에 대해 이야기했고 마음에 해독을 끼치는 "음란한" 책들을 읽어 환상 속에서 전반적인 상태를 지어내는 경향이 생겼다고 그들한테 말해주었다. 우리가 봐왔던 것처럼 이런 이야기는 오로지 한 사람한테서 얻어낼 수 있는 정보였는데, 그 사람이 바로 K부인이라서 K부인은 분명히 이다의 신뢰를 저버렸던 것이다.

그러나 매우 이상하리만치 **이다는 K부인을 제외한 모든 사람들한테 화를 내고 있었다!** 그녀는 방금 말했던 그런 이유들 때문에 K씨한테 몹시 화를 냈다(비록 "K씨가 당할 만큼 K씨에게 화내는 일이 불가능하다는 것을 그녀가 알았다고 인정되지만." 『표준영역판』 VII, p. 59). 또한 그녀는 아버지한테도 몹시 격분했는데, 아버지가 자신의 딸보다 K씨의 말을 더욱 믿는 것 같았기 때문이었다(이래서 그녀는 K부인과 계속 진행 중인 아버지의 정사에 대해 아버지한테 격노하게 되었던 것임). 그러나 그녀는 K부인이 자신의 비밀을 지켜주지 않았고 거짓말—즉 "음란한 청혼"이란 이야기 전체를 지어낸 것—때문에 이다를 책망했다고 해서 직접적으로 K부인을 비난하거나 공격했던 것처럼 보이지 않는다. 그녀는 어째서 그렇게 하지 않았을까?

프로이트는 이것을 하나의 미스터리 같은 것이라 표현하고 소설가들이 이야기에서 빼놓는 "복잡한 문제"라고도 묘사한다(『표준영역판』 VII, p. 59). 프로이트의 견해에서 이다는 "K부인이 자기 자신을 위해 이다를 사랑했던 것이 아니라 오로지 그녀의 아버지 때문에 이다를 사랑했다"는 사실과 갑자기 직면하게 되었는데, "K부인은 그녀의 아버지와의 관계가 방해되지 않도록 하기 위해 한 순간의 주저함도 없이 그녀를 희생시켰다"(p. 62). 이것은 프로이트 편에서 지나치게 단순화한 사고방식이란 인상을 심어주었는데, 수년 동안 이다와 맺어온 K부인의 친밀함을 생각해볼 때 K부인이 이다에 대해서 진정으로 긍정적인 감정을 전혀 품지 않았고 "한 순간의 주저함도 없이"(오늘날 많은 사람들의 표현처럼) 잘못된 것을 그녀 탓으로 돌릴 수 있다는 것은 정말 같지 않아 보인다. K부인의 애정과 관심이란 저울에 달아보면 단지 이다의 아버지가 이다를 누르고 이겼을 뿐이다.

이제 이다한테 이것은 수년 전에 일어났던 어떤 일을 상기시켜 주었다. 즉 이다한테는 자신에게 많은 관심을 보여주었던 그녀의 가정교사가 있었는데, 다만 나중에 알고 보니 가정교사가 이다의 아버지와 가까워지길 원했기 때문에 그녀와 "아주 사이좋게" 지냈던 것이다. 아버지가 주위에 있을 때에는 언제나 그녀는 이다한테 친절하고 관심을 기울였지만 아버지가 읍내로 외출하실 때마다 이 가정교사는 "그녀에게 할애해줄 시간이 없었고 산보도 함께 나가주지 않았으며 그녀의 공부에는 아무런 관심도 없었던 것이다." 이다는 그런 양상을 알아차리자 곧장 그 가정교사를 해고해 버렸다(『표준영역판』 VII, pp. 36-37, 60-

61).

K부인의 상태도 역시 과거에 이다의 또 다른 관계를 떠올려 주었다. 비록 이다가 자신의 여자 사촌과 오랫동안 가깝게 지내왔고 "온갖 비밀들을 그녀와 공유했을지라도"(『표준영역판』 VII, p. 61) 이다는 그 사촌이 저 혼자서 이다의 아버지와 함께 메라노(K씨네가 살고 있었던 곳)로 여행하자는 제안을 받아들인 순간부터 그녀에게 매우 차갑게 되어버렸다. 그런데 그때 마침 K씨의 불가능한 청혼 때문에 이다가 그곳에 아버지와의 동행을 거절한 뒤였다. 그 사촌이 K씨에 대한 이다의 비난을 알려주었는지 그 여부를 우리는 모르고 있다. 따라서 그 사촌이 이다의 반대편에 서서 (이다가 몹시 격노하는) 아버지의 편을 들고 있는 것으로 이다가 믿는지 알 수 없다. 그러나 그녀는 그녀의 아버지와 혼자서 메라노로 여행하고 싶은 사촌의 의향을 아버지에 대한 특별한 애정의 신호로 봤던 것 같은데, 그것은 이다 자신보다 아버지에 대한 애정이 더 크다는 신호로 본다는 것이다. 어느 쪽이 됐든 그때부터 이다는 이전의 가정교사를 쫓아냈듯이 사촌을 추방할 수 없어서 그녀에게 쌀쌀맞게 대했다.

그러니까 우리가 여기서 알아낸 것은 여자들이 이다보다는 이다의 아버지에 대한 선호를 분명히 밝혔을 때(혹은 여자 사촌의 경우에는 밝히는 쪽으로 갔을 때) 끝나버리는 **여자들과의 세 가지 가까운 친구관계들**이었다.

프로이트의 생각으로 미스터리는 어째서 이다가 (아버지의 애정에 있어서) 제거해야 할 미운 경쟁자로서 K부인에 대해 말하지 않았는지 그 이유가 되는데, 어쨌든 가능하다면 이다는 잊혀진 가정교사에 대해 말했던 동일한 표현으로 K부인에 대해 말하지 않았다는 것이다. 오히려 "패배한 경쟁자보다는 사랑하는 사람 특유의 악센트로"(『표준영역판』 VII, p. 61) 말했다. 이다는 아버지한테 받은 어떤 선물들에 대한 K부인의 훌륭한 감식력을 인정하면서 그녀의 "홀딱 반할만한 하얀 몸"을 찬탄했다. 또한 프로이트의 표현처럼 그녀는 "그 부인에 대해서는 가혹하거나 분노하는 말을 결코 하지 않았는데, 그녀의 매우 다가적인 생각의 관점에서 K부인을 그녀의 불운에 대해 주요한 장본인으로 간주했을 것 같은데 말이다(p. 62).

프로이트의 표현(『표준영역판』 VII, p. 62)인 그녀의 "다가적인 사고의 흐름"[31]은 그녀가 생각해낼 수 없었던 것—즉 K부인과의 비밀스런 정사를 계속하기 위해 그녀를 희생시켰던 **아버지를 용서할 수 없다는 생각**(p. 63)—으로서 K부인에 대한 그녀의 감정을 잘못 짚은 것으로 남겨두는 것 같았다. 프로이트의 결론은 상황이 그랬다고 처음에 확신했던 것처럼 그리 되지 않았을 것인데, 프로이트는 이다가 K부인을 질투한다고 믿고 있었다. 왜냐하면 **이다 자신이 이전에 이미 받았거나 받길 원했던 아버지의 관심을 K부인이 받아내고 있었기** 때문이다. 프로이트는 건너뛰어 잘못된 결론에 도달했다(우리가 건너뛸 때 대개 그렇게 하는 것처럼). 이다는 자신이 K부인의 사랑을 원하는 것으로 밝혀졌다고 한다(p. 63).

그런데도 K부인은(두 명의 여자들이 신뢰 속에 공유했던 꼼짝못할 비밀의 형태로 그녀의 남편한테 정보를 넘겨) 이다를 배신함으로써 그녀가 이다보다 더 사랑하는 (타인들이 아니라 그녀의 남편이 포함된다면) 사람이 있다는 것을 보여주었다. 이다는 질투했던 사람이 K부

31) 그녀는 '그 밖의 다른 것은 생각할 수 없어요'라고 되풀이해서 불평하고 있었다."(『표준영역판』 VII, p. 54)

인이 아니라 그녀의 아버지였다니! 그녀는 K부인한테 첫째가 되고 싶었는데, 즉 K부인이 가장 사랑하는 사람이 되고 싶었다.

라깡(『에크리』, p. 179)은 그 사례에서 이것을 "두 번째 변증법적 반전"이라 부른다. 이다가 아버지를 질투했던 것은 "그녀가 K부인의 사랑에 대하여 그녀의 아버지를 시기했다"(『표준영역판』 VII, p. 63)는 의미에서다. 그녀가 K부인을 질투하지 않았던 이유는 그녀의 아버지가 그녀보다 K부인을 더 좋아했기 때문이다. 그녀는 스스로가 K부인을 원했는데, K부인이 이다의 아버지보다 그녀를 더 좋아해주길 바랐던 것이다. 또한 그녀는 K부인이 모든 비난자들에 대항해서 이다의 편을 들어주길 바랐다. 아버지와 K부인 사이의 관계에 대한 그녀의 분명한 질투가 감춰 주었던 것은 **K부인을 향한 그녀의 욕망**이었다.

$$\frac{\text{질투}}{\text{욕망}}$$

비록 프로이트가 이 사례 저술의 제1부를 이런 결론으로 끝맺을지라도, 각주(p. 120, 아마도 1905년에 첨가된 것)에서 그녀의 치료과정 중에 그가 저질렀던 커다란 실수는 그가 K부인에 대한 이다의 사랑이 얼마나 중요했는지 알지 못했던 것이라고 우리에게 말해주는 것을 제외하면 제2부에서는 그것과 거의 관련이 없었다. 달리 말해서, 그는 제1부의 끝에 가서 그가 도달했던 주요한 결론을 적절히 이용하지 못했다는 생각을 인정하는데, 첫 번째 주요한 꿈이 나오기 직전까지—즉 치료가 끝나기 두 주일 전까지—우리를 그러한 결론으로 이끌어갈 것 같다.

어째서 프로이트는 자신의 명백한 발견을 따르지 못하게 되었을까? 앞서 언급한 각주에서 프로이트는 이렇게 말한다. "신경증 환자에게서 동성애적 감정의 흐름이 중요하다는 것을 인식하기 전에는 나는 자주 내 사례들의 치료에서 멈추게 되거나 내 자신이 완전히 당혹해하는 것을 알게 되었다"(『표준영역판』 VII, p. 120 각주). 라깡(『에크리』)은 이 언급을 다음과 같이 해석하고 있다.

> 프로이트는 오랫동안 이런 동성애적 경향에 직면할 수 없었다는 것을 인정하는데… 직면하게 되면 그는 그것을 만족스럽게 다룰 수 없게 되는 고통스런 상태에 빠져 버렸다.
>
> 이것은 선입견 탓으로 돌릴 수 밖에 없는데, 처음부터 오이디푸스 콤플렉스의 개념을 왜곡시키는 바로 그런 선입견으로서 프로이트로 하여금 아버지다운 인물의 우세함이 규범적이라기보다는 오히려 자연적인 것으로 생각하게 만든다고 나는 말하게 된다(p. 182).

프로이트가 각주에서 부적절한 지식의 문제라고 말하는 것—그가 여전히 "신경증 환자에게서 동성애적 감정의 흐름의 중요성"을 알지 못했다는 것—을 라깡은 프로이트 편에서 **주관적인 당혹감** 때문으로 보고 있는데, 달리 말해서 프로이트는 그 자신에게서 부적절하게 분석된 어떤 것 때문이라고 한다.

우리는 확실히 프로이트가 부적절하게 분석되었다는 것을 알고도 놀라지 않을 것이다. 왜냐하면 그가 오로지 자기-분석만을 시행했기 때문이다. 자기분석(카렌 호르나이[1942]의 주장에도 불구하고)은 다양한 이유 때문에 원하는 만큼 충분해질 수는 없다. 서두르거나 간편해진 우리의 결론에 의문을 제기해줄 다른 누군가가 필요한데, 그는 우리 자신의 의심과 자기비판을 투사시킬 수 있는 사람이고, 우리 자신의 실언과 이중적 의미의 어구를 듣고 반복해서 되돌려줄 사람이며, 기타 등등을 해줄 사람이다. 또한 프로이트는 그 당시 이 지구상에서 유일한 분석가였기 때문에 1900년에는 실제적인 분석을 수행할 수가 없었는데, 그런데도 나중에 기회가 생겼을 때 그 자신(혹은 그의 수련자들 가운데 한 사람)이 훈련시켰던 어떤 사람과 함께 **적절한 분석을 한 번도 수행하지 않았다는 것**으로 책잡힐 수 있다.[32] 이제 널리 알려진 빌헬름 플리쓰와의 관계에 의해 그의 마음속에서 그 자신의 동성애적 경향이 명백해졌다. 또한 처음에 그의 작업에 커다란 관심을 보여줬던 똑똑해 보이는 의사들에게 재빨리 마음을 빼앗기는 그의 경향성과 그 다음으로 (K부인한테 이다가 그랬던 것처럼 그와 똑같이) 그들한테 포기되고 배신당하고 버림받았다고 느끼는 그의 경향성에서도 명백해졌는데, 그들은 그가 사랑했던 사람들이었다.[33] 분석가한테 분석되지 않은 채로 남아있는 것은 그 무엇이든 분석수행자들과의 작업에서 약점으로 남게 될 가능성이 있다(『표준영역판』 VII, pp. 116-117).

그 자신의 동성애적 애착을 적당히 인식하지 못함으로써 (아마도) 프로이트는 (여자들과 남자들 사이에서 가정된 자연적이고 생물학적인 매력에 기초하는, 『표준영역판』 VII, pp. 21, 229) 전통적인 믿음을 채택하게 되었다. 그 믿음은 어떤 소녀의 **가장 강렬한 애정**이 항

32) "자기분석"을 행하는 대신에 누군가와 분석을 수행하는 중요성에 대해서는 『표준영역판』 VII, pp. 116-117에 나오는 프로이트의 언급을 참조.

33) 여기서 우리는 모든 사람한테 동성애적 경향을 찾아볼 수 있다는 것과 그런 경향이 "게이 되기"라는 현대의 일상적인 개념과는 아무런 관련도 없다는 것은 주목할 가치가 있음. 동성애는 정신분석적 진단이 아니고(게이나 레즈비언 혹은 양성애가 되는 것도 아님), 오히려 성적인 대상선택의 한 유형임.

상 자연스럽게 그녀의 아버지에게로 향하고 실제로 끊임없이 그런 것을 찾아냈는데, 달리 말해 그의 사례들 모두에서 그랬다.[34] 따라서 그는 이다가 그녀의 첫 번째 애정대상인 그녀의 아버지로부터 아버지와 비슷한 다른 남자에게로 이행해가는 어려움을 갖게 된다고 생각했다(그는 나중에 소녀들이 마주하는 주요한 과제들 가운데 하나로 공식화했다).[35] 그 자신의 주관적인 곤경이 그와 동일한 남성의 회원들한테 닥쳤을 때 그 곤경이 이론화되면 맹점이 되어 그의 진료에 작용하는 선입견이나 편견으로 나타나게 되었다.

이다는 아마 그녀의 주위에 있는 사람들 가운데 적어도 세 명을 사랑하게 되었을 것이다. 그녀는 수년 동안 (아버지가 어떤 병을 앓는 동안 간호했고 아버지에 의해 "그녀가 아직 아이인데도 그의 믿을 만한 친구"가 되어, 『표준영역판』 VII, p. 57) 아버지를 몹시 사랑했음을 인정하게 되었다. 또한 아버지의 관심을 더욱더 끌어오길 원했던 것도 인정했는데, 이것 때문에 적어도 부분적으로는 어머니와의 관계가 매우 나쁘게 되었고 따라서 몇 년간 어머니와 쌀쌀맞은 사이로 지내왔던 것 같다(프로이트는 이다가 "어머니의 영향권으로부터 완전히 물러나 있었다"고 말하는데, 그 말은 그들이 한때 훨씬 더 친한 사이였다는 뜻이지만, 그는 어머니와 맺은 이다의 초기 관계를 탐구하는 일이 그렇게까지 어렵지는 않았을 것이다. 『표준영역판』 VII, p. 20). 이다는 많은 시간을 K씨와 함께 보냈고, 프로이트의 해석처럼 때가 좋지 않았고 잔혹

34) 프로이트는 1915년까지도 『성 이론에 관한 세 가지 논문』에 각주를 첨가하면서 자신의 말투를 바꾸지 않았음. "여자들에 대해 남자들이 느끼는 유일한 성적 관심은 역시 설명을 필요로 하는 문제이지 궁극적으로 화학적 성질로 구성된 매력에 기초하는 자명한 사실이 아니다."(『표준영역판』 VII, p. 146).

35) 『정신분석 입문신강』(『표준영역판』 XXII)에 나오는 제33강 「여성성」과 「여성의 섹슈얼리티」란 논문(『표준영역판』 XXI, pp. 225-243) 참조.

한 시기라서 아마도 그녀 역시 K씨한테 얼마큼 사랑을 **느꼈을** 것 같았다. (그녀의 충수돌기염 같은 증상이 K씨의 호숫가 청혼이 있고난 9개월 후에 나타났다는 사실은 그 사람에 대한 어떤 환상을 가리키는 것 같고[pp. 102-103], 또한 그녀는 한 가지 관점에서 프로이트의 해석에 찬성하는 표시로 고개를 끄덕였는데, 그녀는 K씨가 청혼을 반복해주길 간절히 바랐기 때문에 두 주일간이나 기다렸다가 그녀의 부모들한테 그의 청혼에 대해 말하게 되었다[p. 107]. 이다의 특별한 증상들에 대한 더 진전된 해석은 〈부록 4〉 참조.)[36]

그러나 사랑 그 자체를 위한 것이든 혹은 가장 크게 억압되었기 때문이든 더욱 중요한 것은 K부인에 대한 그녀의 사랑이었다. 결국 뭔가가 억압되고 있을 때 그것은 달리 되었을 때보다 훨씬 더 강력해진다. "무의식적인 생각에 부착된 정동은 의식적인 생각에 부착된 정동보다… 더욱 강력하게 작용하는데… 그것이 억제될 수 없기 때문이다"(『표준영역판』 VII, p. 49)[37]

프로이트의 주관적인 당혹감과 그로 인한 선입견이 작동되지 않았다면 라깡(『에크리』)은 프로이트가 이다를 다음과 같이 이끌어갈 수 있었을 것이라고 암시해준다.

세 번째 변증법적 반전인데, 도라에 대해 K부인이라는 대상의

36) 라깡(『세미나 IV』, pp. 137 & 146)은 주장하기를, 이 사례의 세밀한 독서는 그것이 9개월이 아니라 15개월이었음을 암시해준다고 하는데, 하지만 그는 어떻게 해서 그런 수치에 도달하게 되었는지 설명하지 않고 있음.

37) 많은 저자들은 이다와 K부인이 소문에 의하면 생애 후반에 연락하며 지냈고 브리지 게임에서 매우 전문적인 파트너가 되었음을 지적해왔는데, 브리지 게임은 "양차 대전 사이에 비엔나에서 크게 유행하고 있었다"고 함(Appignanesi & Forrester, 1992): 그들은 몇 년이 지나서 예전에 그들의 파트너였던 쓸모없게 된 남자들 없이도 잘 지내게 되었고 게임에 대한 사랑이 유지되었는데, 프로이트는 브리지 게임의 명수로서 이다의 직업선택을 성공적인 승화로 생각했을 것임.

진정한 가치를 우리한테 보여주게 될 것이다. K부인은 한 개인이 아니라 하나의 미스터리로서 도라 자신의 여성성의 미스터리가 되었는데, 그것으로 나는 그녀의 신체적 여성성을 의미하게 된다.(p. 180)

이다는 수많은 이유 때문에 K부인을 찬탄하는 것 같았다. 즉 육체의 "홀딱 반할만한" 순백함과 성적인 일들에 대한 그녀의 지식, 또한 아버지와 다른 남자들한테 풍기는 그녀의 매력이었다.[38] 한 마디로 말해서 그러한 여성성(femininity)의 구체화이다[또한 수많은 해설자들과 프로이트 자신(『표준영역판』 VII, p. 221)과는 달리 라깡은 여성성을 히스테리와 동일시하는 지나친 단순화의 함정에 결코 빠지지 않는다. 이런 관점에 대해서는 솔레, 2003/2006 참조].[39] 이다의 어머니는 여성이 된다는 것이 무엇을 의미하는지 그것에 관해서는 이다에게 몹시 초라한 모델이었는데, 이다의 아버지(혹은 다른 남자나 여자)가 많은 관심을 기울여주었던 것도 분명히 수년 전의 일이었다.[40] 다른 한편 K부인

38) 아마도 이다는 K부인을 동일시했던 것 같은데, K부인과 이다의 아버지 사이에 은밀한 관계가 있었다는 얘기를 K부인이 그녀에게 말했을 거라면 이다가 K부인을 통해 아버지를 소유한다고 느끼게 되었을 것임. 더 좋았던 것은 이다가 그들 둘 모두를 소유하는 것으로 믿었다는 것. 그녀는 K부인과 은밀한 관계를 맺고 K부인을 통해 그 부인을 대신하여 아버지와도 관계를 맺게 됨. 또한 이다가 K부인을 닮았고 K부인과의 지속적인 관계에 필요하다면 그녀는 아버지가 K부인을 사랑하면서 K부인을 통해 그녀를 사랑한다는 것을 느꼈다는 것임.

39) 역사적으로 매우 일찍부터 히스테리는 특히 여성적인 고통으로 생각되어 왔음. 히포크라테스는 기원전 400년 즈음에 "자궁의"란 뜻의 "hysterikos"라는 용어를 만들어서 여자들의 불쾌한 기분과 경련과 병적인 생각을 묘사했는데, 그의 이론으로는 그들의 자궁이 신체 내에서 늘 있던 자리로부터 이동한 거라서 원래의 위치로 되돌려 놓을 필요가 있다는 것임. 세계에서 가장 오래된 기원전 1900년경 이집트 최초의 의학 기록인 카훈 부인과학 파피루스(Kahun Gynaecological Papyrus)에 이미 동일한 내용이 나옴(Grose, 2016, p. xv). 기원후 2세기에 Galen은 히스테리가 "불충족한 성생활 때문이고 특히 수녀와 처녀, 과부, 허약한 남편과 사는 부인들이 히스테리를 앓기 쉽다"고 말했음(p. xvii).

40) 이다가 두 번째 꿈에서 어머니에게 "열쇠가 어디 있어요?"라고 반복해서 물었던 것을 상기해보면, 그것은 그녀가 추구하던 여성성에 대한 열쇠, 즉 여자가 되는 것에 대한 열쇠일 수도 있음.

은 K씨와 그녀의 아버지 둘 모두에게 매력적인 역할을 잘해내고 있었다. 따라서 그녀는 그들의 특별한 사회 · 역사적 맥락에서 한 여자로 성공하는 방법의 모델 노릇을 이다한테 하고 있었다. 이다는 K부인이 욕망되는 방법으로 욕망되길 바랐던 (또한 K부인이 욕망하는 방식으로 욕망하길 바랐던) 것에 대하여 그녀를 찬탄했고 동일시했으며 그녀처럼 되고 싶어했다.

여성성

"남성성"과 "여성성"이란 개념들은 그 의미가 보통 사람들한테는 애매하게 보이지 않기 때문에 과학에서 일어나는 가장 혼란스러운 것들에 속한다.

—프로이트, 『표준영역판』 VII, p. 219 각주

여성성은 대부분의 여자들한테 약간의 미스터리인 것처럼 여겨진다. 반면에 대부분의 남자들한테 남성성에 대하여 그렇게 미스터리한 것은 아무것도 없는데, 모든 사람들한테 그것이 무엇인지 다소간 알고 있는 것처럼 보인다는 의미에서 그렇지만 여성성에 대해서는 동일하지 않다는 것이 사실이다. 남성성은 일반적으로 우리 문화에서 힘에 연결된 모든 것으로 규정되고 있다. 즉 체력과 성격의 힘, 자신만만함, 불굴의 성질, 사회 · 경제적 성공, 자신감, 그리고 독립성이다. 그것은 다음과 같은 이름들을 따르게 되는데, 상황대처능력이나 용기의 소유, 혹은 대담함이나 배짱, 자신만만, 남자다움, 원기왕성, 뻔뻔스러움, 건방짐, 또는 자만심으로서 그중에 몇 가지는 남자의 성기에 대해 명백히 언급하는 것들이다. 더욱 전문적인 용어로 남성성은 남근에 연결되어 있는데, 다시 말해, 강력한 남근적 속성과 같은 것들에 연결된다. 소년들은 간혹 남자처럼 느끼거나 (용감하고 격렬하게) 행동할 수 없기도 한데 남성성의 특성 그 자체는 일반적으로 그들한테 아무런 비밀이 되지 않는다. 즉 그들 주위의 모든 사람들한테 나타난 것으로 보게 되는데, 우리 시대의 영웅들과 지난 수천 년 동안의 영웅들로서 그들은 이 세대에서 다음 세대로 다수의 동일한 특성들을 공유하고 있다.

다른 한편 여성성은 다수의 소녀들과 젊은 여인들한테 오랫동안 미스터리로 남아있는 매우 다양한 형태를 취할 수 있다고 주장되기도 한다. 진정한 여성이란 무엇인가? 여성이 된다는 것은 무엇을 의미하는가?[41] 누군가가 있다면 진정한 여성은 누구였고 지금은 누구인가? 셰익스피어의 『말괄량이 길들이기』에 나오는 카타리나였는가? 에우리피데스의 동명 희곡에서 나온 메데이아였는가? 메이 웨스트였을까? 마돈나? 성모 마리아? (드레스덴 미술관에서 산치오 라파엘의 성모상 그림인 《시스틴 마돈나》에 대해 두 시간 동안 넋을 빼앗긴 이다의 예찬. 『표준영역판』 VII, pp. 96, 100 n. 1, 104 n. 2)[42] 만일 어떤 여자가 자신감 있고 엉뚱하게 자신만만하다면 혹은 오히려 그녀가 (아미시 문화에서처럼) 특정한 전통 문화에서 찬양되고 있는 틀에 박히듯 온순하고 겸손하며 순종적이고 도와주고 세심한 부인이 될 것이다. (이전에 교회법에 따른 결혼서약을 생각해보자. 그에 의하면 아내란 "존경할 것"은 말할 나위도 없고 "사랑하고 소중히 여기며 순종할" 것을 약속했다.)

우리는 현대 문화에서 어떤 여자들을 찬양하는가? 우리가 연극

41) 라깡은 『세미나 III』 (pp. 171-175)에서 이 질문의 중요성을 암시해줌.
42) 〈시스티나 성모〉에 대한 이다의 경배는 집안에서 그녀의 침대 위에 걸려 있던 예수의 이미지에 관한 소설가 마리 카르디날(1975/1983)의 복합 감정에 비교될 수 있음.

무대의 중앙에, 소설과 영화 속에 그리고 TV 프로그램에 올려놓는 여자들은 난폭하고 엉뚱하며 불손하고 섹시하며 유혹적인데다 귀찮은 여자로부터 상냥하고 친절하며 돌보고 감상적이며 순결한 여자에 이르기까지 모든 범위에 걸쳐 있고, 또한 그 중간에 모조리 속한다. 소녀는 어떻게 되어야 한다는 것을 어떻게 알고 있을까? 많은 아이들은 집 밖에서 모델을 찾아내고 있는데, 특히 이다의 어머니처럼 그들의 어머니들이 많은 사랑을 끌어내고 많은 관심을 이끌어내는 일에 결코 성공적이지 못할 때에 더욱 그렇다.

여러 다양한 여성들은 소녀들과 남자들을 격려해서 그들한테 매혹을 불러 일으키는, 다만 "형용할 수 없는 어떤 것"(je ne sais quoi)이라고 언급될 수 있을 뿐인 것을 갖추도록 하고 있다. 『세미나 XX』에 나오는 라깡의 표현처럼, "우리는 **여성**에 관하여 말할 수 없다." 왜냐하면 대문자 W를 갖는 **여성**(Woman)과 같은 그런 것이 없기 때문이다. 즉 **그런 여성**과 같은 것은 존재하지 않기(no such thing as Woman as such) 때문이다. 꽤나 큰 다양성을 지닌 복수형태의 여자들만이 존재한다. 따라서 여성성과 여자다움에 관해서는 불가사의하고 불명료한 것이 항상 존재해 있다. 이 말은 정신분석이 여성성을 **규정**하려는 어떤 시도도 수행하지 않는다는 것을 의미하게 되는데, 그러나 결코 의미하는 것처럼 보이진 않는다. 왜냐하면, 엄밀히 말해서, 그것은 정신분석적인 개념이 아니기 때문이다. 정신분석이 말할 수 있는 최선의 것은 그러한 정의가 가능하지 않아 보인다는 것이다. 라깡이 이것을 표현하는 또 다른 방식은 **여성**의 특수한 시니피앙이 없다고 말하는 것이다. 반면에 **남성**(Man)한테는 단일의 시니피앙, 말하자면, 남근(Φ)이 존재한다.[43] 이

43) 이 말은 정신분석이 남성성을 규정하려고 시도한다는 것을 의미하는 것은 아님. 남성성도 역시 관

것은 사람들이 시니피앙이나 정의를 찾아내는 것을 막지 못하고, 아무튼 따라 하려는 모델을 찾으려는 일도 중단시키지 못한다. 십대로서의 이다한테 K부인은 "'여성이란 무엇인가?'라는 질문을 구체화하고 있었다"(라깡, 『세미나 VIII』, p. 244). 달리 말해서, 이다는 "여성이란 무엇인가?"라는 질문에 대한 해답을 K부인한테서 찾았고, 그런 다음에 "나는 어떻게 여성이 될 수 있나요?" 혹은 "나는 어떤 종류의 여성이 되어야 할까요?"라는 질문에 대한 해답이었다. (그녀는 아마도 그 답을 《시스틴 마돈나》라는 작품에서 찾았을 것이다.)

만일 많은 소녀들과 젊은 여자들이 여성성을 미스터리 같은 것으로 흔히 경험한다는 라깡의 말이 옳다면 여기서 그의 주장은 다음과 같이 이해될 수도 있다. 즉 이다는 K부인이 구체화한 것처럼 보이던 여성성의 모델보다는 K부인 그 자체에 대한 관심이 더 적었을 것 같은데, 이다 그 자신도 그런 여성성을 수용하고 구체화하길 바랐다는 것이다. 달리 말해서, 이다는 K부인의 침대에 들어가는 것보다 K부인의 머릿속으로 들어가는 일을 더 흥미로워 했을 것이다. 이다는 그녀와 함께 잠자길 원하기보다는 오히려 그녀의 피부 속으로 기어들어가 그녀가 **된다**는 것이 무엇과 비슷한지 느끼고 싶었을 것이다.[44] (그 말은 이다가

례적으로 자신의 문화에 의해 규정되기 때문임. 남성성도 여성성과 마찬가지로 정신분석적인 개념이 아니라는 것임. 여성(La femme)이란 그 어느 것도 의미하지 않는 유일한 시니피앙이고 또한 여성의 위상은 부전(不全 not-whole)이란 사실에 기반을 두기 때문에 우리는 "여성"에 대해 말할 수 없음(『세미나 XX』, p. 73).

44) 히스테리 환자는 겉으로 자신의 남자가 다른 여자한테 관심을 두는 이유를 알아맞히려고 하지만 사실은 그 여자를 통해 여성성의 비밀을 밝혀내는 일에 더 큰 흥미를 느끼고 있음. 그 여자처럼 될 수 있고 그에 따라 여성의 진수를 믿으면서 그 진수가 되려고 함(핑크, 2016, p. 14).
라깡에 의하면, 이다는 남자의 성적인 유혹으로 즐거움을 느끼기 이전에 K부인한테서 찾고 있는 것(그녀 자신의 여성성의 미스터리)을 먼저 철저히 규명해야 했음. 다시 말해, 남자의 유혹은 그의 욕망의 대상으로 그녀를 위치시키는 것임. 라깡은 『에크리』에 나오는 1951년 논문에서 여자들이 가장 기본적인 사회적 교환의 요점이 되고 도라의 문제는 남자의 욕망 대상이라는 것을 받아들이라는 것임. 따라서 도라가 K부인을 우상화하는 동기가 바로 미스터리라고 함(p. 222). 라깡은 분명히 가정

그녀와 함께 잠자는 것에 아무런 흥미도 없었다는 것을 의미하는 것이 아니라 그녀와 함께 자려는 동기 역시 적어도 부분적으로는 그녀의 머릿속으로 들어가서 이 세계에서 그녀처럼 된다는 것이 무엇을 닮는 것인지 아는 일이었음을 의미한다.)

다시금 간혹 미스터리가 되는 여성성에 대한 라깡의 생각이 옳을지라도 이다에 관해서는 반드시 올바른 것은 아니다. 프로이트의 이다와의 작업은 우리가 이다의 욕망과 동기에 대해 매우 많은 것들을 알 만큼 충분히 나아가지 못했다. 프로이트의 뛰어난 연역과 해석 모두에 대하여 또한 겉보기에 복잡한 이다의 모든 애정에 대하여 이다라는 사례는 프로이트의 설명에서 오늘날의 분석가들이 실제로 만나는 그 어떤 히스테리 사례들보다 훨씬 더 간단한 것처럼 보인다. 오늘날의 분석가들은 일반적으로 프로이트가 이다와 작업했던 것보다 20회 내지 50회나 더 길게 신경증 환자들과 함께 작업하고 있다. 오늘날 시행되는 분석에서 우리는 분석수행자에게 흔적을 내고 오늘날의 인물을 형성하는데 도움이 되었던 수천 가지의 사건들은 아닐지라도 수백 가지를 참작하고 탐구해가야 할 것으로 기대하고 있다. 프로이트는 이다와의 작업에서 어린 시절의 경험들과 기억들을 이십여 가지만 다루고 있었을 뿐이다. 오늘날 우리는 훨씬 더 많은 것들의 작업에 익숙해져 있고 분석수행자의 사랑과 미움, 매력과 혐오에 대한 다양한 실마리들이 훨씬 더 많아지고 또한 흔히 따로 떼어놓기가 무척 어려운 방식으로 한데 묶여 있다는 것을 알게 되는 일에 익숙해져 있다. 단지 몇 개월간의 짧은

하기를, 이다가 남자에게 진정으로 관심을 보이지만 남자의 욕망대상으로서의 위치를 받아들일 수 없었다고 함. 그녀의 우상이던 K부인은 중요한 남자의 욕망대상이 되어서 사랑의 대상은 되지만 향락의 대상은 되지 않았음. 따라서 K부인은 성모와 유사해져서 선험적인 대상이 되고 "숭배"의 대상이 됨.

치료를 받은 사례사를 읽을 때처럼 사물들이 간단해 보일 수 있는 경우는 매우 드물다.

라깡은 이다 사례의 논의에서 내가 어느 순간 특이한 언급으로 알게 된 것에 대해서 수사학적으로 질문하는데, "이 사례처럼 갑자기 중단된 사례들에서도 모든 열쇠들이 항상 프로이트의 손 안에 들어가 있는 것은 아니었죠?"(『에크리』, p. 180) 라깡은 거기서 제 엄지를 빨면서 남동생의 귀를 잡아당겼던 이다의 어린 시절 기억(『표준영역판』 VII, p. 51)을 가리키고 있는데, 그것이 그녀의 기본적인 환상과 향락에 대한 열쇠가 된다고 믿기 때문이다.[45] 그러나 라깡은 아직까지 발견된 다른 열쇠가 없다는 것을 어떻게 알았을까? 우리는 그 대신에 **우리 마음대로 사용할 수 있는 모든 열쇠를 결코 지니지 못한다**는 것을 당연한 일로 생각한다. 설혹 우리가 기적적으로 그 모두를 가졌다 할지라도 우리는 실제로 우리가 가졌다는 것을 결코 알지 못한다.

프로이트는 그 자신이 그 사태에 잘 대처해 나갈 수 있다고 믿는 함정에 빠져들었고, 라깡도 1951년 (그의 변증법적인 모델 덕분에) 프로이트가 볼 수 없었던 그 상황의 전체를 자신이 볼 수 있다고 생각하는 함정에 빠졌을 것이다. 다른 분석가들은 다른 함정에 빠지는데, 그 함정은 아마도 그 상황에 대한 충분한 지식을 갖추고 있다는 믿음에 그처럼 밀접하게 관련되지는 않은 것 같다.[46] 왜냐하면 분석가들이 직면하

45) 프로이트는 그것을 "빨기에 의한 자기만족의 완전한 형태"라고 부름(『표준영역판』 VII, p. 51). 라깡의 의견으로는 도라가 인생에서 조직해온 모든 상황들이 상상적 모형 속에서 이뤄지는데, 그것이 반복 자동증(영어로는 반복강박)임. 이다한테 남자와 여자가 무엇을 의미하는지 측정해볼 수 있는데(『에크리』, p. 180), 라깡은 나이가 조금 위인 오빠에 대한 이다의 동일시를 중요시함(『세미나 III』(p. 175ff). 라깡의 "기본 환상"(핑크, 1914b, 제3장과 13장)은 기본적이고 실존적인 질문에 대한 대답으로 발전한 것임. 즉 "나는 누구인가?" "내 부모한테 나는 누구이고 무엇인가?" "사람들은 나한테서 무엇을 원하는가?"

46) 프로이트의 언급 중에, "어떤 것에 대해 분석가가 알고 있는지 혹은 환자가 알고 있는지 그 여부는

게 되는 수많은 함정들이 있는데, 그들이 환자의 아버지와 어머니, 가장 친한 친구, 목사님, 코치, 개혁가, 기타 등등이 되고 싶어하는 소망과 비슷하기 때문이다(아마 나도 역시 여기서 한두 가지 그런 함정에 빠져 있었다). 이들 가운데 어느 누구도 분석가의 적절한 역할에 관련되지 않는다.

도라 사례에 관한 저술의 끝에 가서 프로이트는 "전이의 숙달"에 실패했다고 우리에게 말해준다(p. 118). 겉보기에 겸손한 이런 자백은 오만한 야욕을 위장시켜 준다(아마도 이론적이고 동시에 치료적인 것, 치료적 열망furor sanandi, 『표준영역판』 VII, p. 171). 그런 야욕은 착각과 동일한데, **어느 누구도 결코 전이를 숙달하지 못하기** 때문이다. "전이의 숙달"과 같은 그런 것은 없고 또한 이것을 목표로 삼는 것조차 실수가 된다.

프로이트와 역사적으로 중요한 다른 분석가들은 그들의 진료실에서 또한 그들의 작업에 대한 저술에서 대가가 되리라는 환상의 유혹을 받아왔던 유일한 사람들이 아니다. 실제로 모든 치료자들은 특히 그들의 경력 가운데 초기에서 **그들이 사물들을 알아내고 마술적으로 당당하게 환자들을 위해 환자들의 문제를 해결하리라고 상상한다.** 어떤 임상가들은 어리석게도 수십 년 동안 그런 환상들을 계속 간직하고 있는데, 그들의 "신께서 직관할 수 있는 힘을 주셨다"[47]고 믿는다. 그 때문에 미리 형성된 그들 자신의 기대와 개념화에 맞추려고 분석수행자들의

동일한 것이 아니다"(『표준영역판』 VII, p. 96). 지식의 전달을 통해 치유가 일어나지 않는다는 것임(p. 141). 따라서 중요한 것은 지식 그 자체가 아니라 변화라고 함(핑크, 1914b, 제1장).

47) 《프레지어》 라는 텔레비전 시리즈물의 천재 작가들은 라디오방송의 정신과의사인 프레지어 크레인으로 하여금 그의 "하느님이 주신 직관할 능력"을 자랑하게 하는데, 거의 모든 경우에 소위 그의 직관에서 완전히 잘못된 것을 보여주었을 뿐이라고 함.

문제들을 단순화하게 된다.

더욱 현실주의적인 의사들은 오랜(또한 자주 고통스런) 경험을 통해 그들의 환자들보다 앞설 수 없고 그들의 문제가 놓여 있는 장소와 그 문제를 "고치는" 방법도 예상할 수 없다는 것을 잘 알고 있다. 그러나 그들은 단순히 환자들의 뒤를 따라갈 수 있을 뿐이고 문제의 양상들을 조금씩 파악하려고 애쓸 뿐이다. 우리가 조감하여 숲을 보는 일은 드물고 일반적으로 각각의 나무들 속에 빠져 있게 된다. 우리는 거의 언제나 사물들을 더욱 넓게 생각할 수 있기 위해 동료들이나 유자격의 지도감독자한테 도움 받을 필요가 있다. 분석은—마땅히 그래야 할 방법으로 시행될 때—겸허한 전문직이라서 우리는 모든 것을 한꺼번에 알아낸다고 주장하며 그들의 분석수행자들보다 오래 전부터 이미 그 해결책을 볼 수 있다고 공언하는 임상가들을 의심해봐야 한다. 그런 임상가들은, 말하자면, 그 공이 있어야 할 분석수행자의 손에 맡겨두는 대신에 그 공을 독점하는 것으로 끝낸다. 만일 분석적인 맥락에서 어떤 명수라도 있다면(또한 실제로는 존재하지 않지만) 그것은 바로 분석수행자의 무의식이다!

전이의 재고와 분석의 중단

나는 전이의 개념을 경험적 총체성으로 남겨놓길 더 좋아하는데, 한편으로 그것이 다가적이라는 것과 몇 가지 영역들, 즉 상징계와 상상계와 실재계에 관련된다는 것을 강조하고 싶다.

—라깡, 『세미나 I』, pp. 112–113

전이란 정확히 무엇인가? 나는 다른 곳에서 광범위하게 이것을 논의한 일이 있는데(핑크, 2007, 제7장), 왜냐하면 진료하는 분석가들한테도 전이란 무엇인가에 대하여 커다란 혼란이 있어 보이기 때문이다. 오늘날의 많은 의사들에 따르면 전이는 분석수행자가 분석가에 대하여 **느끼는** 방식에 관련되는데, 그 무엇보다도 분석수행자가 분석가 이외의 다른 사람에 대해 느끼는(혹은 어떤 관점에서 느꼈던) 방식으로부터 그 느낌이 실제로 유래될 때이다. 달리 말해서, 그 느낌은 원래의 대상으로부터 분석가한테로 전치되었던 것이다.

이것 덕분에 현대의 임상가들은 "어머니 전이"와 "아버지 전이"에 대해 매우 자주 말하게 된다. 반면에 환자들은 부모(혹은 조부모나 다른 친척들) 가운데 한 분에 대한 현재의 느낌이나 이전의 느낌을 분석가한테 투사하거나 전치하거나 혹은 전이하게 된다. 그 느낌은, 예를 들어, 성장기에 첫 번째로 돌봐주던 사람들 가운데 (양쪽이 아니라면) 한 사람처럼 그와 똑같이 분석가를 믿을 수 없다거나 혹은 분석가가 그들을 유혹하려 한다는 것이다. 프로이트 자신은 이다의 사례에서 간혹 이런 사고방식을 용납하는데, 이다가 처음엔 그녀의 아버지가 그랬던 것처럼("그는 항상 비밀유지와 우회적인 방법을 선호했다" 『표준영역판』 VII, p. 118) 프로이트도 정직하지 못하고 위장하리라고 의심했을 거라는 의견을 밝히고 있다. 또한 그녀는 훗날 K씨한테(또한 그녀의 아버지한테도) 보복하고 싶은 방법으로 프로이트한테 앙갚음을 했다는 것이다. 참으로 불시에 분석이 종결된 것은 K씨에 대한 이다의 분노를 자신에게로 옮기는 그녀의 전이를 프로이트가 알아차리지 못한 자신의 실수였다고 가정한다. 게다가 그는 희미하게 그것을 알아차렸는데도 "세심하게 주의를 기울이지" 못했다는 것이 가능해진다(pp. 118-119).[48]

"이다에게 K씨를 상기시켜주었던 어떤 미지의 분량이 [그 남자—즉 프로이트]에게"(『표준영역판』 VII, p. 119) 분명히 있었다는 프로이트의 견해에는 틀림없이 얼마큼의 진실이 들어있었다. 그러나 거기엔 단지 **얼마큼의** 진실이 들어있었다고 나는 암시하게 될 텐데, 전이에 대한 1905년 프로이트 자신의 정의에 의해서도 전이 상황은 그것보다 훨씬 더 복잡했다. 프로이트는 그의 연령과 성별 때문에 이다에 의해 간혹 그녀의 아버지와 K씨로 연상될 수밖에 없었다(p. 120). 또한 젊은 여자들과 두 남자들이 벌인 성적인 관계와 성희롱에 대한 그들의 이중성을 생각해보면 프로이트 자신이 그들에게 연결되는 일을 회피하는 것은 더욱 더 중요했다. 그 대신에 그는 이다로 하여금 자신을 그들과 비슷한 것처럼 생각하도록 유도했는데, 예를 들어, 그녀가 첫 번째 꿈에서 깨어났을 때 공기 중에 담배연기 냄새가 난다는 그녀의 인상에 연결되어 그는 "나는 흡연가야"라고 말했다. 그 말로 그는 그녀의 아버지와 K씨가 포함된 대열에 자신을 올려놓게 되었다(p. 73). 더구나 그는 K씨를 성실한 구혼자라고 생각하며 이다한테 괜찮은 혼인으로 생각하면서 K씨에게 동감을 표시한다는 것을 이다에게 분명히 밝혔다. 또한 아마도 14살쯤의 이다한테 K씨가 그의 가게에서 키스했던 것처럼 프로이트는 분석시간의 어떤 시점에서 그녀한테 키스하길 바랐던 것으로 믿어진다고 언급했을 것이다(p. 74).

프로이트의 그런 말과 믿음은 그가 이면의 동기들—아마 그도 역시 이다를 이용하거나 유혹하고 싶었던 것—을 지녔으며 그것들을 숨기려 했다는 의심을 이다한테 불러 일으키는 경향이 생겨날 수 밖

48) 프로이트가 1905년까지도 분석의 끝으로 이끌어갔던 것은 색다른 실패라고 믿게 되었는데, 그때 그 사례사를 출간했고 K부인에 대한 도라의 사랑을 인식하지 못한 실패였다는 것을 알게 되었음.

에 없었다. 프로이트가 그 사례에서 일찍이 우리에게 말한 것처럼 그는 "실제로" 진행되고 있었던 일에 대하여 그녀의 아버지가 그에게 들려준 그 이야기들을 믿게 되는 함정에 빠지지 않으려고 애를 썼는데, 그런데도 그는 그녀의 인생에서 문제 많은 남자들로부터 다른 방법으로라도 그 자신을 떼어놓으려 애쓰지 않았다.[49] 아마도 그는 이런 식으로 그녀에게 그저 나이든 또 다른 남자가 되었는데, 애매한 어떤 이유로 그녀한테 관심을 표명했던 남자였다.[50] (이 말은 분석가들이 분석의 모든 시점에서 분석수행자의 생활 중에 미워지는 인물들로부터 스스로를 구별하려고 의도적으로 노력해야 한다는 것을 의미하진 않는다. 이것도 역시 문제가 될 수 있는데, 특정한 시간에 분석수행자들이 해낼 필요가 있는 투사를 방해하게 된다.[51] 그러나 분석가들은 적어도 위선적이고 거짓말하는 인물들과의 동일시는 피해야 한다.)

이런 의미로 우리는 프로이트가 단지 정신없이 돌아가는 회전목마—혹은 중앙에서 이다와 함께 춤추고 노래하다 신호에 따라 웅크리는 자리차지하기 놀이—에서 또 다른 배우가 되었다고 말할 수 있는데, 우리는 그것을 이미 그림 5-1에서 봤던 것이다.

---

49) 그는 그 자신을 도라의 인생에서 문제 많은 여자들과 구별해내려고 애쓰지 않았음. 그 가운데에는 그녀의 아버지한테 더욱 가까이 접근하기 위해 그녀에게 거짓으로 관심을 꾸며냈다가 결국 그녀를 배신하게 된 여자 가정교사와 K부인이 포함되어 있음.

50) 그녀의 아버지가 분석료를 지불하고 있는데, 프로이트는 돈거래에 대해 아무런 말도 안 했지만 돈은 도라의 손을 거치지 않았음. 만일 그녀가 분석료를 직접 지불해서 프로이트의 손에 드렸다면 프로이트가 그녀에게 관심을 기울이고 있다는 것을 그녀는 날마다 알게 되었을 것임. 또한 그의 다른 동기에 대한 그녀의 의심을 중화시키든가 최소한 완화시켰을 것임(『표준영역판』 VII, pp. 131-133).

51) 이 관점에 대해서는 핑크의 2007(『라깡 정신분석 테크닉』), 380-382쪽 각주 164번 참조.

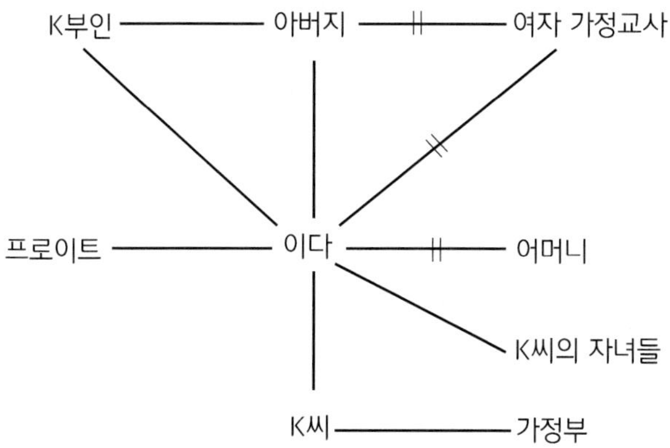

그림 5-2 중앙에 있는 이다의 위치

이다가 15개월 뒤에 프로이트를 만나보려고 돌아왔을 때 우리가 듣던 대로 그 배열[52]은 분석하는 동안 원래처럼 남아 있었고 분석이 끝나고 얼마쯤 지난 뒤에 이다에 의해 해체되었을 뿐이다.[53] 바로 그 시점에서 분석이 끝나고 약 5개월쯤 뒤에(K씨네 자녀들 가운데 하나가 죽었을 때) 그녀가 K씨네 가족들을 만나보게 되었고 또한 K씨와 마주쳐서 그 동안 벌어졌던 일을 인정하라고 강요할 기회가 있었다고 프로이트한테 말했기 때문이다. 또한 그녀는 K부인이 그녀의 아버지와 바람피우고 있었다는 것을 매우 잘 알고 있다고 K부인한테 직접적으로 말할 기회가 있었다는 것도 말해주었기 때문이다. 그녀는 K씨의 시인에 대해 아버지한테 말했고 K씨네와 모든 관계를 끊었다(『표준영역판』 VII, p. 121).

52) 프로이트가 도라의 아버지와 거래를 했고 K씨를 만났던 일이 있다면 우리는 중간에 프로이트와의 자리배치도 상상할 수 있음. 우리는 그 배치에다 그의 상상된 의료진과 독자층을 첨가해야 할 것임.

53) 프로이트와의 약속 날짜인 4월 1일은 우리가 진지하게 생각해볼 날임(그녀 자신이 그 날짜를 정했을 것으로 가정). Valérie von Raffay는 그 당시 비엔나에는 만우절의 형태가 있었다고 하는데, 사람들은 그날 서로 농담을 주고받았다고 함.

프로이트가 분명히 소망했던 것처럼 우리는 이것을 환자의 삶에서 일어난 일종의 호전으로 볼 수도 있는데, 분석 기간 동안이 아니라 치료가 끝난 직후였고 환자는 더 이상 한 인간으로서의 분석가와 그렇게 끝내는 것은 아니기 때문이다(p. 115).[54] 분석은 분명히 이다가 처한 상황의 많은 국면들에 초점을 맞추었고, 그녀가 말했던 것을 프로이트가 신중하게 받아들인다는 사실은 이다에게 비난을 던졌던 주위 사람들을 이다가 제압할 수 있다는 느낌이 들게끔 만들었기 때문이다. 프로이트도 역시 이다가 분석에서 얻어낸 덕분으로 결혼하려 왔다는 사실을 보고 싶어 했던 것처럼 보이지만 그건 그의 입장에서 추측에 근거하기 쉬웠다.

전이에 대한 프로이트의 정의

전이는 나에게 불시에 닥쳤다.

—프로이트,『표준영역판』VII, p. 119

프로이트는 전이의 개념을 최초로 공식화했던 사람이고, 오늘날의 많은 의사들보다 언제나 훨씬 더 광범위하게 규정했다. 즉 전반적인 상황이나 배열의 재생산—그림 5-2에서 봤던 그 종류와 다르지 않은 것—으로서 관계의 중심에 자신의 위치를 놔두고 감정과 환상, 사고, 충동, 경험, 등등에 관련되어 있다.

---

54)『표준영역판』VII, p. 115에 나오는 프로이트의 말을 들어보면, 분석 작업이 상당히 진전되었는데도 환자의 상태가 뚜렷한 변화를 보이지 않아서 놀랍고 쉽게 오해를 불러일으킬 수 있음. 실제로 작업이 진행되고 있는 동안에는 증상들이 사라지지 않다가 조금 후에 환자와 의사의 관계가 끝났을 때 사라짐. 회복이나 호전의 지연은 오로지 의사 자신의 인품에 그 원인이 있다고 함(p. 115).

"전이들이란 무엇인가?"라고 그는 이다의 사례에서 묻고 있다(『표준영역판』 VII).

> 그것들은 분석이 진행되면서 야기되고 의식화 되는 충동들과 환상들의 새로운 판본들이나 복제들이다. 그러나 그것들은 이런 특이성을 지니는데, 그것들이 의사에 의해 어린 시절의 어떤 사람을 대체한다는 것이다. 달리 말해보면 정신적 경험들의 전체 시리즈는 소생되는데, 과거에 속하는 것이 아니라 현재의 의사한테 적용되는 것이다.(p. 116)

프로이트는 계속해서 어떤 전이들은 "동일한 이야기의 단순한 재판들—즉 변함없는 새로운 판본들"—인데, 반면에 다른 것들은 "단지 재판이 아니라 수정된 판본"이다(p. 116). 달리 말해서, 그 상황의 재생산은 완전한 것이라기보다는 다만 부분적인 것일 뿐이다(다시 말해, 그것은 초기의 상황과 동일하지 않을 수도 있음). "정신분석적 치료는 전이들을 만들어내지 않고 단지 그것들을 드러낼 뿐이다"(『표준영역판』 VII, p. 117)라는 것을 유념해야 한다. 즉 전이는 다른 많은 생활 맥락에서도 발견된다. 즉 친구관계와 애정관계, 학교와 직장과 군대, 등등에서도 발견된다. 그러나 대부분 그것들이 인식되고 명백하게 작업되는 것은 오로지 정신분석적 맥락에서다.

프로이트는 1914년에 자신의 정의에 다음과 같이 덧붙이고 있다. "전이 그 자체는 단지 반복의 한 부분일 뿐이고, 그리고 그 반복은 의사에 대한 또한 현재 상황의 다른 모든 측면들에 대한 망각된 과거의 전이다"(『표준영역판』 VII, p. 151).[55] "현재 상황"은 매우 평범한 개념이라서, 예를 들어, 대학의 강의실로 걸어가는 일에 대한 어떤 사람의 불안이 초등학교 교실에서 일어났던 굴욕적인 경험을 떠올려주는 것으로 상상하게끔 해준다. 또한 이다가 어떤 남자와 단 둘이서 그의 "사업장"(예를 들어, 의사의 진료실)에 있다는 것이 불편해질 수 있는데, 그 남자의 인격이나 연령 혹은 착하거나 편안한 표정과는 상관없이 그렇다. 왜냐하면 K씨의 "사업장"에서 K씨와 함께 있으면서 벌어졌던 일 때문이다(〈부록 1〉에서 말한 것처럼 그는 그곳에 다른 사람들도 있는 것처럼 믿도록 그녀를 속이고서 그녀에게 습격하듯 거절하기 힘든 급작스런 키스를 했다. 『표준영역판』 VII, p. 28). 충격과 지남력상실, 사유의 불가능 및 말없음은 단지 긍정적인 감정이나 부정적인 감정만이 아니라 전이의 가능한 모든 발현들이다.

전이는 어떻게 다뤄질 수 있을까?

적대적인 충동을 포함한 환자의 충동들 모두가 일어나게 된다. 그 충동들은 방향이 바뀌어 의식화로써 분석의 목표를 설명해주게 되고, 이런 식으로 전이는 끊임없이 소실되고 있다. 정신분석의 가장 큰 장벽으로 규정되는 것처럼 보이는 전이는 그 존재를 매번 알아차릴 수 있고 환자에게 설명될 수 있다면 가장 강력한 협력자가 될 것이다.

—프로이트, 『표준영역판』 VII, p. 117

55) 라깡은 이렇게 첨가함. "우리는 항상 전이가 마지막 분석에서 반복강박[자동증]이 된다는 사실과 함께 시작해야 한다는 것을 여러분한테 상기시켜 주었습니다."(『세미나 VIII』, p. 172). 이것은 전이와 반복이 동일해져야 한다고 말하는 것은 아님.

프로이트는 그의 생애의 끝까지는 아니더라도 다년간 오해하고 있었던 것처럼 보이는데, 전이를 사라지게 하려면 어떤 특별한 전이를 환자의 의식적인 관심 속으로 끌어오면 그것으로 충분하다는 오해다. 어떤 환자로 하여금 우리에 대한 불신을 중단시키기 위해 자라오면서 그녀의 어머니를 불신했던 것처럼 우리를 불신한다고 그녀에게 말해주는 것만으로 충분해진다고 하듯이! 그러한 언급들은 일정한 정도의 일시적인 안심을 제공해줄 수도 있고 분석실의 공기를 순간적으로 깨끗하게 해줄 수도 있지만, 그런 언급으로는 다른 사람들에 대한 다년간의 불신을 없애주지 못한다. 그렇게 쉬우면 얼마나 좋을까![56]

라깡이 지적했던 것처럼(『에크리』, p. 591; 『세미나 V』, p. 428), 환자는 그의 전이 때문에 우리를 이미 그런 사람으로 간주하고 있는데, 그런 언급은 일반적으로 그런 사람이 언급한 것으로 듣게 된다는 것이다. 이 사례에서는 도저히 믿을 수 없는 어떤 사람으로 간주하게 된다. 따라서 그런 언급은 믿을 만한 가치가 없는 속임수의 주장이라는 것이다.[57] 다음과 같은 해석("당신은 자라면서 당신의 어머니를 불신했던 것처럼 그와 똑같이 나를 불신하고 있어요.")은 그녀의 눈을 속이려는 우리 쪽의 시도로 듣기 쉬운데, 그것은 마치 그녀가 어머니를 믿을 수 있는 사람으로 생각하는 것처럼 그녀를 속이기 위해 어머니가 흔히 그랬

56) 특별한 전이를 환자의 의식적인 관심 쪽으로 가져온다는 것은 오늘날 "전이를 해석하기"라고 흔히 불리고 있음. 그것은 해석하기란 단어의 그럴듯한 용법이 되는데, 해석하기는 그 근원으로까지 추적하는 일에 자주 관련된다는 것을 잊어버리도록 고안되어 있음. 이런 평범한 "전이 해석하기"로는 전이를 결코 없애지 못함. 그 이유는 전이가 "환자의 건강한 쪽 자아"와 정직한 대화를 나눔으로써 밖으로 나가거나 무효로 할 수 없는 그런 일이기 때문임(핑크, 2004, 제1장; 2007, 제7장).

57) 라깡은 『세미나 VIII』에서 "신경증 사례인 분석의 정상적인 상황 하에서 전이는 전이를 해석하려는 그런 분석가들에 의해 전이 그 자체의 도구를 이용하고 그것을 기반으로 하여 해석됩니다. 따라서 전이 그 자체에 의해 분석가한테 부여된 그 위치로부터 분석가가 전이 내에서 분석 · 해석 · 개입을 하지 않는 것은 불가능합니다"(p. 173)라고 말함.

던 것과 동일한 시도이다. 우리가 행하는 전이 해석은 매우 빈번하게 환자들로 하여금 우리를 믿을 수 없고 음해하며 잘난 체하고 조종하는 사람이나 기타 등등의 사람으로 보는 기존의 관점을 확인하게 만들어 준다. 그들은 우리가 순간적으로 전이 밖으로 나가게끔 허용해주지 않고, 어떤 환자들이 그렇다고 생각하는 것처럼 서로에게 "마음 터놓는 대화"를 실제적으로 하게끔 해준다. 오히려 그들은 간혹 우리에게 환자의 투사를 강화시킴으로써 사태를 더욱 악화하게 만드는 증거를 보여준다.[58)]

프로이트는 우리에게 더욱 생산적인 조언을 해주는데, 그는 우리 환자들한테 전이를 명백히 지적해주는 것이 아니라 "그것들을 그 근원에까지 거슬러 올라가는 추적으로"(『표준영역판』 VII, p. 120) 다뤄야 한다고 우리에게 말해준다. 다시 말해서, 그것은 역사적인 선행사건들을 정확히 찾아내려는 시도, 즉 진료실 안에서든 밖에서든 현재에 반복되고 있을 이전 상황들과의 관계들을 찾아내는 시도이다(또한 분석수행자로 하여금 그녀가 그렇게 할 준비가 되어 있다면 과거와 현재의 분석 상황들 사이에 연결을 끌어내게 될 것이다).[59)] 오늘날엔 수고스럽게 그러한 전이들을 그 근원까지 추적해가려는 분석가들이 드문 것 같다. 아마도 그 이유는 이 일이 흔히 어렵고 힘든 과정이기 때문인데, 다중의 근원들이 존재하고 각각의 개별적 근원에도 여러 측면들이 있을 것 같기 때문이다. 그런데도 특별한 전이는 분석 작업의 과정 가운

58) Gill, 1982; Gill & Hoffman, 1982; Fink, 2007, pp. 143–145(『라깡 정신분석 테크닉』, 294–8쪽) 참조. 라깡의 표현에 의하면, "전이는 아무리 많이 해석되어도 그 자체에 더 이상 줄일 수 없는 한계를 유지하고 있습니다."(『세미나 VIII』, p. 173).

59) "[그 환자는] 자신의 어린 시절 생활로부터 태도와 감정적 충동을 기억하는 대신에 반복해서 '전이'라고 알려진 것에 의해 의사와 치료에 대한 저항으로 이용될 수 있다."(『표준영역판』 XVI, p. 290).

데 여러 다양한 시점에서 출현과 재출현을 계속하기 쉬운데, 그 근원들이 분석수행자에 의해 남김없이 표명될 때까지 계속된다(즉 훈습된다). (이런 과정에서 해석이 역할을 맡는다면 전이라는 **사실**이 아니라 전이의 **내용**에 대해 해석하게 될 것이다.)

분석수행자는 분석가가 자신을 지배하고 질식시키며 분석가의 의지에 복종시키려 한다고 느끼면 (나의 분석수행자의 표현처럼)—만일 분석가가 분석수행자의 과거에 그를 지배하길 원하거나 시도한 것으로 느꼈던 사람을 시간이 걸리더라도 찾아내려 한다면—흔히 처음으로 분석수행자를 그들의 의지에 복종시키려고 했던 부모나 다른 친척들(형제자매, 숙부, 숙모, 조부모, 등등)을 정확히 찾아낼 수 있을 것이다. 가령 분석가가 이것에 관하여 매우 중립적인 입장에 머물러 있고 그를 지배하려 시도하지 않았다면 그러한 전이에 부착된 대부분의 에너지/리비도—그들 양쪽이 모두 그 치료에 매우 노력할 수도 있는 것—는 흩어져 버릴 것인데, 일단 분석수행자의 인생에서 이전 인물과의 관계를 찾아내 깊숙이 논의하게 되었던 경우에 그렇다. 분석가가 "당신은 이전에 누군가에 대해서 이런 식으로 느꼈다는 걸 기억할 수 있나요?" 혹은 "어떤 사람이 당신한테 그의 의지에 따르기를 바랐다는 인상을 받은 적이 있나요?"와 같은 기본적인 질문들로 시작하는 일이 필요하듯이 매우 간단하겠지만 전이들을 그 근원으로까지 거슬러 올라가 추적하고 또한 이전 인물들의 상호작용에 대한 가능한 모든 세부사항들이 포함된 4부 하모니 속에서 이전의 인물들과 맺은 분석수행자의 관계를 찾아냄으로써 전이들을 훈습하게 되는 간혹 몹시 힘든 일을 시작하는 것이 가장 효과적인 방법이다.[60)]

---

60) 나의 분석수행자의 경우에 그가 나한테 그의 의지로서 지배하고 억누르고 그 의지에 따르기를 원

이처럼 힘든 과정의 지름길을 최근 수십 년 동안 임상가들이 찾아왔고 오늘날의 많은 분석가들도 전이를 단순히 환자가 관심을 갖게 되는 어떤 것으로 보고 있다. 아마도 환자의 "관찰하는 자아"가 분석가의 관찰을 흡수하리라고 또한 환자가 지금까지 해왔던 것(예를 들어, 분석에 대한 불신)을 하지 않게 될 거라고 희망하는 것 같다. 전이에 환자의 관심을 끌어내기 위해 현대의 분석가들은 흔히 환자의 태도와 행동에 대하여 그들 자신의 역전이 반응을 드러내게 된다. (또한 그런 분석가들은 흔히 그들의 역전이가 환자한테서 유래하고 환자에 의해 "그들한테서 표현되어 왔던" 것으로 믿는데, 모든 분석가들이 불가피하게 그 환자에 대한 동일한 방식의 반응으로 끝내리라는 것을 의미하지만, 그것은 명백히 잘못된 생각이다. 핑크, 2007, pp. 165-185 참조)[61]

프로이트가 이다의 전이라고 믿었던 것에 대하여 이다의 관심을 끌어와야 한다고 주장하는 것처럼 그가 그녀의 관심을 끌어왔다면 무엇이 벌어질 수 있을지 한번 상상해보자. 그는 다음과 같이 쓰고 있다.

> 나는 그녀에게 이렇게 말했어야 한다. "나에게 전이되어 왔던 것은 K씨한테서 나온 것일까요? K씨와… 비슷한 나쁜 의도를 나에게 의심하게끔 이끌어주는 어떤 것을 알고 있었던가요? 혹은 나에 대한 어떤 것에 충격을 받았거나 나에 대한 어떤 것을 듣고서 공상을 떠올렸나요? 나에게 애정을 느끼는 것은 K씨한테 느꼈던 것과 같은 걸까요?(p. 118)

했던 그 정도에 대하여 논의하는 것은 적절하였음.

61) 『라깡 정신분석 테크닉』, 김종주옮김, 하나의학사, 335-368쪽 "투사적 동일시"에 관한 부분(역자).

프로이트가 물어볼 수 있었다고 상상되는 질문들은 너무나 솔직하고 몹시 주요한 것으로 이해되는데,[62] 이다와의 약속을 취소할 수 있었거나 혹은 그녀가 "아니오"라고 말하게 되는, 즉 프로이트가 그녀에게 나쁜 의도를 가진 것으로 의심하게 만드는 어떤 것을 실제로 알아차릴 수 없는 것처럼 느끼게 만들 수 있었던 그런 종류이다. 그러나 프로이트는 아무튼 그 자신이 그녀한테 K씨를 떠올리게 했는지 단지 물어봄으로써 이런 것을 쉽게 고칠 수 있었고, 만일 그녀가 긍정적으로 답했다면(그들 둘이 적어도 연령과 남성과 흡연이란 공통점 때문에 꽤나 그럴듯하게 보이는 긍정), 만일 그녀가 K씨에 대해 생각하고 느꼈던 것과 동일한 방식으로 프로이트에 대해 생각하거나 느꼈느냐고 물어봤다면 그렇다.

무슨 일이 벌어졌을까?

도라가 그 자신의 이야기를 독차지하게 놔두지 않고 프로이트는 그것을 유용하는 사람이 되었다.

—마르쿠스, 1975/1990, p. 300

논의를 위해 프로이트가 이다를 잘 이끌어서 그녀가 K씨를 배려하고 대해줬던(혹은 대하고 싶었을) 동일한 방법들 가운데 어떤 식으로 프로이트를 간주하고 대하여 주었는지 알아차릴 수 있었다고 가정해보자. 그것의 가능한 결과는 무엇이었을까? 이다는 자신이 K씨를 대했던 (혹은 대하고 싶었던) 것처럼 프로이트를 대했다는 것이 불공평하다고

62) 그런 유도 질문에 대한 나의 비평은 핑크, 2007(『라깡 정신분석 테크닉』), 제2장 참조.

믿었을 수도 있고, 또한 그 시점으로부터 그녀가 분석시간 동안 그렇게 하려는 충동을 느낄 때마다 그 충동을 **억제했던** 것도 당연한 일이었다. 그녀가 K씨에게 말하고 싶었던 것과 같은 방식으로 프로이트한테 반응하고 냉소적으로 언급하려고 했던 그녀 자신을 알아차리기 시작했을 수 있으며, 그녀는 다른 방식으로 말하거나 행동하게끔 스스로한테 강요하기 시작했을 수도 있다. 달리 말해서, **그녀가 K씨를 대하는 것처럼 프로이트를 대하려는 충동은 진정되거나 사라지지 않았을 것이다. 즉 그녀는 단순히 그 충동이 일어날 때마다 억제하기 시작했을 뿐이다.** 프로이트는 그녀가 더 잘 대해주는 것으로 느꼈고 마치 그가 다른 사람이 된 것처럼 덜 "불공정하게" 반응했던 것으로 느꼈겠지만 이다한테서 근본적으로 달라진 것은 아무 것도 없었다. 또한 프로이트는 치료에 아주 중요해질 수 있었던 그녀의 충동들에 관한 정보에 접근하지 못했을 것이다.

이다가 K씨를 대했던 것 같은 대우를 프로이트가 받았을 때 아무튼 마음상한 느낌을 털어놓게 됐더라면 이다는 자신이 말하려고 했던 것 때문에 그가 마음을 다치기 쉬웠을지 그 여부에 따라 그녀가 그에게 말해줬던 모든 것을 실제로 판단하기 시작했을 수도 있었다. 따라서 그녀는 그의 감정을 다치지 않게 하려고 더욱 자연스럽게 말할 수도 있었던 것을 대부분 **검열하기** 시작했다. 환자는 분석가의 민감성과 감정반응에 대해 많이 알면 알수록 특정한 토픽들을 억제하고 특정한 아이디어와 충동을 저지하려는 경향을 대개 더 많이 내보이게 된다. **분석에 있어서 궁극적으로 그것보다 더욱 해로운 결과를 가져올 수 있는 것은 아무것도 없다!** 또한 이것은 전이에서 진행되는 어떤 것을 가져오기 위해서든 아니든 모든 종류의 자기폭로가 가져오는 전형적인 결과이다. 또한 이것은 환자들의 가정된 전이를 그들의 의식적인 관심 속으로 가져오려는 분석가들의 시도로 인한 전형적인 결과도 된다. 환자들이 분석가의 말처럼 행동하고 있다는 생각을 받아들인다면 그들의 마음을 스쳐지나가는 생각들을 억누르고 그들의 내부에서 일어나는 충동들을 억제시키면서 그들은 다르게 행동하려고 의식적으로 노력하기 시작한다.[63]

프로이트는 이다의 부정적인 전이의 근원을 추적할 수 있다고 믿었던 것 같다(그녀는 1900년이 끝나기 2주일 전에 이미 그해 12월 31일에 분석을 종결하겠다고 내린 결정을 12월 31일에야 프로이트한테 말했음).[64]

1. (호숫가 청혼 이후) K씨가 그녀를 그의 집에 있는 하녀처럼 대한다고 해서 그에게 복수하고 싶은 16살 소녀의 소망—그가 젊은 가정교사를 유혹하고 나서 그녀한테 차츰 차가워졌던 이후로 2주일 동안 그녀의 예고가 마음에 들지 않았는데 그를 위해 일했던 젊은 가정교사에게 대했던 것과 비슷했음.
2. 그녀가 K씨의 집에 머물러 있는 동안 안전하지 못하다고 느끼면서 K씨로부터 탈출하고 싶은 16살 소녀의 소망. 그는 이전에 그녀가 옷을 입거나 벗고 낮잠도 자는 손님방의 문을 잠글 수 있었던 열쇠를 가져갔는데, 어느 날 그녀의 방에 갑자기 나타나서 그녀가 잠들어 있는 동안 그녀 곁에 서 있었음.

63) 다른 한편으로 가학적인 환자들은 분석가의 아킬레스건을 분명하게 보고 있는데 분석가가 그들한테 마음 상하게 하는 행동으로 드러내는 것을 더 많이 하게끔 유도할 수도 있음.

64) 프로이트는 도라가 분석을 갑자기 중단함으로써 은유적으로 그의 뺨을 철썩 때리고 그의 기대가 절정에 달했던 바로 그 순간에 그녀를 치료하려는 그의 희망을 꺾어 버렸다고 느꼈음.

이다는 프로이트와 첫 번째 꿈에 대해 논의하는 과정에서 그녀가 K씨네 집에 있을 때 느꼈던 위험에 대해 언급했다.[65] 그 일은 대략 치료가 끝나기 이삼 주 전에 일어났는데(p. 80), 따라서 그녀가 "2주일" 뒤에 치료를 끝내겠다고 결정했던 시기와 다소간 일치했다(p. 105).

K씨가 열쇠를 없애버린 후 이다가 K씨네 집에 머물러 있다간 강간당할 수 있다고 느끼는 위험은 어떤 점에선 프로이트를 계속해서 만나보는 일이 그녀 자신을 위험에 빠뜨리는 것이라고 그녀가 느끼게 했던 원인이 되었다(즉 여기에 어떤 전이의 요소가 있을 수 있었다). 그러나 이다가 두 해 전에 K씨의 **신체적** 삽입의 위협을 두려워했던 것처럼 프로이트의 **정신적** 삽입의 위협을 두려워했다는 것은 그럴듯해 보인다(『표준영역판』 VII, p. 93). 우리는 프로이트가 **2주일**이 그녀에게 어떤 생각을 하게 만들었는지 묻지 않았기 때문에 이것을 확실히 알 수는 없다. 그것은 이전의 꿈에 대한 그들의 논의나 혹은 그녀가 호숫가에서 K씨의 수작에 대해 부모들한테 말하지 않고서 기다렸던 두 주일에 관한 그들의 논의를 그녀의 마음속에 떠올릴 수도 있는데(p. 107), 그 대신에 하녀나 가정교사의 예고처럼 그의 귀에 들렸을 거라고 즉각적으로 단정하게 된다(p. 105). 프로이트는 훗날 첫 번째 꿈속에 포함된 "경고에 유의하지" 않았던 자신을 책망했는데(p. 118), 그것은 프로이트에겐 그녀가 곧 분석을 그만둔다는 경고로 생각되었다(꿈속에서 그녀가 그 집을 떠날 필요가 있다는 것과 똑같았을까?). 프로이트는 그녀가 K씨에 의해 제기된 위험을 두려워했고 그에게 복종하려는 그녀 자신의 유혹을 두려워했던 것과 똑같이 그녀는 지금 프로이트와 관련된 어떤 것과

65) 프로이트가 그처럼 많은 말을 하고 결론을 내린다면 그것은 "논의"라고 부를 수도 있음.

치료(그에게 복종하려는 그녀 자신의 유혹?)를 두려워하고 있었다. 또한 이것은 아마도 분석을 갑작스럽게 중단하려는 생각이 이다의 머릿속에 맨 먼저 떠오르게 했던 것이다.

매우 흥미롭게도 프로이트는 이다가 그에게 건네준 경고에 대해 말해보라고 요청했던 것처럼 보이지 않는데, 그는 그 경고가 첫 번째 꿈에 포함되어 있다고 확신하였다. 그 꿈은 적어도 그녀 쪽에서 치료를 그만두고 그 이유에 대해 말하게 하는 싹트기 시작한 의도를 공공연하게 끌어냈을 것이다. 아마도 프로이트는 그 이유를 알고 싶지 않았던 것 같고…. 만일 프로이트에게 건넸던 어떤 경고가 꿈속에 있었다면 또한 그것이 있었는지 나에겐 분명치 않다고 하면, 그녀가 K씨로부터 위험에 처해 있다는 느낌이든 K씨에게 복수하고 싶은 그녀의 욕망이든 프로이트한테 전이하거나 투사하고 있는 것은 경고가 아니었다(달리 말해서 그것은 전이에 관한 것이 아니었다). 프로이트 자신이 위협적인 태도로 행동하고 있는 것은 경고였다.

꿈의 어느 부분을 이다 스스로 분석해보는 기회는, 프로이트의 설명에서 볼 수 있듯이, 그녀에게 결코 주어지지 않았다(『표준영역판』 VII, pp. 69-70). 거기서 프로이트는 자신을 마술사처럼 내보였는데, 모든 것을 그 반대로 눈부시게 바꿔놓고 그녀의 인생에서 관련될 수 있는 것으로 알았던 모든 것을 받아들여서 잘 다듬어진 이야기로 만들어 놨다. 매우 흥미롭게도 그는 다른 곳에서 우리에게 말해주듯이(『표준영역판』 XII, pp. 96, 117)[66] 꿈을 이용하여 정신분석에서 꿈

---

66) 대부분의 꿈은 분석보다 먼저 만들어져서 이미 알려지고 이해된 모든 것을 빼내버린 후에도 지금까지 숨겨져 왔던 어떤 것에 대한 다소 분명한 힌트가 여전히 남아 있다"(『표준영역판』 XII, p. 96). 그것을 망각한다는 것은 "이미 알고 있는 것을 제외한 그 어떤 것도 결코 찾아낼 수 없다는 위험에" 빠지는 것임(p. 112).

에 관한 논의의 요점이 되는 새로운 것을 찾아내려는 것이 아니다. 오히려 그는 이미 굳게 믿고 있었던 것을 확인하려 하였다. 즉 이다는 K 씨와 사랑에 빠져 어쩔 줄을 몰랐다는 것이다(p. 70). 프로이트는 그녀에게 꿈의 요소들에 대해 자유연상을 시키거나 권유하기보다는 오히려 그 자신의 연상을 곧바로 말해버리고(p. 97), 꽤나 터무니없이 들리는 어떤 결론으로 건너뛴다(pp. 99-100). 비록 프로이트는 자신의 목표가 무의식을 의식화하는 것이었다고 우리에게 말할지라도(『표준영역판』 VII, p. 114)[67] 이것은 변화를 초래하기엔 분명히 불충분했다(핑크, 2014a, 제1장 참조). **그런 것들이 이다가 치료를 그만두도록 만들었던 것이라고 생각되었던 바를 그는 그녀에게 말해줌으로써 그녀의 무의식적인 생각들을 의식적인 생각들로 만들려는 그의 시도는 호전시키지 못했다.** 만일 우리가 무의식을 의식화하는 목표를 유지시키려 한다면 그것의 제일 큰 몫을 해내는 사람은 분석수행자임에 틀림없고, 또한 내가 다른 곳에서 언급했듯이 무의식을 의식으로 이끄는 것보다 무의식이 말하게 하는 일이 훨씬 더 중요하다.[68] 그중에서도 가장 중요한 것은 분석을 가로채서 분석수행자의 것 대신에 그 자신의 것으로 만드는 일이 아니다.[69]

---

67) 그는 이렇게도 말하고 있음. "우리의 치료는 무의식적인 것을 의식적인 것으로 바꿔놓음으로써 작용한다"(『표준영역판』 XVI, p. 280). 또한 "무의식적인 것을 의식적인 것으로 번역함"으로써(p. 435)

68) 핑크의 2007(『라깡 정신분석 테크닉』), 183쪽에 라깡의 Autre Écrits에 나온 「로마 강연」이 인용되어 있음. "분석수행자가 의식적으로 어떤 것을 알게 되기 때문에 분석이 성공적인 대단원에 이르게 된다고 생각하는 것은 허위이며…. 문제가 되는 것은 어떤 신비로운 승강기에 의해 어둠속에 가라앉은 무의식의 수준으로부터 투명함의 자리인 의식의 수준으로 나오게 되는 움직임이 아니고…. 문제가 되는 것은 사실상 의식으로 가는 움직임이 아니라 오히려 말로 가는 움직임이고… 또한 그 말은 반드시 어떤 사람이 들어야 한다."(라깡, 2001, pp. 139-140).

69) 핑크는 『라깡 정신분석 테크닉』에서 이렇게 말하고 있음. "이전 시간에 이야기된 꿈에 대해 연상하도록 분석수행자를 고지식하게 이끌어가는 것(혹은 앞선 분석시간에 분석가가 특히 흥미롭거나 중요한 것으로 알았던 특별한 화제로 되돌아가는 것) 대신에 분석수행자가 분석시간을 시작하고 논의할 다양한 주제들을 제기하는 데에 주도권을 잡도록 허용해주는 것은 일반적으로 권장할 만한 일이다. 그 다음 분석시간에 그것으로 되돌아가지 못할 때 어떤 개시나 중요한 연상을 상실할까봐 염

여기서 우리는 분석가들이 잘못 된 결론을 이끌어내기가 얼마나 쉬운 일인지 알 수 있다. 이다의 부정적인 전이는 K씨와 함께 일으켰던(혹은 그녀가 일어났길 소망했던) 어떤 일이 단순히 프로이트와 함께 반복했던 것으로 보이지 않는다. 기록하는 시간에 "그녀의 비밀을 간파하려는" 시도에서(『표준영역판』 VII, p. 73 n. 1) 프로이트 그 자신은 그녀한테 일종의 폭행을 가하고 있었다. 그것은 참으로 정신적 강간의 한 형태였다. 우리는 모든 환자들이 그랬던 것처럼 이다도 치유되는 것을 약간 두려워하거나 자신의 증상들과 곤경에서 끌어온 향락의 포기를 마음 내키지 않는다고 가정할 수 있었다. 그러나 그와 똑같이 우리는 그녀가 스스로에 대해 생각할 수 있는 능력의 상실을 두려워했고 분명히 그 남자만큼 통찰력이 있어서 그녀가 자신을 아는 것보다 그녀의 마음을 더 잘 안다고 털어놓는 그 남자에 의해 강압적으로 밀어붙이거나 세뇌되는 것을 두려워했다고 가정할 수 있었다. 처음에 그럴 수 있는 만큼 호기심이 자극되고 흥분되지만 일반적으로 결국엔 꽤나 두려워진다. 위니코트(1960)는 다음과 같이 말한다.

> 환자가 단서를 제공하는 경우를 제외하면 분석가가 그 답을 알지 못할 거라는 것은… 매우 중요하다. 분석가는 단서를 모으고 해석하게 되는데, 환자가 단서를 주지 못하는 일이 흔히 벌어져서 분석가가 아무 것도 할 수 없다는 것이 확인된다. 분석가 능력의 이런 한계는 환자한테 중요하다(pp. 50-51).

려하는 분석가는 치료에서 분석수행자의 역할을 빼앗아서 훨씬 더 많은 것들을 잃어버렸다는 것도 알 수 있다. 분석수행자는 자신이 단지 분석가의 질문에 대답하기 위해 그곳에 있고 그의 질문 선상을 따라갈 뿐이라고 느낄 수도 있는데, 그것은 자신의 인생에 대해 그 자신의 질문들을 제기하고 분석의 고삐를 그 자신의 손에 쥐고 있는 일과는 대조되는 것이다(230쪽)."

그러나 프로이트(『표준영역판』 VII)는 다음과 같이 호언장담을 한다.

> 최면의 강제적인 힘에 의한 것이 아니라 인간들이 말하는 것과 보여주는 것을 관찰함으로써 그들이 자기 마음속에 숨겨놓는 것을 드러내는 임무가 내 스스로에게 부과될 때 나는 그 임무가 실제보다 더 힘든 것이라고 생각했다. 볼 수 있는 눈과 들을 수 있는 귀를 가진 사람은 아무도 비밀을 지킬 수 없다는 것을 스스로 확신할 수도 있다.[70] 만일 그의 입이 침묵을 지킨다면 손가락 끝으로라도 수다를 떨게 된다. 모든 구멍을 통해 그 사람으로부터 누설은 새어나온다. 따라서 마음속 가장 깊이 숨겨진 구석을 의식화하는 과제는 성취해낼 가능성이 매우 크다(pp. 77–78).[71]

프로이트의 "꿰뚫는" 접근방법은 그가 이다 쪽에서 K씨로부터 그에게로 옮겨간 특별히 끔찍한 부정적 전이의 희생자가 되었다고는 도저히 생각되지 않는 그런 것이었다. 분석은 실패할 가능성이 더욱 커졌는데, 그 이유는 이다가 자신의 문제를 풀어가도록 도와주지 못하는 심술궂은 방식으로 그가 진료하고 있었기 때문이다. 의사들이 전이를 분석적인 만남에서 그들 자신의 잘못 탓으로 보는 것은 너무도 쉬운 일이고, 또한 치료자에 대한 환자들의 자세를 진료실 내에서 그들의 행동

---

70) 마가복음 4장 9절과 8장 18절 참조.

71) 이것이 사실이라면 어떤 종류의 "심층"으로서의 무의식 개념과 모순되는데, 그 대신에 라깡의 개념을 확인하게 됨. 즉 무의식은 사람들의 수사법과 행동에서 바로 겉으로 내보일 수 있는 것임(핑크, 『라깡 정신분석 테크닉』, 제3장). 또한 의식적인 것과 무의식적인 것의 관계는 라깡에 의해 뫼비우스 띠의 두 "면"에 비유됨(『세미나 IX』).

보다는 오히려 진료실 밖의 어떤 행동으로까지 "거슬러 추적하는" 것도 쉽게 볼 수 있는 일이다.

프로이트의 설명에 의하면 K씨가 빠졌다고 믿었던 바로 그 동일한 함정에 그도 빠지게 되었다. 그는 이다가 K씨의 뺨을 때리고 그녀와 그녀의 가족에 대한 K씨의 올바른 의도를 공표한 후에도 K씨가 그녀를 따라다녔을 것으로 생각했다. 왜냐하면 그것이 그의 구혼에 성공하고 이다를 설득하게 해줄 수 있었기 때문이다(『표준영역판』 VII, p. 107). 이다가 분석의 종결을 결정했다고 프로이트에게 말함으로써 그를 철썩 때렸을 때 그 자신은 이다가 계속 남아있길 원한다고 분명하게 말하지 못했다. 그는 사례 저술에서 합리화의 기미를 보임으로써 이것을 정당화한다. 그는 가장하거나 연극하는 것을 몹시 싫어한다고 말하면서 그것은 "그녀가 그에게 머물러 있는 것의 중요성을… 과장하는 것"(그런데도 그녀가 머물러 있는 것은 분명히 그에게 너무나도 중요했음)과 관련되었을 텐데, 그 대신에 그는 그녀가 "언제나 자유롭게 치료를 중단해도"(pp. 105, 109) 된다고 그녀에게 말했다. 그는 다음과 같이 주장한다. "심리적인 영향이 이용될 수 있는 그 범위에는 어떤 한계가 설정되어 있고, 또한 나는 환자 자신의 의지와 이해를 이런 한계들 가운데 하나로 존중한다."

그는 약 8년쯤 뒤에 『테크닉에 관한 논문』에서 환자들에게 "진지한 관심"을 보여줌으로써(『표준영역판』 VII, p. 139) 분석가가 환자들로 하여금 흔히 어렵고 힘든 분석 작업을 설득해서 계속하게 한다는 것이 얼마나 중요한지 우리에게 말해준다(p. 130). 그러나 여기서 우리는 그만둔다는 이다의 결정에 프로이트가 마음의 큰 상처를 입었고 아마도 그 사례에 대한 그의 지나친 관심 때문에 고통을 받았다는 것을 알게 된다. 그는 그녀가 더 머물러 있으라고 강요하는 경향을 보였던 것 같다. 따라서 그는 아무런 이의도 제기하지 않고 그녀가 떠나가도록 함으로써 지나치게 반응했던 것이다. 심지어 오늘날 매우 고전적인 것으로 생각되는, "자아, 다음 주에 한번 더 그 얘기를 하지 않겠니?"라는 말도 그는 하지 않았다.

여기서 우리는 치료에서 주요한 저항이 분석가의 저항이라는 것을 분명히 보게 된다. 아마 프로이트는 그녀가 계속해야 된다고 강요하지 않았던 것이 근본적으로 최선의 길이 되었을 텐데, 바로 그 시점에서 그 자신의 방법들에서 오류를 볼 수 있는 것 같지 않았다. 라깡은 1951년에 이런 관점을 취하지만 프로이트가 전이(혹은 프로이트가 전이일 거라고 믿었던 것)를 해석했어야 할 것이라고 주장한다. 그 이유는 이것이 진행해가는 최상의 방법이라서가 아니라 치료에서 교착상태나 곤경에서 벗어나려는 필사적인 노력으로 시행될 수 있기 때문이다. 다른 모든 방법으로는 안 됐을 때 분석가는 전이의 해석을 제공하려고 시도할 수 있다. 그것은 거의 예상한 대로 올바르지 못하거나 과녁을 벗어나겠지만, **그런데도 그것은 분석수행자로 하여금 분석가를 바로잡게 해주는 것이다**(『에크리』, p. 225).

이다의 인생에서 진정한 사랑은 K부인이었기 때문에 프로이트가 K씨에 대한 암시적 언급으로 잘못 짚어내고 있다는 것을 그녀는 프로이트에게 말해주었을까? 그녀의 진정한 애정 대상에 대해서 분명히 무지했기 때문에 그녀가 분석을 그만두기로 결정했다고 그에게 말해주었을까? 이것이 프로이트가 이다 사례에 붙인 1905년의 각주들 가운데 하나에서 자신의 잘못을 특징짓는 방법이었다는 것을 기억해두자. 즉 그는 이다가 실제로 K부인을 사랑했다는 것을 알아차리지 못했다고 말했다.

이것은 프로이트의 입장에서 자신의 실패를 규정하는 또 다른 시도라는 것을 주목해 보자. 그것은 **결함이 있고 괴롭히는 그의 테크닉의 수준에서가 아니라 정확히 지식과 통찰력이란 면에서** 일어난 실패라는 것이다. 그녀가 K씨에 대한 분노를 그에게 전이시키고 있었다는 사실을 그가 알아보지 못했다고 1900년에 생각했던 것과 똑같이 1905년에 그는 그녀의 동성애적 관심의 중요성을 간과했다고 가정하게 되었다. 라깡은 1951년에 프로이트의 1905년의 결론을 받아들이는 것처럼 보이고, 또한 프로이트가 전이를 부정확하게 해석함으로써 이다로 하여금 그를 올바른 방향으로 인도해가도록 자극해줄 수 있었다는 의견을 밝히고 있다. 라깡의 견해로 그것은 K부인에 대한 이다의 사랑이 아니라 오히려 K부인을 통하여 이다가 탐구해왔던 그녀 자신의 여성성에 관한 질문이다. 따라서 프로이트와 라깡(1951년)[72]은 둘 모두 이다의 분석에서 프로이트의 문제를 정확성이란 면에서 설명하고 있다. 다시 말해 어떤 것을 지식의 수준에서 바르게 이해하려는 것이다. 그러나 그 대신에 우리는 **만일 프로이트가 자신의 테크닉을 바르게 이해했더라면**—더욱이 나중에 그의 『테크닉에 관한 논문』에 따르면 대부분의 작업을 해내고 연상과 해석의 가장 큰 몫을 해내는 사람은 분석수행자라고 했다면—**정확성은 자연히 해결되었을 것**이라고 주장할 수도 있다.

따라서 우리는 이다 사례에서 프로이트의 본보기를 따르지 않고 그 대신에 그가 10년 내지 15년간 더욱 향상된 경험으로 우리에게 제공

72) 훗날 라깡은 『세미나 XVII』 (p. 98)에서 프로이트가 "도라한테 따뜻한 개인적 관심"을 보여줌으로써 강요하지 않았던 것은 행운이었다는 의견을 밝히는데, 아마도 라깡은 다른 분석가들이 분석수행자의 어머니를 대신하여 그에게 "부모역할을 다시 하려는" 잘못된 시도의 일부로서 그런 일을 하고 있다고 생각했기 때문인 것 같았음.

했던 충고를 따르면서 해내게 될 것이다. 거기서 그는 초기의 오류로부터 배우려고 애썼다. 우리는 프로이트의 개별적인 사례가 아니라 그의 권고를 수용함으로써 정신분석에서 꽤나 진전될 수 있다. 이때 그는 거의 틀림없이 스스로의 진료 이론을 따르기보다는 흥미진진한 진료 이론을 구성하는 일에 훨씬 더 훌륭했고 임상가로서보다는 이론가로서 더욱 훌륭했을 텐데, 특히 그의 작업 중에서도 초기에 그랬다(그는 대부분의 도입자들처럼 시행착오를 통해 많은 것을 배웠다).[73] 우리가 쥐인간 사례에서 봤듯이 그의 모든 편견과 개인적인 결점과 함께 **정신분석 진료는 의사인 프로이트를 넘어 잘 되어갈 수 있는데**, 고맙게도 그것은 흔히 그렇다.

역전이

나와 비슷하게 인간의 마음속에 살고 있는 반쯤 길들여진 악마들 가운데
가장 사악한 것을 생각해내고 그것들과 싸우려고 하는 사람은
아무런 상처도 없이 투쟁을 해내리라고 기대할 수는 없다.

—프로이트, 『표준영역판』 VII, p. 109

이다와 함께 했던 프로이트의 작업에 대해 우리가 지금까지(여

73) 어떤 저자들은 프로이트가 우리의 진료에 추천하는 방법과 대조되는 실제로 진료했던 방법에 관심을 집중하게 되었음. 일부는 분석에서 그의 냉담하고 엄격한 자세와 대조되는 그의 "인간성"을 강조하고 있었는데, 예를 들면, 어느날 에른스트 랑거가 분석시간에 굶주린 채로 와서 프로이트가 그에게 식사를 챙겨다 주었다고 함. 다른 저자들은 진정한 천재만이 규칙을 어김으로써 성공할 수 있는 거라고 믿으며 그의 천재성에 매혹을 느꼈음. 19세기에 창조성과 광기의 등식을 낭만적으로 묘사했던 것이 떠오름. 이것을 핑크는 "개인숭배"(the cult of personality)라 부르는데, 나폴레옹이나 아인슈타인처럼 특별한 성격특성과 기벽을 연구함. 그 사람들은 천재의 본질을 내보여 돌파구를 마련하든가 의미심장한 일을 해내게 됨. 프로이트와 라깡 같은 의사들은 천재이기 때문에 아무런 잘못도 저지르지 않지만 잘못을 저지른다 해도 천재라서 양해된다는 터무니없는 견해가 생김.

기서와 〈부록 1〉에서) 해왔던 많은 비판들은 프로이트의 역전이라는 제목으로 묶여질 수 있다. 그러나 이것은 오직 우리가 이 장의 앞부분에서 언급된 전이의 환원주의적 개념에 대한 단순한 대응물로 역전이를 제한하지 않을 때에만 그러할 것이다. 여기서 전이는 시간적으로 어떤 특정한 순간에 환자가 분석가에 대해 느끼는 방법에 불과하다. 전이처럼 역전이도 훨씬 더 복잡한 물건으로서 초기의 상황과 구성의 반복에 관련되어 있다. 전이처럼 그것은 (우리가 "분석가"를 "분석수행자"로 대체시킨다면) 다음과 같은 것들에 관련된다고 말할 수 있다.

> 분석이 진행되어가면서 야기된 충동과 환상의 신판이나 팩시밀리[에 관련되고]…. 그러나 그것들은 [분석수행자]에 의해 어릴적의 어떤 사람을 대신하는 것이 되는 그런 특이성을 지닌다. 다른 식으로 말해서, 정신적 경험들의 전체 시리즈가 재생되는데, 과거에 속하는 것이 아니라 현재에 [분석수행자]에게 적용되는 것으로서 그렇다(『표준영역판』 VII, p. 116).

그 이후 전이에 대한 프로이트의 정의에 따르면 우리는 이렇게 첨가할 수 있다. 역전이는 "그 자체로 반복의 한 부분일 뿐이고 그 반복은 잊어버린 과거를 [분석수행자]뿐만 아니라 현재 상황의 다른 모든 측면들에게로 옮기는 전이다(『표준영역판』 XII, p. 151)."

〈부록 1〉에 언급된 것처럼 프로이트는 적어도 처음에는 이다에게 매력을 느꼈던 것 같은데, 신체적으로도 매력적이고 그녀의 지능과 다소 독립적인 인격 때문이었다. 또한 그는 다른 관점에서 그녀의 비협조와 대답의 거부로 화나게 됐는데, 대단히 많은 그의 질문들에 대답하지 않고(즉각적으로 "난 몰라요"라고 답하면서 그가 물었던 것들을 기억하려는 노력조차 내보이지 않았음) 또한 그의 해석을 믿으려 하지 않았다. 그가 그녀의 비협조를 개인적인 것으로 받아들였다는 사실은 그녀보다 그에 대해 더 많은 것을 분명히 말해주는데, 첫째로 그를 만나보게끔 그녀를 데려왔던 것은 오로지 아버지의 권위[74]였고 따라서 그녀의 비협조는 예상되었을 뿐이다. 그것이 프로이트에 대해 말해주고 있는 것은 이다가 더욱 좋아지도록 도와주고 싶었을 뿐만 아니라 히스테리 이론과 꿈 해석의 진실성을 정립하려는 그의 커다란 야망의 일부로서 그녀의 문제를 해결하고 싶었던 것이다.[75] 달리 말해서, 그녀에 대한 그의 곤혹스러움—그녀는 분명히 그를 화나게 했는데, 특히 최근 몇 십년 동안 그녀의 일에 대한 그의 설명이 수많은 해설자들을 괴롭혔던 것과 똑같다.(〈부록 1〉 참조)—은 세계를 정복하려는 거대한 지적 야망의 한 가지 표명일 뿐이었는데, 말하자면, 그의 새로 태어난 정신분석 테크닉의 탁월함과 유효성으로써 정복하겠다는 것이다. 따라서 그녀에 의해 좌절된다는 것은 전지(全知)의 권위로서 좌절되는 것이다.[76]

프로이트의 정신분석적인 전기 작가들은 여기서 틀림없이 의학/신경학에 관한 그의 초기 저술들에서 자신의 이름을 중시하지 않았던 그 의미에 대해 언급했을 것이다. 또한 오랫동안 대학교의 교수직에 임명해주지 않아서 좌절했던 것에 대해서도 마찬가지다. 그러나 어쨌

74) 또는 Mahony(1996, p. 20)가 그 독일어를 번역한 것처럼 그의 "고압적인 말"이나 우리의 표현으로는 그의 "단호한 표명"임.

75) 훗날에 프로이트(『표준영역판』 XII)는 꿈 해석이 분석치료에서 기술 그 자체로서 추구되어서는 안 된다는 결론을 내림. 즉 그것을 다루는 것은 전반적으로 치료의 수행을 지배하는 기술적 규칙에 따라야 한다는 것임(p. 94)

76) 그런 권위에 의문을 제기하는 것은 라깡이 "히스테리의 담론"이라 부르는 것의 일부임(『세미나 XVII』 와 XX).

든 적어도 이다에 대한 그의 좌절은 숨 쉬며 살아있는 인간으로서 이다의 외부에 분명히 그 원인이 놓여 있다는 것을 우리는 알 수 있다. 그의 전기 작가들—특히 존스는 프로이트와 그의 아내가 3년 동안이나 서로 다른 도시에 살았던 것과 관련되어 길어난 약혼 기간에 두 사람 사이에서 교환된 편지들을 모두 다 봤던 유일한 사람—은 프로이트가 44살이 될 때까지 여자들과의 관계가 이다와의 작업에 영향을 주었다는 의견을 밝히기도 했는데, 그는 틀림없이 이전 여자들과의 어떤 관계를 진료실 내에서 이다와 함께 반복하고 있었는데, 특히 프로이트의 생각으로는 이다에 의해 "불공평하게 대우받았던" 구혼자로서의 K씨를 프로이트가 동일시함으로써 그렇게 된 것으로 보고 있다.

이다에 대한 프로이트의 역전이적 자세에 관해서는 이제 역전이에 대한 라깡의 정의를 고려해보도록 하자. 그는 말하길, 이것은 분석의 "변증법적 과정 가운데서 어떤 주어진 순간에 분석가의 편견과 열정과 곤경들 혹은 그의 부적절한 정보까지 그 모두의 총계"이다(『에크리』, p. 225, 라깡의 『세미나 I』, p. 23). 그 덕분에 우리는 역전이란 제목으로 묶어볼 수 있는데, (1) 청년기 소녀가 알고서 느껴야 하거나 그래서는 안 되는 것에 대한 프로이트의 선입관(즉, 편견), (2) 그의 추측과 구성에서 항상 옳다는 그의 확정(즉, 열정), (3) 동성애적 충동에 직면했을 때 그의 당혹감이나 고민(즉, 곤란), 그리고 (4) 그 당시에 의학지식의 미개발된 상태로 인하여 이다의 아버지가 이다에게 성병을 옮겨줄 수도 있었다는 그의 잘못된 믿음(즉, 부적절한 정보)까지도 포함된다. 이 모든 것들은 간혹은 미묘하게 간혹은 노골적으로 치료를 특정한 방향으로 빗나가게 하는 원인이 되었다.

K씨가 "좋은 결혼 상대"[77]라는 프로이트의 어리석은 생각도 역전이의 제목 밑에 포함시켜야 한다. 이다가 스스로 치료되도록 도와주는 대신에 이다를 치료하려는 야망이 그에게 있었다. 그녀를 결혼시키려는 야망도 있었다(그는 그녀가 치료 기간에 독일에서 편지를 보낸 어떤 엔지니어와 결혼하길 희망했지만 그녀는 결혼하지 않았고 결국 그 대신에 에른스트 아들러라는 이름의 아무 짝에도 쓸모없는 음악가와 결혼하게 되었음). 이다의 아버지가 이다의 건강을 위해 K부인을 포기하지 않길 바라는 그의 소망도 있었다(『표준영역판』 VII, p. 42). 그는 이다가 앞으로 다른 남자들과 제 마음대로 하겠다는 공갈협박으로서 질환이나 자살위협을 이용하게 될 거라고 느꼈다.

나한테 슈퍼비전을 받는 의사들은 자기네 환자들에 대하여 소망과 야망을 품는다고 흔히 말하는데, 그 모두가 정신분석적 "중립성"이란 이상으로부터 벗어났다면 역전이의 제목 속에 들어간다(다시 말해서, 환자들한테 무엇이 좋을 것인지 그에 대하여 우리 자신의 생각들을 표현하거나 강요하지 않고서 환자들이 다른 의견들을 탐구하게 하는 이상임). 의사들이 환자 자신의 소망과 야망에 대체로 일치할 때일지라도 그렇다. 의사들한테 환자들에 대한 비밀스럽거나 그렇지 않은 야망들—그들이 이런저런 직업을 갖게 되고 현재의 파트너와 결혼하든가 이혼하게 되며, 기타 등등을 원하는 희망들—이 있다는 사실을 알게 될 때 의사들은 슈퍼바이저나 믿는 동료들한테 이런 일들을 논의하는 것이 좋을 텐데, 환자들한테 교묘한 방법이나 그리 교묘하지 않은 방법으로 전달할 가능성이 크고 환자들에게 영향을 주는(그들한테 가장 큰 이

77) 아마도 프로이트는 어떤 수준에서 K부인이 K씨에게 거부했던 것을 그에게 주고 싶어 했을 것 같군! 『표준영역판』 XII(p. 70) 참조.

익이 되리라는 것에 대한 분석가의 생각을 시인하거나 혹은 거부하는) 경향이 있어 보인다. 환자들은 치료자한테서 이런저런 일을 해보라는 압력을 흔히 느낄 수 있고 그런 행동이 잘 이뤄지지 않으면 그들의 치료자를 원망할 수도 있다. 이것은 분석수행자한테 그들 자신의 방법을 찾도록 허용하고 생활에서 자신의 결정과 선택을 하게끔 허용하는 분석적인 이상과는 전혀 다른 것이다.

우리가 봐왔던 것처럼 프로이트는 이다에 대해 몇 가지 그런 야망들을 갖고 있었다. 그에 덧붙여 그는 그녀와의 작업과 뒤이은 사례의 저술에 관련된 야망도 지녔다. 특히 그는 다음과 같이 원했다.

- 꿈의 해석이 얼마나 치료에 유용해질 수 있는지 세상에 보여주고 싶었다.
- 히스테리에 대한 "관심을 불러 일으키길" 원했는데, 이번 사례 이전에는 "아무도 히스테리 사례에서 심리적인 사건들의 복잡성에 대한 그 어떤 진정한 구상도 품을 수가 없었다고 나는 믿기" 때문이다.
- 섹슈얼리티가 히스테리의 "모든 증상 하나하나에 대한 원동력을 제공한다"는 것을 보여주고 싶었다(『표준영역판』 VII, pp. 114-115).

그의 이런 야망들은 "치료의 성공적인 종결이란 [그의] 희망이 최고조에 달했을 때"(p. 109) 부서져 버렸다. 프로이트는 분명히 이다가 떠남으로써 몹시 마음을 다쳤고 최소한 부분적으로라도 잘못된 것을 알아내고 그녀를 회복시킬 방법을 찾아내기 위해 그녀의 사례를 저술하기로 결심했다. 그가 이 사례연구를 저술할 수 있었던 것은 이 사례가 꿈 해석에 관한 좋은 자료를 포함하고 있었기 때문은 아니라고 한다. 끝에 가서 이다의 주요한 두 가지 꿈들이 분석 기간에 철저히 해석되지 않았다는 것을 주목해보라. 그 증거는 프로이트가 어떤 종류의 종합을 제공하려고 각각의 꿈 분석의 말미에다가 기다란 각주를 첨부했는데, 아직도 두 번째 꿈에는 제공하지 못했다는 것을 인정했다(p. 110 n). 따라서 우리는 다음과 같은 인상을 받게 된다. 즉 분석들이 더욱 완전했던 다른 히스테리 환자들과 함께 작업했다고 주장했던 것처럼 프로이트는 꿈 분석이 더욱 완벽했던 다른 히스테리 환자들과도 함께 작업했다는 인상을 보여준다. 그런데 어째서 그는 바로 이 사례를 저술했을까?

몇몇 비평가들이 주장해왔던 것처럼 해결되었던 다른 히스테리 환자들과 함께 그가 작업했다는 것은 단지 허위였을까?(따라서 이것은 그가 제시해야 했던 최선의 것이었다.) 아니라면 그는 최소한 부분적으로 자신의 명성을 걸었던 총명하고 매력적인 환자의 상실을 슬퍼하려고 이다 사례를 저술했을까? 그가 그녀를 매력적이라고 생각했지만 그 젊은 여자는 그를 그렇게 매력적이라고 생각하지 않았던 사례였다.

관련성과 결론

도라 사례는 하나부터 열까지 비범한 저술이고…. 그것은 하나의 사례사로서 이전에는 프로이트의 손 안에 존재하지 않은 어떤 것이 되었던 글쓰기의 한 종류이거나 장르이다.

즉 인간의 경험과 문자 언어를 착상하고 구성해내는 특별한 방식이다.[78)]

—마르쿠스, 1975/1990, p. 264

모든 문학적 의도들의 거부보다… 더욱 문학적인 것은 없다.

—마르쿠스, 1975/1990, p. 272

히스테리는 최근에 새롭고 달라진 많은 명칭들이 따라붙고 있지만 현재의 시점에서도 계속 널리 퍼져가고 있다(쇼월터, 1997; 미첼, 2000; 게로비시, 2003). 그것의 종말은 정신과의사들(베이트, 1965)과 심리학자들(새토우, 1979)에 의해 너무 조급하게 선언되었는데, 그들은 **증상과 구조를 혼동하여**[79)] 눈길을 끄는 증상들에서 쇠퇴(완전히 사라진 것이 아님)[80)]를 봤던 것이다. 그 증상들에는 19세기에 종말의 조짐으로서 히스테리의 특징이 되는 정신신체적 마비, 절음발이, 말없음, 눈멂이 포함된다. 히스테리 같은 구조(갈등을 다루는 특수한 방식)가 무수한 방법으로 내보일 수 있다는 것을 우리가 기억한다고 가정하면 히스테리가 오늘날 클리닉에서 다음과 같이 분류되는 수많은 사례들의 핵

78) 프로이트가 『히스테리의 한 사례 분석의 단편』으로 자세한 사례연구에 대한 문학 장르를 만들었다고 말하는 것이 과장은 아닐 것임. 소수의 다른 분석가들이 이 장르에 큰 기여를 해왔는데, 도라 사례의 몇 가지 기묘함이 아마도 그런 종류의 첫 번째 지위로 올려놓은 것임(마르쿠스는 그것을 "소설적 구상"이라 부름; 1975/1990, p. 270).

79) 증상과 구조 사이의 혼동은 제6장에서 길게 논의될 것임.

80) 옛날의" 히스테리에 해당하는 최근의 몇 가지 사례들에 대해서는 Dominus, 2012 참조.

심에 놓여 있다고 주장할 수 있다. 즉 신경성식욕부진증, 신경성폭식증, 만성피로증후군, 신체증상증후군, 전환장애, 섬유근육통, 외상후스트레스 장애(걸프전쟁증후군과 푸에르토리코증후군이 포함되고 옛날 용어는 전쟁신경증shell shock), 우울증, 질경련, 양극성장애(전에는 조울증), 경계성 인격장애, 광장공포증, 범불안장애, 사회불안장애, 해리성정체성장애(전에는 다중인격장애), 연기성인격장애, 의존성인격장애, 그리고 내가 긴 목록에서 간과하게 된 다른 것들이다(〈부록 5〉 참조).[81]한편 강박증은 현재 최신판 진단편람에도 OCD라는 약어 형태로 남아있는데, 강박장애는 구조를 대신하여 오로지 증상들에 의해 규정되어 있다(히스테리의 어떤 사례들이 여기에 포함되어 있더라는 것을 의미한다).[82] 히스테리는 이미 1980년에 DSM에서 삭제되었는데, 최소한 부분적으로는 그것이 임상가들한테 계속해서 안겨주는—또한 흔히 오늘날까지 계속되는—두통거림이기 때문이다. 즉 다형태로 변화무쌍한 오래된 신체증상들이 표명되고 사라지자마자 새로운 신체증상들이 나타나곤 한다.

히스테리의 잔존물들이 기다란 목록으로 방금 언급된 다수의 장애들 속에 살아있다. 그러나 내 생각으론 이런 진단들 가운데 어떤 것

81) 쇼월터(1997)는 집단히스테리의 새로운 형태에 대한 논의에서 더욱 발전시키고 있음. 즉 "1990년대 히스테리의 남녀 주인공들은 스스로 부르기를, 외상성 장애자와 UFO연구자, 유경험자와 유괴된 사람, 생존자와 생존주의자라 하고(pp. 5-8), 거기에 모든 종류의 음모론자를 첨가하고 과거의 학대에 대한 회복된 기억을 지닌다고 믿는 사람들이 덧붙여짐. 볼라스(1983)는 과거의 히스테리를 구성하는 것에 대하여 매우 특이한 언급을 하는데, "현대의 히스테리에서 신경이 자극되는 것은 환자의 신체와 자기(self)가 아니라 역전이에서 신경이 자극되는 사람은 분석가이다"(p. 26). 달리 말해서, 볼라스에겐 이전에 히스테리 환자들이 앓았던 증상들을 지금 앓고 있는 사람은 분석가 자신이 되는 것 같다네!

82) 프로이트 자신도 『정신분석에 관한 입문강의』(『표준영역판』 XVI, 제 17장, 특히 p. 258)에서 비슷한 실수를 저지르게 된다고 생각됨. 거기서 그는 히스테리 두 사례를 강박증으로 진단하는데, 그 이유는 그들이 강박적인 예식을 보이기 때문임. 그는 간혹 전환증(conversion)과 히스테리를 혼동했던 것 같은데, 전환증은 다양한 임상구조에서 일어날 수 있음.

도 의사들한테 다량의 지침을 주지 못한다. 진단편람 저자들 편에서의 희망은 아마도 분할함으로써 정복할 수 있다고, 달리 말해, 서로 다른 히스테리 증상들을 서로 다른 진단범주들로 나눔으로써 하위집단들은 특정한 형태의 정신치료나 정신약물치료에 대한 저항이 적어지리라는 것이었다. (이 편람의 저자들 대부분이 시행했던 많은 연구들은 제약회사들의 기금에 의해 이뤄졌고 오늘날에도 여전히 그 기금에 의해 이뤄지고 있다. 또한 DSM-5의 저자들 가운데 단 한 사람도 진료하는 임상가가 아니었다). 내가 아는 한, 새로운 하위범주들이 제아무리 많이 첨가되어도 그런 일은 결코 일어나지 않았다.

이 5장에서 우리는 히스테리의 치료에 관하여(그 문제라면 다른 모든 신경증에서) 최소한 해야 되는 것과 하지 않아도 되는 것에 대해 논의해왔다. 그 무엇보다도 더욱 우리는 분석에서 진행되고 있는 어떤 것을 전이에 근거한다고 즉각적으로 가정하지 말아야 한다는 점을 알게 되었다. 그럴 수도 있지만 또 한편으로 그것은 우리들 자신이 하고 있는 어떤 것에 근거할 수도 있다. (프로이트가 하는 것처럼 우리는 그것이 우리에 관한 것일 때 K씨에 관한 것이라고 가정하지 말아야 한다.) 우리가 이런 의심을 우리들 자신이 느끼고 있는—우리가 압력을 느끼거나, 구석에 몰리고, 어쩔 수 없고, 무능력하고, 텅 비어 있고, 불안하고, 혹은 그 비슷한 무엇을 느끼던 간에—어떤 것에 근거를 두고 있을 때 우리는 먼저 우리 자신의 과거와 현재 경험을 들여다봐야 하는데, 다음과 같지 않을까 해서다.

- 우리는 이전에 그런 방식을 느껴봤다. 만일 그랬다면 언제 어떤 상황일까. 아마도 분석수행자는 우리에게 어떤 점에서(예

를 들어, 외모, 태도, 지능, 옷차림, 목소리, 시선, 등등) 다른 누군가를 상기시켜줄까? 그에 따라 그 사람과 함께 일어났던 일들을 우리에게 상기시켜줄까?

• 우리는 우리의 많은 환자들과 동일한 방식을 느끼거나 혹은 바로 이런 방식을 느끼게 된다. 만일 하나 이상이라면 아마도 그것은 우리 앞에 있는 특별한 분석수행자에 관해서 말하기보다 특정한 유형의 사람들에 대해서나 몇 사람들이 갖고 있는 어떤 속성에 대해 **우리**가 반응하는 방법에 관하여 더 많은 것은 말해준다.

우리 자신의 분석가나 슈퍼바이저 혹은 동료들과 함께 겪은 우리의 경험에 관한 그런 질문들을 논의해볼 필요가 있을 텐데, 그들을 효율적으로 탐구하기 위해서다. 우리들 자신에 관하여 **다른** 사람들과 이야기하는 것이 얼마나 중요한지 잊어서는 안 되는데, 마음에 떠오르는 첫 번째 설명으로 **우리 스스로** 만족한다는 것이 얼마나 쉬운 일인지 고려해 볼 때(다시 한번 자기-분석의 일반적인 무용성을 가리킴) 그렇다는 것이다. 다른 사람들과 솔직한 논의가 특정한 사람들(우리가 위협적이라거나 유혹적 혹은 격앙시키는 것으로 아는 사람들)에 대해 반응하는 우리 자신의 독특한 방식들에 초점을 맞출 때 도움이 된다. 그 방식들은 우리 자신의 "편견과 열정과 곤경"에 관련되고 우리 자신의 "부적절한 정보"와도 관련되어 있다. 슈퍼비전에는 두 가지가 모두 포함된다. (1) 환자들의 개인사와 치료에서 진행되고 있는 것에 대한 논의, 그리고 (2) 환자들에 대한 우리의 역전이를 드러내게 되는 공개토론인데, 여기에 포함되는 것은, 예를 들어, 환자들에 대한 우리의 소망과 좌절,

진행 중인 것을 알아차리지 못하는 우리의 지각, 구석으로 몰리는 느낌, 혹은 우리의 모든 노력이 방해되는 느낌이다. 그런 슈퍼비전은 자신의 모든 분석 경력에서 중요한 것으로 보일 텐데, 2년쯤 지속된다고 해서 더 이상 불필요해지는 그런 것이 아니다. 분석가들이 꼼짝 못하게 되는 느낌, 즉 치료가 아무런 성과도 보지 못하는 느낌을 받거나 혹은 환자들의 에로틱하거나 부정적인 전이 때문에 괴로워질 때, 슈퍼비전은 사례들에 대한 외부적인 시각과 바라건대 더 넓어질 시각을 얻는 일에 필수적인 요소다. 그것이 부적절한 것으로 판명된다면 분석가들은 스스로 분석으로 되돌아갈 것을 신중히 고려해야 한다. 나는 그들이 일이년 동안 나에게 슈퍼비전을 받은 후에도 결국 그렇게 되는 많은 임상가들과 함께 작업해왔는데, 슈퍼비전이 나날의 진료에서 그들한테 야기되어 왔던 어려움을 다루는 데에 충분하리라는 희망을 갖고 그랬다. 그들은 다른 사람의 관점을 청취해봐도 깊이 배어든 특정한 습관을 고치기에는 충분치 못하고 그들의 분석수행자들에 대하여 오래된 특정한 반응들의 경험을 중단하기에 충분치 못하다는 것을 알게 되었다.

이 5장에서 프로이드가 이다와의 작업을 끝내고 약 10년 후에 결론을 내린 것처럼, **분석수행자가 그 스스로 동일한 결론을 끌어내는 것에서 "짧게 한 걸음 떨어지게 될" 때까지 분석가는 해석하지 말아야 한다**는 것을 우리는 보았던 것이다.

> 환자의 증상에 대한 번역을 우리 스스로 짐작하자마자 환자에게 그 번역을 해주게 되거나 혹은 첫 만남에서 이런 "해결책"을 그의 면전에 내놓는 것을 특별한 업적으로 간주하게 되는 행동의 기준선을 우리는 [비난하게 될 것이다]. 일련의 주요호소와 병에

대한 이야기 사이에서 그 환자의 비밀스런 소망을 있는 그대로 읽어내는 것은 능숙한 분석가한테 어려운 일이 아니다. 그러나 누구든 어느 정도의 자기만족과 경솔함을 분명히 가지고 있는데, 그 사람은 가장 짧게 알고지낸 사이로서 분석의 모든 원리를 전혀 모르는 낯선 사람한테도 정보를 전해줄 수 있다. 그 원리란 그가 근친상간적인 연결로 어머니한테 매여 있다는 것, 그가 사랑하는 것처럼 보이는 아내의 죽음을 소망하고 있다는 것, 그의 윗사람을 배신할 의도를 감추고 있다는 것, 등등이다. 이런 진단을 번개같이 내리고 치료를 "말로 표현하는" 일에 스스로 자랑스러워하는 분석가들이 있다는 말을 들어왔다. 그러나 나는 그러한 실례를 따르지 말라고 누구한테나 경고할 수 밖에 없다. 이런 종류의 행동은 환자의 눈에 스스로를 완전히 불신하고 치료까지 의심하게 만들 것이다. 또한 환자에게서 가장 강력한 반대를 불러 일으킬 것이다. 그때 자신의 추측이 진실했든 아니든 상관없는데, 그 추측이 진실하면 할수록 그 저항도 더욱 강력해질 것이다.

대체로 치료적인 효과는 전혀 없을 것이다. 그러나 환자가 분석을 그만두게 되는 것은 최종적인 일이 될 것이다. 환자가 분석의 나중 단계에서라도 스스로 설명을 찾아내도록 하기 위해 다만 짧은 한 걸음만 더 나아가서 거기에 가까이 다가갈 때까지 증상의 해결책이나 소망의 번역을 환자에게 제공해주지 않도록 조심해야 한다. 몇 년 동안에 나는 흔히 해결책의 너무 이른 전달이 치료를 불시에 끝내게 만들었다는 것을 알 수 있는 기회가 있었는데, 그것은 갑자기 불러일으킨 저항뿐만 아니라 해결책이

가져왔던 경감 때문이기도 했다. (p. 140)[83]

이다 분석의 "궁극적인 목표"는 아마 여기서 힌트를 주고 있겠지만, 프로이트의 전격적인 해석 앞에서 달아났던 다른 환자들은 분명히 존재했다. 억압되어 있었던 것(즉, "이다 분석의 전개"라는 제목의 부분에서 피억압물이라고 내가 묘사했던 것처럼 가로줄 밑에 놓여 있는 것)을 프로이트가 언뜻 보고 추측하고서 가차 없이 해석했던 방법은 훗날 수년 동안 그가 적어도 이론적으로는 가로줄 밑에 있는 것에 대해 말하는 역할을 분석수행자에게 더 많이 맡겨두는 방법으로 바뀌었다. (그러나 프로이트는 1912년에 아주 새로운 환자들한테서도 진정으로 진행되고 있는 것을 알았던 듯이 오만하게 말해주기를 계속했으나 실용적인 이유로 그것이 무엇인지 그들에게 말하기 전에 기다려야 한다는 것을 알고 있었다는 점을 주목해보자.)

우리는 분석가들이 그 다음 분석시간에 환자한테 해줄 수 있는 해석에 대해 생각하느라고 분석시간 이외에 많은 시간을 소모하는 자신들을 알아봤을 때 분석가들 측에서 과도한 해석의 확실한 증거를 보게 된다. 또한 히스테리 환자들은 분석가에게 이런 종류의 어울리지 않는 생각을 가장 흔히 불러일으키는 사람들로서, 분석수행자들이 스스로를 찾아가는 일에 곤란한 상태를 만들어내는 그들 자신의 역할을 알아보기는커녕 그 대신에 그들의 분석가가 그들의 문제를 해결해주도록 애쓰게 만드는데, 그들이 회피해왔던 것을 알아차리고서 그들 자신의 문제를 풀어내게 된다. 교수들이 모든 답을 제공해주지 않는 수업에서

83) 저자는 여기서 저항과 전이 사이의 복잡한 관계에 대해 깊이 탐구하지 않았음. 핑크의 『라깡 정신분석 테크닉』 제7장에서 광범위하게 다루고 있음.

일반적으로 학생들이 더 열심히 공부하게 되는 것과 똑같이 분석가들이 모든 질문에 답하기를 삼가하고 분석 과정에서 꺼내게 된 모든 자료들 하나하나에 대해 해석하길 자제하게 될 때 분석수행자들은 대개 그들 스스로 해석 작업을 훨씬 더 많이 하게 된다.

작업하는 일을 환자에게 더 많이 안겨준 한 가지 결과는 **분석이 더 길어진다**는 것이다. 분석가들이 대개 지적으로 환자들의 마음속까지 "꿰뚫어 보는 일"을 그만두기 때문에 어떤 환자들은 이제 우리가 그들한테 바가지를 씌운다고 불평하는데, 분석 과정은 그 길이에 따라 돈이 많이 들어가기 때문이다.

모든 것을 다 가질 수는 없는 법이고….[84)]

라깡의 세 가지 영역들인 상상계와 상징계와 실재계에 의해 여기서(또한 〈부록 1〉에서) 제시했던 이다와 함께 한 프로이트의 작업에 대한 비평들을 어떻게 특징지을 수 있을까? 그 가운데 어떤 것들은 프로이트의 『테크닉에 관한 논문』에, 말하자면, 자기비판이나 자가비판에서 생성된 이론적 시각의 변화에 관련되는 한 상징적 수준에 위치하는 것으로 이해될 수 있다. 거기서 그는 분석수행자들의 **치료 작업에의 참여**(또한 분석이 그들 자신의 것이라는 느낌)가 그들한테 충분하고도

84) 프로이트는 다음과 같은 의견을 피력함. "내 정신분석 치료의 초창기 수년 동안 내 환자들한테 분석을 계속하는 문제에 커다란 어려움이 널리 퍼져있었다. 이런 어려움은 오랫동안 바뀌어 왔는데, 나는 지금 환자들이 그걸 끝내도록 유도하는 일에 가장 큰 노력을 해야 한다"(『표준영역판』 VII, p. 130). 여러분은 프로이트가 환자에게 "치료가 진행되는 동안 그의 인생에 영향을 끼치는 중요한 결정을 하지 않겠다고 약속하도록" 하는 충고를 따른다고 상상할 수 있을까?(『표준영역판』 XII, p. 153) 혹은 그의 분석이 거의 10년 가까이 지속되기 쉬울 때 환자들이 "직업 선택이나 사업, 결혼 혹은 이혼"(『표준영역판』 XVI, p. 434)을 중요시하길 바라는 그의 충고를 따르는 문제임.

즉각적인 고백이 이뤄지게끔 이끌어주는 일이 분석가 편에서의 그 어떤 시도보다 선행되어야 한다는 것을 알고 있기 때문이다. 뿐만 아니라 그들이 앓고 있는 하나의 특수한 증상을 해소시켜 주고 분석수행자들의 꿈과 환상, 실착행동 및 생활에 대한 뛰어난 "통찰력"을 보여주도록 해야 한다. 분석가는 모든 "치료의 연출"을 포기하는 것이 아니라 "환자의 방향 결정"(라깡이 『에크리』, p. 490에서 표현한 것처럼)을 그만둬야 하고 공은 근본적으로 분석수행자의 코트에 남아 있다.

내가 여기서 제기해왔던 다른 비평은 "상상적" 수준에 위치하는 것으로 이해될 수 있다. 예를 들어, 프로이트가 자신을 K씨로 보든가 K씨(혹은 이다 자신이나 그녀의 아버지)와 동일시하고는 그가 그 상황의 지배자가 되거나 통제한다고 느낄 필요가 있어 보이는 누군가처럼 치료에서 행동했다면 말이다. 또 다른 비평은 "실재적" 수준에 관련되는데, 실재계는 이 맥락에서 라깡에 의해 소위 현실이 아니라 정신적 만족과 신체적 만족(혹은 향락)에 관련된 것으로 규정되어 있다. 여기에서 우리는 프로이트가 이다와의 작업으로부터 끌어왔던 것처럼 보이는 충족에 관하여 추측하게 된다. 이것은 수많은 방식으로 미묘한 주제가 되는데, 분석가들이 환자들과의 작업에서 끌어내는 충족(들)으로서 내가 알고 있는 한에는 문헌에서 논의된 일이 드물다. 소수의 분석가들이 자신들의 서비스 대가로 받는 돈이 환자와의 작업에서 나오는 유일한 만족이라고 말하리라는 것은 분명하겠지만 말이다. 특별히 말이 많은 분석가들은 스스로를 치료해보려는 것처럼 보이고 겉으로는 환자들을 치료하는 동안에 그들 자신의 문제를 풀어가는 그런 사례들에 대해 듣게 된다. 분석가 자신의 신경증은 환자들의 신경증보다 우위를 차지하게 되는데, 그것은 분명히 희화화이다. 또한 적어도 정신분석가들 대부분이 임상가들을 낮춰보는 것으로 생각되는데, 그런 임상가들은 환자가 해야 할 일이라고 믿는 바로 그것을 그들의 환자가 하도록 지시하는 데에서 많은 충족을 얻어낸다고 한다. 예를 들어서, 특정한 파트너와 헤어지고 다른 사람과 결혼하는 것, 기타 등등이다. 그런 경우에 분석가들이 분석수행자와의 작업으로 얻어낼 것 같은 향락은 밀어붙이는 부모들이 완강하게 반항하는 아이들을 부모들의 목표를 향하여 몰아가는 데에서 얻는 자기애적인 자기만족과 비슷하다(정신분석적인 "중립성"과는 거리가 멀다). 반면에 정신분석에서의 목표는 분석수행자들이 그들 자신의 목표에 도달하도록 도와주고 그런 목표 추구에 대한 신경증적 방해물을 넘어가도록 도와주는 일이다.

프로이트는 부모의 역할과 구혼자의 역할(결국엔 멸시당하는 애인이 되는 것) 사이에서 절충으로 특징지을만한 역할을 이다와 함께 받아들였다. 부모처럼 그는 이다한테서 모든 남자가 "혐오스럽다"(그녀의 아버지와 K씨처럼 거짓말하고 위선적이라)는 생각을 떨쳐버리고 결혼해서 아이들을 두게 되길 바랐다. 또한 구혼자처럼 그는 자신의 뛰어난 재치로서, 또한 그녀를 작동시키는 것에 대한 그의 통찰력으로서, 그리고 그들이 공유했다고 그가 생각하는 그의 준비된 문화적 언급으로서 그녀를 현혹시키고 싶었던 듯했다. 그녀를 설득시키지 못함으로써 그는 그녀에게 일들을 시인하도록 졸라대는 것으로부터, 그 자신이 옳다고 항상 믿는 것으로부터(우리가 "남근적 향락"이라 부르는 것의 결핍된 형태로부터), 또한 그녀에게 그의 견해들을 확인시키거나 최소한 묵인하도록 위협하는 데서 만족을 끌어내기 시작했던 것 같다.

향락에 관련된 그런 충족이 항상 많은 것은 아니다. 프로이트는 버려진 애인처럼 느꼈던 것 같아 보이는데, 특히 그가 이다와 함께 했던 작업의 끝에 가서 그렇다. 한 번쯤은 우리 대부분이 알았던 것처럼 버려진 느낌은 유의미한 정서적 경험이라서 여기에는 분노와 증오, 자기 연민, 자기애적인 깊은 상처, 복수하고 싶은 소망, 기타 등등이 포함된다. 이런 감정들 가운데 그 어떤 것도 정신분석가들이 분석수행자와 작업하면서 그 분석가들에게서 찾을 수 있으리라고 기대하진 못할 것이다.

제6장

증상형성

저는 제가 무얼 하려고 했는지 또 뭐 하고 지냈는지 안다고 생각하곤 했어요.
이제는 다른 어떤 것이 내 인생을 살아가고 있다는 걸 깨닫고 있어요.
저는 확실히 제 인생을 살고 있지 못해요.
제가 무얼 하고 있는지 진실로 알지 못하거든요.

—어느 분석수행자

증상들은 그것들을 듣게 되는 방법을 알지 못하는 사람들에게도 말해주고 있다.
또한 그것들은 말하고 있는 사람들에게도 전체적인 이야기를 말해주지 않는다.

—라깡(핑크, 2013, p. 1에서 인용)

이전의 장들에서 우리는 신경증 증상들의 수많은 다양한 특징들을 논의했는데, 갈등적인 충동들에 있는 그 근원으로부터—그 가운데 하나는 대개 성적이거나 공격적인 것이고 다른 것이 첫 번째 것을 억제시키려고 하는데, 도덕주의적 이유이거나 실제적 이유 혹은 자기보존적 이유 때문에—불만스런 충족의 특이한 형태에 이르기까지 논의하게 되었고, 고통을 가장한 충족, 또는 그 증상들이 제공하는 불만 속의 충족으로서 그 모두는 향락이란 제목 밑에 포함될 수 있다.[1] 우리

1) "증상은 쾌락적이지는 않을지라도 충족시키는 향락을 가져옴. 이 점에서 증상들이 실재계[상상계와

는 이 장에서 이런저런 특징들을 더욱 자세히 탐구해보려고 한다. 그러나 먼저 나는 다음과 같이 반복하고 싶은데, 우리가 "억압에 대해서 그리고 증상들의 형성과 의미에 대해 여기서 말해왔던" 모든 것은 "신경증의 세 가지 형태—불안 히스테리(공포증에 상응함),[2] 전환 히스테리, 강박증—에 기반을 둔다는 것, 그리고 그것은 이런 형태들에만 유효하다."(『표준영역판』 XVI, p. 299)[3]

이것을 강조하는 것이 중요하다고 나는 믿는다. 간혹 정신증의 "증상들"로 언급되는 것—예를 들어, 환각과 망상 및 "구체적" 사고(**비은유적** 사고라는 용어가 더 좋을 수도 있음)—은 더욱 "고전적인" 정신분석 증상들과 동일한 방식으로 구조화되지 않는다. 라깡은 환각과 망상을 정신증의 증상으로 부르지 않고 오히려 정신증의 "기본적 현상"이라 부른다.[4] 약간 더 전문적인 용어로 말하면, 신경증적 증상은 억압으로 알려진 부정하는 기제의 산물("억압은 신경증의 발전에 작용하

상징계에 대조되는 것]에 관련되는데, 그것들이 [상징적] 대타자한테 호소하지 않기 때문임(세계정신분석협회, 1994, p. 155), 프로이트의 표현대로, "다른 불쾌한 감각처럼 통증의 감각이 성적인 흥분에 가까우며 쾌락적인 조건을 만들어낸다고 믿을만한 모든 이유를 우리는 갖고 있는데, 그 때문에 주체는 통증의 불쾌를 기꺼이 경험하려고 할 것이다"(『표준영역판』 XVI, p. 128).

2) 프로이트는 공포증을 "불안 히스테리"나 혹은 그가 간혹 "불안신경증"이라 부르는 것으로 분류함(『표준영역판』 XXII, p. 85). 프로이트에 따르면, "불안신경증"은 공포증이 형성되기 이전에 흔히 보이는 "자유로이 떠도는 불안"의 상태임. 불안은 특별한 공포증이 형성되면 정확히 파악되고 국한됨(『표준영역판』 XVI, pp. 398–400)..

3) 프로이트는 정신분석이 바로 그 시점에서 오로지 신경증 환자한테 효과적이라고 느꼈음. "우리가 '전이 신경증'으로 묶는 일에 익숙한 이런 세 가지 장애들은 정신분석 치료가 작용할 수 있는 영역의 한계를 정해준다"(『표준영역판』 XVI, p. 299). 다른 곳(『표준영역판』 XII)에서 프로이트는 다음과 같이 첨가하고 있음. 즉 정신과의사들이 감별진단에 있어 정신분석가보다 훨씬 덜 주저하는데, 그만큼 정신과의사들이 자주 실수를 저지른다는 것을 알고 있음. 정신분석가한테는 실수를 피하는 일이 훨씬 더 중요하다는 것임. "임상 정신과의사"는 진단이 학술적 흥미에 불과한데도 이론적으로 실수할 위험을 무릅쓰고 있음. 정신분석가는 낭비된 지출에 대한 책임과 치료방법에 대한 신뢰의 추락을 가져오기 때문에 진단에서 실수의 회피에 대한 강력한 동기가 형성된다고 함. 히스테리나 강박증이 아닌 망상분열증을 앓고 있는 환자한테는 치유의 약속을 지킬 수 없다는 것임(pp. 124–125).

4) 클레랑보(G.G. de Clérambault)는 19세기 말과 20세기 초의 정신과의사로서 라깡의 정신의학 스승임. 그는 수많은 동일한 현상들에 "정신적 자동증"(혹은 "정신적 강박증")이란 용어를 사용했다고 함.

는 기제이다" 『세미나 VIII』, p. 233)이지만 그러나 정신병적 현상은 부정하는 다른 기제의 결과인데, 프로이트는 거부(Verwerfung)—즉 폐제(foreclosure)[5)]—라고 불렀다. 우리는 이 책에서 폐제의 원인으로 들어가진 않겠지만, 그것은 우리가 너무 멀리 벗어나게 될 것이고 또한 나는 다른 곳에서 들여다봤다(핑크, 1997, 제7장과 제10장). 따라서 우리는 프로이트 그 자신도 대부분 그렇게 했듯이 우리의 관심을 신경증 증상에 국한시키려고 한다.

이것은 증상형성에 대한 우리의 논의가 우리 시대에 경계성장애나 자기애성인격장애 혹은 양극성장애로 흔히 진단되는 사람들에게 나타난 증상들과는 아무런 관계가 없다는 것을 의미하는 것으로 여겨서는 안 된다는 것이다. 현대 정신치료 세계에서의 진단은 제4장과 5장에서 간단히 언급된 구조적 모델의 그 어떤 자취도 대체로 포기되어 왔다. 이 모델은 신경증과 성도착증과 정신증으로 구분되는데, 이 세 가지 임상구조들 각각의 특징이 서로 다른 부정 기제로 나타난다. 즉 신경증에서의 억압과 성도착증에서의 부인(disavowal, 프로이트가 Verleugnung이라 불렀던 것),[6)] 그리고 정신증에서의 폐제이다. 오늘날 대부분의 클리닉과 병원에서 사용되는 표준화된 편람에 제시된 것처럼 진단은 오로지 서술적 기준에 기초되어 있다. 예를 들어, 어떤 최소

---

5) 표준영역판에서 독일어 Verwerfung을 거부된(rejected) "혐오된"(abominated)으로 번역되어 있는데, 라깡은 "권리 상실, 배제"의 뜻인 forclusion(동사는 forclore)로 번역함. (정신병의 기제로 아주 중요한 이 개념은 우리말로 "배제"가 "받아들이지 않고 물리쳐 제외함"이란 일상적인 뜻으로 생각하기 쉬워서 "권리 상실"이란 라깡의 의도대로 "일정한 법정 원인이 있을 때에 피상속인의 요구에 의해 상속인의 자격을 박탈하는 제도"라는 유사한 법률적 의미를 갖는 "폐제"를 사용함: 역자)

6) 여성물건애(fetishism)은 『표준영역판』 XXI, p. 153을 참조. 소위 성도착적인 성행위는 『표준영역판』 VII, pp. 49–50를 참조. 거기에는 정상이란 것의 개념에 의문이 제기되어 있음. "신경증 환자의 무의식적인 환상은 정확히 성도착증 환자의 문서로 기록된 행동과 동일한 것을 보여주고…. 다시 말해 신경증은 성도착증의 원판이다"(p. 50). 즉 신경증 환자는 성도착증 환자가 실제로 행하는 바로 그 일을 하고 있다는 환상을 갖고 있음.

한의 기간 동안 경계성 인격장애로 알려진 "임상실체"를 구성한다고 생각되는 "기준들"의 상당히 광범위한 체크리스트에서 적어도 5개가 들어맞으면 그 서술적 기준에 의해 경계성장애로 진단된다. 이 말은 임상가들이 증상이라고 믿는 것들의 유의미한 "분류집단" 혹은 "유사물 집합체"에 의해 진단이 결정된다는 것을 의미한다. 그것들은 시간이 흐르면서 변할 수 있는데, 어느 시점에서는 경계성으로 진단되다가 2년 뒤에는 양극성으로 진단되고 시간이 더욱 지나면 범불안장애와 함께 진단되는 것을 의미하는데(의사한테 한번 찾아갔을 때 특별한 진단의 다섯 가지 기준들 가운데 겉보기엔 단 두 개만 들어맞다가 나중에는 그 기준들 모두가 맞는 것도 있음), 그러나 그런 세 가지 진단들 가운데 두 가지는 동시에 주어지지 않는다. 참으로 더욱 더 많은 환자들은 오늘날 6개 이상의 다양한 진단들이 포함된 정신과 파일을 가지고 의사의 진료실이나 치료시설에 나타난다(그 많은 진단들은 며칠 동안 그 환자를 만나본 여러 임상가들이 제시해왔던 것들로서 그 환자에게 가장 근접되어 지속적으로 들어맞는 그런 기준들에 대해 서로 간에 동의하지 못하는 것임). 처음 1952년에 150페이지로 시작되어 약 106개의 정신질환이 포함된 유력한 편람인 DSM이 최신판에서는 약 1000페이지로 늘어나 약 265개의 질환을 포함하게 되었는데 이건 놀랍지도 않은 일이다.[7)]

---

7) DSM-5의 저자들은 여기에 157개의 뚜렷이 다른 장애들이 포함되어 있다고 분명하게 주장함(APA, 2013). 적어도 장애들의 급격한 증가는 부분적으로 특별한 효과를 갖는 약물의 발견에 기반하는 새로운 질병의 제작 때문임. 예를 들어 어떤 약물이 사회적 상황에서 불안의 감소를 보여주면 이전에 단지 수줍음이나 불안정 혹은 거북함이라 불렀던 것으로부터 질병이 생겨나와 사회불안장애가 됨. 이런 의미로 "치료방법의 발견이 질병을 만들어낸다"(Menand, 2010)는 것임. 과학이 아니라 정치가 DSM의 저자들의 역할에 의해 장애를 구성하는 것과 그렇지 않은 것의 결정에 관여됨.
"동성애의 원래 이름은 사회병질적(sociopathic) 인격장애로서 1973년에 D.S.M.에서 제거되었는데, 부분적으로는 동성애자 권리 단체의 로비에 대한 반응이었다. 그 뒤로 그 편람에는 "자아이조성 동성애"라는 범주가 삽입되었는데, 동성애적 흥분의 존재나 동성애적 흥분의 부재 때문에 오는 고통을 말한다. 더욱 진전된 로비 덕분에 이 범주도 제거되었다. 외상후 스트레스 장애는 재향군인 조직의 로

그중에서 다수는 분명히 겹쳐져 있다(일반적으로 6개미만의 서로 다른 임상구조를 포함하는 정신분석과 비교해보라. 〈부록 5〉 참조).

모호한 "임상적 실체"에 기초하는 이와 같은 정신의학적 명명법이 다양한 환자 집단의 치료를 지시해주는 방법에 대해 알고 싶은 의사들에게 흔히 의심스런 가치를 보여준다는 사실을 넘어서(과연 우리가 서로 다른 치료적 접근방법들을 채택해야 하는 서로 다른 많은 질환들이 존재할까?),[8] 다시금 다음과 같이 언급해야 할 것 같다. 그들이 정신과의사라든가 임상심리학자 혹은 사회사업가로서 기능하는 것이 아니라 실제로 정신분석가로서 기능하고 있을 때, 그들은 그 어떤 특별한 사람한테 무엇을 증상으로 간주할지 결정한다고 분명히 말하지 못한다. 정신분석에서 **증상은 누군가가 아프다고 호소하는 모든 것이다.** 사람들은 주위 사람들을 한 없이 괴롭히는 무수한 방식으로 행동하고, 그들의 파트너와 친척, 친구 그리고 동료들은 크게 증상을 내보인다고 믿는다. (다음과 같은 식으로 말해준다. "너는 누구의 말도 듣지 않는군." "너는 비판을 받아들이지 못해." "너는 내가 원한다고 말해준 것과 정반대로 하는구나." 기타 등등.) 그런데도 제3장에서 언급했던 것처럼, 그

비 덕분이었고 재향군인 관리국에서는 반대했으며, 여성 단체들의 반대 로비가 있어 자기패배성 인격장애는 삭제되었다."(Menand, 2010)

8) 대부분의 임상가들한테 DSM-5의 범주들이 유용할 수 있다는 것은 믿을 수 없는 느낌이 드는데, 그 편람의 저자들은 "반박의 여지가 없는 원인론적 기제와 병리생리학적 기제가 특수한 장애와 장애 스펙트럼을 충분히 인정할 수 있을 정도로 확인될 때까지 DSM-5의 가장 중요한 기준은 주어진 진단기준들에 의해 분류된 사람들의 임상경과와 치료반응의 평가에 대한 임상적 유용성이 될 것"이라고 주장하고 있음(APA, 2013, p. 20). 그러나 "임상경과와 치료반응의 평가"가 치료방향을 정하는 방법에 관한 지침과 거의 등가적이지 못하다는 것임. 그런데도 그 편람의 저자들은 "DSM-5의 주된 목표가 각각의 환자들을 위해 충분히 알려진 치료계획으로 이끌어갈 사례형성평가의 일부로서 정신장애의 진단에 훈련된 임상가들을 도와주는 것"(p. 19)이라고 주장함. 또한 그들은 각각의 장애에 포함된 기준들이 "증후와 증상들의 특징적인 증후군을 요약하려고 의도되어 있는데, 그 증상들은 특징적인 발달의 역사와 생물학적 · 환경적 위험요소들, 신경심리학적 · 생리학적 상관물 및 전형적인 임상과정을 지닌 근본적인 장애를 가리킨다"(p. 19). 따라서 그들은 "근본적인" 상태나 구조들의 근원이 주로 생물학적인 것이라고 할지라도 그 근본 구조라는 생각을 모조리 포기해버린 것은 아니었음.

들은 아무도 정신분석적인 관점에서 증상을 구성한다고 생각하지 않는다. **어떤 것을 호소하는 사람이 환자 그 자신일 때에만 그것은 증상이 되고 분석치료에 다가가기 쉬워진다.** 또한 환자 자신이 그것을 문제라고 생각할 때에도 그러한데, 환자의 주위 사람들이 문제라고 생각할 때에는 그렇지 않다. 분석가들은 환자들의 행동에서 증상적인 것이라고 생각되는 것을 환자들한테 말해서는 안 된다. 그 대신에 그들은 환자들이 스스로 자신들의 생활에서 문제가 된다고 알게 되는 것을 표현하도록 해줘야 한다.[9] "여기엔 무슨 일로 오게 됐나요?" 혹은 "무슨 일 때문에 나하고 만나게 되었을까요?" 혹은 "무엇에 대해 이야기하고 싶은 걸까요?"처럼 간단한 질문들은 대개 환자들이 그 자신들의 생활에서 증상이라고 생각한 것의 첫 번째 스케치를 끌어내는 데에 충분하다. 후자는 흔히 "표출된 문제"라고 부르는데, 환자들이 처음부터 모조리 털어놓고 싶어하는 것이며 시간이 경과하면서 더욱 충분한 스케치가 나타날 것이다. 환자들의 대부분은 심층치료가 진행되어감에 따라 그들 자신의 생활의 더욱 더 많은 측면들에 대해 그들 스스로 의문을 제기하게 된다.

구조적 관점

정신분석적인 탐구는 정상적인 생활과 신경증적인 생활 사이에서
근본적인 차이가 아니라 오직 양적인 차이를 찾아내게 된다.

—프로이트, 『표준영역판』 V, p. 373

---

9) 그에 대한 예외로서 특별한 환자가 진정으로 생명에 위협이 되는 행동을 문젯거리로 생각하지 않으면서 저지르고 있다거나 치료의 지속을 위태롭게 만드는 일을 한다고 분석가가 믿게 될 때 그런 예외가 일어나는 것임.

신경적인 문제들에서 정상과 비정상 사이의 경계선은 유동적인 것이다. 우리는 모두 [적어도] 조금씩은 신경증적이다.

—프로이트, 『표준영역판』 VI, p. 278

만일 여러분이 이론적 관점을 취하고 양적인 문제를 무시한다면 여러분은 우리 모두가 병들어 있다고—즉, 신경증적이라고—매우 당연하게 말할 것이다. 왜냐하면 증상형성의 전제조건이 정상적인 사람들한테서도 관찰될 수 있기 때문이다.

—프로이트, 『표준영역판』 XVI, p. 358

분석가는 사람들이 생각하거나 느끼거나 행동하는 그 어떤 것에 대해서도 불평하지 않는 경우에 그 사람들이 무증상이고 따라서 "정상적"이라 믿는다고 생각해서는 안 된다. **정신분석적으로 말해서 정상 상태와 같은 그런 것은 없다.** "왜냐하면 증상형성의 전제조건들이" 모든 사람들한테서 발견되기 때문이고 그냥 전제조건들만 그런 것은 아니다. "건강한 사람도 사실상 신경증 환자이다." 또한 만일 "각성시의 생활을 더욱 자세히 검토해보면 겉으로 이렇게 건강한 생활에도 대단히 많은 증상들이 산재되어 있다는 것을… 발견하게 된다"(『표준영역판』 XVI, p. 457).[10] 증상들은 억압이 일어나자마자—다시 말해, 무의식이 생성되자마자—나타나게 된다. 신생아에게서는 "의식과 무의식 사이에 아무런 구분도 없다"(『표준영역판』 XVI, p. 409). 그러나 무의식이 형성될 때 바로 그 형성 과정이 한 가지 혹은 그 이상의 증상들을 생겨나

10) 프로이트는 여기서 이렇게 첨가했음. "따라서 신경의 건강과 신경증 사이의 구별은 실제적인 질문으로 환원되고 주체는 즐김과 유효성에 대한 충분한 능력을 계속 지니게 되는지 그 여부에 의해 결정된다"(『표준영역판』 XVI, p. 457). 다른 곳(『표준영역판』 VII, p. 171)에서는 신경증 환자들이 매우 다양한 부류를 구성할 뿐만 아니라 모든 현증들을 지닌 신경증과 정상 사이에는 끊어지지 않은 사슬이 간극을 메우고 있다고 함.

게 한다.

어떤 사람이 보통의 신경증적 방식으로—달리 말해서, 일정수의 쾌락들을 포기하고 쾌락과 연결된 소망들을 따로 떼어놓게(즉 억압하게) 되어[11]—존재하게 되자마자 우리가 증상이라 부를 수 있는 어떤 것이 그런 쾌락들을 얼마큼 되찾으려는 노력의 일부로서 형성되는데, 비록 그것이 위장된 방식이나 인식되지 않은 방식일지라도 그렇다. 프로이트가 우리에게 말해준 것처럼, 사람들은 자신의 쾌락들을 포기하면서 매우 힘든 시간을 보내고 그들이 억압해왔던 동일한 소망들에 대해 적어도 얼마큼의 충족을 얻어내는 우회적인 방법을 끊임없이 찾아내고 있다. "인간은 '지칠 줄 모르는 쾌락 추구자'이고… 또한 그가 한때 즐겼던 쾌락의 포기는 그에게 어려운 일이다"(『표준영역판』 VIII, p. 126).[12] 또한 "인간은 쾌락의 포기가 어렵다는 것을 언제나 알고 있었다. 그들은 어떤 종류의 보상이 없다면 스스로 그렇게 해갈 수가 없다."(『표준영역판』 XVI, p. 371).

---

11) 엄밀히 말해서 강렬한 충동들은 억제되어 있고 그 충동들에 연결된 생각과 소망들은 억압되어 있다고 함.

12) 영어로 번역된 프로이트의 저술들 대부분에서 프로이트는 현실이 반복적으로 우리를 "좌절시킨다면" 어떤 쾌락들을 포기하도록 우리에게 강요하는 것은 현실 그 자체라고 말하는 것처럼 보임. 그러나 여기서 두 가지를 주목해봐야 할 것임. 하나는 이 맥락에서 대개 프로이트가 사용하는 용어가 Versagung이라는 것이고 이 단어에는 박탈, 부정, 거절, 불허와 같은 의미들이 있는데 라깡은 versagen(실패하다, 실수하다, 고장내다, 망치다)이란 동사의 다양한 용법에 근거하여 좌절(frustration)이 아닌 포기(renunciation)로 해석함. 이 "포기"라는 것은 뭔가 하고 싶은 일이 있는데 그것을 포기한다는 뜻임. 달리 말해서 다른 사람의 의지가 자신의 의지보다 우선이라고 가정하든가 상상하고서 그 뒤로 영원히 후회하는 것임. 또 하나는 젖먹이와 걸음마하는 아이는 현실과 직접 마주치는 일이 드물다는 것임. 아이들한테 현실은 부모에 의해 중재됨. 따라서 아이들은 현실에 의해 좌절되는 것이 아니라 부모의 요구와 소망을 따르려고 어떤 충동과 쾌락을 기꺼이 포기한다는 것임. 프로이트가 언급한 "내적인 좌절"과 "외적인 좌절"은 포기나 자기부정(self-denial)으로 번역하기 어려움. 또한 사랑의 박탈이나 가난, 가족간의 불화, 불리한 사회환경, 엄격한 윤리적 기준에서 야기되는 "현실적인 좌절"에 대한 프로이트의 논의(p. 432)와 "현실적인 생활에서의 어떤 궁핍"과 관련된 좌절에 대한 언급은(『표준영역판』 VII, p. 57) 위와 비슷함. 프로이트는 좌절을 신경증의 원인으로 보는 것에 분명히 반대하고 있음.

자신의 증상(혹은 증상들)에 대해 불평하지 않는 사람들한테서 흔히 그런 보상을 획득하려는 그들의 방법들은 그들이 영향을 끼치며 살아가는 문화나 하위문화에 잘 어울리는 것들이다. 예를 들어, 그의 아버지(아버지가 했을 가능성이 있는 몇 가지 일들이나 아버지가 했다고 믿어졌던 일들)에 대한 분노를 억제해왔던 남자는 자신의 분노에 대한 배출구의 부족을 축구와 권투와 전투적인 다른 스포츠(전쟁을 말하는 것은 아님)가 널리 받아들여지는 문화 속에서는 전혀 찾아보지 못할 것이다. 아버지의 관심을 두고 어머니와의 경쟁을 억압해왔던 여자의 모든 에너지는 어머니를 능가하는 쪽으로 돌아갈 수 있는데, 그녀의 아버지가 자랑스러워할 수 있거나 혹은 다른 많은 사람들이 칭찬할만한 과도한 방법들로 그럴 수 있다. 즉 거기에는 교육과 예술적 성취, 아름다움, 유머, 사업에서의 성공, 기타 등등이 포함된다. 스스로한테 어떤 방법으로든 파괴적일 수 있는 일중독자들은 흔히 서양 세계에서 높은 사회적 수준에 도달하게 된다. 또한 자신의 음식섭취를 강박적으로 제한하는 것은 어떤 세계에서는 슈퍼모델 스타덤으로 뛰어오르는 데에 도움이 될 수 있는데, 윈저 공작부인이 말했다고 알려진 것처럼, 그 세계에서 적어도 당분간은 "너무 여위거나 지나치게 풍요로워질 수도 없다." 돈이라든가 지위, 명예 그리고 거의 전세계적인 찬사—때에 따라 그들에게 아첨하고 구애하게 만들고 관심과 다른 사람들의 사랑까지도 원함—와 같은 보상을 구하는 사람들은 분명히 부지불식간에 하고 있는 것에 대하여 불평할 가능성이 적어진다(예를 들어, 아빠나 엄마를 능가하려고 하거나 혹은 그들에게 복수하려고 하는 것).[13]

13) 《귀여운 여인》에서 에드워드 루이스(리처드 기어)는, 예를 들어, 그의 아버지가 세운 회사를 인수해서 분해하려고 시도하는 것으로 그려지고 있음.

따라서 "증상이 없다"는 것은 적어도 두 가지 가능성들 가운데 하나를 의미한다. 전형적인 신경증 증상들을 앓고 있지 않든가(그렇다면 그는 성도착증이거나 정신증일 수 있음) 혹은 그가 아이였을 때 겉으로 포기했던 어떤 즐거움을 되찾으려고 자신도 모르게 애쓰는 특별한 방법들에 의해 특별히 괴롭혀지지 않는다. 분석가들은 그런 증상적인 즐거움의 회복 전략들(즉, 증상들)을 분석수행자한테서 알아낸다고 믿을 수 있지만, 분석수행자가 스스로 그런 것들을 불평하게 될 때까지 그것들에 대한 언급을 잘 자제해낸다.

증상이 형성되는 방법

우리는 단지 현상들을 묘사하고 분류할 뿐만 아니라 마음속에서 세력들이 상호작용하는 신호로서 그것들을 이해하려고 시도하거나, 그와 동시에 작용하는 목적 있는 의도들의 발현으로서 혹은 상호간의 대립 속에 있는 발현으로서 이해하려고 한다. 우리는 정신현상들의 역동적 견해에 관심을 두게 된다.[14)]

—프로이트, 『표준영역판』 XV, p. 67

이제 자신들의 생각과 행동과 느낌에 대해 호소하는 사람들한테로 돌아가 보면, 신경증 증상들이 대개 서로 겨루는 두 세력들 간의 갈등 때문에 형성된다는 것을 상기해보자. 우리는 두 세력들을 세력 1과 세력 2라고 불렀다. 제2장에서 언급된 환자를 기억해보면 그녀는 뜨거운 음료를 마시거나 증기욕을 오랫동안 해봐도 완화될 수 없는 차가운 감각에 시달렸는데, 그 증상은 어느날 밤으로 거슬러 올라가서 그녀가

14) 정신역동적인 치료와 역동적 치료라는 용어는 흔히 물에 희석한 것처럼 약화된 정신분석 혹은 가벼운 정신분석의 코드 워드가 됨.

부모의 침실에서 새어나오는 소음을 들으며 복도로 나왔다. 마루의 차가운 타일바닥 위에 서 있는 동안 침대 위에서 어머니 위에 있는 아버지와 그의 발기된 음경을 보았던 것이다. 몇 가지 그녀의 다른 신체증상들(가슴 조이는 것)에서처럼 냉감각이란 이 특별한 증상에서 그녀는 어머니를 동일시하고 침대 위의 그 장면에서 아버지와 함께 있는 어머니의 자리를 대신하려고 소망하는 것처럼 보였다. 우리는 그런 소망을 세력 1로 생각할 수 있는데, 그것은 그녀의 아버지한테 그녀의 어머니처럼 소중해지려는 충동이었고 아버지한테 뚜렷해지는 역할로부터 어머니를 몰아내려는 충동이었기 때문이다. 세력 2는 그것이 근친상간이면서 동시에 (적어도 얼마큼은 사랑하는) 어머니에 대한 배신과 관련되어 있다면 그녀의 소망에 관계된 도덕적 거리낌으로 이해될 수 있었다.

과거에서 유래된 이런 경험의 분명한 반복에서—또한 독자는 이 여자의 냉감각이 분석과정 그 자체에서 일어났던 것으로 기억할 수 있음—갈등하는 세력들이 작동되어 있었다. 이런 반복을 그 근원으로까지 찾아가보면 부모들의 성관계를 목격했던 그날 밤이 되는데, 그렇게 하면 증상의 종말에 이르기도 하지만 갈등 그 자체의 끝은 아니다. 갈등은 계속해서 다른 증상들을 만들어냈는데, (처음에는 단지 싫었을 뿐이라고 주장했던) 그녀의 아버지와 관련된 분석수행자들의 많은 소망과 충동들이 자세히 설명될 때까지 또한 (처음엔 완전히 좋아했다고 주장했던) 어머니에 대한 그녀의 분노와 경쟁심 대부분이 표명될 때까지였다. 이런 결과는 세력 1이 상당히 줄어들어 세력 2에 의해 맹렬하게 반대될 필요가 더 이상 없었음을 의미했다.[15)]

15) 이 여자와의 작업에 대한 나의 상세한 설명을 보려면 핑크(1997)의 제8장 참조.

21세기의 분석수행자들에 의해 제시된 증상들은 프로이트의 분석수행자들이 앓았던 증상들처럼 쉽사리 그러한 "갈등 모델"을 기초로 하여 이해될 수 있다. 다른 사례에서 나의 남성 분석수행자는 적어도 그의 어머니만큼 아름답다고 생각되는 여자들을 쫓아다녔을 것이다. 또한 그 여자들이 전적으로 그에게 몸을 맡기자마자 그는 그들과 결별하게 될 텐데, 그 뒤로는 그들이 그에게 되돌아온다고 확신하기 위해 상상할 수 있는 모든 일을 할 뿐이었다(성공적일 때에는 전체 과정을 처음부터 다시 시작했다). 그는 자신이 왜 이렇게 했는지 이해하고는 어쩔 줄을 몰랐다. 또한 말할 필요도 없이 그의 파트너들도 그것 때문에 몹시 고통스러워했다. 그가 어머니와 지나치게 가까운 관계를 맺고 있었다는 느낌이 드러났다. 그의 어머니와 아버지는 그가 어렸을 때 이혼했고 그는 그녀에게 생존해 있는 독자였다. 그가 어머니에게 실제로 무한히 접근하는 것에 대하여 그한테는 흥분시키면서도 괴롭히는 어떤 것이 있어 왔다. 그는 아버지가 어머니와의 이런 친밀함을 못마땅해 했다고—그의 아버지의 몇 마디 말과 힌트에 근거하여—생각하게 되었다. 아버지는 그의 어머니가 "골치 아픈 문제" 그 비슷한 것이었다고 말했다.

그 결과로 나타난 것은 앞선 사례의 냉감각에서 봤던 것처럼 타협 증상이 아니라 오히려 그가 어머니만큼 아름답다고 생각한 여자와 함께 있고 싶은 그의 충동(세력 1)이 처음엔 우세했던 **교체되는 증상**이었고, 또한 그 증상에서 그의 아버지의 경고를 마음에 둘 필요가 있는 그의 느낌(세력 2)이 이것저것 사이에서 끝없이 왔다갔다 순환하다가 나중에 주요 위치를 차지하게 된다. 그의 인생에서 나중에 특정한 여자들과 함께 하는 그 순환은 그가 아름답다고 생각한 여자와 관련해서 첫

발을 내디딜 수도 없을 만큼 짧아질 것이다. 왜냐하면 그는 그러한 여자의 소유가 "허락되지 않았다"는 느낌이 거의 즉각적으로 들기 때문이다.[16]

또 다른 사례에서 매우 적극적인 마음을 지닌 남자는 무수한 프로젝트들을 하나도 실행에 옮기지 못하고는 아무것도 안 하면서 자신의 인생을 허비하고 있다고 생각하며 씁쓸하게 호소하고 있다. 그는 오랫동안 어머니에게 고착되어 왔는데, 그는 남동생이 태어날 때 그 동생한테 어머니를 빼앗겼다고 느꼈다. 이 환자는 생애 초기부터 분노의 방침을 우연히 생각해낸 것 같았다. 만일 그의 어머니가 그에게 원하는 사랑을 주지 않으려고 했다면 그는 분명히 그로부터 혹은 그를 위해 어머니가 원한다고 암시했던 그 어떤 방법이나 형태로나 아무 것도 하려고 하지 않았다. 이것은 일생 동안의 방침으로 남아 있었다. 즉 그가 해주기를 그의 어머니가 원하거나 좋아한다고 인정할 일이라면 아무 것도 결코 하지 않는다. 어머니가 대리로 즐길 수 있는 것은 무엇이라도 성취하지 않는다. 그녀의 사랑에 대한 그의 소망(세력 1)이 줄어들지 않고 남아 있다면 복수하려는 충동(세력 2)이 동반되었는데, 그 때문에 일과 경력의 수준에서 그의 인생을 완전한 마비로 이끌어갔다. 그는 성적인 환상에서 처음엔 그의 제안을 반대하다가 그의 매력에 굴복하는 여자를 상상하게 되는데, 그가 여전히 그의 어머니를 다시 차지하는 환상을 갖게 되는 정도까지 그랬다.

의도적이든 아니든 신경증 환자들이 찾아내는 수많은 방법들처럼 이러한 "방침"은 부모들한테 "나쁜 거래"로 드러났는데, 그가 "갈등

16) 여기에는 그의 아버지가 그한테서 모든 여자들을 데려감으로써 그를 지배하고 희생시키고 있다는 생각(혹은 겉보기에 반직관적인 소망)이 일반적으로 동반되어 있었음.

의 완화를 위해 너무 비싼 대가"(『표준영역판』 XVI, p. 383)를 치루고 있다고 스스로 느꼈다. 세력 1과 세력 2 사이의 갈등에 의해 생성된 어떤 불안은 일반적으로 방침의 채택(즉 증상의 형성)과 긴밀히 "관련되어" 있든가 그 채택으로 완화되고 있다. 결국 증상들은 "다른 불안의 불가피한 생성을 회피하기 위해" 형성된다(p. 404). 그러나 그 사람의 생애에 걸쳐 그가 지불해야 할 대가는 불안의 회피보다 훨씬 더 크다(더욱이 그 불안은 다른 무대 위로 흔히 되돌아온다).

증상의 "의미"

저는 섹스를 하지 않아요. 건선이 있거든요.

—어떤 분석수행자

프로이트는 『정신분석에 관한 입문강의』의 뒷장에서 그의 초기 작업 중에 제시했던 증상들의 몇 가지 다른 양상들을 우리에게 상기시켜 준다. 증상은 꿈처럼 어떤 사람의 인생에서 "제멋대로" 생겨난 일이나 사건들이 아니다. 그 대신 증상들은 의미 있는 것들이다(『표준영역판』 XVI, pp. 257-258). 더욱이 **그것은 의미 있는 전체로서의 증상일 뿐만 아니라 그것의 단 하나의 측면이기도 하다.**

예를 들어, 우리는 안나 O. 사례에서 6주 동안 그녀가 물도 마실 수 없었다는 것을 알았다. 그녀는 다른 형태의 액체를 마시고 과일을 먹을 수 있었지만 유리잔으로는 물을 마실 수가 없었다. 기억을 더듬어 보면 이것은 그녀의 여성 동행의 개가 어느날 그 여성의 유리잔에서 물을 마시는 모습을 봤던 사실로부터 생긴 결과였다. 그 여성의 유리잔 속에 포도주가 있었다면 안나 O.는 포도주 이외에는 어떤 것도 마실 수 있었을 것이고, 또한 유리잔 대신에 (세면기와 같은) 큰 그릇에 물이 들어 있었다면 안나 O.는 그런 큰 그릇에서 손을 씻을 수 없었겠지만 유리잔으로 물을 마시는 데에는 아무런 문제가 없었을 것이다. 간단히 말해서 그녀가 목격했던 그 장면의 모든 세부사항들은 각각 형성된 정밀한 증상에서 중요한 역할을 해냈다.[17] 따라서 임상가들은 증상의 모든 세부사항들에 대해 물어봐야 한다. 예를 들어, 어떤 환자가 진탕 먹은 다음 토해낸다면 무엇이 폭식을 가져오는지, 그녀가 무엇을 폭식하는지(대개 사탕이지만 항상 그런 것은 아님) 그에 대해 묻는 것이 중요하다. 또한 구토가 언제 또 어떻게 나오는지(스스로 유발한 것인지 저절로 나온 것인지? 그녀가 구토를 화장실에서 하는지 혹은 유리병에다 해서 벽장에 숨겨놓지만 부모가 찾아내게 되는지?). 우리가 증상에 영향을 주고자 한다면 이 모든 것들에게로 들어가 봐야 한다. 증상들의 세부사항들을 알아보지 않는 의사들은 그것들에 대한 극히 적은 획득물만 얻어낼 뿐이라는 것을 알게 될 것이다.

프로이트가 증상의 의미(meaning or "sense"[Sinn])에 대해 논의할 때, "그것의 출처 그리고 그것의 목적지 또는 그 이유—즉 그것이 일어나는 인상들과 경험들, 또한 그것이 제공하는 의도들"(『표준영역판』 XVI, p. 284)이란 제목 속에 두 가지 것들이 포함되어 있다. 유리

17) 만일 어떤 사람이 안나 O.에게 다른 방법으로 물을 주려 했다면(숟가락이든, 그녀의 입안에 물을 뿌려주거나 튜브나 우유병으로 빨아 먹도록 했다면) 그녀는 아무런 문제도 보이지 않았을 것임. 왜냐하면 유리잔이 관련되지 않았을 테니까. 그 대신에 그녀가 자신의 친구의 유리잔에서 물을 마시는 개를 보고난 후에 물 그 자체에 대해 완전한 혐오감을 갖게 되었다면 그녀는 유리잔으로 우유와 주스, 기타 등등을 마실 수 있었을지도 모르는 것임. 또한 그녀에게 문제를 일으켰던 것이 물과 유리잔 둘 모두였다면 그녀는 금속 술잔이나 도자기 그릇 혹은 나무 숟갈로 다른 액체를 마실 수 있었을 것임. 이런 식으로 개가 유리잔으로 물을 마시는 광경의 정확한 특징이 그녀에게 가장 큰 의미를 부여하게 되었다는 것을 확인할 수 있었다는 것임.

잔으로 물을 마실 수 없는 안나 O.의 불가능은 여성 동행의 유리잔에서 물을 먹던 개를 목격했던 결과였다. 달리 말해서, 그것은 그것의 "출처"였고, 그것이 오게 되었던 장소였다. 증상의 "목적지" 혹은 "그 이유"는 다른 문제를 제안하게 된다. 증상은 어떤 목적을 제공하는가? 일반인의 마음속에는 괴로워하는 환자의 생각을 받아들이는 경향이 보이는데, 환자는 자신의 증상이 자신의 의식적인 많은 목적과 목표에 대한 장애물을 구성한다면 그 증상은 아무런 목적도 제공하지 못한다고 생각하게 된다. 사실상 그녀는 그것이 순수한 일탈이고 완전히 기능장애을 일으키는 것으로 믿기 쉽다. 하지만 정신분석가들은 이 사례에서 그것이 안나 O. 자신의 의식으로부터 여성 동행에 대한(또한 그녀의 어머니에 대해서도) 증오스런 충동을 감추게 해주었다는 가설이 세워지게 되는데, 그것이 바로 증상의 존재이유(raison d'étre)이었다.

우리가 제1장에서 논의했던 더욱 복잡한 사례를 생각해보자. 안나 O.가 아버지한테 완전하고 흠잡을 데 없는 간병을 해드리려고 애썼다가 약 4개월 동안이나 침대에 누워 있어야 할 정도로 탈진되어 있었다는 것을 상기해보자. 그 당시 그녀의 생활에서 주된 갈등이 자식의 도리와 자신의 생활을 하고 싶은 욕망 사이의 것이라고 이해될 수 있다면 우리는 그녀가 병이 들어서 자식의 도리를 저버리는 방법을 찾았다는 가설을 세울 수 있다. 그녀의 "병약한 상태와 빈혈 그리고 음식물에 대한 혐오감이 너무 심해져서 그녀도 크게 놀라 더 이상 환자를 계속 간호하지 못하게 되었다"(『표준영역판』 II, p. 23). 그녀의 갈등에 대한 이런 특별한 "해결책"은 의학적 권위라는 이점을 갖게 되어 그녀가 더 이상 아버지를 돌볼 수 없다고 가족들한테 알려준 사람은 그녀의 의사였다. 그녀는 스스로 그렇게 되는 것을 거부할 필요가 없었다. 우리는 이런 결과를 그녀의 질환에서 얻은 "이차성 이득"이었던 것으로 혹은 비록 무의식적이지만 일차성 목표가 되었던 것으로도 이해할 수 있다. (우리가 안나의 신경성 기침의 경우에서 봤던 것처럼, 수많은 경우에 증상에 의해 효과적으로 성취되는 것—춤추러 가고 싶은 그녀의 욕망을 상기시켜주는 리듬감 있는 음악이 들리지 않게 함—은 증상에 의해 제공된 임의의 기능일 뿐만 아니라 그것의 목적도 된다고 말할 수 있다.) 안나의 악화된 상태는 아마도 그녀의 어머니로 하여금 남편 인생의 마지막 4개월 동안 간병의 가장 큰 몫을 담당하도록 강요하게 되었다. 그것을 안나도 어느 정도는 원하고 있었던 것이다.

이런 의미에서 우리는 흔히 증상이 실제로 성취하는 것을 들여다봄으로써 증상의 의미를 적어도 어느 정도는 파악할 수 있다. 즉 증상이 어떻게든 초래해내는 상황을 말한다. 여기서 우리는 아버지를 완벽하게 간병하려는 안나의 시도가 어머니에게 어떤 메시지를 보내기 위해 고안되었고 가정할 수 있다. 즉 "엄마, 이건 엄마가 꼭 하고 있어야 할 일이야." 또한 안나의 뒤따른 쇠약이 적어도 부분적으로는 그녀의 어머니가 줄곧 해왔어야 한다고 느꼈던 것을 어머니가 하도록 **강요하는** 시도로서 고안되었다고 가정하게 된다. 이와 같은 경우에 우리는 **증상들이 흔히 어떤 특별한 사람이나 사람들에게 메시지를 직접적이든 간접적이든 전달하기 위해 그런 방법으로 고안된다**는 것을 알 수 있다. 그 메시지는 대개 발송자가 개인적으로 큰 비용을 들여야 보내지게 된다. 안나로서는 그녀의 어머니한테 그런 메시지를 보내는 것은 그녀 자신의 건강보다 더 중요했을 것이다.[18)]

18) 따라서 증상은 뭔가를 말하는 것으로 생각될 수 있는데, 그것은 그나 그녀가 말할 때 분석가도 역시 하고 있는 것임. "이것은 증상과 분석가의 개입이 매우 동일한 질서에 있다는 것을 추정해준다" (라깡, 1976, p. 46).

증상의 목적에는 어떻게 도달하는가? 분석수행자의 증상이 그녀 자신의 생활에서 그리고 그녀의 주위사람들의 생활에서 무엇을 초래하게 되었는지 물어보게 되고, 또한 그녀는 그 증상이 무엇을 초래하게 될 것으로 기대했거나 희망하기도 했는지 물어보게 된다. 그러나 증상의 이런 측면은 흔히 임상가들이 한심하게도 그냥 간과하게 되는 것인데, 그 증상의 역사적인 근원들이 광범위하게 검토되었는데도 왜 증상이 사라지지 않는지 임상가들은 이해하기 어렵다는 것을 알게 된다.

증상은 소망에 관련된다

정신신경증적인 모든 증상들을 지배하는 이론은 단 하나의 명제에서 최고조에 달하는데, 그 명제는 증상들도 무의식적 소망의 충족으로 간주된다고 주장하며….
그 증상의 한 부분은 무의식적인 소망충족에 상응하고 다른 부분은 그 소망에 대항하여 반응하는 정신구조에 상응한다.

—프로이트, 『표준영역판』 V, p. 569 & n. 1

인생에서 질병—또한 어리석음—만큼 비용이 많이 드는 것도 없다.

—프로이트, 『표준영역판』 VII, p. 133

프로이트는 역시 **소망들이 증상형성에 작용한다**고 가정한다. 그것들은 소망의 실현을 현재시제로 우리에게 보여준다(『표준영역판』 XVI, p. 263). 우리는 안나 O.가 유리잔으로 물을 마시려고 시도했을 때마다 개에 의해 전염되는 병에 대한 생각과 그녀의 여성 동행(혹은 어머니)에 대한 증오스런 소망들을 떠올리게 된다고 가정했다. 이 여자한테 나쁜 일이 일어날 것 같다는 소망은 이 증상의 요점에 놓여 있었던 것처럼 보인다. 또한 그녀는 이 소망을 마음속에서 가급적 멀리 두려고 애썼는데, 그 말은 반소망(counterwish)의 존재를 의미한다. 달리 말해서, **한 가지 증상이 형성되려면 서로 상충하는 적어도 두 가지 다른 소망들이 항상 존재해야 한다.** 서로 전투중이 아니라면 말이다. 여기서 그의 사랑하는 여인이 곧 지나가게 될 길에서 돌 하나를 치워놓는 쥐인간의 단명한 증상(강박행위)이 생각나는데, 그녀의 마차가 그 샛길을 따라가다 그 돌이 그녀에게 상처를 입히지 않게 하려는 것이다. 그러나 곧 이어 그 돌을 원래의 자리에 되돌려 놓는 강박행위를 보인다. 첫 번째 행동은 그녀의 안녕에 대한 소망이었고 두 번째 행동은 그녀가 상해를 받길 바라는 소망이었다.

증상은 반복에 관련되지만 한번 비틀어 관련된다

만일 신경증 환자들이 그들의 환상에서 가장 강렬하게 열망하는 것이
현실적으로 그들한테 나타난다면, 그런데도 그들은 그것으로부터 달아나고,
또한 그것이 실현될 것 같아도 더 이상 두려워할 필요가 없을 때
그들의 환상에 가장 쉽게 빠져드는 것이다.

—프로이트, 『표준영역판』 VII, p. 110

증상에 대한 프로이트의 다른 주장들 가운데 몇 가지를 설명하기 위하여 『정신분석에 관한 입문신강』의 제17장(『표준영역판』 XVI, pp. 261–264)에서 프로이트가 논의한 강박증의 여자 사례를 검토해보도록 하자. 이 30세 여자 환자는 하루에도 수없이 다음과 같은 행동을 수행했다. "그녀는 자신의 방에서 옆방으로 달려가 그 방의 한가운데에 있는 테이블 옆의 특별한 지점에 서서 가정부를 부르기 위해 벨을 눌러 어떤 사소한 심부름을 보내거나 아무런 일도 없이 그녀를 그냥 보내고는 자신의 방으로 뛰어 돌아오곤 했다"(p. 261). 이런 반복적인 예식의 의미는 프로이트와 그녀 자신에게 모두 애매했는데, 드디어 그녀는 약 10년 전 결혼 첫날밤에 대해 논의하게 되었다. 그때 나이가 그녀보다 훨씬 더 많은 남편이 그녀와 성교를 시도하기 위해 그의 방에서 그녀의 방으로 수차례 왔다 갔다 했지만 결국 그는 발기불능으로 밝혀졌다. 다음 날 아침 그는 그녀에게 말하기를, "가정부가 잠자리를 정돈할 때 그녀 앞에서 창피한 느낌을 받았을"(p. 262) 것 같다고 했는데, 시트에 핏자국이 없었기 때문이었다. 그는 시트에 붉은 잉크를 엎질러서 얼룩을 만들었지만 그녀는 잘못된 자리라는 것을 알아차렸을 것이라고 했다.

하, 이것 봐라, 그녀가 10년 뒤에 당혹스러운 예식을 거행했던 것처럼 하루에도 수차례씩 서 있던 테이블의 식탁보 위에 매우 뚜렷한 얼룩이 있었는데, 가정부가 알아보지 못할 리가 없다고 느껴지는 그런 얼룩이었다. 따라서 몇 번의 전치(예를 들어, 침대에서 테이블로, 침대 시트에서 식탁보로, 또한 혈액에서 다른 어떤 형태의 얼룩으로) 덕분에 그녀는 결혼 첫날밤에 벌어졌던 일을 어떤 의미에서 **고쳐가고** 있었다. 그것은 마치 그녀의 남편이 사실상 수행할 수 있었다는 것과 따라서 그녀가 더 이상 처녀가 아니라는 것을 가정부한테 보여주고 있었던 것 같았다. 여기서 우리는 그녀한테 분명히 과거로부터 다소 외상적인 경험이 되었던 것을 그녀의 예식이 반복하고 있다는 것을 보게 되었는데, 이때의 뒤틀림은 그것이 단순한 반복이 아니라 수정(rectification)이라 부르기도 하는 것이었다. 다시 말해, 그녀의 결혼 첫날밤의 낭패를 상징적으로 취소하거나 벌충해줄 어떤 것이고, 마치 외상이 결코 일어나지 않았던 것처럼 만들어주는 어떤 것이었다. 프로이트의 표현대로 그것의 목적은 "과거의 고통스런 부분"을 고치는 일이었다(『표준영역판』 XVI, p. 277).

따라서 증상들은 간혹 과거에 겪은 고통스런 경험이나 외상적인 경험을 반복할 수도 있다. 증상들은 "그 정동의 색깔이 지나치게 강렬해진 경험"으로부터 오는 결과이고(『표준영역판』 XVI, p. 275), 그에 따라 흔히 향락과의 초창기 외상적인 조우를 반영하든가 반복하는 것으로서 가장 잘 이해될 수도 있다.[19] 또한 환자에게나 그녀의 주위사람들에게 즉각적으로 명백해지는 반복이 없을 수도 있는데, 특정한 왜곡이나 전치가 일어났기 때문이다. 그러나 임상가들은 사람들의 생활 속에서 자신이 얼마나 공유되어 있는지 고려해볼 때 그러한 반복을 세심히 살펴봐야 할 것이다. 또한 환자들이 그것의 원인(혹은 목적지)에 대해 생각해보도록 권유하면서 그것에 그들의 관심을 가져오는 일에 실패해서는 안 된다. 그에 따라 의례적 행동은 어릴 때 장면의 재현으로 작용하게 되는데, 그 장면과의 연결이 그 수행자한테 인식되지 않은 채로 남아있을지라도 그렇다. 또한 어떤 충족은 그 수행자한테 무엇을 하고 있다는 아무런 생각도 없이 예식의 수행을 통해 얻어질 수 있다. 이 사례에서 충족은 다면적이었다. (1) 한편으로 그녀는 남편의 명예를 보존해 주었다(또한 그들은 떨어져 살긴 했어도 10년 동안 결혼상태를 유지

19) 사람들은 흔히 매우 강렬한 과거경험들에 고착되어 있고, 그들의 에로틱한 환상과 미각이 그 경험들의 영향을 받아 바래지 않은 채로 남아있음. 프로이트의 그 환자 사례에서는 그녀의 아버지(그녀의 남편이 그녀에게 아버지를 생각나게 함)에 대해 강렬하게 에로틱한 애착이 있을 수 있었음(『표준영역판』 XVI, p. 273). 나와 함께 작업했던 몇몇 환자들은 어떤 사람들(흔히 10대의 소녀들이나 소년들)에게 오랫동안 고착되어 있었는데, 그 아이들의 나이는 그 환자들이 유의미한 첫 번째 성 경험을 가졌을 때의 나이였고 그들의 첫 번째 섹스 파트너의 나이였음. 이런 관계는 『표준영역판』 XVIII, pp. 230-231 참조.

했다는 점과 10년 후에도 그녀는 이혼할지 어떨지 결정할 수 없었다). (2) 그녀는 늙고 무능한 그런 남자와 결혼했다는 조금의 비웃음에 몸을 사리는 것 같았다. 또한 (3) 그녀의 남편에게 초점이 모아진 그녀의 관심과 리비도를 유지하느라고 그녀는 스스로 재혼하지 않게 되면서 그녀와 나이도 비슷하고 전혀 무능하지 않은 다른 새로운 남편을 만나지 않게 되었다고 우리는 가정할 수도 있다.[20]

우선 그녀가 자신보다 나이가 훨씬 더 많은 남자—아마도 그는 그녀의 아버지와 비슷한 나이 또래였음—와의 결혼에 동의했던 이유를 우리는 알지 못하지만, 그녀가 자신의 아버지를 이상화해서 아버지다운 그런 인물이나 아버지 같은 사랑의 대상을 인생의 파트너로 찾고 있었다고 충분히 상상할 만했다. 그것은 성적인 열정과 완전히 조화되기 어려운 것이다. 이것은 섹슈얼리티에 대한 모든 관심이 그녀한테 전혀 없었다고 말하는 것은 아니다. 프로이트도 아무튼 그것을 추론할 만큼 우리에게 충분히 말해주지 않았다는 것은 분명하다. 그러나 그녀는 소원해진 남편에게 이런 식으로 고착되어 있어서 **충족되지 않는 욕망**을 그녀 스스로 만들어내는 방법을 찾아냈다고 암시하는 것은 나에겐 너무 힘든 일로 생각되지 않는다. 그런 욕망은 그녀가 남편의 명예를 더럽히지 않고서는 충족될 수 없다고 느꼈으며, 그와 동시에 그녀가 원래 약간 두려워했던 욕망이고, 적극적으로 추구되는 것이라기보다는 오히려 단순한 환상으로 유지시키는 것이 더 쉽거나 더 안전하다고 알았던 것이다.

20) 그녀가 홀로 남겨지는 것은 그 어떤 관계(사랑과 욕망과 향락에 관련된 관계)도 완벽하지 못하다는 사실에 그녀가 직면해서는 안 되도록 막아버렸던 것이라고 가정할 수 있는데, 라깡의 견해로는 "성적인 관계와 같은 그런 것은 없다는 것임. 또한 그녀로 하여금 자신의 욕망의 무의식적인 원인을 계속해서 모르게 했던 것이라고 가정할 수도 있음.

이혼은 그 당시 비엔나에서 분명히 합법적이었다. 또한 비록 우리는 그녀가 그 주제에 대하여 가졌을 것 같은 종교적인 가책을 전혀 알지 못할지라도 그녀가 적어도 이혼을 곰곰이 생각했을 것으로 알고 있는데, 그것은 그녀한테 전혀 생각할 수 없는 것이 아니었다는 의미에서 그렇다. 그런데 십여 년 내내 그녀는 떨어져 살아왔지만 법적으로 그에게 매여 있는 것을 선호했던 것처럼 보인다. 우리는 이것을 그녀 쪽에서 금욕주의나 자기-징벌의 어떤 형태로 보고 싶을 수 있는데, 그로부터 그녀는 스스로를 위해 그 어떤 충족도 이끌어낼 수 없었다. 그러나 우리는 그 대신에 다음과 같은 가능성을 생각할 수도 있다. 즉 그녀는 어떤 것에 대한 욕망이나 열망을 자신의 내부에 살아 있는 채로 유지시키는 데에서 어떤 충족을 이끌어낼 가능성인데, 새로운 파트너가 그녀의 첫 번째 남편처럼 그저 기대에 못 미치는 사람으로 드러나거나 혹은 그녀에게 성적인 열망을 일으키는 사람으로 드러날 수 있는 그런 현실과 마주해야 할 필요는 없지만, 그런 현실은 모든 종류의 불안을 불러 일으키거나 혹은 자기-책망을 각성상태에서 불러올 수 있는 것이다.[21)]

증상은 구조와 등가적이지 않다

사이가 틀어져 버린 두 가지 세력들은 증상에서 다시 만나서, 말하자면 증상을 통해 구성된 타협에 의해 화해하게 된다. 증상이 그처럼 저항적인 것도 역시 바로 이런 이유 때문이다. 그것은 양쪽 편에서 지지를 받는다.

—프로이트, 『표준영역판』 XVI, pp. 358–359

21) 충족되지 않은 욕망을 계속 유지하려는 히스테리 환자에 대해서는 핑크, 1997, pp. 123–127 참조.

강박신경증의 언어—비밀스런 생각들을 표현하는 수단—는 말하자면 히스테리 언어의 사투리일 뿐이다.

—프로이트, 『표준영역판』 XVI, pp. 156–157

프로이트는 여자 환자가 반복적인 의례에서 남편의 역할을 해내고 있었다고 지적해 주는데, 그녀의 남편은 결혼 첫날밤에 이 방에서 저 방으로 왔다 갔다 했었다. 또한 라깡은 히스테리 환자들이 흔히 남자의 역할을 해낸다고 지적해주는데("l'hystérique fait l'homme":『세미나 XVI』, p. 387;『세미나 XX』, p. 85), 특정한 사례들에서는 동일시 때문이고 또한 그녀들의 인생에서 남자가 그것을 적절히 해내거나 그것을 제대로 해내는 방법을 보여줄 필요가 있다는 그녀들의 느낌 때문이다. 프로이트의 환자가 아마도 충족되지 않길 선호했을 욕망에 관하여 내가 언급했던 것에 연결되고 또한 그녀의 남편이 너무 허약해서 제 스스로 존경스런 사회적 지위를 유지할 수 없다고 그녀가 느끼는 것처럼 남편의 이미지를 보호해주는 일에 커다란 관심을 보여주었던 사실과 관련되어(다시 말해, 그를 떠받쳐주는 일은 그녀의 마음속에서 그녀의 아버지를 떠받쳐주는 일과 다소간 등가적이었음), 이것은 프로이트의 환자가 사실상, 그의 주장처럼, 강박증이 아니라 히스테리였다는 것을 암시해줄 것이다.[22)]

우리 시대에 매우 많은 의사들이 혼동하고 있는 것처럼 프로이트가 여기서 강박적인 증상을 강박증의 포괄적인 진단과 혼동했다고 말할 수 있다. 그는 환자의 증상이 갖는 "의미"의 두 번째 요소—즉, 그

---

22) 그녀는 남편이 첫날밤에 그녀를 충분히 흥분시켰는지 알지 못한다는 것을 느끼고 있었는데(발기를 유지시키지 못하는 그의 어려움 때문에), 그녀의 의례는 그 모든 것에도 불구하고 그녀가 남편의 성적인 욕망의 대상이라는 느낌이 들도록 도와주고 있었음.

것의 "목적지"—보다는 오히려 증상의 의례적인 측면에 과도하게 초점을 맞춰왔던 것처럼 보인다. 다시 말해서, 그것이 제공하는 목적은 새로운 관계와 섹슈얼리티 그 자체에의 접근을 막아버리는 것이었다("의미"의 첫 번째 요소인 "출처"는 분명히 그녀의 결혼 첫날밤이었음). 우리는 증상의 겉모습에 의해 오도되어서는 안 되지만—다시 말해, 그것은 전형적인 히스테리 환자(예를 들어, 구토)[23]나 강박증 환자(예를 들어, 반복적 의례) 같아 보이는 그 정도—환자의 가장 뿌리 깊은 임상구조를 결정하려고 한다면 증상을 제 자리에 두는 것부터 우리의 방향을 잡아나가야 한다. 이것이 진정으로 그 "의미"의 가장 중요한 측면이다.[24]

동일한 증상이 서로 다른 임상구조를 지닌 사람들한테서 발견될 수 있다. 이것은 피츠버그에 있는 듀케인대학교에서 다년간 가르쳤던 사례구성에 관한 대학원 과정에서 어느날 내가 매우 분명하게 깨닫도록 해주었다. 그 특별한 수업에서 두 명의 박사과정 학생들이 각자 다른 여자 환자를 제시해 주었는데, 하나는 수업의 전반부에서 다른 하나는 후반부에 나왔고, 칼로리 섭취로 간주되는 환자들의 식사행위에 대해 수련중인 치료자들이 "강박적인" 감시라고 불렀던 것에 두 환자들 모두가 관여되고 있었다. 두 학생들은 식사행위와 관련된 의례들의 강박행위적인 특성 때문에 그 환자들을 강박증으로 진단하려는 경향

23) 프로이트는 여성 히스테리 환자들에게서 구토를 흔히 만나보게 되는 한 가지 이유가 임신이란 생각(혹은 소망)에 연결되는 것임을 암시해주는데, 임신이 많은 사람들의 마음속에서 입덧이나 구토증을 연상시켜주기 때문임(『표준영역판』 XII, p. 262).

24) 우리는 만일 그녀가 기꺼이 이혼하려 했다면 증상이 사라졌거나 혹은 형성되지도 않았을 거라고 상상할 수 있음. 이런 맥락에서 프로이트가 말하는 것(『표준영역판』 VII)을 고려해보자. "이런 종류의 질환들은 의도의 결과다. 그것들은 대체로 특별한 사람을 겨냥하게 되고 따라서 그 사람이 떠나면 사라진다"(p. 45).

을 보였는데, 어떤 일을 하려는 강박이든 하지 않으려는 강박이든 **사실상 모든 증상들이 강박행위와 관련된다**는 것을 아직 깨닫지 못하였다. 강박사고-강박행위 같은 용어와 강박장애라는 용어는 사람들로 하여금 강박행위와 강박구조를 연결하게 하여 그 문제를 혼란스럽게 만든다. 반면에 히스테리 환자들은 흔히 먹거나 토하거나 기침하는 많은 일들을 하도록 강요되는 느낌을 받으며 또한 말하거나 영양분을 섭취하거나 섹스를 즐기는 다른 많은 일들을 하도록 강요되는 느낌을 받는다. 내가 언급했던 그 특별 수업에서 환자들이 몰두하게 된 행동들을 넘어 그 행동들에 몰두하게 되는 근본적으로 다른 이유들(그 의미—즉 출처와 목적지)을 고려해봄으로써 우리는 두 환자들 가운데 하나는 강박증이기 쉽고 다른 환자는 히스테리일 수 있었다.

강박증 같은 임상구조는 매우 다양한 증상들—어떤 정신적인 것들, 어떤 신체적인 것들—을 만들어낼 수 있고, 전에 보였던 증상들 가운데 하나 혹은 그 모두가 없어졌을 때에도 그 구조는 지속되고 있다. 프로이트(『표준영역판』 XVI)는 우리에게 이렇게 말해준다.

> 비전문가에게 증상들은 질병의 본질을 구성해 주고 그 치료는 증상들의 제거에 있다. 의사들은 증상들과 질병 사이의 구별에 중요성을 두고서 증상들의 제거가 그 질병의 치료에 이르지 못한다고 분명히 말한다. 그러나 증상들이 제거되어 버린 후에도 질병에서 유일하게 남겨진 실체적인 것은 새로운 증상을 만들어 낼 수 있는 능력이다.(p. 358)

특정한 포도상 구균의 감염과 성적인 전염병을 포함한 다수의 의학적 질환들은 표면상의 모든 신호들이 사라져 버렸을 때에도 신체 내에 존속할 수 있고, 그 뒤로 몇 달이나 몇 년 후에도 새로운 증상들을 계속 만들어낼 수 있다. 그와 비슷하게 누군가의 임상구조는 일반적으로 어떤 나이(아마도 6세에서 9세까지)를 넘어 영구적인 것이 되고 그의 평생에 걸쳐 매우 다양한 증상들을 일으킬 수 있다. 어떤 소녀의 인생에서 동일한 갈등이 소아일 때 구토란 형태로 나타나고 10대에는 식욕부진증으로, 20대 초반에는 가게 좀도둑질로 나타났다가 노년에는 증권 중개인으로서 스트레스가 높은 다량 거래자로 나타날 수 있다.

때로는 프로이트도 구조와 증상을 혼동하고 있는데, 한 가지 예로서 그는 "우리가 진단을 내릴 때 우리에게 방향을 제공해주는 것은 전형적인 증상들이다"(『표준영역판』 XVI, p. 271)라고 말한다. 그가 "분석치료는 증상들의 제거를 첫 번째 임무로 여기지 않는다"(『표준영역판』 XVI, p. 436)고 간단히 말해주면서 우리를 더욱 확실하게 안내해주는데, 그렇다면 첫 번째 임무는 그 원인들을 고려해보는 것, 다시 말해, 우선 증상들을 일으키고 있는 갈등을 생각해보는 일이다. "증상의 감소"와 "증상의 제거" 그리고 "증상의 완화"에 대한 현대 정신치료의 강박적인 사고는 처음엔 선의로 그랬던 것일지라도 나무들(그가 불평하는 개인적인 증상들)을 대신하여 숲(환자의 정신 속에서 전투중인 세력들 간의 근본적인 갈등)을 못보고 넘어가는 경향을 보이게 된다. 이 말은 통찰력과 이해에 대한 현대 정신분석의 강박적인 사고가 간혹 증상의 감소를 희생시켜 가면서 반드시 조금 더 나은 방향으로 잡아간다는 것은 아니다. 두 환자들은 전투중인 세력들 간의 갈등을 "이해하려고" 하거나 그 갈등에 의해 생겨난 특별한 증상들을 제거하려고 애쓰기보다는 오히려 그 갈등을 약화시켜서 전투중인 세력들에 영향을 주는 쪽으로 작업을 잘해나가고 있을 것이다.

우리가 이미 봤던 것처럼, 그런 세력들에 영향을 주는 한 가지 방식은 그 세력들—흔히 탐욕스런 세력이거나 혹은 공격적인 세력—의 원천을 탐구하는 일인데, 환자들은 자신의 내부에서 혐오스러운 것으로 알고 있다. 이것은 대개 그런 세력들의 세기나 강도를 줄여가도록 이끌어간다. 다른 방법은 자기비난을 찾아가는 것인데, 그것은 대개 도덕성이나 초자아에 관련되는 것으로 공격적인 세력 때문에 야기하고 다음과 같은 질문을 제기하게 된다. 즉 철저히 미국적인 개념은 공격적인 모든 느낌과 생각을 받아들일 수가 없고 억눌러야 되는 것이며, 우리의 많은 탐욕스러운 충동들에 대한 사회적 비난이 더욱 널리 퍼져 있기도 하다는 것이다. (그들은 질의를 만들어—자신의 결혼 첫날밤과 관련된 의례를 보여주는 프로이트의 환자에게 우리가 말을 건다고 가정해보자—의문을 제기할 수 있는데, "당신의 남편이 보다 더 남자답기를 바라는 일에 대해 뭐가 그리 두려운가요?" 혹은 "지금 당신은 그와 10년 동안이나 떨어져 살아왔는데 그가 당신 인생의 밖에 있길 바라는 일에 대해 뭐가 그리 끔찍한가요?" 혹은 "당신이 지금까지 해왔던 소망들이 그렇게도 비난받을 만한 일인가요?"처럼 단순한 것이다.)

몇 가지 다른 임상구조에서도 발견되는 꽤나 널리 알려진 한 가지 증상은 비행공포이다. 공포증 환자들은 다른 제한된 공간을 두려워하는 것과 똑같이 흔히 비행기 객실 내의 제한된 공간을 두려워한다. 히스테리 환자들은 그들의 인생에서 하나 또는 그 이상의 중요한 타자들을 상실하게 될 테니까 바다에서든 아니든 비행기가 추락할까봐 두려워하는데, 다시 말해, 그들과 헤어지게 되고 그들이 두려워하는 바로 그 순간에 열렬히 소망하는 어떤 것과 분리되다니! 강박증 환자들은 비행기를 스스로 조종하지 못하게 되고 어떤 수송기관이든 그 조종을 다른 사람한테 넘겨줘야 한다는 것이 매우 불안하다고 당연히 불평하게 된다. 나는 특정한 공포증과 히스테리와 강박증 환자들이 비행공포를 갖는 가장 뿌리 깊은 이유가 바로 이것들이라고 생각하지 않는다. 오히려 우리는 말하자면 "동일한 공포"가 다양한 근본원인을 갖고서 그들한테 다르게 작용하는 표면적인 방식들을 볼 수 있게 된다. 이런 간단한 실례는 바라건대 **증상이 구조를 만들어내지 않는다**는 것을 충분히 설명해준다. 어떤 사람이 비행을 두려워한다는 사실은 그가 근본적으로 공포증이라는 것을 의미하지 않는다.

어떤 사람이 공포증을 헤쳐 나가게 된다는 사실은 (그가 처음 시작한다고 가정한다면) 그가 더 이상 구조적으로 공포증 환자가 아니라는 것을 의미하지 않는다. 증상의 경감은 그의 진단구조를 전반적으로 변화시키지 못하는데, 그 구조는 나중에 새로운 증상들을 만들어낼 수도 있기 때문이다.[25] 말하자면 쥐인간이란 사례에서처럼 강박증 환자로서의 삶 가운데 가장 중요한 "주관적인 위치"와 그의 "기본 환상"은 "쥐 콤플렉스"와 같은 것의 해소에도 불구하고 대체로 동일한 것으로 남아 있을 수 있다. 그렇다면 다시금 만일 완화된 그 증상이 그의 삶에서 주요한 증상이 되고 오래된 것도 된다면 그의 주관적인 위치와 기본 환상에 중요한 변화가 동반될 수도 있을 텐데(핑크, 2014a, 제1장 참조), 그것이 그의 임상진단을 변화시키지 않을지라도 그렇다는 것이다. 그는 강박증 환자가 아닌 다른 무언가가 되는 것은 아니지만("정상적인" 것

25) 프로이트가 우리에게 말하듯이, 공포증은 "불안의 발생을 회피하기 위해 구성된다. 공포증은 불안에 대한 국경지역 요새화(avant-poste 전방초소)처럼 세워져 있다"(『표준영역판』 V, p. 581). 따라서 한 가지 공포증이 사라진다 해도 첫 번째 공포증을 만들어냈던 불안이 여전히 존재하면 또 다른 공포증이 나타날 수 있음.

처럼) 강박증적인 면이 적어지게 된다.

프로이트는 히스테리에서 세력 1과 세력 2가, 예를 들어, 동일한 하나의 기침이나 통증으로 압축되고 반면에 강박증에서는 세력 1이 먼저 표현을 찾아내게 되고 그 다음으로 세력 2가 그렇게 한다고 표명함으로써 히스테리의 증상과 강박증의 증상을 구분하려고 여러 차례 시도하고 있었을지라도, 우리가 (먼저 음식물을 퍼먹고 나서 토해버리는) 폭식증에서 흔히 볼 수 있는 퍼먹고-토해내기 사이클은 이런 경험법칙의 예외가 되는 것처럼 보일 텐데, 이 폭식증은 히스테리의 증상으로 보는 견해가 꽤나 널리 퍼져 있다. 또한 히스테리에서는 크게 부하된 초기의 사건들이 대개 잊어지고 있지만("망각"으로 이끌어감) 그 사건들과 관련된 정동은 신체 속으로 들어가서 정신신체증상을 형성하는데(『표준영역판』 VII, pp. 40-41), 그 반면에 강박증에서는 크게 부하된 초기의 사건들이 잊어지지 않지만 그 사건들에 관련된 정동은 신체 속으로 들어가는 것이 아니라 정신영역 속으로 옮겨간다는 것을 표명함으로써 히스테리 증상과 강박증 증상을 구분하려는 프로이트의 시도와 똑같은 것이라고 말할 수 있다. 그런데도 흔히 유용해지는 이런 경험법칙은 우리가 오늘날 강박증 환자들한테서 찾아내게 되는 다양한 정신신체증상들에 의해 거짓임이 드러난다. 여기에는 과민성 대장장애와 위산역류 등등이 포함되는데, 그 가운데 어떤 것들은 초기에 단순히 **소화불량**이란 용어로 묶여 있었다. 간단히 말해서, **우리는 어떤 형태의 증상을 특수한 임상구조적 진단이나 정신분석적 진단에 너무 긴밀하게 연결시키지 않도록 조심해야 한다.**[26]

26) 유사하게 우리는 어떤 유형의 임상적 표현을 특별한 진단에 너무 빨리 연결시키지 않도록 조심해야 할 것임. 히스테리 환자는 흔히 수많은 사람들이 살고 있는 이 세계에서 살아 있는 존재로 스스

증상은 향락을 가져온다

증상이 가져오는 이 같은 충족은 매우 많아서 그것에 대해 낯설게 되고…; 주체는 고통이라고 말하게 되는 충족을 경험하면서 그것에 대해 불평하게 된다.

—프로이트, 『표준영역판』 XVI, pp. 365-366

나는 각각의 사람들이 무의식을 즐기는 방식으로 증상을 규정한다.

—라깡, 『세미나 XXI』, 1975년 2월 17일 강의

프로이트는 증상이 우리에게 어떤 형태의 충족을 제공한다고 가정하는데, 우리는 일반적으로 충족을 대신하여 고통으로서 경험하게 된다. 라깡을 따라 나는 이런 형태의 충족을 향락이라 불러왔다. 프로이트는 더 나아가서 증상들이 가져오는 향락은 대체충족이라고 생각한다. 우리의 생활에서 만약에 있더라도 다른 충족이 우리에겐 많지 않을 것이다. 그런데도 우리는 우리의 증상에서 어떤 것을 얻게 된다(『표

로를 내보이고 치료에서도 많은 시간이 지나야 자신에 대해 말하게 되는데, 그에 비해 강박증 환자는 흔히 그 자신의 세계에 사는 존재로 스스로를 내보이고 오로지 그 자신에 대하여 말할 뿐임. 히스테리 환자는 대개 분석가의 얼굴표정과 말에 매우 잘 맞춰보려고 하는데, 강박증 환자는 흔히 분석가 바라보기를 피하려 하고 그의 이야기에 관심을 거의 두지 않아서 듣지 않으려는 것 같음. 히스테리 환자는 분석가의 견해에 매우 개방적인데, 강박증 환자는 자신 이외에는 아무한테서도 영향을 받거나 도움을 받고 싶지 않은 것처럼 보임. 그런데도 이것들은 단지 광범위한 일반화일 뿐이라서 우리한테 결정적인 진단을 제공해줄 수 없음.

라깡은 히스테리와 강박증을 프로이트와는 다르게 구별하는데, 대충 말해서 강박증은 결여되어 있음을 느끼고(그들은 뭔가를 빠뜨리고 있다고 느낌) 다른 사람으로부터 뭔가(그에게 향락을 가져다주는 대상)를 얻거나 취해서 그 결여를 메꾸려(그것을 막아보려) 한다고 암시해줌. 반면에 히스테리는 타자들(라깡이 말로는 대타자이고 애초는 어머니나 아버지)한테서 결여를 보고 그 결여를 스스로 메꾸려고 함(그는 대타자가 빠뜨려 있다고 믿는 귀중한 대상의 역할을 스스로 해내고 있음). 더구나 강박증은 대타자한테서 결여의 인식을 못 견디고서 가능하다면 재빨리 그걸 메꾸려고 함. 다른 한편 히스테리는 대타자한테서 결여를 찾아내고 키워내는데, 그건 마치 그것에 인생의 한 자리, 즉 존재이유(raison d'être)를 주는 것 같음. 히스테리와 강박증을 구분하는 접근방법에 대해서는 핑크, 1997, 제8장을 참조. 그것들이 모든 문화와 모든 역사 시대에 적합한 보편적 구조들이란 결론을 내릴 필요는 없을 것임.

준영역판』 XVI, p. 299). 예를 들어, 특정한 사람들이 불평하길 좋아한다는 것은 잘 알려진 일이다. 우리는 불평하기가 그들의 인생에서 가장 큰 즐거움이라고 말할 수도 있다. 이런 의미에서 우리는 투덜거림, 잔소리하기, 다툼질과 싸움질이 특정한 사람들한테 그들이 인생에서 찾아내게 되는 작은 충족을 가져다준다는 것을 일반인들은 인정한다고 말할 수 있다(사실은 그것이 수많은 부부들을 거의 무한정 살아가도록 유지시켜주는 것 같다). 그들 자신이 변화를 막거나 변할 수 없는 것으로 그 특징을 삼는 상황에서 충족을 끌어낸다는 것은 수많은 주위 사람들한테 분명해 보인다. 임상가들은 항상 환자들이 불평해대는 상황으로부터 끌어낼 수 있는 것에 대해 세심히 살피고 있어야 하며, 또한 그것 안에 있는 어떤 것이 궁극적으로 그것으로부터 나오게 될 방법에 대해 상상하는 것을 원하지 않기 때문에 상상할 수 있는 그 어떤 방법으로도 그것을 변경시킬 수 없다고 말한다.

증상들이 우리에게 가져다줄 그런 충족은 특히 **성적인 충족**에 대한 대체물이라는 가설을 프로이트가 세울 때 그는 한 걸음 더 진전하게 되는데, 그 충족은 우리의 삶에서 결여되어 있다고 우리들 대부분은 느낀다. 사람들이 특정한 상황에서 흥분하게 되는 방식은 때때로 틀림없이 성적인 흥분을 암시해준다. 예를 들어, 한때는 "히스테리 발작"으로 알려졌던 것과 이젠 더욱 자주 "공황발작"이나 "경련"이란 이름으로 통하는 것이 일어나는 중에 그들에게 벌어진다고 흔히 말하는 것을 생각해보자. 그들의 심장은 뛰기 시작하고 호흡이 (얕을지라도) 빨라지며, 그들은 어떻든 터지든가 폭발하려는 것 같다고 느낀다. 프로이트의 시대에 면밀한 관찰자들은 헤스테리 경련이 간혹 놀라울 정도로 성적인 흥분과 비슷해 보였다는 것을 자주 알아차렸다("히스테리와 불안신경증에서 일어나는 고통스러운[헐떡이는] 호흡과 가슴 두근거림은 성교행위의 분리된 조각들일 뿐이다." 『표준영역판』 VII, p. 80)[27] 또한 우리 시대에 분석수행자들의 발작이나 경련이 오르가슴으로 끝난다는 것을 그들이 인정하는 말을 간혹 들을 수 있다.

그러나 대부분의 사례들에서 사람들은 그러한 발작이나 경련을 놀랍고도 고통스런 것으로 경험하게 되고 그 무엇보다도 그들한테 변장되어 있지만 그것들로부터 얻어낼 수 있는 즐거움의 반직관적 형태를 경험하는데, 어떤 구경꾼들한테는 어느 정도 혹은 아주 내놓고 명백해질 수 있을지라도 그럴 것이다. 프로이트는 증상들이 가져오는 즐거움에 대한 자신의 설명을 복잡하게 만드는데, 특히 그가 "증상들은 성적인 충족을 목표로 삼든가 그것을 막아내는 일이 목표가 된다고 말하며, 전반적으로 긍정적인 소망-성취의 특징이 히스테리에서 우세하고 부정적이고 금욕적인 것은 강박증에서 우세하다"(『표준영역판』 XVI, p. 301)라고 말할 때이다. 또한 그는 "대부분의 히스테리 증상들이 일단 충분히 발전하게 되면 성적인 상황의 환상을 내보이는데, 성관계의 장면이라든가 임신, 분만, 출산 혹은 그와 비슷한 다른 장면이다"(『표준영역판』 VII, p. 103 n).

적어도 어떤 증상들은 성적인 충족의 대체물로서 작용하는 그런 충족을 가져다준다고 말하는 것이 지나치게 억지스러운 것처럼 보이지 않는다. 사람들은 흔히 일상생활에서 극히 적은 충족을 가질 뿐이다. 그러나 **모든** 증상들이 그렇다는 것을 의미할까? 프로이트는 심지어 사람들이 그들의 삶에서 일정한 성적인 충족을 갖게 될 때에 증상들을 발

27) "증상은 성적인 내용을 가진 환상의 재현—실현—을 의미한다"(『표준영역판』 VII, p. 47).

전시키지 않는다고 주장하기까지 할까? 그러나 그런 생각은 나의 수많은 임상경험과는 모순되는 것처럼 보이고, 앞에서 봤던 것처럼 면밀한 검토에서 우리 모두가(최소한 우리들 가운데 신경증적인 사람들은) 적어도 얼마큼의 증상들을 지닌다는 생각에도 모순되는 것 같다. 또한 프로이트는 아이들이 섹슈얼리티에 관한 지식을 획득하기 전에는 증상을 형성할 수 없다고 암시하며, 다시금 적어도 히스테리에서는 섹스와 증상들 사이에서 밀접한 관계이거나 혹은 "뜻이 분명한 두 가지의" 한정된 관계를 설정하는 데까지 너무 멀리 나아간다는 것을 암시해준다. "무의식에서조차 성적인 과정들에 대한 지식이 없는 곳에서는 히스테리 증상들은 야기될 수 없다"(『표준영역판』 VII, p. 49).[28]

그래도 다른 곳에서 프로이트는 리비도가 두 가지 다른 요소들—성과 공격성(혹은 더욱 신화적으로 말해서, 에로스와 타나토스)[29]—을 갖는다고 생각한다면 우리는 증상들이 공격성의 대체물을 제공하는 데에 무엇으로 중지시킬 것인지 궁금하다. 또한 제2장에서 논의했던 신경성 틱과 씰룩거림, 갑작스런 움직임이나 경련성의 움직임 같은 것들이 아이들을 최초로 돌봐주던 사람들 가운데 하나 또는 그 이상에 대한 엄청난 분노를 억제해왔던 것처럼 보이는 아이들한테서 발전되는데, 그런 분노에 대해 "말한다면" 왜곡되고 전치된 방식으로 표현되는 분노로서 흔히 그 아이들 자신한테로 향하게 되는 것과 관련된다. 이런 일은 물론 어른들한테서도 일어나는데, 어떤 사람한테 맞서 행동

28) "섹슈얼리티는… 단 하나의 증상을 위해 그리고 증상의 단 하나의 표현을 위해 그 원동력을 제공한다. 질병의 증상들은 다름 아닌 환자의 성적인 활동이고…. 섹슈얼리티는 일반적으로 신경증의 문제를 풀어주는 열쇠이다"(『표준영역판』 VII, p. 115).

29) 타나토스는 프로이트가 아니라 빌헬름 스테켈이 죽음 욕동에 대한 용어로 소개했음. 프로이트는 출간된 저서에서 이 용어를 사용한 일이 없었던 것 같음.

하려고 하면서 동시에 그 충동을 (도덕적, 현실적, 혹은 다른 이유들 때문에) 억제하려고 시도하는 유사한 충동을 찾아보게 된다. 그렇게 해서 제2장에 표현한대로 “상당히 자기-파괴적이어서 고혈압과 근·골격계의 문제, 그리고… 이갈이”로 이끌어갈 수 있는 긴장의 축적이 그들 자신의 내부에 일어난다.

틱 이외의 증상들은 우리의 공격적 충동을 대신하는 대리충족을 우리에게 제공할 수 있는데, 타인들에 대한 우리의 공격성이 변장된 형태로 나타나는 행위들에 관여함으로써 그렇게 된다. 그것들은 지나친 배려나 관심, 얼간이 노릇, 우발사고, 부적당함, 약속이나 데이트의 망각, 혹은 매우 다양한 다른 일들이다. 그런 경우에 우리는 다음과 같은 사실을 우리들 자신한테나 타인들한테 감추려고 애쓰는데, 재앙을 초래하는 의도되지 않은 결과들을 매우 뜻밖에 끌어오는 공격성에다 선한 의도의 베일을 입혀서 특별한 사람들을 고의로 해치고 있다는 사실이다. 그러한 증상들은 우리의 공격적인 충동들 가운데 몇 가지의 **간접적인** 충족을 우리에게 제공해준다.

임상가들은 잠재적으로 공격적인 충동들을 행위의 실패—어떤 일을 잊고서 하지 못하거나 혹은 약속해 두고서 어딘가에 나타나는 것처럼—에서 찾아내려고 시도할 수 있는데, 환자들에게 있는 어떤 것이 그 모임에 진정으로 가고 싶지 않게 했는지, 점심약속 시간에 누군가를 만나는 일이 염려되었는지, 혹은 그 시간에 다른 곳에 있고 싶었는지 그들에게 물어봄으로써 시도하는 것이다. 또한 그들은 환자들에게 다음과 같이 물어봄으로써 “어설프고” 우연한 행위들에서 잠재적으로 공격적인 충동들을 밝혀낼 수 있는데, 사실상 환자들 속에 있는 어떤 것이 그 사람에 대해 분노하지 않았다거나 그의 상의를 얼룩지게 해서 어느 정도 행복해졌다거나 그의 휴가를 망친다거나 혹은 그를 귀찮게 하거나 신체적으로 해까지 입힌다든지 그런 것들을 환자들한테 물어보게 된다. (이것들은 우리가 일반적으로 치료에서 일찍부터 물어봐야 하는 그런 질문들이 아니다. 오히려 환자들이 우리를 신뢰하게 되었을 때 물어봐야 하는데, 그렇지 않으면 그러한 질문들은 선의로 했던 질문들로 받아들이는 대신 비난으로 받아들일 수 있다.)

증상은 중복결정 된다

저는 이제 사물들에서 훨씬 더 많은 즐거움을 얻을 수 있어요.

—어떤 분석수행자(많은 분석 이후에)

프로이트는 역시 많은 증상들이 "중복결정" 된다고 지적하고 있는데(『표준영역판』 XVI, p. 269), 수많은 다양한 사건들이나 관계들이 증상형성에 원인이 되었다는 의미에서 그렇다. 달리 말해서, 증상들을 형성했던 다수의 이유들이 존재하고(그 "이유"why 혹은 "출처"whence가 다면적임), 또한 그것들은 아마도 시간이 흐르면서 몇 가지 다른 작용을 해주게 되었다(그 "목적지"가 다방면에 걸쳐 있음).[30] 더욱이 증상들은 시간의 경과에 따라 다른 이유들(whys)과 목표들(whithers)에 의해 강화될 수 있다. "수년이 경과하면서 증상은 그것의 의미나 그것의 주요 의미를 변경시킬 수 있고, 또한 그 주도적 역할이 한 의미에서 다른 의미로 옮겨갈 수 있다." 따라서 그 둘은 "서로 양립하거나 일관된 전체에 꼭 들어맞을"(『표준영역판』 VII, pp. 53 & 83) 필요가 없다. 이것은

30) 정반대로 동일한 작용이 자신의 일생 동안 다양한 증상들로 표현될 수 있음.

어떤 사람의 인생에서 오래된 증상들을 완화시키려면 어째서 거창한 양의 분석 작업이 필요한지 그 이유들 가운데 하나이다. 시간의 경과에 따라 무척 많은 다양한 실마리들이 그 증상에 연결되어 있어서 그 모두가 찾아져야 하고 충분히 표명되어야 하기 때문이다.

쥐인간의 "쥐 콤플렉스"는 수많은 다양한 결정요인들(제4장에서 이것을 탐구하기 위해 시간을 내지 못했음)을 갖고 있었다. 또한 〈부록 3〉에서 논의하는 것처럼 프로이트와의 분석을 위해 분명히 그가 찾아오게 했던 증상—그의 새로운 안경(코안경) 때문에 빚을 졌던 돈과 관련되어 미친 듯이 보이는 모든 이상한 행동들—은 아마도 "쥐 콤플렉스"보다 훨씬 더 복잡하고 중복결정 되었던 것 같다(나는 그 부록에서 "코안경" 에피소드에 대한 다양한 결정요인들의 혼란스러운 뒤범벅을 명확히 밝혀보려고 한다).

젊은 여인이 오랫동안 자꾸 나빠지는 밀폐공포증을 호소하며 나와 함께 분석하려고 들어왔는데, 그 증상은 모든 종류의 밀폐된 공간들(비행기 객석을 포함)에서 발생했지만 그 무엇보다도 엘리베이터 내에서 그랬다. 그녀의 증상이란 직물로 짜였던 서로 다른 무수한 실마리들을 푸는 데에 다년간이 걸렸다. 그 실마리들은 그녀의 인생에서 집안 내의 세 가지 다른 세대들 출신 가운데 적어도 세 명의 중요한 인물들과 관련되었다. (1) 지나치게 불안해하는 어머니는 그녀에게 주의를 주곤 했는데, 엘리베이터가 층간에 막혀 걸렸을 경우와 혼자서 가족이 아닌 남자들과 함께 탔을 경우에는 비상호출 단추에 손이 닿지 못하는 엘리베이터에는 타지 말라는 것이다. (2) 동일한 어머니의 똑같은 주의에 조심하길 거부했던 여동생이고 엘리베이터 대신에 층계를 선택하는 환자와 구별하기로 작정했던 여동생이 있는데, 층계는 몹시 어두웠고 인적이 끊겨버릴 수도 있었다(더욱이 그녀의 아버지가 사는 아파트에는 엘리베이터가 없고 오로지 층계만 있을 뿐이었음). (3) 그녀가 흔히 엘리베이터를 함께 탔던 나이 든 친척은 그녀가 장난스럽게 어떤 단추들을 눌러도 그냥 놔두어서 그가 아파트로 돌아가는 것을 늦추게 되는데, 그의 아내 앞에서 그들 자신이 새롭게 보이도록 해서 환자는 여러 가지 방법으로 경쟁자가 되는 느낌을 받았다.

그녀가 나이 든 친척과 함께 즐거운 경험으로 엘리베이터를 연상했다고 상상할 수 있을 것이다(이것들은 특정한 오이디푸스 경쟁들이 많아지는 바로 그 순간임). 그런 경험은 그녀가 혼자서 어떤 남자와 함께 있는 것에 대한 어머니의 불안스러운 관심에 의해 물들게 되었다. 사실은 그녀의 딸이 강간이나 성추행을 당할까봐 염려하는 어머니의 현실적인 걱정은 과도한 향락에 의해 흐릿해졌는데, 그런 향락은 그녀의 딸에 대하여 주의경고를 내릴 때 그녀의 목소리와 몸짓 태도에 나타났다(또한 엘리베이터를 탔을 때 아이들의 키가 너무 작아서 비상벨에 손이 닿지 못하길 바라지 않았던 사람은 바로 그 빌딩의 건물관리인이었다고 그녀가 주장했다는 사실에 의해서도 그런 걱정은 흐릿해졌는데, 그 딸은 그가 그 비슷한 말을 한 마디도 하지 않았다는 것을 잘 알고 있었다). 따라서 엘리베이터를 탄다는 것이 (걱정과 불안으로) 그녀의 어머니를 거의 문자 그대로 죽이는 일이라고 그 딸은 느끼고 있었다. 그것은 그녀가 그 시점에서 무의식적으로 하고 싶어 했을 어떤 것이지만, 그 대신에 그것이 그녀에게 등을 돌리게 해서 마치 그녀 자신이 붕괴되고 무너져 내릴 것처럼 엘리베이터 속에서 공황상태에 빠졌다. 여동생이 돌봐줄 것으로 기대되었지만 제 자신의 의지를 주장함으로써 어머니의 경고를 무시했던 여동생에 대한 복잡한 관계에 덧붙여서, 또한 이 분석수행자의 어린 시절의 생활사와 가장 친밀한 관계들이 대단히 길게 탐구되고 철저한 세부사항까지 탐구되어야 했다는 것을 이해할 수 있는데, 그 목적은 그처럼 오랫동안 증상이란 직물을 구성해 왔던 엄청나게 뒤얽힌 실마리들을 풀어나가기 위함이었다.

증상은 피억압물의 회귀를 나타낸다

저는 언제나 불행해지는 것을 행복해 했어요.

—어떤 분석수행자

우리는 앞선 장들에서 억압이 그녀 자신의 내부 갈등이나 혹은 그녀 자신과 돌봐주는 사람과의 사이에 있는 어떤 종류의 갈등을 아이가 풀어가도록 허용할지라도 억압은 그런 사랑하는 생각들이나 소망들 혹은 공격적인 생각들이나 소망들이 그녀의 삶에서 완벽하고 결정적으로 사라짐을 의미하는 것은 아니라고 알게 되었다. 그런 생각이나 소망은 사실상 언제나 변장된 형태로 되돌아오는데(우리는 이것을 "피억압물의 회귀"라고 부름), 흔히 처음의 갈등보다 훨씬 더 나빠 보이는 방식으로 그녀의 생활에 개입하고 평생 동안 지속될지 모를 이해할 수 없는 증상들을 만들어낸다. 우리가 봤던 것처럼 억압에 대해서는 근본적으로 기능부전적인 것이거나 과도한 것이 존재하는데, 그것이 문제들을 야기했던 갈등과 어울리지 않아 보이는 문제들, 즉 결코 없어지지 않는 문제들을 자주 일으킨다면 말이다. 억압은 심한 손상을 입힐 수 있다. "비록 그것이 처음에는 유용한 목적으로 작용했을지라도 억압은 궁극적으로 [자신의 충동들의] 금지와 정신적 통제라는 해로운 상실로 이끌어간다(『표준영역판』 V, p. 617).”

앞에서 언급된 것처럼, 증상들은 “그렇지 않으면 불안의 불가피한 생성을 피하기 위해” 형성되는데(『표준영역판』 XVI, p. 404), 그 아이 자신의 내부에 있거나 그녀 자신과 그녀의 사랑하는 사람들 사이에 있는 갈등으로부터 일어나는 불안이다. 그러한 불안은 증상의 형성에 의해 일시적으로 묶여 있거나 경감될 수 있다. 예를 들어 엘리베이터에 대한 공포는 대부분의 경우에 엘리베이터 타는 것을 단지 회피하는 일이 어렵지 않다면 그녀의 삶에서 어떤 갈등들에 대해 잊어버리도록 하여 그녀한테 일시적으로 도움이 될 수도 있다. 그런데도 일어나기 쉬운 일은 엘리베이터에 대한 공포가 모든 종류의 밀폐된 공간과 기타 등등에 대한 공포로 확산되기 시작한다는 것이다. 달리 말해서, 아이가 처음에 벗어나려 했던 불안은 흔히 증상형성이 일어난 다음에도 서서히 되돌아오게 된다.

이것은 “꼬마 한스”라는 사례에서 매우 분명하게 볼 수 있다. 그 아이의 아버지는 프로이트의 작업에 대한 숭배자로서 프로이트가 제공했던 직접적인 충고에 덧붙여 프로이트의 저술에서 그가 이해했다고 느끼는 것을 따름으로써 그의 아들을 치료해보려고 했던 사람이었다. 소위 이런 치료 과정에서 딱 한번 어린 소년을 봤던 프로이트는 꼬마 한스에 대하여 광범위한 사례 연구를 저술했다(『표준영역판』 X, pp. 5-149). 프로이트의 설명에는 그의 어머니에 대한 근친상간적인 그의 느낌과 전혀 권위적이지 않은 아버지에 대한 그의 사랑 때문에 커다란 갈등을 일으켰던 한스한테 처음으로 말에 대한 공포증이 발생했을 때 그의 불안의 유의미한 감소가 이뤄졌다. 그의 불안이 이런 증상의 형성을 통하여 묶이든가 분리되었다고 말할 수 있다. 달리 말해서, 더 이상 그는 줄곧 불안하지 않았지만, 다만 그가 집밖으로 나갔을 때 곁눈가리개를 차고(아버지의 안경을 연상시킴) 입 주위에 마구의 일부나 입마개인 검정 것을 찼던(아버지의 코밑수염을 연상시킴) 말들을 만나면 그 말들이 그를 물을지도 모른다고 생각했던 그때뿐이었다(pp. 41-42). 이것은 도시에 말이 끄는 수레로 가득 찼던 역사상 어떤 시기에 반드시 형성되는 가장 편리한 증상이라는 것은 아니다. 그러나 소년이 집안에(그의 어머니와 함께) 머물러 있는 동안에는 전혀 불안하지 않았다. 그런데도 시간이 지나면서 그는 집안에 있을 때에도 그런 말들을 생각하기 시작했고 말들과 관련된 것들을 더욱 더 두려워했으며(정지된 위치에서 갑자기 출발하고 빠르게 걸으며 모퉁이를 돌고 넘어지는 말들을 두려워하고 역시 마차도 두려워함. pp. 51 & 59 n. 2), 또한 철로까지도 두려워하게 되었다. 이런 이유로 말 공포증이 처음에는 그를 위하여 어느 정도 작업을 해냈지만, 대부분의 일상적인 상황에서 불안에 결합하는 것과 그의 불편함 가운데 가장 큰 몫의 제거처럼 보이는 것으로 이끌어 가면서 그는 결국 그의 증상이 그의 생활을 심각하게 둘러막았던 꽤나 많은 것들에 대해 공포증을 일으켰다. 한스에 의해 억압되어 왔던 것은 불가피하게 불안의 형태로 되돌아왔는데, 그 불안이 그의 일상생활의 더욱 많은 측면들에 스며들었다.

증상의 정신적 원인

실착행동들은 타협의 결과이다. 즉 그것들은 관련된 두 가지 의도들의 각각에 대하여 반절 성공과 반절 실패를 구성한다.

—프로이트, 『표준영역판』 XV, p. 66

프로이트와 브로이어는『히스테리 연구』에서 증상("병리적 현상")과 그 촉발원인 사이에 있는 새로운 종류의 관계에 대해 이야기하고 있었는데, 이제까지 "자연과학"에서 보지 못했던 그런 관계 같은 것들, 즉 상징적 관계이다(『표준영역판』 II, p. 5). 예를 들어 서양인들은 일반적으로 생각하기가 뇌 속에서 진행되고 사람들이 정신적 고뇌를 경험하고 있을 때 간혹 두통(흔히 의학용어로 **신경통**이라 부름)을 앓게 된다고 믿는다. 그 고뇌란 말하자면 굉장히 많은 요인들이 참작되어야 하거나 혹은 중요한 두 가닥들이 평가되어야 하고 하나가 다른 것을 쉽게 누르고 이기지 못하는 그런 어려운 결정을 두고 싸우는 것이다(두통이 나타날 때 환자들이 무엇을 생각하거나 걱정하는지 그들한테 물어봄으로써 이런 다양한 요인들과 가닥들에 대해 알게 된다). 우리들 대부분은 친구들이나 가족들이 논의하길 꺼려하는 그런 주제를 꺼내놓는 경험을 그들과 함께 해본 일이 있었고, 또한 그것에 대해 더 이상 생각하거나 말하길 원치 않는 지점에 도달하게 될 때 그들은 두통을 앓는다. 여기에 생각들의 연상이 존재하게 된다. 그들의 회로에는 과부하가 걸리거나 또는 그들한테 개념적 고문의 일종이 벌어지는 느낌을 받게 되고 그것은 두통으로 나타난다. 한국 같은 나라에서 사고는 가슴 속에서 진행되는 것으로 생각되고, 한국어를 모국어로 사용하는 사람들은 그런 상황에서 두통을 앓을 것 같지 않은데, 그들은 정신적인 고문을 두개골 신경통으로 연상하지 않는가 보다.

유사하게 우리가 영어에서 은유적으로 말하듯이 누군가가 상심해(brokenhearted) 있을 때, 그는 가슴이 아프거나(chest pains) 심장이 두근거리는 심계항진을 느낄 수 있다. 또한 영어와 불어의 관용구처럼 사장이나 배우자가 담아주는 그런 대우 같은 것을 누군가가 삼킬 수 없을 때 그는 목구멍이 조여 오는 느낌 혹은 숨이 막히거나 구토가 올라오는 감각을 가질 수 있다. 그런 신체증상은 (그 대부분이 단명하지만) 환자가 갖고 있는 특별한 생각들—분명히 정신적인 것—때문에 그러하듯이 발전할 수 있다. 그 환자의 경우에는 생각이 신체에서 일어나고 사랑도 신체에서 튀어나오며 또한 냉대를 받을 때 어떤 구멍을 선택하느냐에 달려 있다. 그런 생각들은 국가마다 서로 다르고 언어권마다 달라진다. (진정으로 두 가지 언어를 사용하는 사람들은 두 가지 모국어를 사용하는 사람들의 전형적인 증상들뿐만 아니라 혼합증상들도 발전시킨다.)

프로이트는 『히스테리 연구』(『표준영역판』 II)에서 어떤 증상의 "정신적 원인"이 되는 현저한 사례를 우리에게 제공해준다. 세실리 부인과의 작업에 대한 논의는 다음과 같다.

> 우리는 드디어 그녀의 안면 신경통의 재출현에 대해 말했고…. 나는 이것도 역시 정신적인 원인을 갖는 것으로 밝혀질지 알고 싶어졌다. 내가 외상적인 장면(그때 그녀의 안면 동통이 처음으로 나타났음)을 되살려내기 시작했을 때 그 환자는 남편에 대해 정신적으로 크게 과민했던 시기가 떠올랐다. 그녀는 끔찍하게 모욕적인 것으로 알게 되었던 말을 그가 했다는 그와의 대화를 묘사했다. 그때 갑자기 그녀는 손을 자신의 볼에 갖다 대고, 아파서 큰소리를 내지르며 이렇게 말했다. "뺨을 철썩 맞은 것 같았어요." 이것으로 그녀의 통증과 그녀의 발작은 증발해 버렸다.(p. 178)

그러한 증상—안면 신경통—은 분명히 모욕이란 것이 "얼굴을 철썩 때림"이라는 비유적인 특징을 간혹 보이는 언어로 세실리 부인이 말하지 않았다면 남편과의 사이에 벌어진 열띤 대화의 가능한 결과가 되지는 않았을 것이다. 다른 증상은 다른 모국어의 관용구에 기초하여 형성되었을지도 모르지만, 그녀의 뺨에 나타난 통증은 아닐 것이다.

21세기의 내 사례인 어떤 남자는 어느 정도 최근의 컴퓨터 운영체제인 "유닉스에 대한 강박사고"를 말하면서 두 번의 분석시간을 보냈다. 나는 결국 유닉스(UNIX)라는 단어의 소리가 다른 철자로 들릴 수 있다는 의견을 말했을 때 그는 히스테리처럼 웃었는데, 그것이 분명히 **거세된 남자**(eunuch)라는 소리로 들릴 수 있다는 것을 갑자기 깨달았다. 또한 그 다음 분석시간에 그는 내가 컴퓨터 언어의 학습에 대한 그의 강박사고를 "죽여" 버렸다고 내게 말해주었다. 컴퓨터 운영체제인 유닉스는 강박적인 공부의 대상으로서 그의 마음속에 의식적으로 맨 앞에 두었지만, 그러한 공부의 동기는 **거세된 상태**(emasculation)에 대한 무의식적인 공명이나 연상이 되는 것처럼 보였다(내 책[2014b]의 제11장에서 이 사례를 길게 논의하고 있음). 그가 특정한 초기 문명에서 거세된 상태라는 단어와 그 역할에 익숙해진 일이 없었다면 그러한 강박사고는 아마도 그의 인생의 그 시점에서 형성되지 않았을 것이다. 나는 유닉스라는 단어의 소리가 다른 철자로 들릴 수 있다고 말했는데, 내가 그런 문화에 대한 그의 지식을 충분히 잘 알고 있었기 때문이다.

우리는 자연계나 동물의 세계에서 그런 상징적 인과관계, 즉 언어적 인과관계들을 결코 찾아내지 못할 것이다. 그것들은 우리가 말하는 존재라는 사실과 분명히 관련되어 있고, 또한 우리의 생각들과 소망들이 언어라는 재료로 만들어진다는 사실과 만일 ("울적한 기분"feeling blue, "비통해 하는"heartbroken, 혹은 "어이없게 되는 느낌"feeling thrown for a loop과 같은) 관용어적 표현에 의해 명백하게 만들어지지 않았다면 우리의 수많은 감정들이 비슷하게 채색된다는 사실에도 관련된다. 앞에서 언급했던 것처럼, 정신적 고뇌와 두통 사이의 관계는 어떤 언어권에선 언어적 연결이지 생리적 연결이 아니라는 것이다. 다른 언어들은 동일한 표현을 갖지 못하고 동일한 연결이나 관계도 쉽게 진행될 수 없을 것이다. 따라서 각각의 언어는 제 나름대로 증상을 만들어내는 성향을 갖고 있다. 예를 들어, 프랑스인들은 특히 목구멍에서 불안을 경험한다. 즉 그들은 이것을 보여주는 수다한 관용어적 표현들을 지니고 있다(나에게 우격다짐으로 강요하다ça me prend à la gorge, 목이 메다j'ai la gorge nouée, 그것을 받아들일 수 없다ça m'est resté en tranvers de la gorge, 목구멍이 꽉 막힌 느낌이다j'ai une boule dans la gorge, 진저리가 난다j'ai les boules가 포함됨).[31] 그와는 대조적으로 미국인들은 특히 신체의 중간부분에서 불안을 경험한다. 그들은 긴장하고(get knots in their stomach) 가슴 설렘(butterflies), 위산역류, 속 쓰림(heartburn) 혹은 설사를 앓는 경향을 보인다. 간단히 말해서, 모국어가 서로 다른 두 사람이 앓게 되는 동일한 종류의 정신적 스트레스나 갈등은 서로 다른 신체증상으로 표현된다.

따라서 심리학은 그 자체의 독특한 인과관계를 보이게 된다. 프로이트와 브로이어는 1895년 처음엔 그들의 발견이 지닌 중요성을 과소평가하였는데, 그것은 "정신적 인과관계"나 언어적/관념적 인과관계

31) 이것은 대충 "그것이 내 목에 걸려 있어"라든가 "내 목에 매듭이 걸려 있어" 혹은 "모두가 얽혀 있지" 또한 "나는 그것을 삼킬 수 없어(그것이 내 목에 들러붙어 있기 때문이야)" "내 목구멍에 덩어리가 있어" 그리고 "내 목구멍에 덩어리가 걸려 있어"(나는 겁이 나서 몹시 당황스럽거나 정신이 없음을 의미함).

혹은 상징적 인과관계 같은 것이 존재한다는 발견이었다. 그들은 증상들의 상징적 원인을 우연히 발견했다는 것을 깨닫기보다는 오히려 그런 언어적 관계를 근원적인 생물학적 과정의 부수현상으로, 즉 단순한 정신적 상관물로 계속해서 간주하고 있었다. 그러나 시간이 흘러가면서 프로이트는 정신적 변화들—새로운 지식의 획득이나 새로운 생각의 학습 같은 것—이 생물학적 변화로 이끌어갈 수 있고 말과 생각이 신체에 영향을 주며 형상이 질료에 영향을 미치고 상징과 관용구가 우리의 향락에 영향을 준다는 것을 알게 되었다고 주장할 수 있다.

프로이트는 과학이 언젠가 인간의 모든 관념작용과 정동의 생리학적 토대를 발견하게 되리라는 생각에 대해서 가끔 입에 발린 말을 계속해왔다. 예를 들어, 정신분석은 "언젠가 유기체적 토대 위에 세워져야 할 것이다(『표준영역판』 XVI, p. 389)." 그러나 그것은 입에 발린 말에 지나지 않았을 것이다. 프로이트가 가끔 겉보기에 설명되지 않는 임상적 사실들에 대하여 막판에 몰린 설명으로 생물학을 봤던 것은 가능한 일이다(그는 어떤 사람들의 욕동이 다른 사람들의 것보다 더욱 강력하거나 혹은 덜 강력하게 통제될 수 있을 것으로 보이는 이유를 설명하기 위해 "체질적 요인들"을 흔히 환기시켜 준다). 또한 그가 간혹 동료 의사들과 마찬가지로 수많은 동일한 것들을 믿었다는 인상을 보여줌으로써 그들에게 영합했다는 것도 가능한 일이다.

그런데도 프로이트는 몇 군데에서 정신분석의 기본개념들을 그의 시대에 인정받고 있던 생물학이나 화학의 지식 위에서가 아니라 "생물학의 연구결과들과는 상관없이" 구성하려고 노력했다는 것을 은연중에 보여주고 있다(『표준영역판』 VII, p. 131). 그는 정신(psyche)을 그의 분석 작업에서 조우했던 것으로 묘사하려고 애썼는데, 가급적 신경학과 생리학에 대한 그의 사전지식에 의지하지 않으면서 묘사하려고 했다.[32] 백 년 후에 유리한 위치에서 우리는 프로이트가 솜씨 좋게 그렇게 했다고 말할 수 있는데, 웨일 코넬 의과대학의 정신과 임상교수인 리처드 프리드먼(2015)의 말처럼 한 세기 동안의 의학연구에도 불구하고 또한 "신경과학의 기초연구에 대한 막대한 투자에도 우리는 치료 전선에서 그 결과를 보여줄 것이 거의 없기" 때문이다. 그는 이렇게 말한다.

> 만일 우리가 뇌의 기능을 풀어낼 수 있다면 신경과학의 기초연구에 전념하는 것은 마음과 주요한 정신의학 질환들의 원인에 대해 결정적으로 이해하게 될 것이라는 전제를 반영하는 것 같다. 실제로 우리 분야에서 가장 존중되는 잡지인 JAMA Psychiatry의 5월분 사설[Ross, Travis, & Arbuckle, 2015]에 이런 견해가 반영되어 있었다. "우리가 치료하는 질병들은 뇌의 질환이다"라고 저자들이 썼다.
>
> 이런 전제가 사실일지라도—많은 사람들이 그것을 환원주의와 극단적 단순화로 생각할 것임—뇌의 기능을 해명하는 것만큼 야심찬 기획은 다년간[혹은 몇 세기 동안]이 소요될 가능성이 매우 크고…. 달리 생각하는 사람이라면 "뇌의 10년"을 기억하게 될 텐데, 정신의학 질환의 근본적 원인에 관한 유의미한 단서를 만들어내지 못하고서 15년 전에 끝내고 말았으며….
>
> 더욱 근본적으로 모든 느낌과 생각과 행동이 뇌 활동의 발생을

32) "우리는 정신분석적인 작업 도중에는 생물학적 고려로부터 멀어져 있을 필요가 있고 발견적인 목표를 위해 그런 고려사항의 이용을 그만둘 필요가 있다는 것을 알게 되었는데, 그렇게 함으로써 우리 이전의 정신분석적 사실들에 대한 우리의 공정한 판단에서 오도되지 않을 수 있다"(『표준영역판』 XIII, pp. 181–182).

필요로 한다는 사실은 그것들을 변화시키는—혹은 이해시키는—유일하거나 가장 좋은 방법이 약물치료라는 것을 의미하지 않는다. 예를 들어서 우리는 모든 정신의학적 장애들이 생물학적 치료로 적절하게 치료될 수 있는 것은 아니라고 알고 있다. [수많은 장애들이] 일반적으로 향정신성 약물에 형편없이 반응하지만, 다양한 형태의 정신치료로 매우 잘 치료될 수 있다.(p. 9)

프리드먼은 계속해서 말하기를, "정신치료는 잘 제어된 다수의 임상시험들에서 주요우울증과 불안장애 같은 매우 흔한 정신의학 질환들에 대해 향정신성 약물치료만큼 효과적이라는 것을 보여주고 있었다." 또한 두 번째로 "대부분의 미국인들은 약물복용보다는 정신치료를 분명히 선호한다"는 것이다. 뿐만 아니라 프리드먼은 어떤 연구들에 따르면(특히 American Journal of Psychiatry; Markowitz, et al., 2015에 나타났던 것) 외상후 스트레스 장애(PTSD)가 정신치료에 약 2/3의 응답비율을 보였다고 암시하는 결과를 지적해주고 있는데, 그 비율은 최근에 알려진 그 어떤 다른 치료보다 더 높다는 것이다. 셰들러(Shedler, 2010, p. 100)의 보고처럼 가장 잘 알려진 향정신성 약물(프로작과 졸로프트, 셀렉사, 렉사프로, 및 심발타가 포함됨)의 "효과 크기"(혹은 유효성)가 정신역동 정신치료보다 훨씬 더 낮았다고 한다.

그 모든 것은 대단히 많은 사례들에서 마음과 몸이 누군가와 말하기로 적절히 치료될 수 있다고 암시해준다. 또한 우리를 아프게 하는 것을 말이 치료할 수 있다면 아마도 **많은 정신 증상들과 신체 증상들의 원인**이 뇌 내의 소위 "화학적 불균형"이 아니라 오히려 **말 그 자체**—그것이 타인들한테 우리가 들은 말이든 우리 자신들이 말한 것들(혹은 그저 생각한 것)—이다.

이른바 다른 신경증들에 관하여

의학의 일부로서 정신의학이 관찰하는 정신장애들을 기술하면서 임상적 실체들로 모으기 시작한 것은 사실이다. 그러나 정신과의사 자신들은 호의적인 시기에 순수하게 서술적인 그들의 가설이 과학의 이름을 받을 만한지 그 여부에 대해 의심을 품게 된다. 이런 임상적 실체들이 만들어지는 기원이나 기제 혹은 증상들의 상호 관계에 대해 알려진 것이 아무것도 없다. 그것들에 상응하는 뇌 내에서 관찰 가능한 변화들이 없거나 그것들을 해명할 수 없는 변화들이 있다. 이러한 정신장애들은 기질적 질환의 부수적인 결과들이 되는 것으로 드러날 때 치료적 영향에 접근할 수 있을 뿐이다.

이것은 정신분석이 채우려고 하는 틈새다. 그것은 실종된 심리적 기반을 정신의학에 부여하려고 한다. 그것은 신체적 장애와 정신적 장애의 통합이 명료해질 수 있는 기초 위에 공동의 근거를 찾아내고 싶어 한다. 마음속에 이런 목표를 갖고서 정신분석은 그 자체에 이질적인 그 어떤 가설도, 해부학적이거나 화학적이거나 혹은 생리학적인 가설도 멀리해야 하고, 다만 심리적인 생각만으로 작동되어야 한다.

—프로이트, 『표준영역판』 XV, pp. 20–21

여기서는 프로이트가 신경증과 관련된 다소 초기적인 용어들을 사용하는 것에 대하여 몇 마디의 언급이 유익해질 수 있을 것이다. 신경증이란 단어 그 자체는 “신경”이란 그리스 용어에서 나오고 따라서 원래부터 장애의 원인과는 상관없이 “신경 장애”—즉, 중추신경계의 장애—라는 제목 아래 둔다고 생각되었던 **모든 것**을 가리켰다. 특히 프로이트는 초기 작업에서 신경 장애의 두 가지 다른 형태들을 구분하게 되었다.

- 그가 "정신신경증"이라 불렀던 것과 간혹 "신경정신증"이라 불렀던 것(『표준영역판』 III, p. 45-61), 즉 그 원인이 심리적이었던 신경 장애들.
- 또한 그가 "현실 신경증", 즉 그 원인이 심리적이지 않았던 신경 장애들.[33)]

현실 신경증(actual neuroses)에서 **현실적**(actual)이란 형용사는 "현실적"(aktual)이란 독일어가 "현실의"(actuel)란 불어처럼 영어의 "실제의"(actual)를 의미하는 것이 아니라 오히려 "현재의"(current)나 "현대의"(contemporary)를 의미한다면 부적절한 명칭의 단어가 된다. 따라서 독일어로 **현실의**(aktual)란 형용사는 그런 신경 장애들이 어떤 사람의 생활에서 현재 일어나고 있는 어떤 것 때문에 발생한다고 암시해주는데, 예를 들면, 신체질환으로 인해 오는 지속적인 체력소진, 약물의 사용(처방이든 비처방이든), 과로, 혹은 성교중절처럼 긴장을 야기하는 성행위 같은 것들이다. 왜 그 사람이 그처럼 열심히 일하는지 혹은 그가 왜 그런 욕구 좌절의 성행위를 하게 되는지 심리적인 이유가 있겠지만, 그것은 문제의 신경 장애를 가장 직접적으로 야기하는 그런 행위들(신경의 탈진이라든가 신경에 거슬림)로부터 오는 신체 상태이다.

그러한 신경 장애는 겉으로 정신신경증을 닮아 있지만 그 원인

33) 프로이트도 간혹 "혼합 신경증"이라 불렀는데, 그 원인이 신체적이면서 정신적인 신경증을 말함(『표준영역판』 II, pp. 257-259).

이나 가능한 치료방법은 정신적인 영역 내에 놓여 있지 않다. 예를 들어, 프로이트는 일반화된 불안이나 "자유롭게 떠도는 불안"(오늘날의 범불안장애에 해당)에 관련된 "불안신경증"을 "현실 신경증"으로 분류한다(『표준영역판』 XVI, p. 398). 또한 그것은 겉보기엔 우리가 간혹 히스테리나 공포증에서 보게 되는 어떤 불안상태와 다르지 않은 것으로 나타날 수 있다. 그런데도 그 원인(금욕이나 성교중절 같은 특별한 행동의 실행)이 신체적이라면 그것은 "**정신치료를 잘 받아들이지**" 않는다(『표준영역판』 III, p. 97; 원서에 강조). 그것은 "**정신적인 영역으로부터 오는 신체적 성적인 흥분의 굴절과 그 결과로서 그런 흥분의 비정상적인 채용**"(p. 108; 원서에 강조)[34]에 관련되어 있다. 일단 그 실행이 중단되면—예를 들어 그 사람이 성적인 실행에 옮기는 것을 중단해서(비실행nonpractice) 성적인 긴장의 배출을 허용치 않게 되고 그 대신에 그 사람한테 긴장의 축적으로 이끌어감—소위 불안신경증도 중단된다. 어떤 사람이 스스로 탈진의 시점까지 작업하길 그치게 되면 그의 현실 신경증도 끝나게 된다.

이것 덕분에 프로이트는 현실 신경증이 정신분석 치료 그 자체에 접근할 수 없게 된다고 말한다(『표준영역판』 XVI, p. 389). 그 신경증에서 탈진되거나 지나치게 긴장되었던 환자가 주위사람들의 설득에 다가갈 수도 있다. 달리 말해서, 그녀는 느긋해지라는 주위사람들의 충고나 의사의 충고를 받아들일 수 있고, 휴가를 낼 수도 있으며, 산아제한을 위해 다른 방법을 찾아낼 수 있는데, 그때 자신의 문제가 사라지게 된다. 그녀는 우선 그런 극단으로 치달았던 이유를 탐구함으로써 이

34) "불안신경증은 실제로 히스테리에 대한 신체적 대응물인데" 히스테리는 정신적인 것임(『표준영역판』 III, p. 115).

득을 보게 되지만, 그런 탐구는 우선 그 문제를 풀기 위해서가 아니라 문제의 재발을 예방하기 위해 고안될 것이다.

사실상 오늘날엔 아무도 그런 상태를 **신경증**이라 부르지 않는다. 조금이라도 그것에 대해 논의된다면 그것은 **신경 상태, 신경 문제**라 부르기 쉽고 **신경의 쇠약**(breakdown)이나 **극도의 피로**(burnout)의 결과로 보게 될 것이다. 거기서는 이런 용어들 가운데 대단히 정확한 것은 전혀 없다고 이해된다. 내가 이렇게 말하는 까닭은 어떤 정신분석가들(예를 들어, Verhaeghe, 2004; Vanheule, 2014)은 최근에 분석 문헌에 **현실 신경증**이란 용어를 되살려내려고 시도해왔기 때문이다. 그에 따라 나는 독자가 그 의미에 대해 혼동하지 않는 것이 중요하다고 느낀다.[35)]

프로이트는 잠재적으로 혼동을 일으킬 또 다른 용어인 "자기애적 신경증"을 소개했다. 그것에 대해 혼동을 일으키는 것은 그가 조발성 치매(지금 우리가 일반적으로 정신분열증이라 부르는 것의 초기 용어)와 편집증을 이른바 신경증에 포함시켰는데 정신분열증과 편집증이 널리 인정된 정신병일지라도 그랬다는 것이다.[36)] 또한 멜랑콜리가 흔히 정신병의 한 형태라는 사실에도 불구하고 그는 간혹 멜랑콜리를 자기애적 신경증이란 표제 밑에 두었다(『표준영역판』 XVI, 제26강).

---

35) 저자가 알고 있는 한, 현실신경증에 대한 프로이트의 가장 완전한 논의는 『표준영역판』 XVI, pp. 385–391이고, 『표준영역판』 II, p. 258 n,와 『표준영역판』 III, p. 279와 『표준영역판』 XIV, p. 83을 참조. 프로이트의 용어에서 현실신경증은 신경쇠약과 불안신경증 및 특정한 외상상태(심리적 갈등이 아니라 실제적인 사건이 원인이 됨)가 포함됨. 불안신경증은 "신경쇠약"(자극의 빈곤이 특징임. 『표준영역판』 III, p. 114)과 비슷하고 "과로나 탈진"(p. 102)이나 성교중단 혹은 금욕 같은 실제적인 원인에 의함.

36) 프로이트는 그것들을 "자기애적"이라고 불렀던 것 같은데, 그 이유는 그것들이 대상으로부터 리비도 투여(카텍시스)의 철수와 관련되고 사실상 자신의 모든 리비도를 그 자신에게 집중시키는 것과 관련된다는 가설을 세웠기 때문임(『표준영역판』 XVI, pp. 415–418).

그가 "전이 신경증"이라 부르는 것에 대하여 말해보면, 이것은 히스테리와 강박증을 포함하게 된다(『표준영역판』 XVI, p. 124). 달리 말해서, 우리는 이것이 본래의 신경증에 일치한다고 말할 수 있다.

프로이트한테 **신경증**이란 용어는 단지 신경 장애를 의미했을 뿐이고 그에 따라 그는 사실상 모든 종류의 신경 장애(성도착증은 제외된 것 같음)를 신경증으로 분류하였다. 더욱 현대적인 정신분석적 진단 라벨에 비해서 프로이트의 초기 용어들의 의미를 다음과 같이 재구성해 보면 어떤 독자들에게는 그들이 프로이트의 작업을 직접적으로 파악하는 데에 도움이 될 것이다.

- "전이 신경증": 히스테리와 강박증은 (공포증도 포함해서) 오늘 날 우리가 본래의 신경증이라 생각하는 것이다.[37)]
- "자기애적 신경증": 편집증, 정신분열증 및 멜랑콜리로서 오늘 날에는 정신병으로 분류된다.
- "현실 신경증": 불안신경증과 신경쇠약(우리 시대에는 특별한 명칭이 주어지지 않고 간혹은 단지 신경 상태나 신경 문제로 불리며 특정한 트라우마 상태로서 오늘 날 간혹은 외상후 스트레스 장애(PTSD)로 분류된다.[38)]

---

37) 누군가의 임상 사례사에서 단명한 소아기 공포증의 존재로는 공포증 구조의 진단을 불러내기에 충분치 못하다는 점을 유념해보자. 그런 공포증은 히스테리 환자와 강박증 환자들에게서도 흔히 발견되지만 상당히 빠르게 사라지고 있음. 공포증은 오래 지속된 공포증을 앓는 사람들한테도 독립된 진단구조로 생각될 수 있을지 그 여부에는 얼마큼의 의문이 따르게 됨. 프로이트는 공포증을 증후군으로 간주하는 것처럼 보인다고 말하는데, 그 증후군은 다양한 신경증들의 일부를 형성하고 독립된 병리적 과정으로 평가할 필요가 없다고 함(『표준영역판』 X, p. 115). 그렇지만 라깡은 공포증이 "신경증의 가장 근본적인 형태"(『세미나 VIII』, p. 366)라고 암시하며 또한 "신경증의 가장 단순한 형태"(『세미나 V』, p. 503)라고도 암시함. 이런 관점에 대해서는 핑크의 1997, pp. 163–164 참조.

38) 증상의 연구에 대한 라깡의 기여는 반세기에 걸친 그의 정신분석 작업에서 그 수효도 많고 광범위함. 그 개념들은 다음과 같음.

- 증상은 “형식적인 외피”를 지님.
- 증상은 하나의 “부명(아버지의 이름)”으로 작용함.
- 엄밀히 말해서, 증상이 형성되는 이유는 “성적인 관계와 같은 그런 것이 없기(『세미나 XX』, p. 12)” 때문임.
- 증상은 존재하지 않는 성적인 관계의 자리를 차지함.
- 증상은 “병증”(sinthome)이란 더욱 광범위한 표제 하에 분류될 수 있는데, 병증은 상상계와 상징계와 실재계를 한군데 묶는 방법임.
- “누군가의 증상에 대한 동일시(『세미나 XXIV』, 1976년 11월 16일 강의)”는 분석의 한 가지 가능한 긍정적 결과임.
- 누군가의 증상을 어떻게 다룰지 그 방법(savoir y faire avec)을 자신의 분석을 통해 알 수 있음 (『세미나 XXIV』, 1976년 11월 16일 강의).

여기서 그 각각의 개념들에 대해 폭넓은 언급이 필요하지만 이 책의 범위를 넘어서게 됨. 따라서 핑크는 증상에 관한 다수의 이런 시각들에 대해 핑크의 2007, 2014a, 2014b에서 논의하고 있음. Miller의 1985과 Soler의 1993과 2015의 저술을 추천하고 있음. 라깡은 증상의 해소나 제거에 주요한 초점을 두지 않음. 증상은 많은 중요한 기능들을 하기 때문에 증상에 관해서는 더욱 살기 좋고 새로운 자세를 찾는 일에 더 많은 관심을 둠.

제7장

프로이트를 넘어서

무의식과 관련되는 모든 것은 쉽게 잊힌다.

—라깡, 『세미나 VI』, p. 79

프로이트를 넘어선다고 주장하는 오늘날의 정신분석에서 생각되고 행해진 모든 것을 여기서 언급하기란 불가능할 것이다. 많은 분석 의사들과 학파들은 자신들이 프로이트의 접근방법의 어떤 면을 바로잡고 수정했다고 믿으며, 우리는 곧 바로 그런 측면의 어떤 것으로 돌아가게 될 것이다. 그러나 그런 비분석가들(nonanalysts)이 수십 년 동안 프로이트를 완전히 넘어섰다고 아주 큰소리로 선언했던 그들의 견해와 주장들을 먼저 생각해보려고 한다.

정신의학은 정신분석의 종말을 알리는 조종을 너무 조급하게 울렸다

사변철학도 기술심리학도 실험심리학이라는 것도… 몸과 마음의 관계에 대해 유용한 것을 여러분한테 말할 입장에 처해 있지 않고 또한 정신기능의 가능한 장애들을 이해할 수 있는 열쇠를 여러분한테 주게 될 입장에 놓여 있지도 않다.

—프로이트, 『표준영역판』 XV, p. 20

정신의학은 1960년대 말과 1970년대 초에 수많은 훈련 프로그램에서 경험 많은 분석가들을 교수요원으로 채용하길 중단함으로써(늙은 분석가들을 대체하지 않고서 은퇴시켰음) 정신분석의 추방을 비공식적으로 선언했다. 또한 정신의학은 공식적으로 모든 형태의 정신치료에 대해 전쟁을 선포했는데, 모든 심리적인 문제들이 생물학에 기초를 두고 있으며 의학이 유전자와 뇌 내의 신경망, 그리고 모든 정신적 "비정상"과 행동의 "비정상"에 책임이 있는 신경전달물질의 "불균형"을 곧 밝혀낼 것이라는 주장을 반복하고 있었다(그 주장은 여전히 약 50년쯤 뒤에도 DSM-5의 저자들이 반복하게 될 것임).

현재 상태의 유전학과 신경과학으로 들어가지 않고 또한 심리적 현상이나 행동 현상의 엄청난 다수를 게놈의 특별한 자리나 특수한 신경망에 위치시킬 수 없는 현재의 무능력으로 들어가지 않으면서 정신적인 문제들의 이른바 치료에 대해 그저 한 마디 하려고 하는데, 그 치료는 의학이 지금까지 이용가능하게 만들었던 것이다. 현재 의사들에 의해 처방되는 대부분의 향정신성 약물들의 효과에 대한 세심한 재검토는 다음과 같은 것들을 보여주고 있는데, 그런 재검토는 대체로 제약회사의 자금으로 연구하는 그런 사람들에 의해 수행되는 것은 아니다. (제약회사들이 그들의 제품을 효과적인 것으로 이 세계에 내보이는 일에 분명히 기득권을 갖게 되고 또한 DSM-5의 저자들 다수에 의해 수행된 연구가 적어도 부분적으로는 "대형 제약회사"—즉, 가장 큰 제약회사들—의 자금으로 지원된다는 것을 잊지 말도록 하자).[1)]

---

1) DSM-IV의 정신의학 장애들을 규정했던 저자들의 거의 절반가량이 제약회사와 한번쯤은 금전관계를 맺고 있어서 예상되는 이해의 상충을 암시해줌(Cosgrove, Krimsky, Vijayaraghavan, & Schneider, 2006). 진단이 내려지고 그에 따라 DSM에 의해 약물이 치료의 첫줄에 올라가게 되었을 때 100%의 패널들이 대형 제약사와 금전관계를 맺고 있었음. 2000년대에 미국정신의학회의 부회장과 회장을 맡

- 다수의 이런 약물들이 플라세보보다 더 큰 효과가 있다고 주장할 수 있는 것은 아니다. 달리 말해서, 그 약물들은 최면작용과 무척 비슷하게 암시의 힘으로 도움이 된다는 것이다(Menand, 2010).
- 어떤 효과를 주장할 수 있는 약물들은 흔히 두 주일 동안에만 도움이 될 뿐인데, 그 뒤에는 신체와 뇌가 그 약물의 완화효과를 무효화하는 새로운 평형상태를 찾아내게 된다.
- 약물의 부작용은 흔히 그 질병보다 더 나쁜데, 흔히 "감소된 리비도"—더욱 분명히 말해서, 삶에 대한 흥미와 성욕동과 삶의 의미를 뜻함—와 감소된 에너지와 (따라서 놀랍지 않은) 증가된 자살경향을 포함하는 단기간의 부작용이다. 장기간의 부작용에는 흔히 지연성 운동장애 그리고 일반적인 운동기능과 뇌기능의 점진적인 쇠퇴로 인하여 조발성 치매를 일으킨다(예를 들어, Whitaker, 2002, 2010; Whitaker & Cosgrove, 2015).

이러한 결과들은 의사들과 약리학자들에 의해 전반적인 주장을 정당화하기가 힘들어 보인다. 더욱이 어떤 특별한 약물이 환자들을 도와줄 때 흔히 그들이 이 약물을 평생 동안 받아들일 필요가 있어서 우리가 실제적인 치료에 대해 말하고 있지 않다는 것을 암시해준다. 왜냐하면 치료라는 것은 일반적으로 환자들을 채택된 치료 형태로부터 마침내 자유롭게 해주는 것으로 이해되기 때문이다.

사실상 모든 형태의 정신치료가 설정하는 명백한 목표는 환자들

았던 Steven Sharfstein은 정신과의사들이 "생물심리사회 모델을 생물–생물–생물 모델로 만들었다"(2005)는 것을 인정했음

이 더 이상 정신치료로 되돌아올 필요가 없거나 혹은 적어도 대단히 많은 햇수 동안에는 정신치료가 필요 없을 만큼 그들을 멀리 데려가는 것이다. 프로이트(『표준영역판』 XVI)는 이렇게 말한다.

> 정신분석 치료는 의사와 환자 둘 모두한테 신중한 작업 수행을 요구하는데, 그것은 내부 저항들을 걷어 올리는 데에 사용된다. 이런 저항들의 극복을 통하여 환자의 정신생활은 영구적으로 변하게 되고 높은 수준의 발달로 상승하게 되며 병에 걸릴 새로운 가능성으로부터 보호되고 있다(p. 451).

어떤 형태의 정신치료라도 환자들을 이 목표까지 데려오는 면에서 좋은 실적을 보일지 그 여부는 미결의 문제지만, 그것은 최소한 (아무리 멀더라도) 하나의 목표로 남게 된다. 끊임없이 사용되어야 하거나 혹은 주기적으로 재개되는 (평생 동안 향정신성 약물을 사용하는 것 같은) 치료는 분명히 품질에서 열등하고 우리의 희망에 훨씬 못 미치는 것이다. 프로이트가 매번 "5년 정도"마다 분석가들한테 자신의 분석으로 되돌아가라고 추천했을 때(『표준영역판』 XXIII, p. 249), 그것은 모든 분석수행자들에게 해당하는 것이 아니라 분석수행자들과의 치열한 작업 때문에 분석가들에게 필요로 하는 특이한 요구들로 인정받게 되었다. 또한 교육분석은 오늘날 훨씬 더 일반화된 4년 내지 15년보다 오히려 모두 약 6개월 지속되었다는 맥락에서 이해되어야 한다.

현재의 약물치료가 지닌 보잘 것 없고 일시적인 이득에도 불구하고 정신분석에 대한 정신의학의 승리는 흔히 거대한 팡파르와 함께 알려져 왔다. 예를 들어, 1990년 7월에 워싱턴에 있는 막강한 국립정신건강연구소(NIMH)의 소장은 의료시설이 2000년까지 사실상 모든 정신질환을 "정복할" 가능성이 크다고 주장했는데(1990년 7월 12일 The San Diego Union에 보고됨), 한 가지 남아 있다면 오만함의 경우로서 정신분석의 효과에 관하여 간혹 과장된 분석가들의 주장을 비교적 무색하게 만드는 오만함의 사례였다. 대중들은 과학자들과 의사들이 모든 형태의 정신질환에 효과적인 화학물질이나 다른 치료법을 재빨리 찾아낼 것이라는 넉살 좋은 말을 들었다. 그런 주장들이 결코 진전되지 못했다는 사실은 그들의 초기 선언이 아마도 조금 성급했을지 몰라도 그 다음 몇 십 년 동안 영락없이 의사들과 과학자들이 옳게 되리라는 것을 그들로 하여금 주장하지 못하게 만들고 있다. 사람들은 결코 희망(오히려 망상일까?)을 버리지 않고….

정신분석학파들: 프로이트를 넘어서?

프로이트를 읽는 것 그 자체로 우리를 훈련시킨다.

—라깡, 1977/1984, p. 11

우리는 제5장에서 정신분석적인 진료에 대한 프로이트 자신의 접근방법이 그 자신의 실천이론을 드물게 따라갔던 것처럼 보인다는 점에 주목했다. 분석가가 거울일 뿐이어야 한다고 규정할지라도 오로지 환자가 분석가한테 보여줬던 것만 환자에게 보여주면서 프로이트는 수많은 관점에서 그 스스로 환자들과 작업하게 되는 것을 중단할 수 없었던 것처럼 보인다. 이때 그는 그 자신의 인격과 편견, 선호, 그리고 문화적 관련을 지닌 누군가로서 그렇게 했다는 것이다. 또한 환자들이 스스로 동일한 해석에 도달하게 될 때 단지 한 발짝 뒤로 떨어져서 분석가들은 해석하지 말라는 그의 권고에도 불구하고 프로이트가 1915–1916년에 보여준 임상 자료에서는 그가 말해줘야 했던 것을 환자들이 듣고서 완전히 이해할 준비가 되기도 전에 미리 환자들에게 많은 것들을 해석해 주고 있었다는 것이 분명하다.[2)]

프로이트의 평범한 환자들이 기록했던 프로이트와의 분석에 대한 설명을 나는 알지 못하는데(곧 출간될 예외가 하나 있음)[3)] 여기서는 의사들과 정신과의사들, 그리고 훈련 중인 분석가들이 기록한 프로이트와 함께 경험했던 짧은 기간의 분석에 대한 몇 가지 흥미로운 설명에서 수집할 수 있었던 것들에 대해 간략히 언급하려고 한다. 그들 각자는 그들 나름의 이유가 있고 의심의 여지가 없으며, 그것들 중에는 자신의 심리구조에 대해 많은 것이 포함되어 있지 않았고 그들 자신의 진기한 정신분석 경험에 관해서보다 프로이트의 삶과 접근방법에 대한 제시와 증언에 더 큰 관심을 보인 것 같았다.

만일 1934–1935년에 넉 달 동안 프로이트에게 경험한 자신의 이른바 "교육분석"에 대하여 조지프 워티스(Joseph Wortis)가 1954년에 설명해준 것을 믿을 수 있다면(그는 프로이트와 가진 매번의 "분석시간" 이후에 폭넓게 기록했다고 우리에게 말해줌), 적어도 프로이트는 간혹 (1) 지적인 환자들이 그에게 던진 미끼를 물었고 또한 정신분석 이론과 사회 · 경제 · 정치 문제들, 의학, 문학, 오페라, 음악, 결혼 및 미국 여성들의 특성(그들이 공통으로 알고 있던 사람들에 관한 수다거리가 아

2) 예를 들어 『표준영역판』 XVI, pp. 264–269 참조. 프로이트는 이처럼 금기시된 접근방법인데도 불구하고 어떤 환자들을 도와주려고 했던 것 같음(p. 266).

3) Koellreuter, 2016 참조.

님)[4]에 대해서 논의하느라고 긴 시간을 보냈다. 프로이트는 실제로 환자들 자신에 대한 대화를 하지 않고 간혹 그 자신에 대해 말함으로써(그는 소문대로 "내 자신은 서너 가지 공포증을 갖고 있었어요"라고 워티스한테 말해주었음. 1954, p. 38) 그의 환자들과 똑같이 분석에 저항을 보이게 되었다. (2) 그들의 지적인 능력과 개인적 성격에 대해 직접적으로 판단하게 되었다(간혹 더 좋아 보인다는 판단이 가끔 마음을 상하게 했지만 모든 사례들에서 그들의 분석에 손상을 입혔고 이미 존재했던 것보다 더 큰 저항을 그 환자들한테 일으켰음. pp. 58 & 75 참조). 또한 그들이 말한 어떤 꿈이 중요한지 그 여부(p. 33)와 환자들이 특별한 분석시간에 훌륭히 작업해냈는지 아닌지 그 여부(p. 67)에 대한 판단이었다. (3) 드러난 "진실"과 그렇게 지적된 언급이 그들한테 가져오기 쉬운 결과에 대해서보다 그가 이해했던 "진실"과 분석수행자들에 대한 그의 언급의 간결함에 대해서 더 큰 관심을 보였던 것 같다(예를 들면, p. 24). 프로이트는 다행스럽게도 워티스가 그처럼 짧은 훈련기간 후에 분석가로서 작업할 준비가 되지 않은 것으로 생각한다고 워티스에게 분명히 밝혔다(2년 내지 3년간의 분석과 수업 그리고 슈퍼비전 하에 환자들을 보는 것이 필요했다고 암시함. p. 128). 그러나 만일 그것이 맨 처음 다수의 미국 분석가들이 받았던 짧은 훈련 같은 것이었다면 그들이 한심하게도 분석수행자들과 작업할 준비가 되지 않았다는 것은 놀라울 일이 아니다.[5]

4) 알려진 대로 간혹 그는 이런 저런 사람들이 만족스런 분석을 해냈는지 아닌지 생각하게 된다고 분석수행자들한테 말하기도 했고(예를 들어, 블랜톤, 1971, p. 90), 그들 자신이 분석가로 훈련될 정도로 충분한 자격이 있다고 느끼는지 그 여부를 분석수행자들한테 묻기도 했음(p. 109).

5) 워티스(1954)는 그의 설명에서 어리석은 바보 같은 사람처럼 보이는데, 그는 프로이트 자신만큼 민감하고 프로이트에게 추상적인 주제들에 대해 무익한 토론을 하게 해서 행복해졌던 사람임.

프로이트한테 받은 자신의 분석에 관한 스마일리 블랜톤(1971)의 저서는 비슷한 것들을 많이 암시해주는데, 비록 그가 프로이트와의 작업에서 다량으로 얻게 되었다고 주장하지만 말이다("가장 큰 도움이 되었던 것은—개인적으로 이해되는 한—나에게 일어난 일이었다." p. 62). 또한 블랜톤은 프로이트가 굉장히 느긋하고 비지배적이라는 것을 알게 되었는데(p. 31), 블랜톤이 간혹 대화의 대부분을 차지하도록 허용되었지만 프로이트 자신은 다른 사람들한테는 큰 소리로 장황하게 늘어놓고 있었다(pp. 34 & 43). 훈련 중인 분석가들을 대하는 프로이트의 테크닉은 다른 환자들한테 사용했던 테크닉과 상당히 달랐을 것이다. 그는 규칙의 파괴가 가져오는 그런 문제들을 수련생들한테 보여주기 위해 그 자신의 규칙들 가운데 어떤 것을 어기기도 했을 것이다(아마도 그는 단순히 사후에 자신의 분석수행자들에 대한 실수를 교훈으로 삼지 않을 수 없었고 또 삼으려고 했다).[6] 예를 들어, 그는 어느 한 시점에서 그의 책 몇 권을 블랜톤에게 선물했는데, 그 뒤에 전이에서 어려움이 생겨났다(p. 42).[7] 또한 그는 블랜톤이 이전 분석시간에 시계를 반복해서 봤던 사실을 지겨움의 신호로 해석하거나 혹은 프로이트가 그에게 충분한 시간을 내주지 않았다는 관심사 문제로 해석했는데, 블랜톤이 분석시간에 자신의 시계가 멈춰버렸다고 설명할 때까지 그랬다. 바로 그때 프로이트는 이렇게 언급했다. "연상을 하지 않고서는 사물들의 의미를 이해하기가 얼마나 어려운지 당신은 알게 되었군요. 그것들은 그처

6) 그는 Henry Fielding이 다음과 같이 우리에게 가르쳐준 것을 수련중인 분석가들한테 알려주길 바랐음. 즉 "실수를 교정하려고 노력하기보다 첫 번째 실수의 결과에 따라 행동하는 것이 더욱 안전해지는 이유는 그런 노력에 의해 우리 자신을 탈출시키는 대신에 일반적으로 더 깊이 뛰어들게 하기 때문이다"(1749/1979, p. 682).

7) 프로이트는 블랜톤에게 분명히 이렇게 말했음. 친구들(예를 들어, 브룬즈윅 가족들)을 분석하기는 더욱 어렵겠지만 가능한 일이었다고. 또한 "남매 혹은 부부를 동시에 분석할 수도 있다"(1971, p. 79).

럼 매우 많은 의미들을 가질 수 있네요"(p. 69). 그의 덕분에 알려진 대로 테크닉은 책으로 배울 수 없고 또한 분석가들은 "그들 자신의 테크닉을 발전시키기 위해 배워야 한다(p. 48)"고 그는 블랜톤에게 말했다. 더 나아가 그는 블랜톤이 환자들에 대해 지나치게 불안해 보였으며 "그들이 떠돌게 하는" 것을 배울 필요가 있었고, "그들이 그들의 구원을 얻어내게 하자"(p. 76)는 의견을 피력했다.

대체로 신경증 환자들(또한 훈련 중인 분석가들)에게 임상 작업을 시행하게 될 때 프로이트가 우리에게 모범적인 치료자로 보여줄 수 있는 것은 어려운 일이고 가르쳤던 바를 실천한 것은 드문 일이다.[8] 훗날의 정신분석가들이 프로이트가 추천했던 테크닉을 더욱 엄격하게 실천에 옮기려고 항상 애써왔다거나 혹은 그가 암시했던 테크닉을 반드시 개선시켰다는 것을 의미한다고 받아들여서는 안 된다. 진실로 우리는 이후 세대의 정신분석가들이 정신분석을 향상시키고 "갱신하는" 일로 가장하여 사실상 흔히 중요한 것을 쓸데없는 것과 함께 버리지 않았을까 하고 놀라는 것도 당연하다.

예를 들어 자아심리학자들은 1940년대와 1950년대에 무의식을 떠올릴 수 있기 **이전에** 시행될 필요가 있던 어떤 것으로서 방어("방어

8) 우리는 프로이트가 에이브람 카디너에게 말하고 썼던 것을 읽어보면 프로이트는 더 나은 임상가가 되려고 염원하지 않았다는 결론에 도달할 수도 있음(1977; 카디너는 프로이트가 그에게 개인적으로 말했던 것을 말 그대로 옮겨 적은 편지나 보고서를 복사해 적었는지 알려주지 않았음. 카디너는 이론적인 문제들에 사로잡혀서 치료적인 문제에 관심을 두기보다는 그 자신의 이론적인 문제들에 따라 작업하고 있었다고 함. 훌륭한 분석가가 되기엔 몇 가지 핸디캡이 있어서 자신을 실격시킬 것 같아 그 당시 너무나 안절부절 못했다는 것임. 그중 하나는 그가 (미국 정신분석의) 원조로선 너무 벅차다는 것. 또한 그는 치료적인 문제보다 이론적인 문제에 너무 몰두해 있다는 것. 그에겐 사람들을 오랫동안 잡아둘 인내심이 없다는 것(pp. 6–69). 그런 언급은 진료하는 분석가로서는 용서받지 못할 생각이고 창시자의 입장에선 배신감을 주는 것임. 블랜톤의 주장으로는 프로이트가 이렇게 말했다고 함. "정신분석의 주된 목표는 심리학에 기여하고 문학계와 전반적인 인생에 기여하는 것이네." 치료적인 욕구에 목표를 두는 것을 얕보는 것은 아니지만 그런 욕구에 기여하는 것은 아니라고 함(1971, p. 116).

의 분석")에 더욱 직접적으로 초점을 맞추기 시작했다. 그러나 그들의 실제적인 임상진료는 흔히 방어에 크게 사로잡혀 있어 본질적으로 무의식에 대해서는 망각하게 되었다는 것을 암시해주고 있다(제이코비, 1975).

클라인학파와 대상관계주의자와 상호주관주의자는 분석관계의 "현시점"에 열심히 초점을 맞추기 시작했는데(너무 단순하게 그들을 일괄하고 또한 그들의 작업에 대해 분명히 제한된 나의 지식이 미치는 한), 환자들이 말했던 모든 것을 분석가와의 전이관계로 끌어들이려고 시도했다. 그들은 단지 프로이트의 모델을 신중하게 다루며 환자의 삶에서 타인들과의 문제들을 다른 방향으로 바꾸고 환자의 과거로부터 분석가에게로 옮겨서 환자가 앓고 있는 기존의 신경증을 "전이 신경증"으로 변형시킨다(『표준영역판』 XII, p. 154; 『표준영역판』 XVI, p. 445). 아마도 후자는 분석가들한테 "전이라는 수단으로 리비도의 일부를 우리들 자신에게 끌어들여서 자아의 지배로부터 빼내온 모든 리비도를 찾아오게끔" 허용한다(『표준영역판』 XVI, p. 455, pp. 444 & 454 참조). 또한 전이의 "전쟁터"에서 리비도와 자아(세력 1과 세력 2) 사이의 전투도 해결하도록 허용된다(p. 456; 군사적인 은유에 주목).[9]

그런데 그들은 다음의 것들을 일제히 버렸던 것처럼 보인다. (1)

---

9) 이것은 주요한 분석가들이 전이와 관계없는 꿈의 측면들을 간과하게 만들고 있음. 핑크가 봤던 분석 수행자의 꿈속에 일곱이란 단어가 나타났는데, 그 환자를 아침 7시에 봤기 때문에 핑크는 자신에 관한 꿈으로 생각했지만 곧바로 그걸 언급하기보다는 "일곱이라면 어떤 생각이 들어요?"라고 물었음. 환자의 첫 번째 연상은 "일곱 가지 대죄"였고 어머니의 신앙심으로 이어졌다가 청소년 시절에 수음을 포함한 모든 죄를 날마다 어머니께 고백했던 일에 대해 오랫동안 논의하게 되었음. 꿈에서의 일곱이 전이와 연결되지 않았던 이유는 환자가 분석을 고백처럼 생각했기 때문임. 전이는 정신분석에서만 일어나는 것은 아니라고 함. 교실에서 선생님과 학생 사이에서도 일어나고 직장에서 상사와 부하 간에도, 시민사회에서는 유권자와 정치가 사이에서, 그리고 모든 인간관계에서도 일어날 수 있음. 최초의 전이로는 소크라테스와 그의 제자들 사이에서 볼 수 있었음(라깡의 『세미나 VIII』와 핑크, 2016).

분석가들이 직접적이든 간접적이든 스스로에 대해서 많은 것을 드러내는[10] 대신에 가능한 대로 거울처럼 행동하라는 프로이트의 추천이다. (2) 분석 과정에서 과거에 대한 환자의 기억에 생긴 구멍이나 틈새들이 점차로 채워지리라는 그의 생각이다(『표준영역판』 XVI, p. 435). 더욱 새로운 정신분석학파들 가운데 많은 학파들에서, 말하자면, 과거는 지나간 것이다. 그것은 이제 대체로 무관한 것으로 생각한다. 그들은 사실상 과거로부터 중요해질 수 있는 모든 것이 전이관계의 현시점에서 작용되리라고 믿는 것 같고, 또한 그들은 전이로 작업하는 것이 프로이트의 작업보다 더욱 효과적인 방법이라는 것을 알게 되었다고 믿는 것 같다(우리는 프로이트가 가끔 전이의 단순한 인식에도 곤란을 겪어서 그것을 훨씬 적게 작업했던 것으로 알고 있었음). 후자는 그들과 분석수행자들 모두가 전이를 철저히 검토하기 위해 전이의 외부로 잠시 나갈 수 있다는 믿음에 흔히 관련된다. 마치 그들은 전이에서 진행되고 있었던 것의 "객관적인 외부 관찰자"가 일시적으로 될 수 있었던 것 같다(이런 믿음에 대한 비판은 라깡의 『에크리』, p. 591, 『세미나 XV』 1967년 11월 29일 강의, 『세미나 V』, p. 428 및 핑크, 2007, pp. 140-145 참조).

전이에 관련하여 현대 분석가들의 가장 소중한 혁신들 가운데 하나는 그들이 **투사적 동일시**라고 부르는 것으로서 그에 따라—어느 정도로 단순화하면 문헌에 현존하는 그것의 몇 가지 다른 구성들이 있음[11]—사실상 분석가들이 진료과정에서 생각하거나 느끼거나 혹은 경

10) 핑크의 분석수행자가 핑크와 이전의 치료자를 비교하면서 이렇게 말했음. "선생님은 최상의 효과를 달성하려면 가급적 조금만 존재하세요."

11) 투사적 동일시에 대한 설명을 보려면 핑크의 2007 『라깡 정신분석 테크닉』, 제7장 참조.

험하는 어떤 것은 환자들이 그들에게 "넣어" 주었던 것으로 생각하게 된다. 이것이 어떻게 일어날 수 있는지 이해되거나 만족스런 그 어떤 설명(즉, 전달 기제)도 제공된 일이 없는데, 내가 알고 있는 한도 내에서 또한 그에 대한 분석가들의 믿음은 초감각적 지각에 대한 믿음에 가까워 보인다(혹은 『낯선 땅 이방인』에서 로버트 하인라인한테는 어떤 종류의 "공감하기"grokking에 가깝다). 내 생각으로 투사적 동일시를 믿는 분석가들이 지원자들과 분석시간을 수행하는 경험적 연구를 계획하고 시행할 수 있는지 알아보는 것은 흥미롭고 유용하게 된다. 거기서 분석가들은 분석시간 동안 다양한 시점에서 지원자들이 그들에게 투사했다고 믿은 것을 지원자들에게 전하지 **않으려고** 할 것이다. 분석가들과 지원자들은 진료 중에 여러 가지 시점에서 그들이 느끼고 생각했다고 기억해낸 것에 대해 따로 **분리해서** 면담하게 된다(아마도 오디오나 비디오의 도움으로 분석시간을 재생할 것임). 그런 다음에 분리된 설명들을 비교하게 될 것이다.

비록 그런 연구의 실제적인 세부사항들은 바르게 이해되기가 어렵겠지만 분석가들이 지원자들한테서 투사된다고 말했던 것과 그들이 느끼고 생각한다고 말했던 것 사이에 일치점이 거의 없다는 것을 우리는 알게 된다고 생각한다. 분석가들의 설명과 환자들의 설명 사이에 더 높은 일치가 있다고 밝혀질 수 있는데, 그들이 얼마간 함께 작업해 왔을 때이다. 그러나 이런 일이 더 잘 설명될 수 있는 것은 "투사적 동일시" 때문이 아니라 환자들이 보이는 굉장히 많은 실제적인 단서들 덕분에 그런 환자들한테 분석가들이 익숙해졌기 때문이다. 여기에는 말과 비언어적 소리, 말의 리듬, 자세, 몸짓언어, 기타 등등이 포함된다.

더욱 새로워진 정신분석학파들에서 전이 관계의 현시점에 맞춘 초점은 기억하기보다 행동화(acting out)에 우선권을 주는 것도 이해될 수 있다. 분석가들은 진료실 밖에서뿐만 아니라 분석시간 "내에서" 이것이 진행되고 있다는 것을 알려주기 위해 **내부적 행동**(acting in)이란 용어를 만들어내기에 이르렀다. 프로이트는 환자들이 기억할 수 없는 것은 (그들의 일상생활에서뿐만 아니라) 전이에서 벌어진다고—즉 반복된다고—이미 말해주었다. 그러나 그는 다음과 같이 주의를 주었는데, 행동화의 우발적인 경우들(예를 들어, 환자들이 분석시간을 잊어버리고 잘못된 시간이나 날짜에 나타나며 어머니한테 전화를 건다는 것이 분석가한테 걸거나 혹은 치료비를 깜박하는 일)이 분석 과정 중에 불가피하게 일어나더라도, 행동화의 더욱 심각한 형태는 매우 큰 상처를 입힐 수 있고 그런 반복은 일반적으로 환자들과 그들을 다루는 분석가들 모두한테 더 어려운 일이 된다는 것이다. 달리 말해서, 프로이트의 사고방식으로는 반복하기보다 기억하기를 촉진하는 것이 훨씬 더 선호되는 일이다. 라깡은 프로이트의 관점을 되풀이하여 환자 편에서의 행동화는 분석가가 치료에서 다른 자세나 입장을 취해야 되는 의미라는 의견을 피력했다(예를 들어, 프로이트가 도라와의 작업에서 틀림없이 그랬던 것처럼 부모나 구혼자 역할을 중단하게 된다). 현대의 정신분석학계에서는 다수가 이런 추천을 뒤집어왔던 것 같은데, 기억하기보다 반복하는 것이 환자들한테는 더욱 바람직한 것처럼 진료하고 있다. 그렇다면 이것은 프로이트를 넘어서거나 단순히 프로이트를 망각하는 방법으로 생각되는 것일까? 이것은 독자가 결정해야 할 일이고….

정신증과의 작업에 대한 정신분석적 접근방법

수많은 정신분석학파들은 의심할 여지없이 정신증의 정신분석 치료를 개선시켜 왔다. "매우 뚜렷한 형태로서 편집증과 조발성 치매[이 용어는 지금 더욱 흔하게 정신분열증(조현병)이라 부르는 것]는" 분석치료에 "접근하기 어렵다"(『표준영역판』 XVI, p. 458 & pp. 438-39)고 프로이트는 믿어왔다. 그 이유는 그가 전이로 인식했던 것이 그들한테는 부재하기 때문이다.[12] 진료에서 프로이트한테는 매우 관습적인 기준에 따라 판단했을 때 지적이고 인생에서 매우 성공한(오늘날의 용어로는 **고등기능**) 사람들을 신경증 환자로 보려는 경향이 있었고, 그에 따라 그는 분석에서 깊숙한 해석 작업을 할 수 있었다. 이런 경향은 오늘날에도 매우 많은 임상가들한테서 볼 수 있는데, 이른바 그의 지능과 그의 진단범주나 임상구조 사이에 알려진 상관관계가 없는데도 그렇다. 프로이트는 흔히 지적이고 성공적인 많은 사람들이 실제로는 신경증적으로 구조화된 것이 아니라 오히려 정신증적으로 구조화되어 있다는 것을 알아차리지 못했다.[13] 또한 그 사람들과 함께 하는 그의 작업에서 무의식에 도달하려는 시도가 그들한테 심히 불안정하게 만드는 결과를 가져온다는 것도 깨닫지 못했다. 제6장에서 봤듯이 그는 흔히 편집증과 정신분열증 그리고 멜랑콜리를 지칭하려고 **자기애성 신경증**이란 용어를 사용했는데, 그것들이 근본적으로 다른 것이라기보다는 단

12) 프로이트는, "자기애성 신경증을 앓는 환자는 전이에 대한 수용력이 없거나 불충분한 전여물만 있을 뿐이고" 또한 "우리의 치료적인 노력은 자기애성 신경증에서는 성공을 거두지 못한다"고 썼음(『표준영역판』 XVI, p. 447).

13) 프로이트는 "분석가인 우리들이 정신의학적인 사례들을 너무 조금 보고 있다"고 설명해주었는데, 여기서 그 사례라는 것은 정신증 환자들과 동의어임(『표준영역판』 XVI, p. 423). 그가 그 사례들이 그렇다는 것을 인식하지 못한 채로 그들을 많이 봤다는 것이 더욱 그럴 듯해 보임.

지 치료하기 더욱 어려운 신경증(조금 더 쉬운 신경증에는 강박증과 히스테리와 공포증이 있음)의 부분집합이라는 인상을 심어줄 수 있다고 오해하게 된다는 것이다. 또한 그는 정신분열증에서 작동하는 특정한 과정들이 "억압의 과정과 거의 동일한"(『표준영역판』 XVI, p. 421) 것이라고 주장했는데, 그것은 받아들이기가 매우 어려워 보인다.

그러나 어딘가 다른 곳에서 프로이트는 무의식이 정신분열증에서는 투자회수 된다(decathect)는 가설을 세웠고(『표준영역판』 XVI, p. 235), 또한 "정신분열증에 관련하여… 여기서 '억압'이라 부르는 과정이 전이 신경증에서 생겨나는 억압과 공통된 것이 무엇이라도 있을지 우리에겐 의아심이 일어나기 마련"(p. 203)이란 가설이었다. 라깡은 초기 작업에서 한 걸음 더 나아가, "나의 출발점은 다음과 같습니다. 무의식은 정신증에 존재합니다. **하지만 그것은 기능하지 않습니다.**"(『세미나 III』, p. 143. 필자의 강조) 약 20년 뒤에 그는 폐제(foreclosure)라고 부른 것의 행위나 과정에 대한 동의어 같은 이런 표현을 사용하여 정신증에서 "무의식의 거부"에 대하여 말한다(라깡, 1974/1990, p. 22).[14] 또한 그는 말하는 태도에서 "무의식에 그의 기입을 취소해버림"으로 혹은 "무의식에 등록을 취소하는" 것으로 제임스 조이스에 대해 언급하고 있다(『세미나 XXIII』, p. 164). 내 자신은 이것을 프로이트나 라깡보다 더욱 단정적으로 표현한다. 엄밀히 말해서, 정신증에는 무의식이 없고 이것은 우리가 정신증 환자들과의 작업에서 진료해야 하는 방법을 근본적으로 바꿔놓는다(핑크, 2007, 『라깡 정신분석 테크닉』, 제10장 참조).

환자에게서 정신증을 인식하지 못한 프로이트의 실패로 잘 알

14) 이것(폐제-역자)은 『표준영역판』에 "무의식의 거부"라고 잘못 번역되어 있음.

려진 사례가 늑대인간이다(『표준영역판』 XVII, p. 7-122). 늑대인간은 프로이트와 경험한 4년간의 분석 후에 그 당시 프로이트의 가장 가까운 동료였던 루스 맥 브런즈윅과 무리엘 가디너에게 분석 작업을 하러 갔고 또한 그들은 정신증적 구조가 무엇인지 분명히 확인하게 된다(가디너, 1971, pp. 263-307 & 311-366). 덜 알려진 사례는 호러스 프링크로서 그는 (미국의 첫 번째 정신분석가인) 아브라함 브릴에 의해 프로이트한테로 의뢰되었던 미국의 의사였는데, 브릴은 한동안 "매주 한 번의 정신분석"으로 프링크와 이미 작업을 했다(워너, 1994, p. 140). 프로이트는 브릴이 프링크를 프로이트한테 받을 교육분석의 훌륭한 지원자로 생각했기 때문에(그 당시인 1921-1922년에 프로이트는 6개월이 적절하다고 생각했음), 또한 처음에 그는 지적이고 일관성 있는 사람으로 보였기 때문에 그가 틀림없이 전형적인 강박신경증 환자라고 가정했던 것 같다. 그러니까 프링크는 이미 1908년과 1918년에 심한 우울증을 앓았으며 뉴욕에서의 전문적인 활동을 쉬고 휴가를 내야 했는데, 그의 표현대로 "유독성 두통"(그 표현은 경고 신호로 붉은 깃발을 올렸어야 함) 때문에 뉴멕시코의 목장으로 가서 "재활치료"를 하게 되었다. 프링크는 프로이트한테 좋은 인상을 주고 싶었고 그의 호의를 기꺼이 받아들이길 원했기 때문에 그런 경험을 말하지 않았을 텐데, 프로이트는 프링크가 "뉴욕정신분석학회의 새로운 지도자"가 되라고 계속해서 권하고 있었다. 또한 프로이트는 프링크의 허약함과 오래된 정신증의 신호들을 알아보지 못했다. 그들의 작업은 프링크 쪽에선 "보상작용의 상실"로 가게 되고 또한 프로이트와의 작업 이후에도 이전과 똑같이 어려워지는 생활을 이끌어갔다(워너, 1994).[15)]

15) 프로이트와 프링크의 작업에 대한 워너의 설명(1994)도 역시 다음처럼 널리 받아들여져 있는 현대의

오늘 날의 분석가들은 정신증 환자들에 대한 프로이트의 작업을 매우 다른 두 가지 방법으로 향상시켰다. 라깡학파가 아닌 분석가들은 신경증과 정신증 양쪽의 환자들에게 사용하는 정신분석 테크닉의 접근 방법을 흔히 채택해왔다. 사실상 그들은 정말로 그 둘 사이를 구별하지 않는데, 그들이 가장 좋아하는 진단은 경계성 인격장애와 자기애성 인격장애로서 신경증과 정신증의 구분을 흐릿하게 만드는 경향을 보인다. 또한 그들은 어떤 사람이 어느 순간에는 정신증이 되다가 그 다음엔 신경증으로 되돌아갈 수 있다고 믿는데, 그런 믿음은 구조적 관점이 결코 아니다. 이런 새로운 접근방법은 많은 사례들에서 현시점에 초점을 맞추고 흔히 지지 정신치료에 가까워서 결국엔 무의식을 한쪽으로 치워놓게 된다. 신경증 환자들과의 작업에서 이것은 상서롭지 못하지만 바로 정신증 환자들과의 작업에서는 필요로 하는 것이다.

다른 한편으로 라깡학파들은 명백한 징후들(환각과 망상, "구체적 사유" 기타 등등)이 없을 때라도 정신증의 탐색에 매우 능숙해져 있다. 그들은 더욱 최근 몇 년 동안 "일상정신증"이란 개념을 만들어냈는

테크닉으로부터 프로이트가 얼마나 멀리 떨어져 있었는지 알려주고 있음. 프로이트는 분석가들이 충고를 제공해서는 안 된다고 말함(또한 "환자가 스스로 결정을 내려야 한다는 것 이외에 우리가 가져다줄 것이 아무 것도 없다"고 함: 『표준영역판』 XVI, p. 433). 그러나 그 자신은 프링크한테, 특히 그의 결혼에 대한 충고를 풍부하게 해주었음. 또한 그는 프링크의 경력에 간여함으로써 "이자관계"를 형성하고 있었음. 프로이트에게서 1921-1922년에 받은 카디너의 분석에 대한 그 자신의 설명(1977)은 현재 꽤나 널리 받아들여져 있는 테크닉으로부터 프로이트의 일탈에 대하여 더욱 많은 실례들을 제공해주는데, 그 글은 55년 후에 쓰인 것임(아마도 그 당시의 노트를 기반으로 했겠지만 그가 우리에게 말해주지 않아서 그렇지 않을 수도 있음). 프로이트는 아내와 딸인 안나와 동반하여 먼 나라에서 찾아와 기차역에 도착한 분석수행자를 만나곤 했는데(p. 16), 지나치게 많은 환자들을 보느라 시간이 없어서 아내와 딸에게 의논해봐야 한다는 말을 분석수행자들에게 했음(p. 18). 교육분석 중인 다른 사람들에 대한 생각을 어떤 분석가들에게 말해주고("카디너의 분석은 완벽해요. 그는 대단한 경력을 갖추게 될 겁니다"라고 쓴 편지를 프링크에게 보냈음. p. 68). 더욱이 분석중인 다른 분석가들과 지원자들에 대한 한담과 잡담을 늘어놓았음(p. 70). 그런데도 카디너는 프로이트의 탁월함에 대해 칭찬을 아끼지 않았고 분석경험으로 받았던 혜택에 대해 말하고 있었음(pp. 93 & 97).

데(IRMA, 2005a), 이채롭거나 노골적인 증후들은 나타내지 않지만 그런데도 그 환자가 보통의 신경증적 방식으로 가동하는 무의식을 갖지 않는다는 것은 분명하다(IRMA, 2005b, 2005c). 라깡학파들은 신경증보다는 정신증 환자들을 위한 테크닉에 대해 완전히 다른 접근방법을 만들어내서 신경증 환자들과는 무의식의 탐색을 계속하지만 정신증 환자들과는 매우 달라진 방법으로 작업해 왔다.

따라서 라깡학파와 비라깡학파의 정신분석가들은 그 환자들이 정신증적이라는 것을 인식하지 못할 때라도 오늘날 일반적으로 정신증 환자들과의 작업에서 프로이트 때보다 더 큰 성공을 거둔다고 말해도 그럴듯해 보일 것이다.

섹슈얼리티의 영역에서 프로이트의 편견을 넘어서

여러 부류의 분석가들은 남녀 간의 "자연스런" 매력에 관한 프로이트의 편견을 넘어섰다고(매력이 가정환경과 교육과 문화의 산물이라는 그 전체적인 범위를 깨달음) 주장할 것이고 능동성과 피동형에 대한 그의 견해는 각각 남성성과 여성성의 기반이라는데, 그런 개념이 부적절하다는 그의 반복된 주장에도 말이다. 이런 개념들은 분석가들이 실제로 진료하는 방법에 거의 영향을 주지 않는 단지 이론적 고려일 뿐이라고 우리는 잘못 생각하게 된다. 이론적 편견은 흔히 진료실에서 의사들이 실제로 하는 일에 미묘하고 은밀한 효과를 지니게 된다.

동일한 맥락에서 라깡학파들은 사랑과 욕망과 성적인 충족이 결국 동일한 대상에게 항상 집중되리라는 프로이트의 관습적인 개념(할리우드에서 두 손을 벌리고 환영함)을 넘어섰다고 말하게 될 것이다.

또한 모든 관계가 어떤 종류의 조화로운 "성기-대-성기"의 연결로 이끌어가게 된다고 말할 것이다(라깡의 『세미나 XX』과 『에크리』 참조). 달리 말해서, 라깡학파들은 "정상적인" 인간의 발달과정에서 성기욕동이란 "독재" 밑에서 부분욕동들(예를 들어, 구강욕동과 항문욕동)의 통합에 대한 프로이트의 믿음(『표준영역판』 XVI, p. 323)을 거부한다.

이해하기를 넘어서

저는 더 이상 슈퍼맨이 될 필요가 없어요. 그저 최선을 다하면 되는 거죠.

—어느 분석수행자

라깡학파들은 더욱이 프로이트가 스스로 인식했지만 진정 그 이상으로는 결코 넘어설 수 없었던 것을 알아차렸다고 말할 것이다. 즉 어떤 사람의 문제를 "의식적으로 이해하기"에 대해 관심을 두어봤자 쓸모없다는 것이다. 프로이트는 치료효과가 무의식에서 의식으로 사고들의 이동에 의해 보장된다고 오랫동안 믿어왔다. 그러나 많은 텍스트에서 그는 환자들이 과거와 현재의 소망과 욕망과 충동들을 의식적으로 인식하는 것이 반드시 그것들을 사라지게 하지는 못했다는 것을 인정했는데, 하물며 그것들과 연결되어 있는 증상들은 사라지지 않았다. 프로이트는 강력한 경제요인이 작용중이라는 것을 깨닫게 되었고 과거와 현재 사이의 연결을 "이해하기"보다 더 많은 것이 흔히 필요하다는 것을 깨달았다. 예를 들어, 증상에 부착된 리비도(혹은 향락)가 인생의 다른 목적을 위해 고정되지 않고 자유로워진다. 라깡학파들은 이해를 넘어가려고 시도해왔다고 강력히 주장했을 것이고, 또한 해석에 대한 접근방법을 바꿔서 그것이 이해력을 우회하고 자아나 의식의 수준에서가 아니라 무의식과 향락을 더욱 직접적인 목표로 삼는 효과를 겨누게 된다. 그들은 이것을 **분석적인 행위**(l'acte analytique)라 부르고 그들이 마음속에 품고 있는 그런 행위에는 구두점 찍기(punctuation)와 신탁 같은 해석과 운료(韻了 scansion)가 포함된다(핑크, 2007, 『라깡 정신분석 테크닉』, 제3장-5장).

"자기-분석"

진정한 자기-분석은 불가능하다. 그렇지 않으면 [신경증적인] 질환은 없었을 것이다.

—프로이트, 1985, p. 281

프로이트는 그저 몇 개월 동안 지속되는 "교육분석"을 위해 그를 만나보려고 멀리서 찾아왔던 의사들한테 자기분석에 관여함으로써 함께해왔던 작업을 계속해보라고 간혹 권고했더라도 그는 자주 자기분석의 심각한 한계를 알아차리게 되었다. 또한 그 자신을 분석하려고 시도해왔고 또한 살아 숨 쉬는 분석가와 분석을 시행해왔던 (내 자신이 포함된) 어떤 사람이라도 자기분석이 크게 성공하지 못한다고 여러분한테 말해줄 수 있다. 프로이트의 표현처럼, "자기분석에서 불충분의 위험은 특히 커다랗다. 어떤 사람은 너무 빨리 부분적인 설명에 만족하는데, 그 뒤에선 저항이 더욱 쉽사리 중요해진 어떤 것을 멀리하게 된다"(『표준영역판』 XXII, p. 234). 프로이트 자신은 처음에 다른 누군가와 분석을 해봤던 호사를 누리지 못했고 따라서 다른 선택이 없었다. 그러나 오늘날 대부분의 사람들은 가까이서 혹은 전화나 화상채팅을 통해 함께 작업할 분석가들을 찾아볼 수 있다.

우리 시대에 자신을 분석할 수 있다고 주장하는 것은 결국 기피가 되어 버린다. 즉 오로지 다른 사람과 함께 작업함으로써 일어날 수 있는 무의식과의 만남을 기피하는 것이다. 신경증을 정의하는 특징들 가운데 하나가 되는 기피는 그걸 극복하려는 용기를 최대한 발휘해야 하는 것이다. 프로이트가 암시하는 것처럼, "정신적 용기"는 우리 안에 들어있는 소망과 충동에 맞서는 일에서 중요하게 되고 남의 비난을 두려워하는 "겁쟁이"는 증상형성에 한 역할을 해낸다(『표준영역판』 II, p. 123). 라깡(1974/1990)은 『텔레비전』에서 이 말을 반복하여 무의식에서 자신의 길을 기꺼이 찾아내려는 정신적 용기가 필요하다는 것을 암시해준다(p. 22).

분석 카우치

특히 많은 환자들이 누워보라는 요청에 반대하는데, 의사는 그들의 뒤에서 시선 밖에 앉아 있다. 그들은 다른 자세로 치료받을 것을 허용해 달라고 요청한다. 대부분 그들이 의사의 시선을 박탈당하고 싶지 않기 때문이다. 허락은 자주 거부된다.

—프로이트, 『표준영역판』 XII, p. 139

환자들을 카우치 위에 눕게 하는 것은 프로이트가 1880년대와 1890년대에 실험했던 최면치료 방법의 유습이었다. 그러나 그는 그 자신의 개인적인 이유로 정신분석에서 카우치를 계속 사용하였다. 즉 "나는 하루에 여덟 시간(또는 그 이상) 동안 다른 사람들에 의해 응시되는 것을 참고 견뎌낼 수 없다"(『표준영역판』 XII, p. 134). 그는 아주 새로운 분석수행자들이라도 첫 번째 분석시간부터 카우치에 눕히려고 하였다(워티스, 1954, p. 20; 블랜턴, 1971, p. 50). 그런데도 그는 그 누구든 자신이 했던 것처럼 해야 한다고 선언하지 않았다. 하지만 오늘날의 많은 분석가들은 프로이트처럼 분석을 완전히 새로 시작하는 환자들에게도 그 즉시 카우치로 데려가는데, 환자들은 그처럼 익숙하지 못한 방식으로 누군가와 함께 작업하기 시작한다는 것을 참아내기가 어렵다는 사실에도 불구하고 그렇다. 하지만 그들은 자신들이 말하고 있는 것을 계속할 수 있으려면 또한 그들이 논의하기 어려운 일들을 기꺼이 드러낼 수 있으려면 대화자로부터 시각적 신호가 필요하다고 느낀다.

곧바로 카우치 위에 눕는 환자들은 흔히 누워있는 것 대신에 앉는 것으로 끝내거나 분석가를 보려고 몸을 트는 것으로 혹은 때때로 안락의자로 옮기겠다고 요청함으로써 끝내게 된다. 이런 행동은 양쪽 모두에게 혼란된 상황으로 이끌어갈 수 있는데, 어떤 특별한 날에 분석수행자가 어디에 있으려고 하는지 알지 못하게 된다.

현대의 어떤 분석가들은 정신분석과 정신치료 사이의 주된 차이점이 분석시간의 빈도(어떤 사람은 일주일에 4번 내지 5번은 분석이고 그 미만은 정신치료라고 주장함)와 환자가 앉아 있는 자세(카우치 위에 있으면 분석이고 안락의자에 있으면 정신치료)라고 생각하는 것처럼 보인다. 이것은 **상황의 특별한 외부장식과 정신분석 그 자체의 혼동**을 의미한다. 분석가와 분석수행자가 일주일에 만나는 횟수와는 상관없이 (일주일에 단 한 차례의 분석시간으로 무의식과 작업한다는 것은 비록 불가능한 것은 아니지만 확실히 더 어려움) 또한 분석수행자가 앉아 있든 누워 있든 아무런 상관없이 무의식에 초점을 맞추는 작업에 관여시키는 것으로 (적어도 신경증 환자와의) 정신분석을 정의하는 일이 더욱 상식적인 것처럼 보일 것이다.

라깡학파는 대부분이 정신증 환자들한테 카우치 사용을 완전히 중단해왔고(왜냐하면 분석가를 볼 수 없다는 것은 그가 "거기에 다시" 도달하는 것에 대한 편집증적인 생각을 불러낼 수 있고 환자한테 분석가를 험악한 추상적 타자로 만들 수 있기 때문임), 새로운 모든 분석수행자들이 분석가를 마주보는 안락의자에 앉아서 정신분석 작업을 시작하는 방침을 채택해왔다. 분석가가 그들을 신경증 환자로 확신하지 못한다면 안락의자에 무한히 머물게 할 수도 있다. 그러나 그들을 자동적으로 카우치로 옮겨가게 되는 것은 분석가가 그들을 신경증적이라 확신하는 것으로 충분하지 않다. 라깡학파는 일반적으로 분석수행자들이 분석을 추진해갈 자신들에 대한 질문을 구성했다고 느낄 때까지 기다리게 된다. 다시 말해, 분석가는 각각의 분석시간에 분석수행자들이 무엇을 말해주길 바라는지 그에게 묻기보다는 오히려 그들의 꿈과 백일몽과 환상을 탐구하려는 자발적인 욕망을 내놓았다고 느낄 때까지 기다리는 것이다. 분석수행자들이 이전의 분석시간에서 실마리를 지속적으로 찾아오기 시작하고 또한 그들을 카우치로 인도하는 (구두형태의 격려 혹은 시각적인 격려로) 분석가의 끊임없는 도움이나 인정 없이 그들 자신의 정신에 대한 탐구를 계속하는 것은 단지 한 번뿐이다. 라깡학파들은 흔히 프로이트의 용어인 "예비적인 만남"(혹은 그들이 가끔 부르는 것처럼 "예비 면담"; 『표준영역판』 XII, pp. 124-125)을 이용하여 이런 면대면의 분석시간에 대해 말하고 있다. 또한 그들은 1년이나 그 이상 지속하고 심지어 일주일에 5번의 분석시간을 갖기도 한다.

내 경험으로 그러한 방침에는 안락의자와 카우치 사이를 왔다

갔다 하는 이 같은 이동을 미연에 방지해주는 이득이 있는데, 분석가들이 환자들한테 너무 빨리 카우치로 가도록 할 때 나는 그런 일이 되풀이해서 벌어지는 것을 보았다. 그것은 분석수행자들한테 분석에서 결정적인 단계를 거치게 했던 의미로 이끌어주는데(어떤 사람들은 그것을 "카우치로 옮기기"라고 부르기도 함), 그들이 그 반대 방향으로 되돌아가길 소망하는 일은 아주 드문 단계다. 더욱이 이런 방침은 곤란한 성애적인 전이를 완화시킬 수 있다. 이 전이는 환자들을 카우치로 너무 빨리 옮겨갈 때 간혹 일어나서 몇몇한테는 즉각적으로 두 사람들 간에 전문적인 조우라는 의미보다는 분석 상황을 어떤 유혹 장면의 의미로 이해하게 만든다.

스케줄잡기와 취소 방침

그 무엇이든 분석 작업의 진행을 중단시키는 것이 저항이다.

—프로이트, 『표준영역판』 V, p. 517

환자들 각자한테는 나의 가능한 근무일에서 특별한 시간이 배당되는데, 그것은 그의 것이 되고 그가 그것을 사용하지 못할지라도 그것에 대한 지불 의무가 있으며…. 사람들은 많은 사건들이 그 환자로 하여금 매일 동일한 시간에 출석하지 못하게 막을 수 있다는 것에 반대할 것 같고, 또한 그들은 내가 꽤나 긴 분석 과정에 발생해서 방해하는 다양한 질병들을 얼마큼 참작해주길 기대할 것이다. 그러나 내 대답은 이렇다. 즉, 달리 실행할 방법은 없다. 덜 엄격한 방침으로 인해 "가끔" 빠지는 분석시간들이 매우 크게 증가해서 의사가 자신의 실질적인 존재가 위협받고 있다는 것을 알게 된다. 반면에 그 방식이 고수될 때 우발적인 방해가 전혀 일어나지 않는다는 사실이 밝혀지고 중단시키는 질환들은 오로지 매우 드물 뿐이며….

시간제로 계약하는 엄격한 원칙 위에 수년 동안의 정신분석 진료로서 인간의 일상생활에 대한 심인성 요인의 중요성과 꾀병의 빈도 그리고 우연의 비존재를 그처럼 크게 깨닫도록 해주는 것은 없다.

—프로이트, 『표준영역판』 XII, p. 127

비록 프로이트는 환자들이 아파서 빠졌던 분석시간에도 요금을 청구하고 그렇게 함으로써 그의 환자들이 질환 때문에 분석시간을 빠뜨리는 일이 극히 드물었다고 적어 두었지만 모든 사람들이 그렇게 해야 한다고 결코 요구하지는 않았다. 뿐만 아니라 그는 분석가의 휴가와 겹쳐지지 않는 휴가를 환자들이 가게 될 때 분석가들이 요금을 청구해야 한다고 말한 일은 없었다. 그러나 매우 흥미롭게도 많은 분석가들이 1960년대를 상기시키는 것 같은 몹시 이상한 예약취소 방침을 채택한 것처럼 보였는데, 그 당시에 뉴욕시의 분석가들 대부분은 적어도 8월 한 달 동안을 쉬었고 크리스마스에도 일주일이나 2주일 동안 쉬었다. 하지만 그들은 환자들이 같은 해 다른 시기에 쉬었던 휴가 때 빠지게 되는 분석시간에 대해서도 지불해주길 기대하고 있었다. 이런 진료는 그 당시에 의학적으로 훈련된 정신분석가들이 의학 쪽에 남기로 결정했던 동료들보다 벌어들이는 적은 수입에 대해 보상해주려고 고안되었던 것처럼 보인다(국제정신분석협회와는 달리 미국정신분석협회는 의사들 이외의 사람들에겐 분석가로서 훈련되고 진료하는 일을 다년간 허락하지 않았음). 즉 그것은 잠재적으로 엉뚱한 환자들의 휴가 스케줄에도 변하지 않는 고정된 수입을 분석가들한테 다소간 보장해주게 되었다. 그것은 분명히 분석가들의 이득을 위해 고안되었지 분석수행자들의 이득을 위해서가 아니었다.

오늘날 미국에서 한번에 한 달 동안 몽땅 쉬는 사람은 아무도 없다. 사람들의 휴가는 한 해 동안 최대한 2~3주일에 이르는 일도 흔치 않다. 미국인들은 일반적으로 그들의 직장이 허용할 때 휴가를 가고, 아이들이 있는 사람들은 흔히 학교 방학과 그들의 휴가를 맞춰보려고 애써서 그 나라의 지역에 따라 다르고 간혹은 동일한 도시에서도 학군에 따라 달라진다. 내가 알고 있는 대부분의 분석가들은 휴가를 내고 싶을 때 내게 되어 기뻐한다. 뿐만 아니라 그들이 학회에 참석하거나 그들 자신이 아플 때, 혹은 급한 집안일이나 책임질 다른 일들이 있을 때, 나는 단순한 욕심과는 상관없이 분석수행자들이 똑같은 일을 했다고 해서 처벌할 수 있다는 것을 이해하기 어렵다. 분석수행자들이 그들의 휴가를 분석가의 휴가에 맞추거나 아니면 휴가 시일의 차이에 대해 지불해야 한다고 그들에게 말하기가 나로서는 몹시 가혹한 것(꽤 분명한 파워 플레이)처럼 보인다.

물론 어떤 분석수행자가 너무 자주 휴가를 가게 됨으로써 분석작업이 정기적으로 중단되고 상당히 많은 분석시간들을 걸러버리는 사람한테 분석가는 자신의 스케줄을 열어둬야 하는 일이 종종 일어나고 있다. 이런 일이 특별히 문제가 되는 것은 분석수행자의 스케줄과 약속 때문이든 분석가의 스케줄과 약속 때문이든 그들이 휴가 전후에 거른 분석시간을 채울 수 없을 때이다. 그러나 대부분의 다른 경우에 분석가 쪽에서 보이는 약간의 융통성에 가장 큰 의미가 있는 것처럼 보인다. 또한 오늘날 더욱 더 많은 사람들이 간혹 혹은 자주 사업상 출장을 가게 된다면 분석가한테서 보이는 융통성의 결여 때문에 대단히 큰 잠재력을 지닌 환자들이 분석을 전혀 시행할 수 없게 되기도 한다. 내 경험으로는 환자들이 사업상 출장을 나갔을 때 흔히 전화로 분석해갈 수 있었다. 비록 분석학회에서 전화분석의 효과에 관한 논쟁이 상당히 존재하지만 실제로 내가 만나왔던 모든 분석가들이 분석 작업의 진행을 유지하는 데에 전화분석이 유용하고 자주 필요해진다는 결론에 이르렀다(핑크, 2007, 제8장).

분석수행자가 질병 때문에 거르게 된 분석시간에 관해서는 분석가를 포함하여 모든 사람들한테 잠재적으로 감염성이 있는 분석수행자들의 상태를 전염시키기보다는 오히려 집에 머물러 있는 것이 바람직할 때가 분명히 있으며 또한 그들이 너무 아파서 집을 떠날 수가 없거나 전화로도 일관성 있게 말할 수조차 없을 때도 있다는 것이다. 이것은 분석가들이 판단하기가 항상 쉬운 것은 아니지만, 나는 거른 분석시간들의 양상이 고정되어 있지 않다면 환자들이 의심스런 질병 때문에 걸렀던 분석시간에 대해 지불하게 하는 특별히 강경한 태도를 분석가들이 취하지 말 것을 권하고 싶다. 즉 분석수행자는 그 다음날 완벽하게 좋아져 보인다(혹은 아마도 이미 알려진 질병 때문에 걸렀던 분석의 당일에 다른 일을 하러 외출했다고 자신도 모르게 보고하기도 했음). 분석수행자는 치료에서 중요한 어떤 일이 일어난 직후에 항상 약속을 취소하는 것처럼 보인다. 또한 분석수행자는 학교에서나 직장에서 꾀병을 부렸던 역사를 보고해준다. 또는 경고 신호를 보내는 다른 일들이 벌어지기도 한다. 우리가 분석수행자들로 하여금 분석시간을 가능한 한 충실하게 수행해주길 바라는 우리의 욕망을 그들에게 전달하는 것은 별개의 일이고, 그들이 아팠던 것으로 느꼈기 때문에 우리 자신이 그날의 작업을 당연히 취소하게 되었을 경우에도 그들이 걸렀던 분석시간에 대해 벌칙을 과하는 것은 또 별개의 일이다. "분석 작업의 진행을 방해하는" 어떤 일이라도 이론적으로는 저항으로 생각될 수 있겠지만(『표준영역판』 V, p. 517), **자동적으로 모든 것을 저항으로 취급할 필**

요는 없을 것이다.

대부분의 분석가들이 정기적으로—일주일에 두 번이든 세 번, 네 번, 혹은 다섯 번이든—매주 다소간 동일한 요일의 동일한 시간에 분석수행자들을 만나보려고 시도할지라도 어떤 분석수행자들의 직업이나 생활 스케줄이 그 일을 불가능하게 만들지는 않겠지만 어렵게 만들 수는 있다. 따라서 분석가들은 대단히 많은 학생들과 미술가, 음악가, 의사들 및 사업가들에게 적응하든가 그들을 외면해야 한다. 대부분의 의사들은 분석시간에 대하여 매일이거나 매주 혹은 매월 지불하도록 환자들에게 요구한다. 그러나 나는 최근 몇 년 동안 분석가들 쪽에서 이상하게 들리는 어떤 "혁신적인" 이야기를 들어왔는데, 그에 따르면 그들은 한 달 동안 환자나 의사에 의해 거르게 된 분석시간의 수효와 상관없이 매월 동일한 면담료를 지불하도록 환자들한테 요구한다는 것이다. 또한 나는 일주일에 7일간 매일 3시간 동안(예를 들어, 오전 8시에서 11시까지) 부유한 환자가 찾아올 수도 있고 **좋을 만큼 머물 수도 있다**고 말해주었다는 이야기를 듣기도 했는데, 분석시간의 수효와 길이와는 상관없이 매월 엄청나게 높은 일정액을 그에게 부담시켰다는 것이다. 그런 방식은 분석수행자가 실제로 분석시간에 와서 작업하는 일보다 분석가 자신의 꾸준한 수입에 더 많은 관심을 둔다고 암시하는 것 같다. 분석시간의 길이는 라깡이 1950년대에 **가변적인 길이의 분석시간**으로 알려져 왔던 것을 소개한 이래로 뜨거운 논쟁의 토픽이 되었다, 그러나 앞의 사례가 보여주는 것처럼 분석시간의 길이를 변화시키는 많은 분석가들이 있다(간혹 단지 몇 분 동안 하거나 간혹은 몇 시간 동안 하기도 하는데, 예를 들어, 미국의 유명한 분석가인 랠프 그린슨은 간혹 마릴린 먼로와 4시간의 분석시간을 가졌다. 스포토, 1993 참조). 프로이트 자신은 "하루에 평균 한 시간 이상을 주어야 하는 환자들과 이따금 만나게 되는데, 그 이유는 그들이 한 시간의 대부분을 흘려보낸 다음에야 마음을 열고 적어도 속을 털어놓기 때문"이라고 말했다(『표준영역판』 XII, pp. 127-128).[16)]

임상가들 가운데 널리 유행하는 진료는 24시간 이내에 (대개 비의학적인 응급상황 때문에) 취소된 분석시간에 대해서는 환자들한테 부담시키고 있다. 그러나 어떤 분석가들—아마 특별히 고정된 스케줄을 지닌 분석가들—은 48시간 취소 방침을 보여주고 다른 분석가들은 더 긴 시간을 보여준다. 그들의 분석수행자들은 흔히 이것을 무시하고 특히 그들의 공동 작업에서 처음 몇 년 동안에는 그렇게 하는데, 그들은 몇몇 다른 서비스 제공자들처럼 분석가들이 그들한테 이것을 중요하게 취급하는 듯이 여겨진다는 것이다(비록 소수의 의사들이 24시간 이전에 약속 취소통보를 하지 않는 경우에 진료비의 일부를 환자들한테 부담시킬지라도 말이다. 예약진료실에서 흔히 하루 이틀 이전에 미리 약속을 환기시키는 전화를 걸어줌으로써 환자들과의 그러한 갈등을 미연에 방지하려고 한다). 질병의 경우와 자동차 문제와 가족한테 생긴 응급상황의 경우에는 흔히 불가능하겠지만 그런 엄격한 방침은 분석가들이 분석수행자들에게 최소한 그와 같은 통보를 해주지 않으면서 휴가도 내지 않는다면 매우 잘 작동될 수 있다. 따라서 분석가들은 자신들이 지킬 수 있는 기준보다 더 높은 기준을 환자들에게 강요하지 않도록 조심해야 할 것이다.

정신분석이 진료의 필수적인 형태로 남게 된다면 분석수행자들

16) 분석시간의 길이라는 논쟁적인 주제에 대해서는 핑크의 2007, 『라깡 정신분석 테크닉』, 제4장 참조..

의 변화하는 세계에 적응해가야 할 것이다. 이 말은 분석가들이 분석수행자들로 하여금 진료실에서 전화를 받고 전화를 건다거나 혹은 분석시간 도중에 전자 기구를 끊임없이 찾아볼 수 있도록 허용해야 한다는 것을 의미하는 것은 아니다. 그러나 그들은 분석수행자들의 변화하는 직업과 사회생활을 감안해야 한다는 것이다. 프로이트는 모든 사람들이 자신이 했던 것처럼 진료해야 한다고 말하지는 않았다. 그는 이 세계가 그의 사후 100년처럼 보이게 될 것을 분명하게 예측할 수는 없었을 테니까!

부록 1

프로이트의 몇몇 비평가들에 대한 언급

"프로이트에 대한 맹비난"

나는 이 책에서 프로이트가 환자들을 실제로 치료했는지 그 여부에 대한 최근의 논쟁들(보르슈-자콥센, 1996; 보르슈-자콥센 및 샴다사니, 2012; 온프레이, 2010)과 한 세기 이전에 대부분의 치료들이 이뤄졌는지 증명할 수 없어 보이는 논쟁들 속으로 들어가지 않았다. 어째서 그의 성공과 실패에 관한 프로이트의 보고서는 다양한 종류의 현대 치료자들보다 신뢰가 적은지 그 이유를 나는 분명히 알 수 없는데, 사실상 그 치료자들은 모두 그들의 성공을 강조하면서 실패를 경시하는 일에 기득권을 갖고 있다. 우리는 프로이트의 시대 이후로 분석적인 방식으로 진료하는 임상가들이 수많은 사람들을 크게 도와줘왔다는 충분한 증거들을 의사들과 환자들한테서 확보하고 있는 것 같다(예를 들어, 볼드윈, 2015; 베텔하임, 1950, 1961, 1967; 카디날, 1975/1983; 핑크, 1997, 2007, 2014a, 2014b; 게로비치, 2003; 건, 2002; 밀레르, 2011; 로저스, 2006; 스웨일스, 2012). 우리는 또한 숙달되지 못하고 부도덕한 치료자들 때문에 도움은커녕 해를 입었던 환자들에 관한 보고서도 볼 수 있다. 그것은 마치 무식하거나 서투른 의사들의 통상적인 수술 과정에서 회복할 수 없을 만큼 해를 입었던 환자들에 대한 보고서를 보는 것 같다.

의학이든 정신분석이든 배관공사든 그 어떤 전문 직업에서와 마찬가지로 책임감 있고 능력 있는 전문가들이 존재하는데, 그 반면에 신통찮고 무책임한 종사자들도 있다. 무능한 배관공의 존재는 실내 배관공사의 모든 영역을 사기행위나 속임수로 여겨져야 한다는 것을 의미하지는 않는다. 비록 프로이트 자신이 가장 유능한 임상가는 아닐지라도 정신분석은 전반적으로 논박되거나 악평될 필요는 전혀 없다. 어쨌든 비엔나에서 훌륭한 작업 덕분에 프로이트가 어떻게 명성을 획득하게 되었는지 그에 대한 설명이 효과적이지 못했다고 주장되는 사람들한테 그 책임이 돌아간다. 왜냐하면 확실히 그것은 옐로 페이지에 나온 그의 화려한 네 색깔 광고도 아니었고 전문적으로 디자인된 웹사이트도 아니었으며(그 당시에는 분명히 그런 것들이 존재하지 않았음), 그의 "베스트셀러" 서적도 아니었다(『꿈의 해석』은 시장에 나온 처음 6년 동안 351권이 팔렸고 『히스테리 연구』는 1895년부터 1908년까지 13년 동안 매년 약 48권씩 팔렸음).[1] 그것들은 마침내 그의 대기실을 가득 채운 환자들의 마음을 어지럽게 만들었다. 환자들과의 작업이 보여주는 긍정적인 효과에 대한 설명은 그가 훈련시켰던 분석가들에 의해 제공되었다(블랜톤, 1971). 어떤 사람이 적어도 어떤 방법으로든 교육분석에 의해 도움을 받지 않고 또한 그가 함께 작업했던 각계각층의 사람들에 의해 도움을 받지 않았다면 그의 본심에서 그가 어째서 분석가가 되려고 했는지 우리는 의아스러워할 수도 있다(예를 들면, 로저 및 뉴턴,

1) 『표준영역판』 IV, p. xx와 존스(1953, p. 253, 1955, pp. 286, 335, 347) 참조. 그러나 쥐인간은 『일상생활의 정신병리』 라는 책을 잠시 동안 훽훽 넘겨본 다음에 치료를 받으려고 프로이트를 찾아왔음.

1996).[2)]

내가 알고 있는 대부분의 분석가들은 분석수행자들과 함께 거둔 성과에 대해 매우 겸손해 한다. 특히 조기에 분석을 그만둔 분석수행자들의 숫자에서 그러한데, 그들은 경제적인 어려움을 주장하거나 배우자나 다른 가족들이 치료를 중단시켰거나 혹은 사실상 말치료(talking cure)의 모든 형태에서 특히 느린 진행에 대해 단순히 좌절감을 느꼈다고 한다.[3)] 그러나 다수의 의사들은 다른 방법으로는 도움을 얻지 못했던 분석수행자들과의 작업에서 그들이 거둔 성과를 가리킬 수 있다. 그 환자들은 정신분석가를 찾아가기 전에 이미 다양한 약물들과 다른 형태의 말치료, 침술, 최면, 명상, 손금 보기, 차크라(기가 모이는 신체 부위-역자), 및 수정점을 시도해 봤다. 참으로 문헌에는 그런 사례들로 넘쳐난다. 치료가 분석수행자의(혹은 치료자의) 모든 기대를 항상 충족시킬 수 있는 것이 아니라는 사실은 그것이 아주 완전히 쓸모없다는 것을 의미하는 것은 아니다. 만일 어떤 의사가 환자의 여드름이나 피부발진의 3/4만을 없앨 수 있다면 그런 치료를 몽땅 거부할 만한 타당한 이유가 될까? 급성 여드름을 앓고 있는 십 대 청소년은 75%의 해결책을 전혀 없는 것보다 더 좋아하기 쉽다고 생각한다.[4)] 어쨌든 수많은 연구들을 통하여 장기간의 정신역동적인 정신치료가 효과적이라는 것을

---

2) 프로이트를 추종하던 의사들은 많은 환자들을 프로이트에게 의뢰했던 것 같고 또한 이전의 환자들이 친구들과 가족들에게 프로이트에 대해 말해주었던 것 같음. 오늘날에도 지역사회에서 존중을 받는 많은 의사들도 마찬가지임. 그러나 현재 미국에서 많은 라깡학파 분석가들이 그런 것처럼 프로이트도 진료를 시작한 초창기 수십 년 동안에는 그 당시까지 알려진 다른 모든 치료방법들을 환자들한테 시도해본 뒤에야 그에게 보내게 되어 그는 최후의 정신건강 제공자였다는 것을 명심해둬야 함. 이 말은 프로이트가 가장 어려운 환자들로 생각되는 사람들을 치료했다는 의미일 것임(『표준영역판』 VII, p. 21 n).

3) 프로이트는 『히스테리 연구』에서 에미 폰 N.과의 작업에서 성취한 성과의 정도에 대해 매우 겸손해 함(『표준영역판』 II, p. 85).

4) 핑크는 여기서 여드름 치료에 사용될 수 있는 약물의 위험한 부작용을 잠시 제쳐놓고 있음.

보여주었는데, 소위 증거중심 치료나 경험적으로 실증된 치료보다 더욱 효과적인 것은 아닐지라도 그렇다(셰들러, 2010; 라이히센링 및 라붕, 2008, 2011; 앵거스, 웟슨, 엘리엇, 슈나이더 및 티물락, 2015). 또한 더욱 지속적인 긍정적인 효과도 지닌다(베이트먼 및 포나기, 2008).[5] 4천 명의 참가자들을 대상으로 『컨슈머 리포트』(1995)에 의해 시행된 연구에서 가장 많은 응답자들은 그들이 의뢰된 정신치료자한테 도움을 받았다고 말했는데, 그 무엇보다도 장기간의 치료를 계속했던 그런 응답자들이었다. "2년 이상 치료를 받았던 사람들이 가장 좋은 결과를 보고했고"(p. 739), "사람들이 더 오래 치료를 받을수록 더욱 더 호전되었다"(p. 734).

정신분석에 대하여 흔히 행해졌던 많은 비판들을 간단히 언급하려고 한다. 분석적인 형태의 치료들은 긴 시간이 걸리기 때문에 비난

---

5) 여기서는 Shedler(2010, p. 103)의 지적사항에 대해 언급하고 있음. 즉 증거기반 치료나 경험적으로 실증된 치료(예를 들어, 인지행동치료의 매뉴얼)를 제공하고 있는 임상가들은 모든 진료를 동일한 방식으로 시행하지 않으며 또한 구체화되지 않은 다수의 정신역동 요소들을 알지 못한 채로 작업에 도입하고 있음. 매뉴얼로 된 치료방법들을 비교하는 연구에서 치료자들은 환자들과 서로 다른 방식으로 상호작용하고 서로 다르게 개입하며 매뉴얼에 명시되지 않은 과정들을 진행하더라고 함(Elkin et al., 1989). 또한 매뉴얼로 된 치료에서는 치료시간에 말을 옮겨 쓴 글을 알아보기가 어려웠음(Ablon & Jones, 2002). 이런 이유로 "유명상표"가 붙은 치료에 대한 연구는 오해의 소지가 매우 크다고 함. 치료시간의 비디오테이프나 말을 옮겨 쓴 글로써 유명상표의 치료를 들여다보면 치료의 유효성분으로 인정되지 않은 정신역동의 요소들이 들어 있다고 함(Goldfried & Wolfe, 1996; Kazdin, 2007, 2008).

셰들러는 한 사례의 인지치료와 두 사례의 단기정신역동치료에 대한 치료기록을 통하여 치료자들이 적용한다고 믿는 치료모델과는 상관없이 각각의 치료원형을 얼마나 고수하는지 연구한 결과(Ablon & Jones, 1998)를 인용함. 양쪽의 치료형태 모두에서 정신역동적인 원형을 고수하는 치료자의 성공률이 높았음. 반면에 인지행동치료 원형에 매달리는 치료자는 어느 쪽 치료형태에서도 결과와의 관련이 거의 또는 전혀 없었음. 이런 소견은 다른 방법론으로 연구한 소견을 반복하고 있음. 즉 인지행동치료의 개입이 아니라 정신역동 개입이 인지치료와 정신역동치료 모두에서 성공적인 결과를 예견할 수 있었다고 함(Jones & Pulos, 1993). 셰들러의 결론은 "정신역동치료가 증상을 완화시킬 뿐만 아니라 더 풍부하고 더 많은 성취감의 인생을 위해 내적인 능력과 자원을 발전시켜준다"고 함. 따라서 자신의 이론적 지향성과는 상관없이 치료자들은 정신역동 정신치료를 선택하게 된다는 것임(Norcross, 2005). 임상가들이 자신의 인생에서 문제점이나 어려움에 부딪쳤을 때 인지행동치료나 다른 형태의 치료가 아닌 정신분석을 찾아간다는 것이 "알려지길 원치 않는 비밀"이라고 함.

되는 것일까? 건강한 생활방식을 유지하고 균형 잡힌 식단과 신체활동에 관련되는 것도 그럴까? 그 치료들이 비싸기 때문일까? 과도한 스트레스를 필요로 하는 최소한의 외과수술이나 비만, 외모에 대한 지나친 관심, 알코올중독, 혹은 다른 약물중독은 다년간의 집중정신치료는 아니더라도 수년간의 많은 비용이 쉽사리 들어간다. 개인들이나 보험회사가 수년 동안 일주일에 몇 번씩 누군가와 이야기하는 데에 절반 값을 투자함으로써 회피할 수 있었던 외과 수술에는 천문학적 비용을 기꺼이 지불하는 그런 세상에 우리가 살고 있으면서 정신분석이 "가망 없을 만큼 속물적"이라고 도저히 비난될 수는 없을 것이다. 또한 중독치료센터는 알코올중독 환자들과 약물중독 환자들한테 몇 년간의 집중적인 정신분석 비용에 해당하는 몇 주일 동안의 치료(흔히 작용하지 못함) 비용을 정기적으로 부담시킨다. 사람들이 할만한 "여유가" 없다고 말하는 것을 흔히 들을 수 있다. 즉 그들이 고통과 삶의 궤도에 관하여 "그럴 형편이" 안 된다는 것을 반박할 수도 있다.

치료비가 상위 1퍼센트의 소득자들을 제외하고는 가능한 범위를 넘어서는 그런 분석가들이 분명히 존재하지만, 융통성이 더 큰 다른 분석가들도 많이 있다. 또한 "인생에서 질병보다 더 비싼 것은 아무것도 없다"(『표준영역판』 XII, p. 133)고 프로이트는 주장하는데, 특히 신경증적 질환에서 그렇다는 것을 마음에 새겨두자. 내 경험으로 사람들은 흔히 가외의 금전을 자신의 정신건강이나 사랑한다고 여긴 사람들의 정신건강에 바치기보다는 오히려 믿을 만한 운송수단을 위해 필요로 하는 것보다 수만 달러나 더 많은 돈을 자동차(혹은 부엌과 목욕실, 그리고 진정으로 필수적이지 않은 다른 많은 항목들)에 매우 적극적으로 소비하려고 한다.

프로이트의 도라 작업에 대한 냉혹한 비판

나는 여기서 프로이트의 (도라라고 알려진) 이다 바우어와의 작업에 가해져 왔던 수많은 비판들을 언급하려고 한다. 왜냐하면 그런 비판들을 들어봤던 독자들은 사례연구가 전혀 마음에 들지 않아서 과오를 강력히 시사하는 것으로 생각할 수 있기 때문인데 그것은 불행한 일이라고 생각된다. 이런 비판의 의미를 파악하려면 프로이트와 분석을 시작하기 전이었던 18세 때 이다의 상황에 대한 얼마큼의 지식이 필요하고, 따라서 아직 제5장을 읽지 않았거나 사례사 그 자체에 익숙하지 않은 사람들한테 나는 제5장의 시작 부분에 있는 “이다의 상황에 대한 개요”라 제목을 붙인 짧은 부분을 읽어보라고 권하려 한다.

“…의 단편”

앙심에 찬 많은 잉크가 이 사례연구에 대하여 특히 지난 수십 년 동안 쏟아져 나왔다. 내 의견으로 이런 비판들은 수많은 다양한 범주들로 나뉠 수 있는데, 그 무엇보다도 라깡이 상상적 수준이라 부른 것에서 형성된 비판들인데, 여기서 비평가들은 프로이트를 비난했던 (일종의 흉내mimicry로서) 바로 그 동일한 몸짓과 움직임을 프로이트 쪽으로 모방하고 반복한다. 또한 라깡이 상징적 수준이라 부르는 것에서 형성된 비판들이 있는데, 거기서 비평가들은 그 사례와 관련시키기 위해 다른 이론적 시각을 가져온다.[6] 그러나 그들 가운데 다수가 간과하는

6) 상상계와 상징계에 대해서는 핑크의 1995, 1997, 2004, 2007, 2014a, 2016 참조.

것처럼 보이는 한 가지 사실은 프로이트가 자신의 사례연구의 제목을 "한 히스테리 사례 분석의 **단편**"(독일어로는 Bruchstück einer Hysterie-Analyse)이라 붙이고 있는 것이다. 그는 이다와의 작업을 어떤 종류의 완전한 발표문으로서가 아니라 "한 히스테리 소녀의 치료 역사에서 가져온 단편(fragment)"(『표준영역판』 VII, p. 15)으로 발표하고 있다. 그는 "그 제목으로 기대하게 되는 것보다 훨씬 더 큰 정도로 그것은 불완전하다"(p. 112)고 계속해서 말하고 있다. 옥스퍼드대학교 출판부에서 앤씨어 벨에 의한 그 사례의 2013년 재번역이 그 제목을 『히스테리 사례』(프로이트, 2013)로 줄임으로써 이런 불완전함에 대한 망각을 더욱 강화시키고 있다는 점에 주목해보자. 반면에 프로이트는 "작업이 중단된 시점에서 그 결과들이 충분한 확실성으로 인정받지 않았거나 더 많은 연구를 요구하게 되었기 때문에··· 분석의 수많은 결과들을" 생략했다고 명백하게 언급하고 있다. 또한 그가 (특히 "히스테리 사례의 내적인 구조"에 관하여; p. 112) 제시한 꿈 분석과 결론을 동시에 채택했던 실제적인 테크닉을 설명한다는 것이 매우 불가능하다고 생각했다는 것이다.[7)]

그가 이다와의 작업에 대한 설명에서 빼버렸다고 우리에게 말했던 것은 정확히 그 자신이 던졌던 질문이었고 이다의 대답과 연상이

7) 프로이트는 쥐인간 사례에 대한 자신의 논평에서 채택했던 테크닉의 몇 가지 측면을 제시하는 방법을 찾았는데, 처음 6개월 동안 환자의 치료에 대한 설명을 매우 상세히 묘사하는 것으로 시작함. 도라 사례에서는 "일 년 내내 지속되었던 치료의 역사에 관련된 자료들을 어떻게 다룰 것인지 그 방법을 알지 못했을 것이라는"(『표준영역판』 VII, p. 11) 의견을 피력함. 그런 다음 10년이란 긴 분석을 발표한 분석가가 부딪치는 어려움들을 상상하게 되는데, 분석가는 순간순간 또 날마다 채택하게 되는 테크닉에 대한 느낌을 포함시키려 했음. 이 사례의 2013년 재번역에 관하여 마리 카디날의 『그것을 말하는 단어들』(1975/1983)의 표지와 정확히 동일한 표지 이미지로 알렉세이 폰 졸렌스키의 『젊은 여자의 초상』이 선택됨. 그것은 프로이트의 히스테리 분석에 대한 설명과 정반대가 되는 허구화된 설명임. 그 글은 남자 분석가가 쓴 것이 아니라 분석수행자 자신이 썼던 것으로 분석의 대부분을 그녀 스스로 했으며 분석가는 매우 신중해서 표면에 나서지 않고 그녀로부터 비켜 있었음. 도라 사례의 단편적이란 특성을 설명하려는 비평가들은 프로이트가 너무 많은 것을 주장한다고 생각함(Marcus, 1975, Mahony, 1996).

었다. 즉 그의 표현대로, 우리 앞에 놓여있는 것은 "환자의 연상에서 나온 원재료"(『표준영역판』 VII, p. 112)가 아니든가 혹은 "환자의 연상과 의사소통이 따르게 되어 있는 해석의 과정을 재현하지 못했던" 것이고 "오로지 그 결과를 재현했을"(p. 12) 뿐이다. 달리 말해서, 그들 둘 사이에서 왔다갔다 하는 모든 것은 분석시간의 핵심을 구성했던 것인데도 빠져 있었다. 또한 그녀가 사용했던 특수한 용어들이나 관용적인 표현들은 하나도 포함되지 않았다(드문 예외가 있다면, 그녀는 아버지의 특징을 반복해서 "ein vermögender Mann"이라 표현했는데, 이 말은 "재산가a man of means"와 "능력 있는 남자"를 의미하는데, 다시 말해서, 발기불능증을 앓지 않는 남자라는 것임. p. 47).[8] 이것의 불운한 결말은 프로이트에게 대화의 가장 큰 몫이 주어졌다는 인상을 받게 되고—그리고 아마도 그의 훗날 작업에서 추천하는 접근방법과는 전혀 다르고 분명히 후회할 일을 하고 있는데—또한 그는 너무 빨리 해석했다는, 다시 말해, 그 어떤 분석수행자라도 능히 받아들이고 반응할 수 있는 것보다 훨씬 더 많은 해석을 제공했다는 인상을 주게 된다(도라 사례에서 "해석의 귀신이 그를 올라타고 있었다"는 스티븐 마커스의 표현처럼; 1975/1990, p. 302).[9] 적어도 프로이트는 수많은 경우에 이다의 꿈속에 나온 특정한 요소들이나 분석시간에 이다의 마음에 떠올랐던 다른 것들에 대하여 자유롭게 연상할 만한 시간을 이다에게 주지 않았던 것처럼 보이고, 그것들이 연결될 수 있던 것이나 그것들이 의미할 수 있

---

8) 거기서 프로이트는 이렇게 썼음. "그녀가 스스로를 표현했던 방법의 세부사항들(분석에서 매우 다른 순전히 기술적인 부분들처럼 내가 여기서 무시하는 것들)은 내가 보게끔 해주고…"(『표준영역판』 VII, p. 47).

9) 문학적인 관점에서 도라 사례에 대한 마커스의 분석은 읽을 만한 가치가 충분하고 그는 단편적인 위상에 대한 유용한 반성을 제공해줌(Marcus, 1975/1990, pp. 265–270).

던 것을 언제까지라도 그녀가 생각하게끔 해주지 않았던 것처럼 보이는 대신에 **그의 마음에 떠올랐던** 것을 거의 즉각적으로 해석해 주었다(『표준영역판』 VII, pp. 97 & 99–100). 그런데도 우리는 적어도 그가 간혹은 그 자신의 행동수칙에 따라 이다에게 자유연상 할 기회를 더 많이 주고 그가 저술했던 사례연구에서 우리가 보는 증거보다 그녀 자신의 결론에 이르게 했다고 가정함으로써 프로이트에게 유리한 판단을 해주는 것으로 생각할 수도 있다. 그러나 이런 생각은 그 사례에 대한 수많은 논평자들이 기꺼이 그를 확대해석해 왔던 것보다 더 큰 관용을 내포하는 것 같다.

이다와의 작업에 대하여 벌써 1905년 이래로 특히 최근 수십 년 동안 행해지고 출판되어 왔던 비평들에서 우리는 처음 시작하는 사람들에 대한 프로이트의 개인적인 호불호, 프로이트의 성차별주의, 그리고 프로이트의 부르주아적인 태도에 관련된 것들을 알아보게 된다. 나는 수많은 것들 가운데 그 요점이라 생각되는 것을 요약하고서 더 넓은 의미에 대해 논의할 것이다.

미모: 그는 분명히 그녀의 (도라다운) 귀여움을 찾아냈을 것이다

프로이트는 흔히 그의 환자들 가운데 이런저런 사람들이 특별히 잘 생기거나 지적이거나 혹은 매력적이라고 알려주었는데, 이것들이 마치 정신분석의 연구생들로 알려진 우리에게 적절한 정보라도 되는 듯이 그랬다. 내 슈퍼비전을 받는 임상가들이 그들의 환자가 굉장히 매력적이라고 말할 때 나는 항상 놀라게 된다. 그 사례에 대해 그들과 논의하면서 그들은 이런 작은 "사실적인 정보"도 환자의 애정문제에서 성공이나 결여와 관련되리라고 생각한다는 것을 내가 알아야 한다고 느끼는 것 같은데(그런데 보는 사람의 눈에 따라 적어도 어느 정도까지는 매력적인 것이 아닐까?) 그러나 일반적으로 나는 그러한 언급을 치료자가 환자에게 끌린다는—진정으로 좀 끌리는 것 같다는—암시로 받아들이고 또한 심지어(그리고 아마도 특히) 치료자가 이 환자를 만나보게 되거나 그녀와의 작업에서 특별한 쾌락을 표현하게 되면 그것이 치료에 어려움을 야기할 수 있는 것으로 받아들인다. 프로이트는 이다가 열여덟 살의 "한창 젊은 나이"였고 또한 "지적이고 매력적인 모습의 소녀"(『표준영역판』 VII, p. 23)였다고 우리에게 말해준다. 그리고 어떤 논평자는 프로이트가 틀림없이 이다에게 매혹되었다고 생각했으며 그녀의 매력에 홀딱 반함으로써 그녀와의 관계에서 그 자신의 손이 묶여 있다고 느꼈다는 것이다.[10] 이것이 사실이라면 이런 테크닉의 거의 모든 발달단계에서 프로이트한테 문제가 제기되었을 가능성이 큰데, 그때가 1900년이든 1913년, 1920년, 혹은 그의 생애 마지막에서도 그가 그 자신의 적절한 분석을 수행하지 않았기 때문이다.

예를 들어 1920년경에 부모로부터 프로이트에게 의뢰된 열여덟 살의 또 다른 여자환자의 치료에 그것은 상당한 영향을 끼쳤던 것처럼 보인다(『한 여성에서 동성애 사례의 정신증발생』으로 저술됨. 『표준영역판』 XVIII, pp. 147-172). 프로이트는 역시 그 자신의 이득을 위해서는 지나치게 매력적인 그녀한테 수많은 실수들—어떤 것들은 그가 이다한테 저지른 것과 비슷했고 어떤 것들은 매우 달랐음—을 저질

10) 그의 손이 묶여 있던 느낌 대신에 혀가 묶여 있었다면 좋았을 텐데!

렸다는 것을 알았던 것 같다(라깡, 『세미나 IV』, 제8장; 핑크, 2004, 제2장). 다른 곳에서 언급했던 것처럼(핑크, 2016, pp. 127-129), 아름다움은 어떤 사람한테는 마비시키는 결과를 가져오는데, 프로이트도 그들 중 하나였을 것이다. 우리는 흔히 부모와 조부모, 교육자들, 그리고 베이비시터들이 어떤 아이들을 귀여워하다가 결국 망쳐놓게 된다는 것을 알고 있다. 그들은 그 아이들한테 법칙을 세워놓지도 못하고 누구나 어떤 시점에서는 희생해야 하는 것을 배워 잘 알고 있는 그런 희생을 강요할 수 없다고 느끼게 된다. 또한 그들이 아이들을 더욱 귀여워할수록 그들은 더욱 자주 그 아이들을 다루는 일에 그들의 손길이 지쳐버리는 느낌을 받게 되고 더욱 많은 예외와 용서를 그 아이들한테 해주게 되더라고 한다. 그들은 다른 애들에 비해서 예쁘다고 생각한 아이들한테 무척 다른 행동을 해보이게 된다.

그 사람이 분석가일 때 그의 환자들의 미모를 다소 추상적인 태도로 식별하는 것과 환자들의 모습 때문에 어떤 방식으로든 마음을 사로잡고 마비시키는 것은 별개의 일이다. 다른 환자들과 함께 작업하는 방식과는 전혀 다른 방식으로 그런 환자들과 함께 알면서 또는 자신도 모르게 작업하게 되는 것이다. 그런 일은 치료자 자신의 애정 생활에 어려움이 있을 경우에(드물지 않음) 일어날 가능성이 가장 크다. 또한 치료자가 어렸을 때 사랑하는 대상들(어머니, 아버지, 누나, 형, 등등)의 모습을 상기시켜주는 다른 사람에게서 발견된 어떤 모습에 의해 그 자신의 "상상적 매혹"을 꽤나 철저히 훈습하지 못했을 경우에도 그렇다. 그런 경우에 의사들은 흔히 자신을 황홀하게 하는 그런 환자들을 신체적인 매력과 다른 개인적 매력에 덜 민감한 동료 의사들한테 최선을 다하여 의뢰하게 되고, 두 번째 최선의 방법은 치료자들이 환자의 매혹을 대신하여 분석적인 것에 계속하여 주시한다는 것을 보증하기 위해 그 사례에 대해 슈퍼바이저와 즉각적으로 논의하기 시작하는 것이다. 만일에 이다의 외모와 지성과 성격 때문에 프로이트가 이다한테 빠져 있었다는 것이 사실이라면 우리는 프로이트가 자기 맘대로 그러한 의뢰나 슈퍼비전의 가능성을 갖지 못하게 했던 그의 방어에 대해 말할 수 있다. 그는 그 당시에 유일하게 이용할 수 있는 사람이었다. 실제로 이 세상에서 진료하고 있는 유일한 정신분석가였다. 그 사례가 어떻든 간에 분석수행자의 외모나 지성 혹은 매혹 때문에 자신의 분석수행자에게 끌리는 것은 분석가의 상상적 또한/또는 상징적 역전이에 속하게 된다(역전이는 제5장에서 얼마큼 논의되었음).

선입견

프로이트는 14세 소녀와 16세 소녀 그리고 18세 소녀가 성적인 문제에 관해 알면서 느끼고 또한 느껴야 하는 것에 대해 상당히 고정된 몇 가지 관념들을 이미 지니고 있었던 것처럼 보여서 그는 이다가 보인 "정동의 반전"에 대하여 흥미로운 가정을 하게 되었다. 예를 들어, 아버지의 남자친구로서 그녀의 나이보다 적어도 두 배나 많은 남자(K씨)가 그의 가게 창문 아래쪽에 있는 광장에서 벌어질 종교행렬을 함께 보기 위해 거기서 그의 아내를 만날 거라고 거짓으로 말하면서 그녀를 그의 가게로 불러들인 뒤에 갑자기 14살의 그녀를 껴안고 키스했을 때 그녀가 "정상적인" 방식의 정반대로 반응하는 것을 말한다(『표준영역판』 VII, p. 28)[11]. 프로이트는 우리에게 말하길, "건강한 소녀는" 이다처

11) 마호니(1996, p. 18)의 주장처럼 그가 출처를 밝히지 않아 지금까지 확인할 수는 없지만 이다의 출생

럼 키스에 의해 혐오감을 유발하는 대신에 성적으로 흥분되었을 것이라 한다(p. 29). 그것은 아버지의 기혼 친구한테서 일어났다는 것이 매우 폭력적이었고 그녀를 완전히 경악시켰다는 사실에도 불구하고 말이다. 이다가 이미 (예를 들어 그녀가 다년간 사랑에 빠져 있었던 아버지의 대리인으로서) K씨에게 끌려 있었다고 상상할 수 있는데, K씨를 알고 있었던 프로이트는 그가 "여전히 젊고 호감을 주는 외모"(즉 멋진 외모; p. 29 n. 3)를 지녔다고 우리에게 말해주기도 한다. 그런데 그런 말은 분명히 이다의 생각보다 프로이트의 생각에 대해 더 많은 것을 우리에게 전해준다! 그녀는 예기치 못한 키스가 흥분시켜준다는 것을 알았지만 그 상황이 자극적이라기보다 더욱 혼란스러운 것으로 생각할 만한 꽤나 분명한 이유가 존재했던 것 같다.[12)]

이다는 그 일에 대해 가족들한테 불평을 해댔는데(『표준영역판』 VII, p. 95) 그 대신에 "정상적인 소녀"는 16살의 그녀에게 행했던 K씨의 청혼/제의를 오직 제 스스로 다룰 수 있었을 것이라는 의견을 프로이트는 역시 밝히고 있다(더 자세한 것은 제5장에서 논의됨). 또한 프로이트는 18세가 된 젊은 여자라면 남자가 밤에 잠들 수 있도록 도와주

일로 널리 알려진 1882년 11월 1일에 근거해보면, K씨가 이다에게 키스하려고 했을 때 그녀는 13세였고, 그가 그녀를 유혹했을 때는 15세였으며 17세에 프로이트와 치료작업을 시작했고 2주일간의 치료가 끝나자 그녀는 18세가 되었음. (프로이트에 의하면 그녀의 오빠인 오토는 그녀보다 한 살 반이 많았는데, 그는 1881년 9월 5일에 출생했다고 알려짐.) 마호니, 등등은 피터 뢰벤버그한테서 이다에 대한 정보를 얻었고 이다의 아들을 포함한 몇 사람들의 출간되지 않은 인터뷰로부터 얻어냈다고 함.

12) 그러나 우리는 이다가 키스 사건 이후에도 혼자서는 아니지만 이전처럼 K씨를 계속 만나고 있었다는(『표준영역판』 VII, p. 28) 점을 주목하게 됨. 프로이트로서는, K씨가 이다를 두 팔로 안았을 때 발기되어 있었고, 따라서 그녀의 몸통으로 향한 그의 신체를 느끼는 감각의 기억이 실제로는 성기 부위로부터 위쪽으로 옮겨갔다는 것은 분명하다고 생각함. 키스 사건 이후로 그녀는 여인과 진지하고 다정한 대화에 빠져 있는 남자를 보면 그 앞을 지나가기가 꺼려졌다고 프로이트는 말함(pp. 29–30). 그녀의 나이(13살 혹은 14살)에 육체적인 열정보다는 로맨틱한 사랑을 더 좋아하는 그녀는 자신을 강간하려는 남자가 아니라 자신을 사랑하고 소중히 여기는 남자를 원하지 않았을까?

는 가장 좋은 방법이 그와 성교를 하는 일이라는 것을 분명히 알게 된다고 생각하는 것 같다(p. 98 & 98 n. 1; 프로이트는 이것이 사실이라고 분명히 가정함).[13] 이다는 그런 이야기를 K부인한테서 들었을 수도 있지만 또 한편으론 듣지 않았을 수도 있다. 그리고 만일 이다가 그런 말을 듣지 않았다면 연애소설이나 성에 관한 백과사전에서 읽었던 그런 종류로 보이긴 어려울 것 같다.

현대의 비평가들(예를 들어, 에릭슨, 1962; 리어, 2005; 폴, 2006)은 청소년기 소녀들과 젊은 여자들한테 정상적인 것과 정상적이지 않은 것에 관하여 그들 자신의 고정관념을 제시하기 쉽다("이상적인 것들의 추가 가정적인 구체화의 적절한 단계적 탐구" 그리고 "건강한 자기애로서 건전한 이상주의의 이용" 또한 "훌륭한 봉쇄에 대한" 욕망, 그리고 "연령상 적절한 이상주의와 그녀의 경험의 확인에 대한 탐색"[마호니, 1990, pp. 39 & 73], 내 생각으로는 대중심리학 쪽으로 넘어가는 개념들 같은 것). 이때 그들은 프로이트가 그 당시에 주장했던 개념들과는 단지 다를 뿐인 개념들을 정상화하고 있는 것이다. 내 생각으로 강조될 필요가 있는 것은 소녀들한테 다른 연령대에서 알거나 느끼는 것이 정상이거나 비정상이라는 개념들은 실제로 정신분석 작업에서는 매우 쓸모없다는 것인데, 왜냐하면 우리가 이미 두 살에 수음을 시작하고 두 살이나 세 살 때에 일찍이 성교에 대해 얼마큼 알고 있는 것 같으며(흔히 그걸 하는 부모들이나 다른 사람들을 목격했다는 것으로부터) 소녀들("피글" 같은 소녀; 위니코트, 1978 참조)을 우연히 만나게 되고 또한 우리가 자신들의 생리에 대해 거의 모르고 하물며 성적인 문제에 대

---

13) 그녀는 아버지가 잠들려면 섹스나 코냑(혹은 브랜디)이 필요하다는 것을 이미 알고 있었다(『표준영역판』 VII, p. 98)고 프로이트는 암시해줌.

해서는 전혀 알지 못한 채로 성년에 이르게 되는 다른 소녀들을 만나보기 때문이다. **정신분석에서 우리는 개개인들에 관심을 두고** 또한 그 개개인들은 영아나 아동, 청소년 혹은 성인의 "정상적인" 것이거나 혹은 "전형적인" 것의 그 어떤 집합개념에도 속하지 않는 경향을 보인다. 달리 말해서, 그들은 심리학자들이 점을 찍어 연결한 멋진 작은 벨 커브의 중앙에서 멀리 떨어져 있거나 "표준편차"의 커다란 숫자에 의해 멀리 떨어져 있다. 임상가들한테는 환자들이 최근의 사회적 표준(혹은 미국정신의학회의 표준)에 의해 "정상"이 아니라는 것을 알아봤자 아무런 도움도 되지 않는다. 우리는 사람들을 있는 그대로 받아들이고 그들이 보여주는 것으로 작업하는데, 누군가의 기준에 의해 그들을 "비정상"으로 평가하는 일이나 "정상"으로 만드는 일에는 아무런 관심도 없다.[14] 프로이트가 "정상적인 소녀는 그러한 문제[호숫가에서 K씨의 청혼]를 부모에게 의지하는 대신에 스스로 다루리라고 생각한다거나 혹은 "건강한 소녀"는 중년의 남자한테서 키스를 받았을 때 14살이라면 성적으로 흥분되었으리라 생각한다"고 말했을 때, 그는 단지 그 자신의 편견이나 선입견을 표현하고 있었을 뿐인데, 그것이 무엇이든 이다한테 쓸모없는 것은 아니었다. 그런 관념적 편견들은 프로이트의 상징적 역전이로 분류될 수 있다.

14) 이 토픽에 관해서는 핑크의 『라깡 정신분석 테크닉』 제9장 참조. 분석된 사람들은 분석의 끝에 이르면 그들의 주변에서 그들이 가장 "비정상적인" 사람들의 일부일 거라고! 그들은 자신의 취향에 따르는 경향을 보이고 어떤 틀에 맞추는 일을 싫어하며, 사회적 관습을 무시하지는 않지만 그런 관습의 노예가 되지 않으려 함.

…처럼 프로이트에게 하라

그가 용감했기에 그를 존경합니다. 그러나 그가 야심가였기에 그를 죽였습니다.

—셰익스피어, 『줄리어스 시저』 3막 2장

최근 수년 동안 굉장히 많은 비평가들은 프로이트가 이다에게 행했다고 믿은 것처럼 프로이트에게 행하는 놀라운 전략을 채택해 왔다. 프로이트가 이다를 취급했다고 그들이 느끼는 모든 부당함을 그들은 프로이트한테 행하고 있다. 만일 프로이트가 이다에게 가부장적으로 행동했다고 믿는다면 그들도 프로이트에게 가부장적으로 행동하게 되는데, 프로이트가 파악하지 못했던 진실을 알게 되었다고 주장하며 그들이 프로이트보다 더 잘 안다고 확언하면서 말이다. 만일 프로이트가 이다와 함께 지식의 주인 역할을 했다면 그들도 역시 지식의 주인 역할을 하게 된다. 그들은 마치 이다한테 진행되고 있던 것을 완전히 확신하는 듯이 기록하고 있는데, 그것은 프로이트가 그녀에게 진행되고 있던 일을 알았다고 확신해 보였던 것과 똑같다(예를 들어, 폴, 2006). 프로이트가 일종의 어떤 "투시력"을 부여 받았다는 생각에 우쭐해 보였던 것처럼 이 비평가들도 한 발 앞서는 게임에서 일종의 어떤 "제3의 눈"이 부여되었다고 우쭐대게 된다. 여기서 그는 경험으로 또한 통찰력을 통해 알고 있었다는 생각인데, 예를 들어, 야뇨증은 항상 소아 초기의 수음에 연결된다는 것, 또한 **그에 따라 이다는 수음하는 아이였음에 틀림없다**는 생각이다(『표준영역판』 VII, pp. 72-73).[15] 뿐만

15) 이다가 소아 때의 야뇨증을 기억하는지(혹은 오빠의 야뇨증을 기억하는지) 단순히 물어보는 대신에 프로이트는 마치 그녀가 뭔가 부끄러운 일을 했다는 걸 인정하라고 겁을 주어서 그녀가 그랬다고 확신하는 것처럼 프로이트가 그녀에게 그걸 제시하고 있는 모습에 주목해 보자.

아니라 그녀는 K씨에 대한 사랑을 틀림없이 억제해 왔으며 사실상 "아직도 그를 사랑하고" 있다는 생각(그는 나중에 이런 "불가피한 추정"으로 잘못 짚어내고 있었다는 결론을 내렸다는 점에 주목해보자; p. 58)이고 또한 이다는 결코 확인해주지 않았을지라도 그의 모든 추측과 연역이 진실 쪽으로 직행했다는 생각이다. 마침내 프로이트 자신은 그들이 모든 것을 안다는 생각 속에 빠져드는 동일한 상상적 함정 속에 그들도 빠졌다고 우리는 말할 수 있는데, 그들은 스스로 프로이트의 입장이 되어서 그들이 이다에 대한 확고한 진실이라고 믿는 것을 우리에게 말해준다.

프로이트에 대한 확고한 진실이라는 것은 말할 나위없다! 전 세대의 문학평론가들은 자칭 프로이트학파의 정신분석가들이 된 것처럼 보인다(예를 들어, 모이, 1990, p. 184; 카헤인, 1990, p. 23). 그들은—프로이트의 사례 저술의 영역판을 통해—마치 프로이트 그 사람을 이해할 수 있는 모든 열쇠를 가진 것처럼 프로이트의 무의식과 프로이트가 상상하고 느꼈던 모든 것에 대하여 그 모두를 우리에게 말해주는 것 같다. 그들 가운데 다수는 (예를 들어, 베른하이머, 1990)[16] 프로이트가 그 사례에 투사했다고 믿는 것을 우리에게 말해주면서 그들 자신의 모든 생각들과 기벽 그리고 병리까지도 그 사례에 투사하는 상황에 놓이게 된다. 또한 우리는 상상적 반영들이란 소용돌이 속에 갇히게 되는데,

16) 베른하이머는 도라 사례를 "[프로이트의] 진행 중인 자기분석의 증상적인 지속"처럼 읽는데, 그 말은 "그의 히스테리 사례에 대한 분석의 단편"(1999, p. 17)으로 읽는 것임. 그의 논문이 서론으로 시작되는 책에 기고한 많은 저자들이 그 논의에 대한 라깡의 기여를 잘못 해석하고 있는데, 『여성의 섹슈얼리티』(1982)에 실린 재클린 로즈와 줄리엣 미첼의 해설뿐만 아니라 도라 사례에 대한 라깡의 논문인 『전이에 대한 개입』을 영어로 옮긴 재클린 로즈의 믿기지 않는 번역에 전적으로 의지하기 때문임. 예를 들어서, 수잔 기어하트의 논문(1990)은 상상계와 상징계, 전이 및 역전이로 라깡이 의미하는 바를 오해하고 오해하는 거듭된 오해를 보여주고 있음(1990, pp. 108–118).

어떤 저자는, 말하자면, "내가 말하고 있는 것을 여러분이 좋아하지 않는다면 그건 틀림없이 여러분 자신이 정신적 장애를 갖고 있기 때문이죠. 그 텍스트에서 내가 매우 분명하게 보고 있는 것을 여러분이 볼 수 없다면 그건 확실히 여러분 자신의 눈멂 때문입니다"라고 말한다. 그런 비평가들은 모두 선입견과 환상과 신경증에 의하여 프로이트 자신보다 훨씬 적게 짓눌려 있다는 것을 의미하는 것처럼 보이는데, 그 이유는 그들이 그 상황을 프로이트보다 훨씬 더 분명하게 인식할 수 있기 때문이다.

예를 들어서, 스프렝네더(1990)는 프로이트를 비판하기 위해 프로이트가 창안했던 모든 종류의 정신분석 개념들을 이용한다. 그녀는 프로이트가 만들어낸 모든 부정을 시인으로 읽어내고 그가 이다에게 행한 모든 질책을 자책으로 읽는다(pp. 261-263). 이것은 충분히 타당해질 수 있지만, 만일 그 목표가 매우 참혹해진 것 때문에 엉뚱한 사람한테 화풀이를 하는 것이라면 그의 이론을 그 나름대로 사용하는 것을 어떻게 정당화할 수 있을까? 그의 이론은 위대했지만 진료의 모든 측면들은 전적으로 터무니 없었다는 생각일까? 비록 프로이트가 이다를 다양한 방법으로 침해한다고 하더라도 스프렝네더는 프로이트를 침해함으로써 프로이트의 외상적인 침해를 반복하는 것처럼 보이는데, 그것은 "자신에게 불리한" 이다의 어떤 진술을 프로이트가 이용했던 것과 똑같다(『표준영역판』 VII, p. 59).[17)]

17) 이 부분은 지적인 진실성의 어떤 결여를 암시해주는데, 프로이트가 환자와 함께 성적인 문제들을 이야기할 때 사용되는 언어에 대하여(p. 261) 또한 그의 사례 저술을 이다가 읽었을 가능성에 대하여(pp. 262-263) 프로이트가 말한 것에 관한 스프렝네더(1990)의 언급에는 빅토리아 여왕시대의 가치관과 그 당시의 의학적 편견이라는 사회적 · 역사적인 맥락을 전혀 참작하지 않고 있음. 이다에 대한 프로이트의 작업에서 불확실한 강요와 자극을 스프렝네더가 상상적인 보복처럼 동일한(거울 같은) 몸짓으로 반복하고 있다는 것이 놀라운 일임.

마호니는 프로이트의 이다 작업에 대하여 한 권의 책만큼 기다란 공격에서 프로이트가 이다에게 지나치게 매혹된 것으로 보기는커녕 이다를 혐오했다는 노골적인 주장을 펴고 있다. "그는 그녀를 좋아하지 않았다. 이상 끝"(1996, pp. 39–40), 또한 그 대신에 그녀를 "복수심에 불타는 여자애"(pp. 42, 35 & 143)로 보았다. 비록 그녀의 정신을 깊이 파헤치고 "그녀를 치료하려는" 프로이트의 시도에 대해 이다가 실망했던 것이 매우 분명해 보이더라도 마호니는 자신의 환자를 문자 그대로 **누그러지게** 하는 프로이트 같은 사람을 우리에게 보여주려고 한다. 또한 이런 시도는 프로이트가 이다를 미워했던 만큼 프로이트를 미워할 수 있는 허가증을 마호니한테 분명히 주는 것이다. 프로이트는 마호니로 하여금 그런 정도까지 프로이트를 몹시 싫어하게 만들었던 것이 무엇인지 매우 궁금하기 때문이다. (그 대신에 마호니는 프로이트가 잘못했던 이유를 보여주면서 단지 잘못했다고 말할 수 있을 뿐이고 그런 뒤에 그 다음으로 넘어갔다.) 마호니의 말투는 이다가 그의 딸이거나 조카, 아내 혹은 어머니였을 것으로 우리가 기대할 수 있는 그런 종류이지만, 다른 분석가의 작업을 논의하는 분석가한테서 쉽게 이해할 수 있는 그런 것은 아니다.[18] 미셸 옹프레(정신분석에 대한 최근 프랑스의 극도로 가혹한 비평가)처럼 마호니는 자신을 상담한 어떤 분석가에 의해 학대당했다고 느꼈고 프로이트에게 화풀이를 하려고 작정했던가?[19] 그

18) 마호니는 K씨가 "법정 강간범"(1996, pp. 63–64)이었다고 말할 정도임. 마호니는 이다 이야기에 연루된 모든 남자들에게 앙심을 품은 것처럼 보임. 그렇다고 K씨가 무죄라는 뜻은 아님. K씨는 이다가 호숫가에서의 청혼에 관한 모든 이야기를 지어냈다고 분명히 주장했는데, 이런 주장은 아동학대자와 강간범, 등등의 전형적인 것이고 그의 강력한 체력으로 그녀를 겁박하려고 했을 것임.

19) 옹프레는 현대의 프랑스 무대에서 "앙팡 테리블"로서 프로이트에 대한 맹공격에 몰두했던 그의 책의 시작부분에서부터 사실에 입각한 수많은 잘못을 보여주고 있음(Onfray, 2010). 그는 프로이트의 저술을 거의 읽은 적이 없다고 우연히 뚜렷하게 밝혔음. 옹프레 같은 사이비 지성의 비평가들은 최근 몇 년 동안 유행했던 프로이트에 대한 맹공격이란 흐름을 타서 악명을 얻어내려 하는 것 같음.

렇지 않다면 우리는 마호니 같은 비평가들이 그의 저술로서 프로이트가 그들을 잘 이해하려 했다고 생각하기 때문에 또한 그들의 정신구조에 관한 그의 작업의 영향에 대해 원망하기 때문에 프로이트를 잘 이해하려고 노력한다는 가설을 세워둬야 할까? 달리 말해서, 프로이트가 그들에 대하여 말할 수밖에 없었던 것을 그들이 싫어하고 그의 이론에 대해서보다는 오히려 개인적으로 그에게 화풀이한다는 것일까?

그런 열정적인 비평들을 읽는 정신분석가로서 나는 자주 어떤 아이들을 생각할 수 밖에 없는데, 한 아이가 다른 아이더러 거짓말쟁이라고 부를 때 다른 아이의 대답은, "넌 더 센 거짓말쟁이야" 혹은 "그렇게 말하는 너야말로 그래" 혹은 "난 네가 그렇다는 것을 알아, 하지만 나는 뭐지?"가 된다(『표준영역판』 VII, p. 35; 프로이트는 이것을 아이들이 사용하는 응수tu quoque기제라고 부름, 『표준영역판』 VII, p. 52). 어떤 사람은 자신의 대화자를 모방하는데, 그의 비난을 흉내 내면서 그를 있는 그대로 인식하여 맹목적이고 가증스러워할 뿐이다. 그것이 바로 상상적 수준에서의 반응이다(우리는 흔히 분석가들 쪽에서는 악의적인 역전이 반응에서 그것을 보게 된다). 그들의 신경증에 의해 가장 눈이 어두워지는 사람들에 대한 논쟁이 여기에 조금 있는 것 같다. 물론 사람들은 그들의 신경증에 의해 눈이 어두워지지만, 비분석가들과 진료중인 다수의 분석가들이 그때 진행되고 있었던 것을 프로이트 그 자신보다도 훨씬 더 분명하게 볼 수 있다고 주장할 때—또한 나는 틀림없이 제5장에서 내 스스로 이 점에 대해 약간의 죄책감이 들었음—우리는 프로이트의 반박을 상상할 수도 있다. "그렇게 말하기는 쉬워요. 하지만 그녀가 내게 말해주었던 것을 내게 말할 때 또한 그녀가 했던 것을 하고 있을 때 당신은 그 자리에 없었잖아요."

프로이트를—그의 편지들과 텍스트 그리고 다른 정신분석가들한테 들은 전언들에 대한 면밀한 검토를 통하여—분석하는 무수한 저자들이 기고하는 엄청난 분량의 페이지가 주어진다면 그런 저자들한테 프로이트 그 사람은 진정으로 **분석할 가치가 있는 유일한 사례**가 되거나 혹은 적어도 분석할 만한 가장 중요한 사람이라는 인상을 쉽게 받을 것이다.[20] 정신분석의 모든 것 그 자체는 프로이트 자신의 성격 결함에 의해 의문이 제기되는 것이라고 이해하면 될까? (만일 그렇다면 어째서 우리는 정신분석에 대한 이야기를 계속해가며 괴로워할까?) 또는 우리는 프로이트의 인격의 숨겨진 모든 실마리를 끊임없이 찾아내서 가장 가능한 방법으로 어떻게 정신분석을 시행할지 그에 대해 더욱 많은 것을 배우게 될 것으로 이해하면 될까? 이것은 긍정적으로 받아들이기가 어려울 듯이 보인다. 비록 프로이트는 그가 창안했던 접근방법의 모범적인 수행자와는 거리가 멀더라도 정신분석은 다른 많은 위대한 임상가들에 의해 진료되었을 때 작동한다는 풍부한 증거들이 있다.

프로이트 자신의 성격과 동기들에 대한 얼토당토 않은 추론에 흔히 이르게 되는 것들을 종합하느라고 몇 주일이나 몇 달 혹은 몇 년까지도 걸릴 텐데, 그보다는 오히려 프로이트를 비판해 왔던 분석가들은 분석을 시행하게 되는 방법과 프로이트의 잘못된 작업에 균형을 잡

20) 분석가들과 문학평론가들이 프로이트를 분석하면서 저지르는 믿을 수 없는(거의 망상적인) 공상의 비약에는 프로이트의 과거에서 도라란 이름을 가진 사람들을 떠올릴 수 있는데, 도라가 요셉 브로이어의 딸이라든가 프로이트도 한번 관람한 적이 있는 빅토리앙 사르두의 희곡인 《테오도라》에 나오는 도라라는 이름의 인물들이 포함되어 있음(마호니, 1996, p. 43 n. 2). 그들은 마치 이다 바우어의 가명으로 도라를 사용한 프로이트의 선택이 가장 적절한 것처럼 간주하고, 또한 마치 프로이트가 자신을 아는 것보다 그들이 프로이트를 훨씬 더 잘 아는 것처럼 행세한다는 것임. 이런 생각들이 그들한테 꽤나 분명히 불합리한 것으로 보이는 까닭은 그들이 프로이트를 한번도 만나본 일이 없고 진실을 모두 담을 수 없는 편지나 저술로서 프로이트에 관한 어떤 것들을 가정하기 때문임. 그것은 마치 이다의 말과 행동과 소원에 대한 "진정한 동기"를 알아냈다고 믿을 수밖에 없는 평론가들과 다름없어 보임.

아주는 방법을 보여주기 위해 **그들 자신의 분석수행자들과 작업했던 무삭제의 사례연구를 제시하는** 일에 어째서 더 많은 시간을 할애하지 않았던지 의아하게 된다. 또한 매우 흥미롭게도 소수의 분석가들이 도전에 응해왔다. 극소수만이 정신분석 작업에 대한 자신의 접근방법을 이 세상에 자세히 내보이는 도전을 그들 스스로 받아들였다. 그들은 프로이트한테 그처럼 무자비하게 퍼부었던 동일한 종류의 비판에 그들 자신이 노출될까봐 두려운 것일까? 아마도 그를 비판한 가장 혹독한 비평가들 중의 하나는 다음과 같이 말했을 때 대단한 것을 발견해낼 가능성이 있었다. "출간되는 것은 프로이트로 하여금 전문가와 주로 남성 독자의 손안에서 상처 입기 쉬운 것처럼 느껴졌다. 읽혀지는 것은 분석수행자를 닮는다는 것을 의미하고,[21] 수동적인 대상인 여자가 되는 것을 의미했다. 프로이트는 그러한 동일시에 대항해서, 즉 독자와 함께 수동적으로 느껴지는 것과 그에 의해 학대되는 것에 대항해 싸웠다"(마호니, 1996, pp. 124-125). 분석가들 자신의 사례를 세상에 제시하기보다는 이다에 대한 프로이트의 작업을 비판하는 일에 훨씬 더 많은 시간을 할애하는 모든 분석가들에 대해서도 똑같은 이야기를 해줄 수 있지 않을까?

틀의 변화

우리의 사례사에서 우리는 신체적인 데이터와 증상들에 대한 관심만큼 우리 환자들의 순전히 인간적이고 사회적인 환경에 대해 많은 관심을 줄 수 밖에 없다.

21) 『세미나 XX』(p. 1)에서 라깡은 그의 강의가 청중들 앞에서 그를 분석수행자의 위치에 놔둔다는 것을 분명히 밝히고 있음.

—프로이트, 『표준영역판』 VII, p. 18

다른 문학평론가들과 문화비평가들은 프로이트에 대한 불평의 기초를 준거 틀이나 시각에 두고 있는데, 마르크스주의거나 여성주의 혹은 둘 모두가 정신분석의 기준이나 시각과는 다르다. 그들은 프로이트를 비난하는데, 그가 사회·경제적 계급의 문제와 여성에 대한 압박과 그 당시 가정에서 딸들에게 부과된 질식할 것 같은 역할들에 무감각하고, 또한 그 당시 부르주아 가정에서 여자가정교사와 하녀, 보모 및 요리사의 종속적이고 흔히 성적인 역할에 대해서도 무감각해져 있었다는 것이다(예를 들어, 갤럽, 1990; 식수 & 클레망, 1990; 모이, 1990). 비엔나 사회에서 19세기 후반에 여성들의 역할에 대한 역사적 시각은 현재와 비교하여 그 당시 여성들의 위치와 여성들을 위해 존재했던 발전 가능성을 밝혀줄 수 있다. 또한 프로이트는 여성들한테 이용 가능한 선택의 제한된 범위로부터 해방의 중요성을 믿지 못했을 수도 있는 그 시대의 남자였던 것에 대해 비난받을 수도 있다(그렇다면 어째서 그 자신의 딸인 안나가 그의 권면과 지지를 받으며 그녀 자신의 능력으로 유명한 정신분석가가 되었는지 설명해봐야 할 것이다). 또한 그 당시 젊은 여성들의 위치에서 이다의 몇 가지 어려움들을 실제로 그녀들의 어려움들로 바라보지 않았던 것에 대해 비난받을 수도 있다.[22] 각각의 준거 틀 덕분에 우리는 어떤 것들은 볼 수 있지만 다른 것들은 볼 수 없게 된다. 또한 임상가들은 각각의 사례를 수많은 다양한 관점에서 바라보고 항상 수많은 준거 틀을 고려하려고 노력한다.

22) 마호니의 글은 인상적임. 즉 서양문화의 연보에 도라는 19세기 가부장적인 세력들(정치적 사회적 의학적)이 자신의 고통을 자신의 몸에 써내야 했던 유대인 소녀를 어떻게 억제시켰는지 그 전형적인 사례로 나타났다는 것임(1996, p. 2).

마르크스주의/여성주의 비평가들은, 예를 들어, 이다가 자신의 아버지와 K씨 사이에서 노리개나 교환의 대상이 된다는 느낌("그녀는 그녀의 아버지와 K씨의 아내 사이의 관계를 묵인해주는 대가로 K씨한테 넘겨졌다는 느낌인데, "당신이 당신 것을 내게 준다면 나는 내 것을 당신한테 줄 거요"와 같은 것; 『표준영역판』 VII, pp. 34 & 86)[23]이 들었고, 반면에 이것은 몇 세기 동안 수많은 딸들의 전형적인 운명으로서 딸들은 더욱 커다란 사회적, 정치적, 혹은 경제적 세력에 대한 아버지들의 개인적인 추구를 위해 이 사람 저 사람한테로 시집을 가게 되었다. 소녀들은 특별한 남자들과 결혼했는데, 그런 남자들이 훌륭한 남편이 될 것 같다고 생각되거나 그 부부가 서로한테 훌륭한 배필이라고 생각되었기 때문이 아니라 그런 남자들이 소녀의 아버지한테 재산이나 자본 혹은 영향력을 가져다주었기 때문이다.

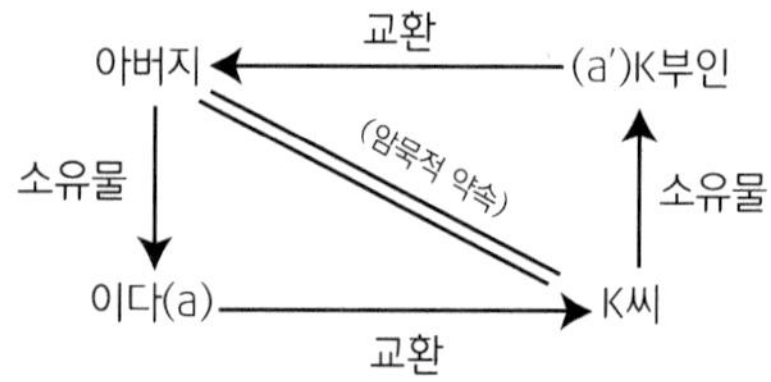

그림 A.1-1 이다는 교환의 대상

이것이 부정할 수 없는 진실일지라도 의사의 시각에서 이런 사실이 프로이트나 이다한테 얼마나 유용할 수 있었을지 충분히 분명해지는 것은 아니다. 그들의 공동 작업에서 가장 중요하다고 밝혀졌던 것

23) 그 뒤에 그녀가 아버지에 이끌려 치료를 위해 프로이트한테 "넘겨졌다"는 것에 주목해볼 것.

은(그것에 대하여 치료적인 어떤 것이 있다면)—제5장에서 본 것처럼—이다가 자신의 아버지와 그 친구의 음모에서 노리개에 불과하다고 처음으로 주장했던 반면에 그녀가 두 남자들 사이에서 교환대상이 되었던 그런 상황에 그녀 자신의 기여가 매우 컸다는 것이다. 달리 말해서, 그래, 그녀는 "상황의 희생자"였어. 맞아. 그녀는 (몇 세기 동안 다른 많은 여자들처럼) 교환대상이 되었다. 그러나 그녀의 분석에서 더욱 중요한 것은 그녀가 아버지와 K씨에 의해 그런 위치에 놓이고 유지되는 일을 도와주고 부추겼던 것처럼 보인다는 점이다. 다시 말해서, 그녀는 적극적으로 그러한 위치로 나아갔던 것 같다는 것이다. 그녀의 주변에서 남성지배 사회에 의한 압박을 잘 알게끔 해주었던 덕분에 그녀는 여성해방운동의 형태로 이끌어갈 수 있었다(사실상 그것은 그녀의 인생에서 만년으로까지 이어졌음). 그러나 그녀 자신의 주체적인 위치와 관련되지 않는 그런 사회에서 제자리 잡기라는 문제를 남겨놓을 가능성이 가장 클 것이다(그녀 자신의 압박에서 그녀의 공모에 초점을 맞추지 못하면 그렇다는 것임).[24] 어떤 사람은 이다의 주체적인 자리 잡기가 그녀의 사회적/문화적 위치에 의해 그녀에게 **지시되었다**고 주장할 수도 있는데, 여성이 바로 그 시점에서 원했던 것을 획득할 수 있는 것은 사사건건 중간에 끼어듦으로써 이뤄졌을 뿐이다. 그러나 어떤 여성들은 이다와 같은 게임을 하지 않았는데, 그들은 이런 특별한 선택을 거부했고 그들한테 이용 가능하지만 확실히 제한되어 있는 길들 가운데 다른

24) 여기서 우리는 어떤 여성주의자 쪽에서 히스테리와 여성성이 동일한 시공간에 걸쳐 있는 것처럼 그 두 가지의 융합물을 보게 됨. 카트린 클레망은 히스테리라는 것을 패배가 현실화될 때, 즉 여성이 여성적인 역할에 효과적으로 묶여 있고 입이 막히는 것을 알게 될 때 도움을 청하는 울부짖음으로 인식하더라고 인용하면서 토릴 모이(1990)는 히스테리가 침묵을 강요당하는 여성들이 보이는 반항의 구체화가 아니라 오히려 다른 출구가 없다는 것을 인식하는 패배의 공표라고 함(p. 192).

길을 선택했다. 우리가 주위의 사회 · 정치적 세력들에 많은 기여를 해줄지라도 내 생각으로 무의식의 역할을 간과해서는 안 되는데, 사람들이 사회의 어떤 특별한 형태에서라도 스스로를 무의식에 위치시킨다.

다른 모든 사람들처럼 프로이트는 그 자신의 사회경제적 계급의 산물로서 어떤 사람은 그를 가리켜 "부르주아"라 했고(라깡),[25] 다른 사람들은 전통적인 비엔나의 부르주아라 했으며(앙드레 브르통), 또한 그는 그 당시 부르주아의 사회적 · 도덕적인 관습으로부터 매우 자유로워진 것처럼 보인다(예를 들어, 『표준영역판』 VII, pp. 48-49, & 『표준영역판』 XVI, p. 434).[26] 그런데도 수많은 비평가들이 지적해왔던 것처럼 프로이트의 사례 저술에서 이다의 어머니가 거의 완전히 부재했던 것은 프로이트가 쥐인간에게 전념했던 사례사에서 쥐인간의 어머니의 부재와 마찬가지로 매우 두드러져 보인다. 또한 프로이트는 이다 쪽에서 어떤 남자와의 동일시를 통하지 않고서 다른 방법으로는 이다가 K부인에게 관심을 가질 수 있었다고 상상하기란 불가능해 보인다. 그 당시에 그로서는 그녀가 어떤 여자한테 관심을 갖는 여자가 될 수 있다는 것을 도저히 생각할 수조차 없는 것처럼 보였다. 우리가 제5장에서 봤던 것처럼 어떤 점은 그 자신의 심리적 구조에 기인될 수 있었고, 또 어떤 점은 부적절한 상징적 준거 틀에 기인할 수도 있었다.

---

25) 『에크리』에서 라깡의 글을 인용하고 있음. 프로이트가 오스트리아-헝가리 제국이라는 이중제국에 소속되어 있고, 유대식의 한계 내에 갇혀 있으며, 그의 정치적 불가지론을 조건화하는 자본주의에 소속되어 있는데, 하나 덧붙이자면, 부르주아 윤리에 속해 있다는 것임(p. 728).

26) 워티스는 프로이트와의 분석을 시작하면서 프로이트가 그에게 했던 말을 기억하고 있음. "정신분석은 일정한 정도의 정직성을 요구하는데, 그것은 특이하고 부르주아 사회에서는 불가능하기도 한 것이다"(1954, p. 22).

임상체계와 역사체계의 변화: 히스테리는 병이 아니다

내 생각으로 우리가 히스테리라는 것을 알아차릴 때 제공할 수 있는 가장 중요한 체계의 변화는 강박증처럼 **히스테리가 질병이라기보다 오히려 한 가지 구조라는** 것을 강조하는 일이다. 인간의 대부분이 신경증적이라면(정신증적이거나 성도착증적인 것과 대조되어, 신경증과 정신증과 성도착증은 세 가지 주요한 임상구조임) 또한 오로지 세 가지 주요한 신경증들—강박증과 히스테리와 공포증—이 있다면, 각각의 신경증은 생활 속에서 정신적 갈등에 부딪쳤을 때 엄청난 수의 사람들이 작동시키는 방법들 가운데 하나를 구성하고 있다. 물론 다른 사람들은 적어도 강박증이거나 히스테리 혹은 공포증적일 수 있지만—정도의 차이는 있음—우리들의 대부분은 신경증적이고 다양한 신경증들은 우리가 이 세상을 다루는 영구적인 방식에 상응하여 그 각각은 억압에 대한 서로 다른 접근방법에 관련된다. 다시 말해서, 생각과 정동에 관한 갈등문제를 다루는 서로 다른 해결책이라는 것이다. 프로이트가 이미 1889년에 우리에게 말해준 것처럼 우리가 히스테리의 특별한 증상을 해결해낸다는 사실은 "히스테리가 치유된다는 것을 의미하지 않아서 유사한 상황에서는 유사한 증상들이 유발될 것이다"(『표준영역판』 I, p. 100; 『표준영역판』 II, p. 17). 신경증이란 특별한 증상이 아니라고 말할 수 있다. 오히려 그것은 삶의 한 방식이다.

강박증의 특징이 되는 갈등에 대한 해결책—그것에 의해 사고와 정동이 서로 분리되며, 어떤 경험에 연결된 정동은 다른 경험이나 사고로 전치되어 있음—은 히스테리의 특징이 되는 갈등에 대한 해결책과 마찬가지로 "이성적"이 아니다. 그에 따라 히스테리에서 어떤 경험에 연결된 사고는 억압되어 있고 정동은 인식되지 않는 형태로 신체에 나타난다. 여러 세대에 걸친 의사들이 히스테리를 불합리와 부조리, 과도한 연극화, 과도한 흥분성에 연결시키고 또한 가장하기에도 연결시켜 왔으며, 그들이 흔히 이런 것들을 남성들과는 대조적으로 특히 여성들에 연결된 것으로 생각해 왔을지라도, 히스테리도 역시 강박증과 마찬가지로 "불합리"하거나 "비논리적" 혹은 "비이성적"이라는 것은 아니다. 각각의 신경증은 그 나름의 합리성이나 논리를 지니고 그 각각은 그 나름의 존재이유를 갖고 있으며, 이러한 이유와 논리는 단지 서로 다를 뿐이다. 강박증 환자들은 일상적인 시각에서 히스테리와 마찬가지로 불합리해 보일 뿐인 그런 일들을 하게 되는 것이다.

마크 미카일의 표현처럼, 히스테리는 "질병이 아니라, 오히려 대체 가능한 신체적 언어, 음성언어, 및 몸짓언어이고 아이콘적인 사회적 의사소통"이다(쇼월터, 1997, p. 7에서 인용). 달리 말해서, 히스테리는 강박증과는 다른 방식으로 자신의 정신적 갈등과 아픔을 내보이고 소통하는 것으로 구성되어 있고, 또한 우리는 여기서 프로이트가 강박증을 단지 "히스테리 언어의 방언"(『표준영역판』 X, p. 157)이라고 부르는 것을 상기해볼 수 있는데, 그것은 히스테리에 의해 제공된 갈등의 해결책에 대한 한 가지 변형이라는 말이다. 또한 우리는 히스테리가 "젊은이뿐만 아니라 늙은이한테서도 나타나고 여자들뿐 아니라 남자들한테도, 백인들뿐 아니라 흑인들한테도 나타난다"(쇼월터, 1997, p. 7)는 것을 기억해둬야 한다. 수많은 임상가들의 마음속에서 여성들과 히스테리 사이에 아주 가까운 등식을 인정해왔다고 프로이트와 다른 정신분석가들을 비난하는 사람들은 프로이트가 비엔나 의사회에 대해서 거의 폭소를 터뜨릴 뻔했다는 사실을 간과하고 있다. 그 당시인 1886년에 그는 『남성 히스테리에 관하여』라는 논문을 발표했고 같은 해 좀 뒤에 남성 히스테리라는 특수한 사례를 보고했을 때 대체로 무시되고 있었다(『표준영역판』 I, p. 24). 샤르코 자신은 약 90명의 남성 히스테리환자들을 치료했다고 한다(쇼월터, 1997, p. 33).

히스테리는 아마도 역사상 강박증보다 더 먼저 임상 실체로 구분되었을 것이다(아마 이집트 시대의 초기에), 그 유연성—신체에 나타나지만 사회적 신체가 되는 신체로서 각각의 특정 역사 시대의 언어·사회·종교적인 모든 함의들로 코드화되고 겹쳐 써진 신체에 나타남—을 고려해보면 히스테리는 그 현증들에서 쉴 새 없이 변화하고 있다. 이런 말 때문에 수많은 정신과의사들과 심리학자들은 히스테리가 더 이상 존재하지 않는 것으로 잘못 믿게 되었는데, 그 이유는 19세기로부터 잘 알려진 현증들—정신신체적인 마비, 눈멂, 귀먹음, 무성증, 무감각증, 기타 등등—이 오늘날의 환자들한테서는 드물게 나타나기 때문이다. 그러나 히스테리가 죽었다니! 결코 그렇지 않다! 동일한 기제에 의해 정동은 신체 속으로 들어가고 그것을 일으키고 계속 살아있게 만든 사고나 기억으로부터 단절되어 있다. 쇼월터의 표현처럼, 히스테리는 "단지 새로운 시대에 대한 라벨을 갈아 붙였을 뿐이다"(p. 4). 이런 몇 가지 새로운 딱지들의 목록을 보려면 제5장의 결론과 〈부록 5〉를 참조하시오.

부록 2

암시에 대하여

어떻게든 괴롭힘을 당하는 사람이라면 치유되리라는 기대와 의지를 지니고서 "무당"이나 "치유자" 혹은 "안수자"를 만나보러 갈 때 치유되고 싶은 욕망과 치료자가 처방하는 그 어떤 치료 형태에도 따르려는 의향이 괴로워하는 사람을 암시에 잘 걸리도록 만든다. 욕망된 치유가 일어나길 바라는 그 개인의 기대—말하자면, "당신이 *x*와 *y*와 *z*를 한다면 치유될 겁니다"—에 부응하는 범위를 너무 멀리 벗어나는 것이 아니라면 치료자는 그때 실제로 그 무엇이라도 처방해줄 필요가 있을 것이다.

부족의 맥락에서 처방은 자신의 가치를 증명해주는 행위들을 해냄으로써 속죄를 통해 그 요소들에 대한 자신의 노출에 관련될 수 있거나, 혹은 어르신의 지도 아래 약물체험(예를 들어, 환각 유발성의 버섯 복용과 사막에서 그 부족의 무당과 함께 일주일간을 보내는 것)을 해냄으로써 관련될 수도 있다. 현대의 의학적 맥락에서 두통과 불면증, 불안 및 다른 많은 질환들의 완화를 위한 처방에는 위약(아무런 유효성분이 들어있지 않은 알약)이 포함되고, "이것들 가운데 하나씩을 하루에 세 번 드세요. 기분이 훨씬 더 좋아질 겁니다"와 같은 말로서 격려가 포함된다. 의학과 정신의학에서 암시는 오늘날 대개 **위약효과**로 알려져 있다. 환자들은 자신들을 도와줄 약물을 받는다고 믿게 되면서, "하 이것 봐라" 그들한테 도움이 된다.

분명히 암시가 모두를 치유할 수는 없지만, 오늘날에도 귀신 쫓기(구마 exorcism)와 신유(faith healing)와 최면에서 주된 역할을 해내고 있다. 1700년대 말에 프란츠 안톤 메스머(1734–1815)는 암시를 충분하게 이용함으로써 우연히 파리의 화제꺼리가 되었다. 메스머는 그의 기적적인 치유가 "동물 자기"—모든 곳에 존재하는 것으로 가정된 불가시의 유동체(다수의 초기 과학자들에 의해 존재할 것으로 생각된 "에테르" 같은 것)이지만 신체 속에서는 골고루 분포되지 않아 고통을 만들어낼 수 있었다는 것—의 불균형을 복원시킨 결과로 생겼다고 주장하지만, 화려한 구경거리라는 정확한 의미를 갖고 있었으며, 미스터리와 신비주의와 입문식의 분위기로 자신의 치료를 세심하게 연출했다(알렉상드르 뒤마의 『여왕의 목걸이』라는 소설에 아름답게 기록되었음). 그의 치료는 고도로 양식화되어 목재의 "온수욕조"(초기의 기포생성 욕조인 자쿠지 같은 이러한 장치들을 동물 자기로 과도하게 부여시키려는 의도로서 쇠막대들을 설치함)에서 한꺼번에 20명의 환자들한테 시행되었다. 예식을 거행하듯이 기다란 망토를 걸치고 방으로 들어가면 메스머가 환자들 한 사람 한 사람에게 마술지팡이를 흔들게 되고 한 사람씩 차례대로 발작(그 당시에는 **위기**crisis라고 불렀음) 속에 빠졌다가 그로부터 그들은 치료되었다고 말하면서 나오게 된다.

동물 자기에 관한 메스머의 주장은 결국 정부위원회에 의해 불신되어 조사를 받게 되었는데(이 위원회에는 벤자민 프랭클린과 라부아지에와 같은 유명한 인물들이 포함되어 있었음), 그의 치료적인 성공은 신중하게 취급되어야 했다. 심문을 받은 100명의 환자들(비장의 염증, 류머티즘, 천식, 두통, 피부질환 및 신경질환을 내보임)—그들 모두는 메스머의 제자들 중 한 사람한테 치료를 받았음—가운데 50명은 완전히 치유되었다고 주장했으며 6명을 제외한 모두는 부분적으로 치유되었다고 주장했다. 그 시대의 의료시설에서 인정된 것은 아니더라도 암시와 화려한 광경을 특별하게 사용하는 메스머의 방법(환자들의 "넋을 빠지게 하기"mesmerizing)은 오늘날 심리적인 수단을 통해 다수의 의학적인 문제들이 적어도 부분적으로 사라질 수 있다는 것을 우리에게 암시해준다. 그것을, 뭐랄까, 속임수(hocus-pocus)라고 부르지만, 그것이 흔히 작용했다는 사실에는 여전히 변함이 없다. 참으로 그것은 흔히 21세기의 수많은 의학적 테크닉보다 더 잘 작용했다. 즉 성공률이 더 높았다. 그러나 이미 암시에 걸리기 쉽고 동물 자기를 믿으려고 하는 사람들만이 메스머와 그의 조수들에 의해 치료되려고 계속 나타났을 가능성이 크다. 달리 말해서, 환자 모집단은 무작위로 추출되지 않고 자기 선택으로 추출되었다.

스티브 마틴 주연의 1992년 영화 《신뢰의 도약》에 그려진 것처럼 암시의 시술자들은 그들이 사용하는 테크닉을 믿지 않아도 된다는 것을 유념해보자. 오로지 환자들만이 신뢰를 가질 필요가 있다.

암시의 다채로운 사용

프로이트의 시대 이전에 시도된 "치료 양식들"은 다음과 같은 순서로 발전되었다.

1. 최면술의 시술(현혹을 통한)과 암시(1734-1815년의 프란츠 안톤 메스머와 연결됨).

2. 최면과 암시(장-마르탱 샤르코, 1825-1893).
3. 최면과 말하기, 카타르시스로 이끌어감(요셉 브로이어, 1842-1925).

우리는 메스머가 암시를 통해 의학적 치료의 발전에 첫 걸음을 제공했다고 생각할 수도 있지만, 이것은 얼마간 제멋대로의 생각이 될 텐데, 예를 들어 프랑스의 왕들이 약 500년 동안 고통스러운 사람들을 건드리기만 해도 특정한 병들을 치유할 수 있다고 생각되었고 귀신 쫓기라는 구마의식이 수천 년 동안 행해져 왔기 때문이다.

프로이트 시대까지도 최면에 결합하여 사용된 암시(위에 기술된 2단계)는 "신경질환"의 치료에 주요한 테크닉이 되었다. 샤르코는 모든 종류의 마비와 감각장애를 보이는 환자들에게 최면을 걸어서 다음과 같은 결과를 보여주었다. 즉 피암시성이 더욱 강해진 최면상태에서 이런 증상들을 사라지도록 만들 수 있었는데, 최면이 걸린 기간과 최면후 암시를 이용하여 그 이후 얼마 동안에도 사라지게 할 수 있었다(예를 들어, "당신이 깨어날 때 당신의 다리는 완전히 좋아진 느낌을 받을 거고 아무런 도움도 없이 다시금 걸을 수 있을 겁니다"). 아직까지도 더욱 인상적인 것은 다음과 같은 사실이었다. 즉 다른 점에서는 정상적인 사람들한테 최면 하에서 마비와 감각 증상들이 나타나게 만들 수 있었는데, 최면에 걸린 동안과 최면후 암시 덕분에 각성 후에도 나타날 수 있었다.

이폴리트 베른하임과 피에르 자네 같은 프랑스와 오스트리아의 수많은 연구자들은 1800년대 말에 사실상 정신신체증상이라고 점차 인정되었던 광범위한 증상들을 완화시키는 데에 최면을 이용하여 많던

적던 성공을 거두었다. 만일 샤르코가 환자에게 단지 최면을 걸어서 걸어가 보라고 명령함으로써 두 다리의 마비를 완화시킬 수 있었다면 그 마비의 기원이 의학적인 것이 아닐 수도 있었다는 것은 오늘날 우리에겐 분명해져 보인다. 그런데도 그 당시의 영국의료시설과 오스트리아 의료시설은 그러한 결과를 돌파리나 가짜의사의 작업으로 일축해 버렸다. 샤르코는 그 당시 대부분의 의사들이 지닌 티끌만한 믿음에 반대되는 신념을 갖고 있었다.[1]

몇 가지 놀라운 결과들을 밝혀주고 있더라도 암시의 성공은 단명해지는 경향을 보였다. 프로이트는 에미 폰 N.에게 암시의 이용에 대해서 말해준 것처럼, "치료적 성공은 대체로 꽤나 컸지만 지속적이지 못했다"(『표준영역판』 II, p. 101). 암시는 일반적으로 일시적인 완화만을 제공했고 최면 후의 암시를 자주 반복해줄 필요가 있었다. 예를 들어 최면술사를 만나서 담배를 끊으려고 하는 환자들한테는 오늘날에도 이 말은 사실이다. 그들은 최면이 영구적인 효과를 보여주길 바라는데도 그런 일은 드물다. 그런데도 사람들은 최면술사를 계속 찾아가는데, 그 이유는 정신치료와 달리 최면은 신속하고 환자 편에서 특별한 노력을 전혀 필요로 하지 않기 때문이다.

프로이트가 결국 최면을 거부했던 까닭은 그의 경험으로 많은 환자들이 최면에 확실히 걸릴 만큼 피암시성이 강하지 못했기 때문이었다. 또한 그는 "그 성공에서 영속성의 결여" 때문에 암시를 거부하였

1) 파리에서 샤르코와 함께 연구했던 프로이트는 샤르코가 근무하는 병원(살페트리에르 병원)에서 부딪친 어떤 임상소견(반맹증)이 그 당시의 의학 이론에 모순된다고 샤르코에게 말했던 일이 있었음. 그때 샤르코의 유명한 답변은, "이론은 괜찮기는 해요. 하지만 그것은 그러한 임상적인 사실들의 존재를 막지 못해요."(La théorie c'est bon, mais ça n'empêche pas d'exister.) 프로이트의 『표준영역판』 I, p. 139와 『표준영역판』 III, p. 13 참조.

다(『표준영역판』 XVI, p. 449).

암시와 정신분석적 해석 간의 차이점

암시의 목표가 고통을 받는 사람에게 **직접적으로 영향을 주어서** 치유하려는 것인데, 그 사람의 고통에 대한 이유(들)와는 상관없다는 점을 주목해보자. 또한 오늘날의 많은 치료자들은 최면을 사용하지 않더라도 계속해서 암시에 꽤나 크게 의존하고 있는데, 그들의 환자들한테 특정한 행동을 시도해보든가 어떤 활동들(스포츠, 다이어트, 등등)을 해보라고 암시함으로써 그렇게 하고, 또한 그들의 환자들은 이것이 사실이라는 것을 조금도 내비치지 않는데도 심지어 그들의 문제의 근원이 이러이러하다고 암시하기에 이른다. 이런 의미에서 그들은 환자들한테 문제의 근원을 그들 스스로 찾아보도록 권유하는 대신에 치료자들이 가공해낸(혹은 책에서 찾아낸) 아이디어나 조그마한 "지식"을 제공해 주려고 한다.

이것이 암시와 정신분석적 해석 간의 근본적인 차이점이다. 그것들이 항상 분명하게 구별될 수 없을지라도 **정신분석적 해석은 분석수행자 자신의 진실을 목표로 삼고** 분석수행자들이 그들 스스로 찾아내거나 사실임을 직관적으로 느끼는 어떤 것을 목표로 삼는다. 이미 만들어진 어떤 것(예를 들어, 분석가가 입문서에서 찾아냈거나 강의에서 들었던 어떤 것) 혹은 분석가 자신의 기존의 아이디어를 기초로 해서 가공해낸 어떤 것을 목표로 삼지 않는다. 정신분석적 해석은 주로 분석수행자한테서 나오고 진실을 생각해내거나 적중시켜서 치유를 얻으려는 것이지 일시적으로 작용하게 될 오래된 그 어떤 것을 채택해서 치유를 얻어내는 것은 아니다. 가장 좋은 사례에서 분석가로부터 나온 해석은 분석수행자들이 어떤 일들을 행하거나 생각하거나 느끼는 이유에 대해 설명하기 위해 행하거나 생각하거나 느끼거나 혹은 주장하는 것을 분석수행자들에게 말해주지 않는다. 그 대신에 해석은 분석수행자가 이미 말하고 있는 것을 넘어서 짧은 한 걸음을 내딛게 되거나(프로이트) 또는 사물을 보는 분석수행자의 방식을 흔들어 놓는 일에 목표를 둔다(라깡).

부록 3

쥐인간의 위기에 대한 해명

쥐인간이 처음으로 프로이트를 만나러 왔던 직후에 생긴 특별한 위기 때문에 혼란해질 수 있는 독자들을 위해 나는 여기서 몇 가지 매개변수들에 대한 설명을 시도해보려고 한다.

첫째, 이런 위기의 강도와 명백한 광기에도 불구하고 프로이트는 에른스트 랑거라는 환자가 정신병적이라는 결론을 내리지 못했다는 것에 대해 언급하려고 한다. 또한 그는 에른스트의 담론에서 망상형성을 연상시키는 어떤 것을 알아냈을 때에도 그렇게 하지 못했다(프로이트는 그것을 **섬망**delirium이라 부르는데, 그 용어는 더 이상 정신의학적 의미로 사용되지 않음). 다시 말해, 에른스트가 여섯 살쯤 되었을 때 그에게 처음으로 떠올랐던 생각은 그가 부모들한테 그의 생각을 전혀 말하지 않았는데도 부모들이 그의 생각을 알고 있었다는 것이다(『표준 영역판』 X, p. 164).[1)]

우리는 여기서 프로이트가 **첫 번째** 강박 증상—에른스트의 진단

1) 모든 것을 다 아는 이런 전지를 부모에게 귀속시키는 것은 어린 아이들한테는 드문 일이 아니지만 꽤나 오랫동안 지속되는 그의 경우에는 조금 신비로워 보임. 그것이 그에게는 무슨 목적으로 작용했을까? 그의 소망을 내보이는데, 부모들이 그의 생각을 모두 알아서 아무것도 감출 수 없게 되는 소망임. 그처럼 그는 사악한 생각 때문에 즉각적인 처벌을 받게 되어 그 자신에게 내려진 처벌을 녹여버려야 하는 부담을 어깨에 짊어져야 함. 그의 부모들이 그를 대신하여 그 일을 해줄 것임. 나중에 그는 누군가한테 사악한 생각을 품으면 그 사람한테 해가 된다고 믿어버림. 이것은 희망사항이나 마술적 사고의 분명한 사례가 되는 것으로 보임

이나 임상구조를 결정해주었던 증상—과 광범위한 두 번째 증상들을 암암리에 구별했다는 것을 보게 된다. 이것들은 다음과 같이 설명될 수 있다.

1. 첫 번째 증상: 왔다 갔다 동요하는 강박사고들로서 그가 아무 것도 하지 못하게 만듦.
2. 편집증과 같은 두 번째 증상들.[2)]

쥐인간의 표출된 문제

환자들이 분석가에게 치료를 받으러 온 이유로 처음 제시하는 것은 흔히 핑계가 되는 것, 즉 그들이 그 존재를 어렴풋이 알아채거나 알고 있기도 하는데, 마음에 덜 들고 더욱 오래된 문제들이라기보다는 오히려 그들이 자발적으로 모조리 자백하려는 문제이다. 분석가는 표출된 문제—환자에 따르면 그가 치료를 요청하도록 해주었던 사건이나 일련의 사건들—가 실제로 환자를 치료로 이끌어주었던 것이라고 추정해서는 안 된다. 흔히 그것은 완전히 다른 어떤 것이다.

에른스트의 경우에 표출된 문제는 명백해졌다. 그의 안경과 "잔인한 대위"를 둘러싸고 1907년 8월에 일어났던 사건들이었다(『표준영역판』 X, p. 165). 쥐인간은 군대에서 장교로 작전 중이었는데, 강행군 도중의 휴식 시간에 코안경을 어디에 두었는지 잊어버렸다(그 코안경은 안경다리가 없어 코 위에 고정시키는 구식의 안경임). 그는 코안경

2) 라깡은 자아나 자기가 "그들에 반대하는 우리"의 구조형태, 즉 "나 혼자 세상에 맞서는" 구조형태라면 우리는 모두 약간은 편집증적이라고 말함(핑크의 1997, p. 250 n. 44와 2016, 제5장 참조).

을 찾기가 쉬운 일이었을 거라고 프로이트한테 말했지만, 잠시 멈춰서 찾지 않았던 이유는 자신의 중대를 지체시키고 싶지 않았기 때문이었다. 왜 그랬을까? 대체로 그는 자신도 다른 사람들처럼 강인하다는 것을 보여주고 싶었기 때문이었다. 그는 이렇게 표현했다. "사람들이 제가 많이 배웠으면서도[안경 쓴 지식인] 많은 일들을 잘 견뎌낼 수 있어서 좋아한다는 것을 정규군의 장교들한테 반드시 보여주고 싶었어요" (p. 165). 그에게 안경은 허약함의 기호였고 코안경의 독일어인 크나이퍼(Kneifer)는 "겁 많은 사람"을 의미하기도 하는데, 즉 직면하게 될 때 떨리거나 물러나는 사람(구어적인 의미들 중에는 병아리chicken와 겁쟁이yellow-belly, 게으름뱅이, 기피자가 포함됨)을 의미한다. 여기서 에른스트에겐 이런 말이 남자다움에는 분명히 포함되어 있었다. "그는 자신이 남자나 혹은 쥐 같은 겁쟁이를 보여주려고 했는가?"

그의 마음속으로 자신은 결코 남자답지 못했다. 실제로 그는 프로이트한테 자신이 여섯 살 때부터 겁쟁이였다고 말했다. 그는 이제 군대에서 분명히 매우 중요할 수 있는 능력인 잘 볼 수 있는 능력을 상실하게 되어 남자다움의 또 다른 흔적조차 잃어버리게 되었다는 것이다. 그는 안경이 없어져서 어느 정도까지 무능력하게 되었다.[3]

그는 몇 분간 더 걸려 안경을 찾기보다는 차라리 비엔나에 있는 안경점에 전보를 쳐서 새것을 주문하고 대금교환인도로 지불해서 어느 도시(프로이트가 Z시라고 부름. 『표준영역판』 X, p. 212에 나온 지도 참조)로 안경을 보내달라고 했는데, 그는 거기로 가서 안경을 찾으려고 했다. 그가 안경을 잃어버렸던 동일한 휴식 시간(아마도 식사시간)

3) 우리는 여기서 그의 최초 성적인 욕동들 가운데 하나가 바라보기(관음증)에 관련되었음을 기억할 수 있는데, 안경의 상실은 분명히 그것의 활동성을 더욱 어렵게 만들 것임.

에 그는 네메체크 대위라는 사람(프로이트, 2000, p. 55; 프로이트는 출간한 사례사에서 단지 그를 N대위 혹은 "잔혹한 대위"라고 부름. 『표준영역판』 X, p. 169) 옆에 앉아 있었는데, 그 사람은 체벌을 신봉했고 군대에서 그 이용을 소리 높여 옹호했다. 에른스트는 그와의 대화 과정에서 그의 의견에 대해 "매우 날카롭게" 반대했지만, 네메체크는 동양에서 사용했던 특수한 형태의 고문(사람의 엉덩이 아래에 놔둔 항아리에 굶긴 쥐들을 넣어놓고서 그의 항문을 파먹어 들어가 길을 내는 것과 관련된 고문)에 대해 장교들한테 말해주러 갔다.

쥐인간은 분명히 네메체크를 자신의 잔인한 아버지한테로 연상해가기 시작했다. 제4장에서 봤던 것처럼 그의 아버지도 역시 체벌에 대한 믿음을 갖고서 자녀들을 때리는 일에 몰두하다가 자신이 무슨 짓을 하고 있는지 알지 못할 때가 있었다. 또한 에른스트는 이런 형태의 고문 이야기를 듣자마자, "**이것은 그에게 매우 소중한 사람한테 일어나고 있는 일**이라는 생각이 [그의] 마음속에 번쩍 떠올랐는데" 그것은 진정으로 그의 여인과 그의 아버지라는 두 사람에게 일어나는 일이란 생각이다. 그러한 공격적인 생각들을 그의 마음에서 꺼내놓기 위해 (그런 생각들은 반드시 그에게 터무니없는 것으로 떠올랐을 텐데, 그의 아버지가 이미 약 8년 전에 돌아가셨기 때문임) "도대체 너는 무엇을 생각하고 있니?"와 같이 그 자신에게 묻는 그런 일들을 (6살 어린이였을 때 했던 것처럼) 반복했다. 그는 그런 생각들이 죄를 짓는 것으로 느꼈고 그런 생각 때문에 그 스스로를 벌하였다. 하지만 그가 어떻게 그처럼 하게 되었을까?

그가 진정으로 어리석고 굴욕적인 것을 스스로 하게끔 강요함으로써 그렇게 된다는 것이다. 그가 만났던 다른 대위(잔혹한 대위가 아님)한테서 그의 안경이 Z시에 도달했다는 말을 들었고, 그곳 우체국에서 일하는 여자는 그가 중위이기 때문에 틀림없이 믿을 만하다고 판단했으며 그녀 자신이 교환인도 대금을 지불하게 되었다고 들었다(『표준영역판』 X, p. 172). 그녀는 그가 그녀에게 갚지 않을지도 모를 위험은 거의 없다고 생각했으며 그는 그것을 호감의 표시로 받아들였다. 그는 그녀로부터 호감을 사고 있는 것으로 믿었다. 에른스트는 안경을 받기로 한 때보다 몇 시간 먼저 그 소포가 우체국에 도달한 바로 그 시각에 그곳에 가있었던 어떤 대위한테 이런 이야기를 들었다.

몇 시간 뒤에 그 잔혹한 대위인 네메체크가 (아마도 우체국에 근무하는 그 여인한테서 건네받은 것을 A중위로부터 전달받은) 그 안경을 에른스트한테 건네주면서 A중위(사례연구에서 그 어떤 것도 알려지지 않은 사람)가 교환인도 대금으로 3.8크라운을 지불했다고 말해주었다. 따라서 에른스트가 그 돈을 **A중위한테 갚아야 한다**는 말이었다(『표준영역판』 X, p. 168). 그 잔혹한 대위는 이 일에 대해 잘못 알았고, 쥐인간은 그 대위가 이 말을 전하던 바로 그 순간에 자신이 오해하고 있다는 것을 알았다.

그 시점에 매우 복잡한 생각이 에른스트의 마음에 떠올랐다. 내가 앞으로 제시해 보겠지만 출간된 설명에서 그것에 대한 프로이트의 해석으로 시작해보자. 여기서 첫눈에 일들은 다음과 같이 나뉘고 있다(『표준영역판』 X, pp. 217-218).

1. 네메체크는 "너는 A중위한테 3.8크라운을 갚아야 해"라고 말했는데, 에른스트는 이 경험을 통해 말을 **명령**으로 알아들었다.

2. 이제 고문 이야기 때문에 네메체크를 자신의 아버지로 연상했던(또한 그 두 사람 모두한테 끔직한 일이 벌어지길 바랐을) 에른스트는 속으로 "내가 그러기도 하겠다!" 혹은 "참견마!"라고 쏘아붙였다. 그의 마음속에 번쩍 떠오른 것은 실제로 매우 복잡하였다. "나는 절대로 갚지 않을 걸요!" 혹은 "내가 갚을 가능성은 돌아가신 아버지가 자식을 두게 될 만큼이겠죠"(『표준영역판』 X, p. 218; 그의 여인에 관련된 비슷한 생각도 그의 마음속에서 빠르게 퍼져나갔는데, 그녀는 약 6년 전에 수술을 받은 뒤로 불임이었음). 프로이트는 이런 생각들을 "조롱의 확언"이나 아이러니한 주장이라고 불렀는데, "결코 충족될 수 없는 불합리한 조건"에 관련되어 있다. 여기서 우리는 에른스트 쪽에서 반발의 한 요소를 보게된다. 즉 갚지 않겠다는 언질이다(이것은 공격적인 이드 충동으로 간주될 수 있다.)
3. 에른스트는 그의 아버지(또한 그의 여인)한테 반발하면서 죄책감을 느꼈다. 그런 생각들은 죄를 짓는 것이었다. 그는 네메체크의 잘못된 명령을 수행하여 (A중위와 또 다른 장교, 예를 들어, B중위 앞에서) 그 자신을 우스꽝스럽게 보이도록 함으로써 그런 생각들 때문에 스스로에게 벌을 줘야 했을 것이다. 여기서 우리는 반발로부터 죄책감으로 또한 자기징벌의 명령으로 가는 진행을 보게 된다. (이것은 그의 초자아 편에서 수행하는 행동으로 이해될 수도 있다.)
4. 에른스트는 네메체크가 내린 명령을 정확히 따르겠다고 결심했다. 이것에 대한 프로이트의 설명에서는 처벌이 우세해졌

던 것처럼 보이고 에른스트 자신은 명령을 수행하기 위해 경험했던 강박행위로부터 아무것도 얻을 수 없었던 것 같다. 에른스트한테는 **자기징벌** 이외에는 아무 것도 없었다.

그러나 그 상황에 대한 그러한 해석은 그처럼 멀리 나아갈 뿐인데, **거기에는 그를 위한 어떤 것이 있었기** 때문이거나 혹은 내가 그렇다고 주장하게 될 것이다. Z시로 갈 것인지 혹은 비엔나로 되돌아갈 것인지 몇 시간 동안에 걸친 망설임 속에서(앞으로 보게 되듯이, 일종의 정신적 수음에 관련됨) 그는 마음속으로 수많은 다양한 요인들을 저울질하고 있었다.

1. 에른스트는 우체국의 믿을만한 젊은 여인에 대한 관심이 매우 높았는데, 그녀는 그를 알지도 못하면서 그에 대해 친절한 감정을 품고 있다고 그는 생각했다. 또한 그에게 접근해왔고 그와 바람피웠다고 생각했던 귀여운 소녀(여관 주인의 딸)를 동일한 도시에서 다시 보는 일에도 그는 흥미로워하고 있었다(『표준영역판』 X, p. 211). 그러나 이 여인들을 만나러 가는 일은 기자(그의 "여인")를 대수롭지 않게 여기는 것을 의미하게 되고, 또한 그가 돈을 보고 결혼하길 바라는 아버지의 소망을 거슬리는 일이 될 것이다. 달리 말해서 그가 실제로 빚을 졌다고 알고 있던 사람(우체국의 여자)에게 돈을 갚아주는 것은 그의 상상 속에서 그의 여인과 그의 아버지 둘 모두를 해치는 일이 될 것이다. (또한 두 여자들—여관주인의 딸과 우체국의 여자—사이에서 선택해야 하는 것은 그의 아버지의

딜레마를 반복하는 일이고 어떤 점에서는 그가 아버지를 더 많이 닮아가게 될 것이며, 또한 기자와 밀접한 관계를 맺지 말라는 아버지의 충고에 따르는 것과 마찬가지일 것이다. 이 점은 동시에 그의 아버지와 구별되었을 텐데, 그의 아버지는 군에 있을 때 졌던 커다란 빚을 결코 갚지 않았기 때문이다.) 이런 점들이 에른스트한테는 Z시로 가는 선택에 대한 어떤 개인적인 의미를 띄게 되었다.

2. 그는 돈을 갚지 않겠다고 말했는데, 그것이 그로서는 반발의 한 형태였다.
3. 그러나 그것은 역시 그가 그의 여인과 그의 아버지에게 죄를 짓는 것으로 느꼈다(그의 아버지는 결코 동료 전우에게 빚을 갚지 않았고, 또한 에른스트는 오로지 전치된 방식이라면 그에게 빚을 갚아야 할 것으로 느꼈음). 아마도 이것은 그런 언약이 그에게 일어났던 아이러니한 방식 때문이었다. 즉 "내가 빚을 갚을 가능성은 돌아가신 내 아버지나 내 여인이 자식들을 두게 되는 것 만큼이겠죠!" 그는 이런 언약이나 해결책을 만들어냄으로써 그들을 모욕한다고 느꼈는데, 그로 인해 죄책감이 생겼다.
4. 하나의 **명령**이 그의 마음속에서 언술되었다. "너는 A중위한테 3.8크라운을 갚아**주어야 한다.**" 너는 A중위를 Z시에 있는 우체국으로 데려와야 하고, 또한 너의 아버지를 (돈 때문에 결혼하지 않음으로써) 배신하고 동시에 너의 여인을 (그곳의 두 여자들을 찾아봄으로써) 배신하게 된다. 이런 면목 없는 행동은 표면상 그의 아버지와 그의 여인을 무시해서 생긴 **자**

기징벌이 된다. 그는 이런 행동으로 잔혹한 대위/아버지를 예우하거나 떠받들게 될 텐데, 그는 프로이트가 언급한 왕처럼(『표준영역판』 X, p. 218) 항상 옳을 수 밖에 없다.[4] **이처럼 오래 가지 않는 증상에서 그가 찾아냈던 해결책**(비엔나로 되돌아오는 기차에서 유발되었고 그 뒤로는 잠시 동안 지속되는 증상)은 **그가 아버지 같은 인물들에게 복종하고 정당성을 입증하며 무죄가 되게 하는 것처럼 보였던**(아버지의 빚을 갚아주고 비록 잘못된 것일지라도 잔혹한 대위의 명령을 수행하는) 방법이었고 그 자신을 우스꽝스럽게 보이도록 해서 자신을 처벌하는 것처럼 보였던 방법이었다(A중위가 그의 코안경과는 아무런 상관도 없다는 것을 그가 충분히 알고 있었는데도 온힘을 다해 A중위를 Z시로 데려왔음). 그러나 그것은 **동시에** "괜찮은 여자"와 결혼하길 바라는 아버지의 마음속 깊은 소망에 거역하는 것이었다. 따라서 그가 자신에게 내리는 명령은 **아버지에게 순종과 동시에 거역**을 허용하도록 고안되어 있는데, 그의 양가성에 대한 타협이나 해결책이 되었다. 또한 그에게 관심을 끌었던 두 여자들한테 찾아감으로써 기자를 포기하는 일이 그에게 요구되었다.[5]

---

4) 그런데도 그와 동시에 그는 분명히 잘못 되어 있던 잔혹한 대위를 바보로 만들고 있지 않을까?

5) 그 상황은 더욱 복잡한 것으로 이해될 수 있는데, 그 이유는 잔혹한 대위가 A중위에게 돈을 갚으라고 에른스트한테 말했을 때 벌어진 일을 에른스트가 다음과 같이 기술했기 때문임. "제재(sanction)가 마음속에 그려지는데, 그것은 그가 돈을 갚으려고 하지 않으면 그 일이 벌어질 거라고"(『표준영역판』 X, p. 168). 즉 그의 여인과 아버지가 극심한 고통에 시달릴 텐데. 그가 돈을 갚으면 그들이 심한 고통을 당할 텐데. 그렇지 않다면 그들은 당하지 않게 될 것이다. 제재란 단어는 약간 이상하지만 여기서는 일종의 규칙이나 원칙 혹은 위협을 가리킴. "돈을 갚지 마라, 안 그랬단 봐." "돈을 갚지 마라, 그렇지 않으면 너희 아버지는 쥐들의 공격을 받을 거야." 그것에 대한 그의 반대는, "하지만 우리 아버지는 쥐야. 그래서 그가 고통을 당할 거야!" 그런 다음 그는 돈을 갚아주라고 그 자신한테 명령했음(그러나 아버지의 빚을 갚아줌으로써 그는 아버지가 더 이상 그런 쥐가 아니라고 하지 않을까?).

이 모든 것들이 암시해주는 것은 **강박증 환자한테는 명령 속에 어떤 것**(분명히 불합리 것이라도), 즉 **그가 그것으로부터 얻어내는 어떤 것이 있겠다**는 것이다. 그렇지 않고서야 왜 그가 적어도 그것에 순종하려고 할까? 에른스트한테 벌을 가하기 위하여 그 명령이 초자아에 의해 내려질지라도 에른스트는 그것으로부터 뭔가를 얻어냈을 수도 있다.

라깡은 "즐겨라!"Jouis!(『에크리』, p. 696)라는 명령을 내리는 것으로 초자아를 본다. 에른스트 사례에서 "그 여자들을 즐겨라!"라고 그에게 명령하는 것으로 생각될 수 있다. 그 명령으로 들어가는 리비도적인 충동은 다층적이고 복합결정되며, 명령의 수행은 어떤 종류의 발길질을 그에게 제공했을 수도 있는데, 그것은 변화를 바라는 그의 욕동에 순응하라는 명령이었다(그는 프로이트와의 치료가 잘 진행된 이후에 여자들과의 좋은 성적인 관계를 갖게 되었던 것처럼 보인다는 점을 유념하자). 우리는 증상들(이것처럼 길지 않은 증상)이 타협형성이라는 것을 다시 한번 암시하면서 명령 속에는 두 기관들, 즉 이드와 초자아 둘 모두를 위한 어떤 것이 있었다고 말할 수 있다.

에른스트는 그 명령을 수행하지 않았다는 것을 잊지 말자. 그는 정말로 자신에게 내린 명령들, 그 자신의 목을 베라는 것이든 기자의 할머니를 죽이라는 것이든, 그 가운데 어떠한 것도 전혀 수행하지 않았다(후자의 경우에 그는 오히려 울면서 바닥 위에 쓰러졌다). 에른스트 같은 강박증 환자한테 그 자신과 스스로 부과한 명령 사이에는 얼마큼의 거리가 있다. 다른 한편으로 정신병 환자들은 그러한 명령들을 그들 자신의 외부에 있는 상대방한테서 나온다고 흔히 믿고 있으며 그 명령들을 훨씬 더 심각하게 받아들인다. 에른스트는 분명히 스스로 내린 명령에 순종하려는 나약한 시도를 해보였지만 성공하지 못했던 이유는 A 중위가 돈 받기를 거부했기 때문이다. 그 뒤로 에른스트는 더 이상 나아가지 못했다.

커다란 망설임

다음의 도표에서 나는 에른스트가 Z시로 가려는 것과 그 대신 비엔나로 가려는 것에 대한 매우 개인적인 의미들(그 누구도 쉽게 추측할 수 없었던 이유들)을 도식화해 보려고 한다.

Z시로 가려는 이유들	비엔나로 가려는 이유들
아버지에 대한 불복종; 그의 여인을 해침. 아버지의 눈살을 찌푸리게 했던 기자와 사보르스키 가문의 딸인 리지 사이에서 그의 마음속에 일어난 갈등.	그의 아버지의 빚을 갚지 않음으로써 아버지의 책임 면제를 회피함.
한두 번의 연애 시작의 매혹. 돈과 사회적 지위에 입각한 아버지의 결혼 선택을 반복하고 싶은 이끌림. 그는 이런 매혹에서 벗어나긴 하지만 훗날 병에 걸림.	문제의 회피. 그의 여인에게 되돌아가고 그의 아버지를 거역함.
(잔혹한 대위의 모습인) 아버지에게 순종함.	

그의 궁극적인 해결책은 결정을 내리는 일이었고—또한 제4장에서 유념했던 것처럼 (예를 들어, 결정하길 피하는) **회피가 신경증의**

특징임—그의 행동을 운명에 맡기는 일이었다. A중위 앞에서 어리석다는 느낌에 대한 생각들뿐만 아니라 기차의 짐꾼과 그의 식당차 예약에 대한 그의 생각들은 결국엔 단지 합리화에 불과했다. 다시 말해, 여자들에 대한 더욱 심각한 그의 매혹과 혐오감, 돈과 지위 간의 갈등, 아버지의 부채를 갚음, 등등을 설명하기 위해 즉석에서 마련된 변명들이었다. Z시와 비엔나 가운데 선호하는 수준은 매우 고르게 균형 잡혀 있었고, 따라서 에른스트는 지나치게 분열되거나 양가적이어서 결정하지 못하고 있었다. 강박증 환자들이 흔히 그렇듯이 그는 자신의 행로를 운명이 결정하도록 놔두었다. 또한 그렇게 해서 그는 비엔나로 돌아가게 되었는데 비엔나에 있는 그의 훌륭한 친구로 하여금 그를 위해 그 문제를 처리해주도록 했다.

부록 4

도라의 특별한 증상에 대한 프로이트의 해석

안나 O.처럼 "큰 히스테리"라기보다는 오히려 프로이트의 표현인 "작은 히스테리"(『표준영역판』 VII, pp. 23-24)에 시달리면서도 도라(이후로는 그녀의 실명인 '이다'라 부름)는 무수한 문제들에 시달리고 있었는데, 그 대부분이 신체적인 것이었다. 이 점은 쥐인간의 상태와 선명하게 대조되는데, 그의 문제는, 말하자면, 모두 그의 머릿속에 있었기 때문에 주로 생각과 관련되어 있었다. 그의 경우에 그가 사랑했던 사람들한테 해로움이 다가오길 바라는 소망은 억압되었고, 그들한테 벌어질 무서운 일들에 대한 의식적인 걱정과 두려움의 형태로 변하게 되었다(이것들은 유해한 결과를 막아내기 위해 고안된 몇 가지 회유적이고 강박적인 행위들을 이끌어냈음). 다소 단정적으로 말하면, 강박증에서는 피억압물이 마음속으로 되돌아온다(『표준영역판』 III, pp. 51-52). 반면에 히스테리에서 피억압물은 신체로 돌아온다.

제1장에서 봤던 것처럼, 프로이트는 신체에서 피억압물의 회귀를 "전환"이라 부른다. 즉 만성적인 신체증상으로 바뀌는 정신적 갈등의 전환이다(『표준영역판』 II, pp. 86, 147, 203-208; 『표준영역판』 III, p. 49). 그런 경우에 갈등과 연결된 생각들은 보통 잊혀지고, 그것들이 망각되지 않을 때에는 정동이 사라지게 되는데, 그 정동은 신체 속으로 들어가 버린다(『표준영역판』 II, pp. 206-208). 이것은 이다가 자신의

과거를 의식에서 거의 기억하지 못하는 이유를 적어도 부분적으로는 설명해줄 수 있고, 실제적으로 그녀와 프로이트가 논의했던 모든 것에 의해 그처럼 변동이 없어 보였던 까닭도 된다.

이다가 보여준 대부분의 만성 신체증상들에는 신경성 기침과 호흡곤란(힘들거나 거친 숨쉬기), 천식, 무성증, 편두통, 위통 그리고 다리 끌음이 포함되어 있었다(그 가운데 많은 것들이 적어도 중년까지 지속되었음, Deutsch, 1957).[1] 그러나 그녀의 무의식적인 생각들의 정반대가 되는 특정한 의식적인 생각들을 소유하고 있었다는 것을 주목해 봐야 한다. 예를 들어서, 그녀가 마음속에서 꺼내올 수 없는 "다중가치적인" 생각이 있는데(어떤 사람은 그것을 강박사고라고 잘못 부르기도 함), 아버지가 K부인과의 정사를 계속할 수 있기 위해 어떻게 그녀를 희생시키려고 했을까 그런 생각(즉, 그녀를 K씨에게 넘기면서도 자신의 친구가 그녀를 유혹했다는 것을 믿으려 하지 않았음)이었고, 그 생각은 K부인에 대한 그녀 자신의 관심을 스스로 감춰주는 것처럼 보였다. 달리 말해서, 히스테리의 모든 증상들이 신체에서 찾아지는 것은 아니다. 그와 비슷하게 강박증의 모든 증상들이 오로지 마음속에서만 찾아지는 것은 아니다. 과민성 내장 장애(혹은 증후군), 소화불량, 역류, 속 쓰림, 가스와 같은 이름으로 알려지는 강박증 환자들 가운데 발견된 소화장애의 확산을 생각해보고 최근에 유행하는 "스트레스"라는 포괄품목에 관련된 신체에서의 모든 육체적 고통을 고려해 보자.

이다는 안나 O.와 동일한 신체증상인 신경성 기침(tussis

1) 프로이트는 이 목록에 다음의 것들을 첨가함. 즉 우울증, 비사교성, 그리고 생의 권태(지루함, 삶에 대한 싫증), 여기서 후자는 "아마도 완전히 진실한 것은 아니라"(『표준영역판』 VII, p. 24)는 이상한 언급을 하고 있음. 안나 O.와는 달리 이다는 "부재"의 조건과 혼동, 섬망 및 전반적인 인격의 변화에 따르지 않았음(『표준영역판』 XI, p. 10)..

nervosa)—아마도 목의 점막에 생긴 염증을 의미하는 카타르(혹은 점액질) 때문일 것임—을 보였을지라도 이다의 경우에 음악을 완전히 뒤덮어버려서 춤추러 가고 싶은 생각을 마음 밖으로 몰아내기 위해 고안된 것은 아니었다. 그것은 효도라는 의무감과 그처럼 철저히 갈등을 일으켰다. 우리는 이다의 기침이 그렇게 고안되었는지 확실히 알지는 못하는데, 프로이트와의 작업이 그것을 제거해내지 못했던 것처럼 보이기 때문이다(그녀의 기침이 우리가 앞으로 잠시 논의하게 될 "그 설명을 그녀가 암암리에 받아들인 직후에" 그쳤을지라도 프로이트 자신은 그녀의 기침이 "이전에도 매우 흔히 저절로 사라졌다는" 결론에 이르지 못했다는 것을 인정했다. 『표준영역판』 VII, p. 40). 또한 그들의 공동작업이 그것을 제거해내지 못했을지라도 정확히 증상의 궁극적인 원인과 목적이 무엇인가라는 질문에 관해서 또한 정확하게 그들의 논의의 어떤 부분이 그것의 종말로 이끌어 가는지 그에 대해서는 다소 어둠 속에 남겨져 있었다.[2] 그런데도 우리는 이다의 기침(대개 한 번에 3–6주 동안 지속되지만 한 차례는 7개월이었음. p. 22)은 안나 O.의 기침처럼 어떤 소망의 존재와 동시에 그 소망의 억제로 이끄는 질책의 존재를 "증명하거나" 혹은 의미하게 되었다. 어떤 소망이고 어떤 질책이었을까?

프로이트에 따르면 **소망**은 펠라티오를 수행하려는(또는 K부인에게 수행하게 만드는) 것이고 나중에는 그녀 자신이 K씨한테 펠라티오를 수행하려는 것이다(『표준영역판』 VII, pp. 47–48). 반면에 라깡(『에크리』, p. 180)은 오히려 그 소망이 (그녀 자신이나 그녀의 아버지

2) 핑크의 2014a, p. 20 참조.

에 의해?) K부인한테 쿤닐링구스를 수행하려는 것이라고 가정한다. (아마도 동시가 아니라면 교대로 **두 가지 모두**에 관련되었을 가능성을 보여주고 있을 것이다.) **질책**은 이론적으로 상류사회에서 그런 일들이 부모 가운데 한분의 친구들과는 이뤄지지 않았고 특히 다른 여자와는 이뤄진 일이 없었다는 그 정도와 관련되어야 한다. 성적인 행위를 둘러싼 터부와 성적인 욕망 사이에서 이다한테 생겨난 갈등은 8살 무렵에 이 세상에서 감소된 행동 능력이 그녀에게 일으켰던 것처럼 보인다(제5장에서 보았듯이, 분석이 끝나고 5개월 이내에 적어도 일부분 사라졌는데, 그때 우연히 K부인과 K씨 두 사람을 만났고, 또한 그녀는 학업에 더욱 열심히 집중하기 시작했다). 기침은 그녀의 입이나 목구멍에서 환상화된 성적인 감각을 비성적인 어떤 것으로 변형시키는 일로 이해될 수 있거나(또한 그것은 그녀한테 의학적 관심을 받아내는 쪽으로 이끌었음) 혹은 상상된 행위에 대해 역겨움을 표현하려는 시도로 이해할 수 있었다.[3] (그녀의 신경성 기침이 이미 8살에 시작되었다는 사실은 다음과 같은 설명에 의문을 제기하는데, 그녀가 그때에 이미 섹스에 대해 상당한 정도로 알고 있었을 가능성이 있더라도 말이다.)

프로이트는 그녀가 보통의 감기나 독감 때문에 어떤 시점에서는 목에 염증을 앓았을 수도 있다는 가설을 세운다(『표준영역판』 VII, p. 82) 또는 목의 간지러움은 단지 그녀가 몇 년 동안 엄지손가락을 빨면서 알았던 감각의 재생이었을 수도 있는데, 그것은 그녀가 구강성교를 알게 되면서 그녀에게—아마도 사후적으로—어떤 의미를 띄게 되었을

3) 프로이트의 표현처럼, 도라는 소화관의 입구에 있는 점막부분의 특징인 불쾌한 느낌에 의해, 다시 말해, 역겨움에 의해 꼼짝 못했음(『표준영역판』 VII, p. 29).

것이다.[4] 이것이 바로 프로이트가 "신체적 수용"이라 부른 것의 핵심이다(pp. 40–41 & 47–54). 이렇게 순전히 신체적인 문제(예를 들어, 독감과 관련된 기침)가 심리적인 의미를 갖게 되는데, 그 다음에는 정신신체 증상으로 확정된다. 이어서 그것은 더 큰 의미들을 지니게 되어 첫 번째 의미가 우연히 생각나게 되면 그 환화에 저항하게 된다.

이다가 정기적으로 말할 수 없게 되거나 목소리의 소실(무성증)을 한번에 "3–6주" 동안 내보이는 것을 동일한 방식으로 이해할 수 있는데, 특히 그 증상이 기침 때문에 온다거나 적어도 기침과 동시에 일어난다면 말이다(『표준영역판』 VII, p. 39). 프로이트는 그것을 이른바 그녀의 연인이라는 K씨가 출장을 갔을 때 말하기에 흥미를 잃는 것으로 이해할지라도[5] 라깡(『에크리』, p. 180; 『세미나 III』, p. 175)은 그것을 "구강 욕동의 요청"으로 이해하는데, 달리 말해서, K부인에게 구강성교를 하고 싶은 충동으로 파악해서 K씨가 도시를 떠나 있고 이다는 혼자서 K부인과 함께 있었을 때(아마도 그들이 K씨네 집에서 한 침대에 누워 있던 한밤중에) 그 요청이 두드러지게 되었을 것이다. 이런 충동은 그녀 안에서 반대되어 왔거나 혹은 그러한 행동방침에 대해 도덕적으로 비난받을 만하다는 생각 때문에 무산되었을 것이다. 그것의 용납불가는 그녀에게 말이 안 나오게 하던가 말을 못하게 만들어서 "말로

4) 그녀가 영어로 말하는 사람이었다면 "누구의 목이 간질이기"(having a tickle in one's throat)와 "껴안고 쪽쪽 입 맞추기"(having a slap and tickle)와 같은 표현을 통해 생긴 연결을 상상했을 수 있음. 불어로 말하는 사람이라면 목구멍에 고양이(영어로는 개구리)가 있다는 표현을 사용할 것임. 사투리나 은어로는 질 대신에 암고양이를 썼을 것임. 마호니(1996, p. 28)는 독일어로 간질임(Kitzel)과 음핵(Kitzler) 사이에 구어 교량이 가능하다고 했음. 어떤 시점에서 턱수염이 있는 남자와 키스했다면 그녀는 그것이 간질일 것이고 여성의 음모와 동일한 일이 벌어졌을 거라고 생각함.

5) 이다는 목소리를 잃었을 때 편지를 더욱 능숙하게 쓸 수 있다고 믿었다는 사실을 가지고서 프로이트는 자신의 설명을 강화하려고 함. 적어도 그 당시에는 멀리 떨어져 있는 애인한테 편지를 쓸 수 있는데, 우리는 K씨가 멀리 있는 그녀에게 편지를 썼다는 것은 알고 있지만 그녀가 그에게 편지를 썼는지는 알지 못함.

할 수 없는" 행위가 되게 한다. 말을 할 수 없는 상태는 K씨가 출타중일 때 K부인과의 관계를 위축시키는 것과 비슷한데, 그들의 관계는 그가 여기저기로 외출했을 때 광범위한 화제들을 은밀히 논의하면서 구성되어 왔다. 따라서 그녀가 목소리를 잃어버리는 것은 정확히 "구강욕동의 요청"이 최고조에 달했을 때 그들 사이에 거리를 만들어내는 목적을 성취시켜주었다.[6)]

이다의 신경성 기침과 무성증의 재구성은 제1장에 제시됐던 모델 1에 들어맞는다.

세력 1 ⇒ 증상 ⇐ 세력 2

"나쁜 자기" ⇒ 증상 ⇐ "좋은 자기"

우리는 "그것"(ça: 거시기-역자)의 비인격적인 세력을 좌측에 두고 "나"(혹은 "자아")의 세력을 우측에 둔다. 프로이트의 후기 용어로 말하면 그 갈등을 좌측의 리비도(혹은 이드)와 우측의 금지 세력(혹은 초자아) 사이의 것으로 특징지을 수 있다. 그러나 이것은 단지 이론적 재구성에 지나지 않는데, 이다와 함께 했던 프로이트의 작업은 우리가 알고 있는 한 그녀의 그러한 증상들 가운데 어느 쪽도 영구적으로 없애주지 못했기 때문이다.

그녀의 아버지도 역시 흡연과 폐결핵 때문에 카타르(혹은 점액질)를 앓고 있었다는 것에 주목해보자. 따라서 이다의 기침도 성적인

6) 그녀의 분석이 끝나고서 얼마쯤 지난 뒤에 길거리에서 마차를 타고 달려가는 K씨를 보고난 후에 6주 동안이나 그녀가 목소리를 잃었던 이유를 이것이 반드시 설명해주는 것은 아님.

욕망의 수준에서 아버지와의 동일시라고 말했던 것이다.[7] 프로이트의 표현대로 그것은 마치 기침이 이렇게 말하고 있었던 것 같다. "나는 다름 아닌 아버지한테서 사악한 열정을 받았던 것인데, 그 때문에 질환이란 벌을 받고 있어"(『표준영역판』, VII, p. 82). 나중에 K씨 집안과의 연결이 아니라 이런 동일시는 그녀의 기침과 목소리의 소실이—프로이트가 믿어진다면—수음을 중단한 직후인 8살 때(p. 27) 이미 시작되었다는 사실을 잠재적으로 설명해줄 수 있었다.

이다는 8살 때까지는 "야생동물"(ein wildes Ding—문자 그대로 "야생의 것"처럼 더 트로그스(The Troggs)라는 밴드가 부른 제목과 동일한 이름의 노래인 "야생의 것"wild thing)[8]—이었다고 주장했다. 또한 그녀의 성적인 충동을 수음으로 해결했을 것인데, 그녀가 프로이트에게 이런 재구성을 전혀 확인해주지 않았을지라도 말이다. 그러나 그녀가 안정되고 "착한 소녀"가 되었던 것은 그녀가 처음으로 (그녀의 아버지처럼, 그리고 아버지가 아직 성적으로 무능하지 않았을 시점에 부모들이 이다의 방 옆에 있는 침실에서 섹스를 하는 동안 아마도 특별히 그녀의 아버지처럼 또 역시 어머니처럼. 『표준영역판』, VII, pp. 79–80) 호흡곤란과 거친 호흡에 시달리고[9] 천식과 기침과 목소리의 소실에 시달리게 되었을 때였다. 어떤 사람의 인생에서 그러한 **전환점**이 중요해지는 까닭은 그것이 **어떤 종류의 주요한 변화를 알려주기** 때문이다. 그

7) 라깡은 이다가 (자아의 수준에서) K씨를 동일시했다면(K부인한테 쿤닐링구스를 해주던 아버지의 자리를 차지한다고 상상한다면 아버지를 동일시함) K부인을 욕망했다고 주장하는데, 이런 이유로 그녀가 마치 남자인 것처럼 K부인을 욕망하는 것임(『표준영역판』 III, pp. 174–175).

8) "do the wild thing"은 "섹스하다"는 의미임(역자)

9) 프로이트는 "히스테리와 불안신경증에서 일어나는" 호흡곤란과 "심계항진은 오직 성교행위의 따로 떨어진 조각들"이라고 암시해줌(『표준영역판』 VII, p. 80). 최근에는 공황발작에서도 볼 수 있음(핑크, 2014a, pp. 22–24에서 사례를 볼 수 있음).

러나 프로이트는 그것에 오로지 각주 하나를 내주고 말았을 뿐이다. 프로이트는 이렇게 쓰고 있다. "그녀는 사실상 야생동물이었지만, 첫 번째 천식 발작 이후에 조용하고 얌전해졌다. 마음속으로 그 질환은 그녀의 성생활에서 두 단계 사이에 경계선을 표시해주었다"(p. 82 n. 1).

우리는 그녀의 신체증상들이 아버지에 대해 생각하며 수음을 했다고 해서(어머니에게 지은 죄 때문에) 받는 처벌로서 형성되었다는 가설을 세울 수도 있는데, 아버지도 동일한 증상을 지녔음으로 그 증상들은 아버지에 대한 관계를 그 자체 내에 간직하고 있으며, 이다에 의해 섹스와 연결되는 다수의 구역들, 즉 입과 목과 폐(거친 숨)에 관련되어 있다. 따라서 그녀의 증상들은 그녀의 소아기 섹슈얼리티를 대신하거나, 혹은 프로이트의 표현대로 그녀의 증상들이 섹슈얼리티가 되었다(그것 말인데, 이를테면, 한편 그것의 자리를 빼앗는 것임). 다시 말해, "증상들은 환자의 성적인 활동을 구성하는데"(『표준영역판』, VII, p. 163), 환자들이 자신들의 증상들로부터 충족이나 향락을 끌어내고 그것은 그들이 이전에 수음으로부터 얻어냈던 충족과 비슷하다는 것을 암시하고 있다.[10] 그는 "소아들이 수음을 하고 있는 한에는 히스테리 증상들이 쉽게 나타나지 않지만, 오로지 금욕 기간이 시작된 이후에야 나타난다. 그들은 수음 충족의 대체물을 형성하게 된다"고 가정하고 있다(p. 79).[11]

그녀의 신체증상들이 아버지에 대해 환상하면서 수음하기 때문

10) 프로이트는 "질병의 증상들이 그저 그 환자의 성적인 활동일 뿐이다"라고 쓰고 있음(『표준영역판』 VII, p. 115).

11) 이것은 프로이트가 수음 그 자체를 증상으로 생각하지 않는다는 것을 의미함. 그것은 아이의 가정에서 벌어지고 있는 어떤 일에 대해 말해주거나 그 일의 증후적인 것일 수 있음. 그것은 타협형성이란 정신분석적 의미, 즉 이드 충동과 초자아의 대항금지명령 간의 타협이란 의미로는 증상이 아님.

에 어머니에게 저지른 "죄"에 대한 처벌로서 형성되었다는 것—그것은 이다의 사례에서 확인된 일이 없었기 때문에 이론에 불과하다는 것은 기억해 둬야 함—이 사실이라면, 제기되는 의문은 이런 일이 왜 8살 때 일어났느냐는 것이다. 그녀의 삶에서 세력 2가 세력 1을 철저히 대항할 만큼 강력하게 성장했던 그 시점에서 무슨 일이 일어나고 있었을까? 아마도 우리는 결코 … 알지 못하게 될 것이다.

그러나 우리는 "그녀가 8살이 되었을 때 신경성 천식 발작이 일어나기 직전에"(『표준영역판』, VII, p. 103) 한 줄로 이어진 계단을 내려오다가 한 계단에서 미끄러져 오른 발이 접질려졌다는 것을 알고 있다. 그녀의 발은 부어올라서 붕대로 감아야 했고 몇 주 동안이나 침대에 누워 있어야 했다.[12] 이다가 내려오는 곳을 주시하는 것보다 그 대신에 특히 미끄러졌던 그 순간에 무엇을 생각하고 있었을까(예를 들어, 아버지에 대해 혹은 다른 애정대상에 대해 환상하고 있었을까)? 접질린 발을 그녀의 환상에 대한 처벌로 생각하게 되었을까? 몇 주일 동안이나 침대에 누워 지내야 하는 것은 아마도 "야생의 아이"한테는 견디기가 매우 힘들었을 것이고, 이것은 아마도 거친 아이에서 얌전한 아이로 변하는 주요한 전환점으로 이어지는 "잠복기"가 되었을 것이다.

게다가 이 모든 것은 대단히 추론적이다. 더욱 그럴 수 있는 것은 그녀의 발 부상이 17살쯤까지는 정신신체 증상으로 이어지지 못했다는 것이다. 그 당시 (우리가 잠시 후에 되돌아보게 될) 충수돌기염과 유사한 발병 이후에 그녀는 분명한 이유도 없이 오른 발을 끌고 다니기 시작했다(『표준영역판』, VII, p. 101). 또한 우리는 펠릭스 도이치로부

12) 그 당시에는 목발이란 것이 없었을까?

터 이런 발 끌림이 중년기까지 지속되었다는 것을 우연히 알게 되는데, 그것은 다음과 같은 것을 암시한다. 만일 K씨의 구애에 따르지 않음으로써(혹은 그녀가 따르기를 소망했다고?) 인생에서 "헛디딤"(『표준영역판』, VII, p. 103)이나 "실족"을 하게 되었다는 생각에 관련된 발 끌림에 대해 프로이트가 옳았다면 프로이트는 그녀에게 이것이 그 증상을 완화시키기에 분명히 충분치 못했다고 말해주었다는 것이다. 여기서 프로이트는 "아무런 호전도 가져오지 못한 이야기라면 모두 불완전한 것으로 간주한다는 자신의 초기 경험법칙에 유의하는 것이 온당했을 것이다(『표준영역판』, II, p. 79). 또한 프로이트는 분석수행자가 동일한 결론에 도달하는 데에 (실족이 아니라) 아직 한 발짝 떨어져 있을 때까지 해석하지 않는다는 그의 후기 경험법칙에 유의해야 했을 것이다.

만일 이다가 8살 때 계단에서 미끄러진 것을 자신의 성적인 환상(수음이 동반되었든 아니든)에 대한 처벌로 보게 되었다면 자신의 충수돌기염과 같은 발병 이후에 오른 발을 끌기 시작했다는 17살 때에도 비슷한 어떤 것이 관련되어 있었다. 소문에 의하면 그 발병이 호숫가에서 K씨의 청혼이 있고난 아홉 달 뒤에 일어났다는 것을 상기해보자. 그것은 아이출생의 분만통을 암시하게 되는데(pp. 102–103), 임신하고 싶거나 아이를 두고 싶다는 소망을 의미하게 될 것이다. 그렇다고 해서 즉각적으로 그것이 K씨와 섹스하길 바라는 소망을 반영한다는 결론으로 건너뛸 필요는 없다. 그녀는 그러한 (무의식적인) 소망을 가졌다고 해서 스스로를 비난했을지도 모른다. 모성의 즐거움이 그녀한테 해당되지 않듯이 그런 일은 오직 나이 든 다른 여자들—그녀의 어머니와 K부인—에 해당되었을지라도 말이다.

이다의 증상들에 대한 내 설명 가운데 더욱 고립된 몇 가지 증상들, 즉 위통(아마도 수음을 했던 여자 사촌과의 동일시를 통한 것. 『표준영역판』, VII, p. 38)에 대한 것은 자세한 정보의 결여 때문에 빠져 있었다. 또한 12살 때 그녀의 머리 한쪽에 생긴 편두통도 마찬가지였는데, 차츰 그 빈도가 줄어들다가 16살에 끝났다(p. 22). 분석이 더욱 진행되었더라면 우리는 유사한 소망과 반소망(counterwish)—세력 1과 세력 2—을 찾아냈을 수도 있지만, 그 다음에는 다른 것도 함께 찾아냈을지 모른다.

부록 5

정신분석적 진단과 DSM-5 진단의 표본적 대응

(주의하시오. 최근에 이 DSM-5 장애들로 진단된 모든 사람들이 상응하는 정신분석적 구조들에 깔끔하게 들어맞는 것은 아니고, 또한 다수의 DSM-5 장애들이 한 가지 이상의 정신분석적 구조에 들어올 수도 있음.)

정신분석적 진단	*DSM-5 진단*
자폐증[1]	자폐 스펙트럼 장애(자폐장애와 다수의 초기진단이 포함. 예를 들어, 조기유아 자폐증, 소아기 자폐증, 칸너 자폐증, 고도기능의 자폐증, 비정형 자폐증, 전반적 발달장애, 및 소아기 붕괴성 장애)
신경증	
강박증	틱 장애 및 투렛 장애(운동장애에 잘못 포함됨) 강박장애(obsessive-compulsive disorder) 강박인격장애 자폐 스펙트럼 장애(특히 아스퍼거 장애로 사용) 주의력 결핍/활동과잉 장애 회피성 인격장애

1) 저자는 이 책에서 자폐증이 정신분석적으로 어떻게 개념화되는지 논의하지 않음. 베텔하임, 1967과 핑크의 1995, pp. 78-79, 1997, pp. 91 & 247 n. 30, 2007 pp. 18-19(『라깡 정신분석 테크닉』, 75-76쪽 참조.

히스테리	식이장애(신경성 식욕부진증과 신경성 대식증 포함) 신체증상과 그에 관련된 장애(전환장애 포함) 연극성 인격장애 의존성 인격장애 경계성 인격장애 해리성 주체성장애 공황장애 사회불안장애(사회공포증) 분리불안장애 범불안장애 주요우울장애
공포증	불안장애(특정 공포증과 광장공포증 포함)
성도착증	성도착(paraphilic)장애[관음증, 노출증, 접촉도착증, 성적 피학증, 성적 가학증, 소아성애증, 여성물건애(페티시즘) 및 의상도착증(transvestism) 포함]
정신증	단기정신병적 장애 망상장애 편집성 인격장애 조현병[정신분열증] 정신분열 정동장애 이인정신증[délire à deux](DSM에는 빠졌으나 공유정신증적 장애의 초기 형태를 가리킴) 자기애성 인격장애 양극성장애와 그에 관련된 장애(이전에는 조울증)

참고 문헌

Adams, H. E., Wright, L. W., & Lohr, B. A. (1996). Is homophobia associated with homosexual arousal? *Journal of Abnormal Psychology, 105*(3), 440–445.

American Psychiatric Association (APA). (2013). *Diagnostic and statistical manual of mental disorders* (5th ed.). Washington, DC: Author.

Angus, L., Watson, J. C., Elliott, R., Schneider, K., & Timulak, L. (2015). Humanistic psychotherapy research 1990–2015: From methodological innovation to evidence-supported treatment outcomes and beyond. *Psychotherapy Research, 25*(3), 330–347.

Appignanesi, L., & Forrester, J. (1992). *Freud's women*. New York, NY: Basic Books.

Association mondiale de psychanalyse. (1994). *Comment finissent les analyses*. [How analyses end.] Paris, France: Seuil.

Austin, J. L. (1962). *How to do things with words*. Oxford, UK: Clarendon Press.

Baldwin, Y. (2015). *Let's keep talking: Lacanian tales of love, sex, and other catastrophes*. London, UK: Karnac.

Bateman, A., & Fonagy, P. (2008). 8-year follow-up of patients treated for borderline personality disorder: Mentalization-based treatment versus treatment as usual. *American Journal of Psychiatry, 165*, 631–38.

Baumeister, R. F., Bratslavsky, E., Muraven, M., & Tice, D. M. (1998). Ego depletion: Is the active self a limited resource? *Journal of Personality and Social Psychology, 74*(5), 1252–1265.

Bernheimer, C. (1990). Introduction, Part 1. In C. Bernheimer & C. Kahane (Eds.), *In Dora's case* (pp. 1–18). New York, NY: Columbia University Press.

Bettelheim, B. (1950). *Love is not enough: The treatment of emotionally disturbed children*. Glencoe, IL: The Free Press.

———. (1961). *Paul and Mary*. New York, NY: Doubleday.

———. (1967). *The empty fortress*. New York, NY: The Free Press.

———. (1982). *Freud and man's soul*. New York, NY: Knopf.

———. (1990). *Freud's Vienna & other essays*. New York, NY: Knopf.

Blanton, M. G. (1971). *Diary of my analysis with Sigmund Freud*. New York, NY: Hawthorn Books.

Bloom, H. (1973). *The anxiety of influence: A theory of poetry*. Oxford, UK: Oxford University Press.

Blos, P. (1972). The epigenesis of the adult neurosis. *The Psychoanalytic Study of the Child* (Vol. 27; p. 130). New York, NY: Quadrangle Books.

Bollas, C. (1983). Expressive uses of the countertransference. *Contemporary Psychoanalysis, 19*, 1–34.

Borch-Jacobsen, M. (1996). ***Remembering Anna O.: A century of mystification.*** London, UK: Routledge.

Borch-Jacobsen, M., & Shamdasani, S. (2012). ***The Freud files: An inquiry into the history of psychoanalysis.*** Cambridge, UK: Cambridge University Press.

Canedo, A. (2006). L'expérience dans un cartel de la passe. [The experience of the pass in a cartel.] ***WUNSCH Nouvelle Série, 5***, 6–7.

Cardinal, M. (1983). ***The words to say it*** (P. Goodheart, Trans.). Cambridge, MA: Van Vactor & Goodheart. (Original work published 1975)

Carpenter, S. (1999). Freud's dream theory gets boost from imaging work. ***APA Monitor, 30.***

Cicero. (1923). ***On old age, on friendship, on divination.*** Cambridge, MA: Harvard University Press.

Cixous, H. and Clément, C. (1990). The untenable. In C. Bernheimer & C. Kahane (Eds.), ***In Dora's case*** (pp. 276–325). New York, NY: Columbia University Press.

Consumer Reports Staff (1995, November). Does therapy help? ***Consumer Reports***, 734–739.

Cosgrove, L., Krimsky, S., Vijayaraghavan, M., & Schneider, L. (2006). Financial ties between DSM-IV panel members and the pharmaceutical industry. ***Psychotherapy and Psychosomatics, 75***, 154–160.

Crews, F. (1993, November 18). The unknown Freud. ***The New York Review of Books***, 55.

David, C. (1974). A discussion of the paper by René Major on "The revolution of hysteria." ***International Journal of Psychoanalysis, 55***, 393–395.

Decker, H. S. (1991). ***Freud, Dora, and Vienna 1900.*** New York, NY: The Free Press.

Deutsch, F. (1957). A footnote to Freud's "Fragment of an analysis of a case of hysteria." ***Psychoanalytic Quarterly, 28***(2), 159–167.

Dominus, S. (2012, March 7). What happened to the girls in Le Roy? ***The New York Times Magazine.*** Retrieved from http://www.nytimes.com

Erikson, E. H. (1962), Reality and actuality. ***Journal of the American Psychoanalytic Association, 10***, 451–474.

Fielding, H. (1979). ***The history of Tom Jones, a foundling.*** Norwalk, CT: The Easton Press. (Original work published 1749)

Fink, B. (1995). ***The Lacanian subject: Between language and jouissance.*** Princeton, NJ: Princeton University Press.

———. (1997). ***A clinical introduction to Lacanian psychoanalysis: Theory and technique.*** Cambridge, MA: Harvard University Press.

———. (2004). ***Lacan to the letter: Reading*** Écrits ***closely.*** Minneapolis, MN: University of Minnesota Press.

———. (2007). ***Fundamentals of psychoanalytic technique: A Lacanian approach for practitioners.*** New York, NY: Norton.

———. (2010). ***The psychoanalytic adventures of Inspector Canal.*** London, UK: Karnac.

———. (2013). ***Death by analysis: Another adventure from Inspector Canal's New York agency.*** London, UK: Karnac.

———. (2014a). ***Against understanding: Vol. 1. Commentary and critique in a Lacanian key.*** London, UK: Routledge.

———. (2014b). ***Against understanding: Vol. 2. Cases and commentary in a Lacanian key.*** London, UK: Routledge.

———. (2014c). ***The purloined love.*** London, UK: Karnac.

———. (2016). ***Lacan on love: An exploration of Lacan's Seminar VIII, Transference.*** Cambridge, UK: Polity.

Freud, A. (1966). ***The writings of Anna Freud: Vol. 2. The ego and the mechanisms of defense*** (Rev. ed.). New York, NY: International Universities Press. (Original work published 1936)

Freud, A., & Sandler, J. (Eds.). (1985). ***The analysis of defense: The ego and the mechanisms of defense revisited.*** New York, NY: International Universities Press.

Freud, E. L. (Ed.). (1960). ***The letters of Sigmund Freud 1873–1939.*** New York: Basic Books.

Freud, S. (1953–1974). ***The standard edition of the complete psychological works of Sigmund Freud*** (J. Strachey, Trans., Vols. I–XXIV). London, UK: Hogarth Press.

———. (1954). ***The origins of psychoanalysis: Letters to Wilhelm Fliess, drafts and notes, 1887–1902*** (M. Bonaparte, A. Freud, & E. Kris, Eds.; E. Mosbacher & J. Strachey, Trans.). New York, NY: Basic Books.

———. (1985). ***The complete letters of Sigmund Freud to Wilhelm Fliess 1887–1904.*** Cambridge, MA: Harvard University Press.

———. (2000). ***L'homme aux rats : journal d'une analyse*** [The Rat Man: Journal of an analysis] (6th ed.). Paris, France: PUF.

———. (2002). ***The "Wolfman" and other cases*** (L. A. Huish, Trans.). New York, NY: Penguin.

———. (2013). ***A case of hysteria (Dora)*** (A. Bell, Trans.). Oxford, UK: Oxford University Press.

Freud, S., & Breuer, J. (2004). ***Studies in hysteria*** (N. Luckhurst, Trans.). New York, NY: Penguin.

Freud, S., & Jung, C. G. (1974). In W. McGuire (Ed.), ***The Freud/Jung letters: The correspondence between Sigmund Freud and C. G. Jung.*** Princeton, NJ: Princeton University Press.

Friedman, R. A. (2015, July 18–19). Psychiatry's identity crisis. ***The International New York Times***, p. 9.

Gallop, J. (1990). Keys to Dora. In C. Bernheimer & C. Kahane (Eds.), ***In Dora's case*** (pp. 200–220). New York, NY: Columbia University Press.

Gardiner, M. (Ed.). (1971). ***The Wolf-Man by the Wolf-Man.*** New York, NY: Basic Books.

Gearhart, S. (1990). The scene of psychoanalysis. In C. Bernheimer & C. Kahane (Eds.), ***In Dora's case*** (pp. 105–127). New York, NY: Columbia University Press.

Gherovici, P. (2003). ***The Puerto Rican syndrome.*** New York, NY: The Other Press.

Gill, M. M. (1982). ***Analysis of transference: Vol. 1. Theory and technique.*** New York, NY: International Universities Press.

Gill, M. M., & Hoffman, I. Z. (1982). ***Analysis of transference: Vol. 2. Studies of nine audio-recorded psychoanalytic sessions.*** New York, NY: International Universities Press.

Groos, K. (2007). ***The play of man*** (E. L. Baldwin, Trans.). Whitefish, MT: Kessinger. (Original work published 1898)

Grose, A. (2016). Introduction: Reclaiming hysteria. In ***Hysteria today*** (Grose, A., Ed.). London, UK: Karnac.

Gunn, D. (2002). ***Wool-gathering***. London, UK: Routledge.

Herbart, J. F. (1824). ***Psychologie als Wissenschaft*** [Psychology as science]. Königsberg, East Prussia: Unzer.

Hirschmüller, A. (1989). ***The life and work of Josef Breuer: Physiology and psychoanalysis*** (2nd ed.). New York, NY: New York University Press. (Original work published 1978)

Hobson, A. (2015). ***Psychodynamic neurology: Dreams, consciousness, and virtual reality***. New York, NY: CRC Press.

Horney, K. (1942). ***Self-analysis***. New York, NY: Norton.

Hua, C. (2008). ***A society without fathers or husbands: The Na of China***. New York, NY: Zone Books.

IRMA. (2005a). ***La psychose ordinaire*** [Ordinary psychosis]. Paris, France: Agalma-Seuil.

IRMA. (2005b). ***La conversation d'Arcachon*** [The conversation in Arcachon]. Paris, France: Agalma-Seuil.

IRMA. (2005c). ***Le conciliabule d'Angers*** [The discussion in Angers]. Paris, France: Agalma-Seuil.

Jacoby, R. (1975). ***Social amnesia: A critique of contemporary psychology from Adler to Laing***. Boston, MA: Beacon Press.

Jones, E. (1953). ***The life and work of Sigmund Freud***, Vol. 1. New York, NY: Basic Books.

———. (1955). ***The life and work of Sigmund Freud***, Vol. 2. New York, NY: Basic Books.

Jouvet, M. (1999). ***The paradox of sleep: The story of dreaming*** (L. Garey, Trans.). Cambridge, MA: MIT Press. (Original work published 1993)

Jouvet, M., Dechaume, J., & Michel, F. (1960). Etude des mécanismes du sommeil physiologique [Study of the mechanisms of physiological sleep]. ***Lyon Médical, 38***(18).

Kahane, C. (1990). Introduction, Part 2. In C. Bernheimer & C. Kahane (Eds.), ***In Dora's case*** (pp. 19–32). New York, NY: Columbia University Press.

Kanzer, M. (1966). The motor sphere of the transference. ***Psychoanalytic Quarterly, 35***, 522–539.

Kanzer, M., & Glenn, J. (Eds.). (1980). ***Freud and his patients***. New York, NY: Jason Aronson.

Kardiner, A. (1977). ***My analysis with Freud: Reminiscences***. New York, NY: Norton.

Koellreuter, A. (Ed.). 2016. ***What is this Professor Freud like? A diary of an analysis with historical comments***. London, UK: Karnac.

Koestler, A. (1964). ***The act of creation: A study of the conscious and unconscious in science and art***. New York, NY: Dell.

La passe de B. [B's pass.] (2005). ***Psychanalyse, 3***(4), 113–118.

Lacan, J. (1967–1968). ***Le séminaire de Jacques Lacan, livre XV: L'acte psychanalytique***. Unpublished.

———. (1974–1975). ***Le séminaire de Jacques Lacan, livre XXI: R.S.I.*** Unpublished.

———. (1976). Conférences et entretiens dans des universités nord-américaines. ***Scilicet, 6–7***, 5–63.

———. (1976–1977). ***Le séminaire de Jacques Lacan, livre XXIV : L'insu que sait de l'une-bévue s'aile à mourre***. Unpublished.

———. (1984). Préface à l'ouvrage de Robert Georgin. In R. Georgin, ***Lacan*** (2nd ed., pp. 9–17). Paris, France: L'Age d'homme. (Original work published 1977)

———. (1988a). ***The seminar of Jacques Lacan, book I: Freud's papers on technique (1953–1954)*** (J.-A. Miller, Ed., & J. Forrester, Trans.). New York, NY: Norton. (Original work published 1975)

———. (1988b). ***The seminar of Jacques Lacan, book II: The ego in Freud's theory and in the technique of psychoanalysis (1954–1955)*** (J.-A. Miller, Ed., & S. Tomaselli, Trans.). New York, NY: Norton. (Original work published 1978)

———. (1990). ***Television: A challenge to the psychoanalytic establishment*** (D. Hollier, R. Krauss, & A. Michelson, Trans.). New York, NY: Norton. (Original work published 1974)

———. (1992). ***The seminar of Jacques Lacan, book VII: The ethics of psychoanalysis (1959–1960)*** (J.-A. Miller, ed., & D. Porter, Trans.). New York, NY: Norton. (Original work published 1986)

———. (1993). ***The seminar of Jacques Lacan, book III: The psychoses (1955–1956)*** (J.-A. Miller, ed., & R. Grigg, Trans.). New York, NY: Norton. (Original work published 1981)

———. (1998a). ***The seminar of Jacques Lacan, book XX, Encore: On feminine sexuality, the limits of love and knowledge (1972–1973)*** (J.-A. Miller, Ed., & B. Fink, Trans.). New York, NY: Norton. (Original work published 1975)

———. (1998b). ***Le séminaire de Jacques Lacan, livre V: Les formations de l'inconscient (1957–1958)*** [The seminar of Jacques Lacan, book V: Unconscious formations] (J.-A. Miller, Ed.). Paris, France: Seuil.

———. (2001). ***Autres écrits.*** Paris, France: Seuil.

———. (2006a). ***Écrits: The first complete edition in English*** (B. Fink, Trans.). New York, NY: Norton. (Original work published 1966)

———. (2006b). ***Le séminaire de Jacques Lacan, livre XVI: D'un Autre à l'autre (1968–1969)*** [The seminar of Jacques Lacan, book XVI: From one Other to another] (J.-A. Miller, Ed.). Paris, France: Seuil.

———. (2007). ***The seminar of Jacques Lacan, book XVII: The other side of psychoanalysis (1969–1970).*** (J.-A. Miller, Ed., & R. Grigg, Trans.). New York, NY: Norton.

———. (2013). ***Le séminaire de Jacques Lacan, livre VI: Le*** désir ***et son interprétation (1958–1959)*** [The seminar of Jacques Lacan, book VI: Desire and its interpretation] (J.-A. Miller, Ed.). Paris, France: La Martinière.

———. (2015). ***The seminar of Jacques Lacan, book VIII: Transference (1960–1961)*** (J.-A. Miller, Ed., & B. Fink, Trans.). Cambridge, UK: Polity. (Original work published 1991)

Leader, D. (2016). Hysteria today. In ***Hysteria today*** (Grose, A., Ed.). London, UK: Karnac.

Lear, J. (2005). Give Dora a break! A tale of eros and emotional disruption. In S. Bartsch & T. Bartscherer (Eds.), ***Erotikon: Essays on eros, ancient and modern.*** Chicago, IL: University of Chicago Press.

———. (2015). ***Freud*** (2nd ed.). London, UK: Routledge.

Leichsenring, F., & Rabung, S. (2008). Effectiveness of long-term psychodynamic psychotherapy: A meta-analysis. ***Journal of the American Medical Association, 300***(13), 1551–1565.

———. (2011). Long-term psychodynamic psychotherapy in complex mental disorders: Update of a meta-analysis. ***The British Journal of Psychiatry, 199***, 15–22.

Leray, P. (2008). L'expérience de la passe : De la décision aux conséquences. ***L'en-je lacanien, 2***(11), 7–21.

Lewin, K. K. (1973). Dora revisited. ***Psychoanalytic Review, 60***, 519–532.

Lindon, J. A. (1969). A psychoanalytic view of the family: A study of family member interactions. In *Psychoanalytic Forum, 3* (pp. 13–65). New York, NY: International Universities Press.
Loewenberg, P. (1983). *Decoding the past: The psychohistorical approach*. New York, NY: Knopf.
Lohser, B., & Newton, P. M. (1996). *Unorthodox Freud: The view from the couch*. New York, NY: Guilford.
Low, B. (1935). The psychological compensations of the analyst. *International Journal of Psychoanalysis, 16*, 1–8.
Mahony, P. J. (1986). *Freud and the Rat Man*. New Haven, CT: Yale University Press.
———. (1996). *Freud's Dora: A psychoanalytic, historical, and textual study*. New Haven, CT: Yale University Press.
Major, R. (1974). The revolution of hysteria. *International Journal of Psychoanalysis, 55*, 385–392.
Marcus, S. (1990). *Representations: Essays on literature and society*. New York, NY: Columbia University Press. (Original work published 1975)
Markowitz, J. C., Petkova, E., Neria, Y., Van Meter, P. E., Zhao, Y., Hembree, E., . . . Marshall, R. D. (2015). Is exposure necessary? A randomized clinical trial of interpersonal psychotherapy for PTSD. *American Journal of Psychiatry, 172*(5), 430–440.
Masson, J. (1984). *The assault on truth: Freud's suppression of the seduction theory*. London, UK: Faber & Faber.
Menand, L. (2010, March 1). Head case: Can psychiatry be a science? *The New Yorker*.
Miller, J.-A. (1985). Réflexions sur l'enveloppe formelle du symptôme. In *Actes de l'E.C.F., 9*, 67–71. [In English, see Reflections on the formal envelope of the symptom (J. Jauregui, Trans.). *Lacanian Ink, 4*(1991), 13–21.]
Miller, M. (2011). *Lacanian psychotherapy: Theory and practical applications*. London, UK: Routledge.
Mitchell, J. (2000). *Mad men and medusas: Reclaiming hysteria*. New York, NY: Basic Books.
Moi, T. (1990). Representation of patriarchy: Sexuality and epistemology in Freud's Dora. In C. Bernheimer & C. Kahane (Eds.), *In Dora's case* (pp. 181–199). New York, NY: Columbia University Press.
Muraven, M. & Baumeister, R. F. (2000). Self-regulation and depletion of limited resources: Does self-control resemble a muscle? *Psychological Bulletin, 126*(2), 247–259.
Muslin, H. & Gill, M. (1978). Transference in the Dora case. *Journal of the American Psychoanalytic Association, 26*, 311–328.
Newman, L. S., Duff, K. J., & Baumeister, R. F. (1997). A new look at defensive projection: Thought suppression, accessibility, and biased person perception. *Journal of Personality and Social Psychology, 72*(5), 980–1001.
Onfray, M. (2010). *Le Crépuscule d'une idole* [The dusk of an idol]. Paris, France: Bernard Grasset.
Paul, R. (2006). Purloining Freud: Dora's letter to posterity. *American Imago, 63*(2), 159–182.
Popper, K. R. (1959). *The logic of scientific discovery*. London, UK: Hutchinson.
Quinodoz, J.-M. (2005). *Reading Freud: A chronological exploration of Freud's writings*. London, UK: Routledge.

Rieff, P. (1971). Introduction. *Freud: Dora—An analysis of a case of hysteria.* New York, NY: Collier Books.
Roazen, P. (2001). *The historiography of psychoanalysis.* New Brunswick, NJ: Transaction Books.
Rogers, A. G. (2006). *The unsayable: The hidden language of trauma.* New York, NY: Random House.
Rogow, A. A. (1978). A further footnote to Freud's "Fragment of an analysis of a case of hysteria." *Journal of the American Psychoanalytic Association, 26*, 330–356.
——— (1979). Dora's brother. *International Review of Psychoanalysis, 6*, 239–259.
Rose, J., & Mitchell, J. (1982). *Feminine sexuality: Jacques Lacan and the Ecole freudienne.* New York, NY: Norton.
Rosner, S. (2000). On the place of involuntary restructuring in change. *Psychotherapy: Theory, Research, Practice, Training, 37*(2), 124–133.
Ross, D. A., Travis, M. J., & Arbuckle, M. R. (2015). The future of psychiatry as clinical neuroscience: Why not now? *JAMA Psychiatry, 72*(5), 413–414.
Satow, R. (1979). Where has all the hysteria gone? *Psychoanalytic Review, 66*, 463–477.
Saussure, F. de (1959). *Course in general linguistics* (W. Baskin, Trans.). New York, NY: McGraw-Hill. (Original work published 1916)
Schoenfeld, B. (2015, May 30–31). The wrath of grapes. *The International New York Times*, p. 2.
Searle, J. (1969). *Speech acts: An essay in the philosophy of language.* Cambridge, UK: Cambridge University Press.
Seidenberg, R., & Papathomopoulos, E. (1962). Daughters who tend their fathers. *The Psychoanalytic Study of Society, 2*, 135–160. New York, NY: International Universities Press.
Sharfstein, S. (2005). Big pharma and American psychiatry: The good, the bad, and the ugly. *Psychiatric News, 40*(16), 3–4.
Shedler, J. (2010). The efficacy of psychodynamic psychotherapy. *American Psychologist, 65*(2), 98–109.
Showalter, E. (1997). *Hystories: Hysterical epidemics and modern media.* New York, NY: Columbia University Press.
Soler, C. (1993). L'expérience énigmatique du psychotique, de Schreber à Joyce [The enigmatic experience of the psychotic, from Schreber to Joyce]. *La Cause Freudienne, 23*, 50–59.
———. (2006). *What Lacan said about women.* New York, NY: Other Press. (Original work published 2003)
———. (2015). *Lacanian affects: The function of affect in Lacan's work* (B. Fink, Trans.). London, UK: Routledge. (Original work published 2011)
Solms, M. (2015). *The feeling brain: Selected papers on neuropsychoanalysis.* London, UK: Karnac.
Solms, M. and Panksepp, J. (2012). The "id" knows more than the "ego" admits: Neuropsychoanalytic and primal consciousness perspectives on the interface between affective and cognitive neuroscience. *Brain Sciences, 2*(2), 147–175.
Solms, M. and Turnbull, O. (2002). *The brain and the inner world: An introduction to the neuroscience of subjective experience.* New York, NY: Other Press.
Spoto, D. (1993). *Marilyn Monroe: The biography.* New York, NY: HarperCollins.
Sprengnether, M. (1990). Enforcing Oedipus: Freud and Dora. In C. Bernheimer

& C. Kahane (Eds.), *In Dora's case* (pp. 254–275). New York, NY: Columbia University Press.

Sterba, R. (1934). The fate of the ego in analytic therapy. *International Journal of Psychoanalysis, 15*, 2–3.

Sulloway, F. (1979). *Freud, biologist of the mind: Beyond the psychoanalytic legend.* Cambridge, MA: Harvard University Press.

Swales, S. S. (2012). *Perversion: A Lacanian psychoanalytic approach to the subject.* London, UK: Routledge.

Vanheule, S. (2014). *Diagnosis and the DSM: A critical review.* London, UK: Palgrave.

Veith, I. (1965). *Hysteria: The history of a disease.* Chicago, IL: University of Chicago Press.

Verhaeghe, P. (2004). *On being normal and other disorders: A manual for clinical psychodiagnostics.* New York, NY: Other Press.

Warner, S. L. (1994). Freud's analysis of Horace Frink, M.D.: A previously unexplained therapeutic disaster. *Journal of the American Academy of Psychoanalysis, 22*(1), 137–152.

Weber, S. (1982). *The legend of Freud.* Minneapolis, MN: University of Minnesota Press.

Webster, R. (1995). *Why Freud was wrong: Sin, science, and psychoanalysis.* New York, NY: Basic Books.

Whitaker, R. (2002). *Mad in America: Bad science, bad medicine, and the enduring mistreatment of the mentally ill.* New York, NY: Basic Books.

———. (2010). *Anatomy of an epidemic: Magic bullets, psychiatric drugs, and the astonishing rise of mental illness in America.* New York, NY: Random House.

Whitaker, R. and Cosgrove, L. (2015). *Psychiatry under the influence: Institutional corruption, social injury, and prescriptions for reform* (Rev. ed.). London, UK: Palgrave Macmillan.

Winnicott, D. W. (1960). The theory of the parent-infant relationship. In *The maturational processes and the facilitating environment* (pp. 37–55). London, UK: Hogarth.

———. (1978). *The Piggle: An account of the psychoanalytic treatment of a little girl.* London, UK: Hogarth.

Wittels, F. (1971). *Sigmund Freud: His personality, his teaching, and his school.* Freeport, NY: Books for Libraries Press. (Original work published 1924)

Wortis, J. (1954). *Fragments of an analysis with Freud.* New York, NY: Simon and Schuster.

찾아보기

(나)

(다)

(라)

(마)

(바)

(사)

(아)

(자)

(차)

(카)

(타)

(파)

(하)

— 인 명 —

(가)

(나)

(다)

(라)

(마)

(바)

(사)

(아)

(자)

(차)

(카)

(파)

(하)

저자 약력

- Bruce Fink

Bruce Fink 교수는 현재 미국의 듀케인대학교 심리학과 교수이다. 파리8대학 정신분석학과에서 박사학위를 취득하고 프랑스에서 7년간 정신분석가 훈련을 받은 영어권에서 최고의 정신분석학자로 알려져 있다. 라깡이 돌아가시기 직전에 세운 정신분석연구소인 École de la Cause Freudienne의 회원이다. 또한 피츠버그 정신분석학회 및 연구소의 affiliated member로 활동하고 있다. 그가 영어권의 라까니언들한테 알려지기 시작한 것은 1995년에 나온 *The Lacanian Subject: Between Language and Jouissance*라는 첫 번째 저서 덕분일 것이다. 그의 두 번째 저서인 *A Clinical Introduction to Lacanian Psychoanalysis: Theory and Technique*는 우리나라에서 『라깡과 정신의학』이란 엉뚱한 제목으로 번역되어 있다. 우리말로 번역된 또 한권의 저서는 『에크리 읽기』(*Lacan to the Letter: Reading Écrits Closely*, 2004)이다. 그는 현재 미국에서 임상심리학의 대학원생과 사회사업가, 정신과의사, 정신분석가, 정신치료자의 분석가로서 슈퍼바이저로서 활동하고 있으며 전화분석을 적극적으로 권하고 있다.

역자 약력

- 김 종 주

1971년 연세의대, 1981년 연세대 대학원을 졸업(의학박사)하고, 원광의대와 인천기독병원을 거쳐 현재 반포신경정신과의원에서 진료하고 있음. 대한신경정신의학회 기획부장, 임상예술학회 부회장을 지냈고, 1998년에 〈한국라깡과 현대정신분석학회〉를 창립하여 초대회장을 맡아했음. 1992년부터 〈라깡정신분석연구소〉에서 매월 제2 · 4주 토요일에 〈라깡 독회〉를 열고 라깡의 『에크리』와 정신분석학 관련서적들을 동료들과 함께 읽고 있음. 2002년 4월 서울에서 『우울증과 향락』에 관한 국제학술대회를 열었고, 2002년 요코하마에서 열린 〈세계정신의학대회〉에서 발표한 논문이 「우울증과 신유학의 윤리」라는 이름으로 The Letter: Lacanian Perspectives on Psychoanalysis 2005

년 여름호에 실려 있음. 근래에는 "다산 정약용의 정신분석학" 분야를 집중적으로 연구하고 있음. 역 · 저서로는 『라깡정신분석과 문학평론』과 『라깡 정신분석 사전』을 비롯하여 Michael J. Miller의 Lacanian psychotherapy, 국제정신분석학회의 On Freud's "A Child is Being Beaten" 등 25여권을 출간했음.

프로이트

임상 사례

일상적 진료를 위한 테크닉

초판 인쇄일 • 2020년 6월 15일
초판 발행일 • 2020년 6월 25일

저　자 • 브루스 핑크
옮긴이 • 김 종 주
펴낸이 • 소 정 영
펴낸곳 • 하나醫學社

주　소 • 서울시 서대문구 거북골로 7-7 하나빌딩 1층
등록번호 • 제 25100-2013-000061호(1988.4.1)
전　화 • (02)730-2555, 2556
팩　스 • (02)730-2557
E-mail • hanampc1@naver.com

홈페이지 www.hanampc.co.kr

정가 28,000원

ISBN 979-11-85696-86-7 93510